中医特色治疗皮肤病

ZHONGYI TESE ZHILIAO PIFUBING

顾　问　邹铭西　黄尧洲

主　编　佘远遥　田凤艳　王晶晶　曲　韵
　　　　刘　馨　姚春海

编　者　（以姓氏笔画为序）
　　　　王　雄　王清滢　付中学　刘　洋
　　　　刘青云　关雅素　杨彦洁　李云虎
　　　　李　昕　李　彬　李云峰　宋艳丽
　　　　迟慧彦　陈少君　周伟娜　郎　娜
　　　　赵一丁　姚　娟　陶以成　崔　晗

河南科学技术出版社

·郑州·

内容提要

本书由中国中医科学院西苑医院皮肤科多名专家、教授及临床一线医师编写。本书以实用性为原则，发挥中医治疗皮肤病特色与优势，以中医理论为基础阐述皮肤病的病因病机、临床表现、诊断依据、鉴别诊断、中医特色治疗，并结合西医治疗、预防与护理，收集了大量经验体会与代表性医案。本书适合皮肤病及相关学科的临床医师和中医院校研究生、本科生阅读参考。

图书在版编目（CIP）数据

中医特色治疗皮肤病/佘远遥，田凤艳，王晶晶，曲韵，刘馨，姚春海主编. —郑州：河南科学技术出版社，2020.2（2021.9重印）

ISBN 978-7-5349-9827-0

Ⅰ.①中… Ⅱ.①佘… ②田… ③王… ④曲… ⑤刘… ⑥姚… Ⅲ.①皮肤病－中医治疗法 Ⅳ.①R275

中国版本图书馆CIP数据核字（2019）第299118号

出版发行：河南科学技术出版社

北京名医世纪文化传媒有限公司

地址：北京市丰台区万丰路316号万开基地B座1-115　　邮编：100161

电话：010-63863186　010-63863168

策划编辑：焦　赞

文字编辑：张　远

责任审读：周晓洲

责任校对：龚利霞

封面设计：中通世奥

版式设计：崔刚工作室

责任印制：苟小红

印　　刷：河南瑞之光印刷股份有限公司

经　　销：全国新华书店、医学书店、网店

开　　本：787 mm×1092 mm　1/16　　印张：27.25·彩页26面　　字数：340千字

版　　次：2020年2月第1版　　2021年9月第2次印刷

定　　价：98.00元

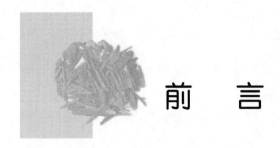

前 言

随着环境污染的加重、饮食结构的变化及生活压力的增加,皮肤病的发病率呈上升趋势。其中,部分皮肤病易诊难治,虽然不会危及患者生命,但会给患者带来严重的心理和精神负担,影响生活质量。在临床工作中我们发现,中医药治疗皮肤疾病有较明显的特色与优势,同时,很多皮肤病患者也急切希望得到中医药治疗。为此,承蒙河南科学技术出版社厚意,我们组织了皮肤病专家与工作多年的一线临床医师编写了《中医特色治疗皮肤病》一书,以期让广大读者对中医药治疗常见皮肤疾病有较全面的认识。

考虑到篇幅与实用性,本书本着衷中参西的原则,针对中医治疗有一定优势的皮肤病,主要介绍了它们的中医认识、病因病机、临床表现、中西医诊断、鉴别诊断,并从中医特色治疗、西医治疗、预防与护理、经验体会及医案等方面详述疾病的综合防治知识。

在本书的编写过程中,得到了中国中医科学院西苑医院相关领导及皮肤科医护人员的大力支持,在此表示衷心的感谢。同时,我们参考了大量的公开发表的皮肤病专著及医学杂志,在此向有关资料的作者和出版单位表示衷心感谢。特别感谢王卓、李云虎、杨劲松、陈梁、宋志军几位老师为本书编写付出的辛勤劳动,在此致敬。

由于编写时间仓促,加之水平有限,谬误和不足之处在所难免,望广大读者和同仁批评指正。

中国中医科学院西苑医院皮肤科　佘远遥　姚春海

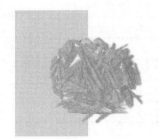

目　录

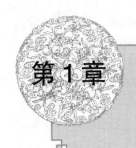

第1章

病毒性皮肤病

第一节　单纯疱疹

单纯疱疹是发热后或高热过程中在皮肤黏膜交界处所发生的急性疱疹性皮肤病。中医学称之为"热疮""火燎疮"。《圣济总录》中说："热疮本于热盛,风气因而乘之,故特谓之热疮。"以皮肤黏膜交界处如口唇、鼻孔周围、面颊、外阴出现成群的水疱,有的互相融合,自觉灼痒、紧张,多在1周后痊愈,易于复发。男女老幼皆可患病,但以成年人多见。

一、病因病机

1. 现代医学认识

单纯疱疹是由单纯疱疹病毒(herpes simplex virus,HSV)所致的皮肤病。HSV为DNA病毒,呈球形,由核衣壳及病毒包膜组成。依据抗原性不同,可将其分为1型和2型,分别称为HSV-1和HSV-2,二者基因组同源性为47%～50%。HSV对外界抵抗力不强,56℃加热30分钟、紫外线照射5分钟或乙醚等脂溶剂均可使之灭活。

人是HSV的唯一宿主。HSV可存在于感染者的疱液、口鼻分泌物及粪便中,主要通过皮肤黏膜微小破损处进入人体。飞沫传播是HSV-1型的另一重要感染途径,HSV-2型还可通过性接触传播。HSV侵入皮肤黏膜后,可先在局部增殖,以后可沿神经末梢上行至支配病损区域神经的神经节内并长期潜伏,当受到某种因素激惹后病毒可活化致病,表现为疱疹复发。HSV-1型主要引起生殖器以外的皮肤黏膜及脑部感染,HSV-2型主要引起生殖器部位或新生儿感染,但两型病毒感染部位并无严格界限。两型间存在交叉免疫,但血中存在的特异性抗体不能阻止复发,机体抵抗力降低与疱疹复发有一定联系。

2. 中医学认识

(1)风热毒邪外感:外感风热毒邪,客于肺胃二经,热气蕴蒸肌肤而发本病。

(2)肝胆湿热:由肝胆湿热下注,阻于阴部而成。

(3)阴虚内热:因热邪伤津,阴虚内热致反复发作。

发热、日晒、月经来潮、妊娠、肠胃功能障碍等常为诱发因素。

二、临床表现

本病可分原发型单纯疱疹和复发型单纯疱疹两型。

1. **原发型单纯疱疹**　只有约10％的人初次感染 HSV 后出现原发感染的临床症状,病人有倦怠、发热等全身症状,皮肤、黏膜发生单处或多处水疱,不同器官或部位的感染表现如下。

(1)疱疹性龈口炎:可发生于任何年龄,但以1—5岁儿童多见,其特征是在口唇、颊黏膜、舌、上腭、咽部等处发生小水疱,水疱破溃可形成白色斑块,继而转变为溃疡,表面有淡黄色假膜,剧痛,齿龈潮红肿胀,易出血。在唇缘和口周也可出现小水疱,局部炎症显著。局域淋巴结大并有压痛。患者有流涎、呼吸时口臭,可伴高热、倦怠、食欲缺乏全身症状,因口腔疼痛可影响进食。除非伴发营养不良或免疫缺陷性疾病,病人常可完全恢复,3～5天热退,疱疹溃疡逐渐愈合,整个病程约2周。

(2)疱疹性湿疹:属于 Kaposi 水痘样疹的一种,见于有异位性皮炎或其他皮肤病基础感染单纯疱疹病毒的患者,多见于5岁以下患湿疹的婴幼儿,偶尔发生于患脂溢性皮炎、脓疱疮、落叶性天疱疮、鱼鳞病样红皮病、毛囊角化病或其他炎症性皮肤病的成人。接触单纯疱疹病毒后,平均潜伏10天,突然发生皮疹,为密集成群发亮的扁平水疱,绿豆大至黄豆大,以后很快转变为脓疱,中央有脐窝,疱周有红晕。皮疹1～2周后破溃、干燥、结痂,痂皮脱落后留下浅表瘢痕和色素沉着。伴有高热、恶心、呕吐、头痛、食欲缺乏等全身症状,附近淋巴结大,有压痛(图1-1)。

(3)播散性单纯疱疹:多见于婴幼儿,也可发生于营养不良、淋巴肉瘤以及使用免疫抑制药等的患者。先有严重的疱疹性龈口炎或外阴阴道炎,伴高热,甚至惊厥,继而全身发生广泛性水疱,水疱顶部可有脐窝状凹陷。患者还可发生病毒血症,引起疱疹性肝炎、脑炎、胃肠炎以及肾上腺功能障碍等内脏损害,病死率高(图1-2)。

2. **复发型单纯疱疹**　发热、着凉、日晒、风吹、外伤、情绪激动、消化不良、月经、妊娠和焦虑等是疱疹复发的诱因,常在同一部位多次复发。复发的疱疹症状一般较原发的轻,常无全身症状。复发性疱疹在儿童期极少,多见于成人,特别是青壮年多见。各部位的感染可有不同的临床表现。

(1)颜面疱疹:此型最为常见,好发于口角、唇缘、鼻孔周围等皮肤黏膜交界处,也可发生于颜面其他部位。皮疹初起局部有灼痒紧张感,随即出现红斑,在红斑上迅速发生针头大小集簇性水疱群,一般为1～2群,各水疱群之间皮肤正常。各水疱之间互不融合,但可重叠,疱基底微红,疱内容透明,后来变浑浊,疱壁较薄易破,擦破后糜烂、渗液、结痂,可继发化脓感染。发作期间剃须可致感染扩散,在刮剃区发生毛囊炎,并有少量水疱,称疱疹性须疮。颜面疱疹病程1～2周,愈后局部可留有暂时性色素沉着,疱疹性须疮一般持续2～3周(图1-3)。

(2)生殖器疱疹:详见性传播疾病章节。

(3)复发性疱疹性角膜结膜炎:角膜损害可表现为较浅的树枝状溃疡或较深的圆板状角膜炎,除角膜外,晶体、视网膜、脉络膜等亦可受损。严重者可发生角膜穿孔、前房积脓等,终致失明。结膜炎常合并眼睑疱疹,球结膜和睑结膜充血和浮肿,有时有小水疱形成。同侧耳前淋巴结大。皮损好发于皮肤黏膜交界处,如口角、唇缘、鼻孔周围和生殖器等处。

三、诊断依据

1. 好发于皮肤和黏膜交界处,以唇缘、口角、鼻孔周围等处多见。初起局部皮肤发痒、灼热或刺痛,进而充血、红晕,继而出现米粒大小水疱,几个或几十个小疱聚成一簇,同时可发2～3簇。疱液清亮、壁薄易破,2～10天后干燥结痂,脱痂后不留瘢痕。

2. 分为两型:原发型可有发热(体温高达 39℃ 左右)、周身不适,局部淋巴结大,病程 7～10 天;复发型临床症状较轻,病程短。

3. 口腔疱疹齿龈口腔炎、溃疡性咽炎,口腔或舌部有疱疹或浅溃疡。

4. 生殖器疱疹见性传播疾病。

5. 其他疱疹性湿疹、眼疱疹、中枢及外周神经系统的 HSV 感染(急性脑炎、脑膜炎、脊髓炎和神经根炎)。

四、鉴别诊断

1. **带状疱疹** 皮损为多个成群的水疱,多沿神经走向排列成带状,疱群间有正常皮肤间隔,刺痛明显。沿身体一侧分布,一般不超过正中线。愈后多不再发。

2. **脓疱疮** 好发于儿童,常见于夏秋季节,好发于面部等暴露部位。初起为水疱,继而形成脓疱,疱破结痂较厚,呈灰黄色,散在分布,自觉瘙痒。

五、中医特色治疗

1. **内治法**

(1)辨证论治

①肺胃热盛证

证候:群集小疱,灼热刺痒;轻度周身不适,心烦郁闷,大便干,小便黄;舌红,苔黄,脉弦数。

治法:疏风清热。

方药:辛夷清肺饮合竹叶石膏汤加减。

②湿热下注证

证候:疱疹发于外阴,灼热痛痒,水疱易破糜烂;可伴有发热、尿赤、尿频、尿痛;苔黄,脉数。

治法:清热利湿。

方药:龙胆泻肝汤加板蓝根、紫草、玄胡等。

③阴虚内热证

证候:间歇发作,反复不愈;口干唇燥,午后微热;舌红,苔薄,脉细数。

治法:养阴清热。

方药:增热汤加板蓝根、马齿苋、紫草、石斛、生薏苡仁。

(2)中成药

①板蓝根冲剂。适用于口唇鼻周热疱;

②龙胆泻肝丸。适用于阴部热疱。

2. **外治法**

(1)水疱未破,可用三黄洗剂外搽,每日 2～3 次。

(2)皮损以丘疱疹为主,糜烂、渗出偏重者,以马齿苋洗剂外洗或湿敷,每次 10～15 分钟,每日 2～3 次。

(3)皮损以糜烂、结痂为主或即愈时,以紫金锭磨水,或黄连膏、青(紫)草膏等外搽,每日 2 次。

六、西医治疗

治疗以抗病毒、缩短病程、防止继发感染和并发症，以及减少复发为原则。

1. 全身治疗 抗病毒可选阿昔洛韦、伐昔洛韦等。免疫调节可选用左旋咪唑、丙种球蛋白、转移因子口服液、干扰素等。有继发细菌感染时可酌情使用抗生素治疗。

2. 局部治疗 为破溃者可用酞丁安搽剂、0.1％阿昔洛韦膏、喷昔洛韦乳膏等抗病毒药外涂患处。有糜烂或继发感染者，可用莫匹罗星、红霉素等抗生素软膏。

七、预防与护理

1. 忌食肥甘厚味、辛辣、鱼腥动风之品。
2. 局部保持清洁、干燥，防止继发感染。
3. 对反复发作者应除去诱发因素。

八、经验体会及医案

1. 名医经验

范瑞强教授将单纯疱疹辨证分型为风热湿毒证、肠胃积热证、肝经郁热证、气阴不足证四型。 范瑞强. 常见病毒性皮肤病中医诊治. 中国中西医结合皮肤性病学杂志，2008，7（4）：251-252.

（1）风热湿毒

主证：口周或鼻孔周围成群小水疱，基底潮红，灼热或微痒不适；伴发热、头痛、咽痛口干；舌红苔薄黄，脉浮数。治法：祛风清热，利湿解毒。方用银翘散加减。金银花15g，桑叶12g，菊花15g，连翘12g，牛蒡子12g，板蓝根15g，土茯苓20g，生地黄15g，茵陈蒿20g，麦冬15g，竹叶10g，甘草3g。

（2）肠胃积热

主证：水疱发生在口周或唇黏膜部位；伴口臭、胃纳差，脘腹胀闷不适，大便干结或稀烂不畅；舌红苔黄厚，脉滑数。治法：通腑清热，利湿解毒。方用通腑利湿汤。土茯苓15g，茵陈蒿25g，枳实15g，大黄（后下）10g，生地黄15g，紫草15g，鱼腥草20g，板蓝根20g，连翘12g，甘草3g。

（3）肝经郁热

主证：口周水疱每在月经前或月经后出现，伴有月经不调，心烦易怒，口干胁痛，月经量多而鲜红，大便干结，舌红苔薄黄，脉弦细。治法：疏肝清热，调理冲任。方用丹栀逍遥散加减。柴胡12g，郁金12g，茯苓15g，泽泻15g，牡丹皮10g，山栀子12g，香附15g，生地黄15g，赤芍10g，白术10g，薏苡仁20g，甘草3g。

（4）气阴不足

主证：口周水疱反复发作，口干体倦，心烦少寐，舌红苔黄或少苔，脉细数无力。治法：益气养阴清热。方用生脉饮加味。太子参20g，麦冬15g，五味子10g，山药15g，薏苡仁20g，茯苓15g，丹参12g，石斛12g，知母12g，甘草6g。

2. 医案

周宝宽医案（摘自《30年临证实验录》）

医案 1 任某,男,29 岁。2009 年 3 月 11 日初诊。

病史:口周水疱 3 天。自诉 3 天前感冒后,嘴角先灼热不适,随后出现红斑、簇集状水疱,继而糜烂,涂过红霉素软膏。该部位半年前出现过疱疹。刻诊:两嘴角均可见簇集状小水疱,已破溃糜烂,口干口苦,小便黄;舌质红,苔薄黄,脉浮数。西医诊断:口周单纯疱疹。中医诊断:热疮。辨证:肺胃风热。治法:疏风清热解毒。方用银翘散加减。金银花 10g,桔梗 5g,竹叶 5g,芦根 10g,生甘草 5g,荆芥 5g,牛蒡子 10g,石膏(先煎)20g,黄连 5g,白术 10g。水煎服。二诊:上方用 3 剂,患处糜烂收敛,已结痂,又用 3 剂愈。随访 1 年,未见复发。

医案 2 吴某,女,37 岁。2009 年 11 月 9 日初诊。

病史:鼻孔周围反复出现小水疱 5 年。自诉 5 年前外感风寒之后,鼻孔周围开始起小水疱,10 天左右自愈,但每逢劳思、上火、情绪低落时复发,至今已发作 10 余次,用过抗病毒药物,无明显疗效,现求中医诊治。刻诊:鼻孔周围密布小水疱,糜烂,结痂,口干,五心烦热;舌质红,苔少,脉细数。西医诊断:口周单纯疱疹。中医诊断:热疮。辨证:阴虚内热。治法:养阴清热解毒。方用增液汤加减。玄参 20g,麦冬 15g,生地黄 20g,山药 20g,女贞子 15g,墨旱莲 15g,连翘 10g,蒲公英 10g,牡丹皮 10g,炙甘草 5g。水煎服。二诊:上方用 7 剂,皮损消失,口干、烦热症状减轻,又服 7 剂愈。随访 1 年,未见复发。

医案 3 单某,女,27 岁。2009 年 9 月 10 日初诊。

病史:口周水疱伴月经量多 2 年,加重 5 天。自诉每当月经来潮前几天,口周出现成片小水疱,灼热疼痛,月经量多,经期结束后,疱疹自愈,如此反复,服用过调经药及抗病毒药,疗效不佳。刻诊:口角密集小水疱、渗出、结痂;月经量多,急躁易怒,两胁胀痛,大便秘结;舌质红,苔薄黄,脉弦细。西医诊断:口周单纯疱疹。中医诊断:热疮。辨证:肝经郁热,冲任失调。治法:疏肝清热,调理冲任。方用丹栀逍遥散。柴胡 10g,郁金 10g,焦栀子 10g,生地黄 15g,赤芍 10g,牡丹皮 10g,香附 10g,地榆炭 15g,白术 10g,蒲公英 10g,炙甘草 5g。水煎服。二诊:上方用 7 剂,口周疱疹消失,肝郁诸症减轻。上方又用 14 剂,巩固疗效,随访 1 年,疱疹未复发,月经正常。

第二节　带状疱疹

带状疱疹是一种由病毒感染引起的累及神经及皮肤的急性疱疹性皮肤病。中医学称之为"蛇串疮""缠腰火丹""蜘蛛疮"等。《医宗金鉴·外科心法》记载:"此证俗名蛇串疮,有干湿不同,红黄之异,皆如累累珠形。干者色红赤,形如云片,上起风粟,作痒发热,此属肝心二经风火,治宜龙胆泻肝汤。湿者色黄白,水疱大小不等,作烂流水,较干者多疼,此属脾肺二经湿热,治宜除湿胃苓汤。"其临床特点是皮肤上出现红斑、水疱或丘疱疹,累累如串珠,排列成带状,沿一侧周围神经分布区出现,局部刺痛或瘰核肿大。多数患者愈后很少复发,极少数病人可多次发病。好发于成人,老年人病情尤重。一年四季皆可发病,但以春秋季较多见。

一、病因病机

1. 现代医学认识

带状疱疹(herpes zoster)是由水痘-带状疱疹病毒(*Varicella-zoster virus*,VZV)感染所致,VZV 现已命名为人疱疹病毒 3 型(HHV-3)。此病毒呈砖形,有立体对称的衣壳,内含双链 DNA 分子,只有一种血清型。VZV 对体外环境的抵抗力较弱,在干燥的痂内很快失去活性。人是 VZV 唯一宿主。病毒经呼吸道黏膜进入血液形成病毒血症,发生水痘或呈隐性感染,以后病毒潜伏于脊髓后根神经节或颅神经的感觉神经节内;当机体受到某种刺激(如创伤、疲劳、恶性肿瘤或病后虚弱等)导致机体抵抗力下降时,潜伏病毒被激活,沿感觉神经轴索下行,到达该神经所支配区域的皮肤内复制,产生水疱,同时受累神经发生炎症、坏死,产生神经痛。病愈后可获得较持久的免疫,故一般不会再发。

2. 中医学认识

本病总因湿热火毒蕴蒸肌肤而成。

(1)情志内伤:忧思恼怒,肝气郁结,郁久化火,肝火外炎,熏蒸肌肤而发。

(2)饮食不节:嗜食肥甘厚味,脾失健运,水湿内停,停久化热,湿热内蕴,外犯肌肤,复感邪毒而发。

热毒蕴于血分则发红斑,湿热壅阻肌肤则起水疱,湿热阻滞经络,不通则痛。老年体弱患者常因血虚肝旺、湿热毒盛、气滞血瘀,而致病后疼痛剧烈且持续时间较长。

二、临床表现

好发于春秋季节,以成年患者居多。

1. 皮肤症状 发病初期,其皮损为带状的红色斑丘疹,继而出现粟粒至黄豆大小簇集成群的水疱,累累如串珠,聚集一处或数处,排列成带状,疱群之间间隔正常皮肤,疱液初澄明,数日后疱液浑浊化脓,或部分破裂,重者有出血点、血疱或坏死。轻者无皮损,仅有刺痛感,或稍潮红,无典型的水疱。皮损好发于腰肋部、胸部或头面部,多发于身体一侧,常单侧性沿皮神经分布,一般不超过正中线。发于头面部者,尤以发于眼部和耳部者病情较重,疼痛剧烈,伴有附近臀核肿痛,甚至影响视力和听觉(图 1-4)。

2. 神经症状 疼痛为本病的特征之一。疼痛出现的时间多在皮损发生之前,少数为疼痛和皮损同时出现或在皮损出现之后。疼痛的程度可因年龄、发病部位、损害轻重不同而有所差异,一般儿童患者没有疼痛或疼痛轻微,年龄愈大疼痛愈重,颜面部较其他部位疼痛剧烈,皮损表现为出现或坏死者,往往疼痛明显。部分老年体弱患者在皮损完全消失后,患者仍遗留有疼痛感觉,常持续数月或数年之久。

3. 病程 本病病程儿童及青年人一般 2～3 周;老年人 3～4 周。愈后很少复发。

4. 常见的带状疱疹类型

(1)无疹型带状疱疹:免疫功能较强的患者,仅有典型的节段性神经痛,而不出现皮疹。

(2)不全型带状疱疹(顿挫型):仅出现红斑、丘疹,不发生典型水疱。

(3)大疱型带状疱疹:可形成豌豆至樱桃大的水疱。

(4)出血性带状疱疹:疱内容为血性。

(5)坏疽型带状疱疹:皮疹中心发生坏疽,结成黑色痂不易剥离,愈后遗留瘢痕。

(6)双侧性带状疱疹:病毒可同时累及两个以上不相邻神经节,产生对称性或一侧同时有数个神经节分布区的损害。双侧性带状疱疹较少见,常见部位为胸段脊神经分布区,其次为颈神经。

(7)播散型带状疱疹:恶性肿瘤或年老体弱的患者在局部发疹数日内,全身出现类似水痘样发疹,常伴有高热,可并发肺、脑损害,病性严重,可致死亡。

5. 特殊部位的带状疱疹

(1)眼带状疱疹：眼带状疱疹为散发，以9－11月份多见。临床所见眼带状疱疹伴有同侧三叉神经第1支受累，可见眼睑红肿、结膜充血、水疱及痂皮，可累及角膜形成溃疡性角膜炎，后因瘢痕形成失明。严重者可发生全眼球炎、脑炎，甚至死亡。

(2)耳带状疱疹：又称Remsay-Hunt综合征，是由于VZV侵犯面神经及听神经所致，临床特点为耳部急剧疼痛和同侧面瘫，间伴重听、眩晕等。可伴有发热、局部淋巴结肿胀和腮腺炎。

(3)带状疱疹性脑膜炎：系病毒直接从脊髓神经前、后根向上逆行侵犯中枢神经系统所致。大多见于颅神经、颈或上胸脊髓神经节段受侵的患者。表现有头痛呕吐、惊厥或其他进行性感觉障碍，尚可有共济失调及其他小脑症状等。

(4)内脏带状疱疹：病毒由脊髓后根侵及交感神经及副交感神经的内脏神经纤维，引起胃肠或泌尿症状，当侵犯胸膜、腹膜时，则发生刺激症状甚或出现积液。

(5)运动性麻痹：除常见的颅神经受累引起的上睑下垂及面肌麻痹外，若脊髓前运动神经元受累时，可出现支配区的肌无力或相应部位的皮肤麻痹。多发生在发疹期或稍后，程度较轻，能持续数周到数月。此型损害对老年患者而言，其症状及持续时间相对较明显和较长，还应注意与2型糖尿病引发的神经损害鉴别。据报道带状疱疹后发生运动性麻痹以三叉神经带状疱疹后的眼、面肌麻痹报道较多，而脊髓根运动性麻痹报道较少。

(6)泛发性或全身性带状疱疹：就带状疱疹的发病机制而言，早年感染并长期潜伏在神经组织的病毒，被某些诱因激活后，可从一个或数个邻接的神经节沿相应的感觉神经纤维传播到皮肤，产生节段性带状分布的水疱，故神经痛和皮肤损害为单侧性是其临床特征。但在免疫功能低下的老年及患有恶性肿瘤、长期应用抗癌药物、免疫抑制药或获得性免疫缺陷症（艾滋病）的患者中，由于机体的细胞免疫和体液免疫功能严重低下，可导致病毒血行播散，发生全身性水痘样皮疹，称为泛发性或全身性带状疱疹。患者除皮疹广泛分布外，还伴有高热等较严重的病毒血症及受累系统、器官的功能损害。此型患者虽较少见，但病情重，常因多系统、多器官的功能障碍导致死亡。

三、诊断依据

1. 好发于春秋季节，以成年患者居多。

2. 皮损出现前，常先有皮肤刺痛或灼热感，可伴有周身轻度不适、发热。

3. 皮损多为绿豆大小水疱，簇集成群，疱壁较紧张，常单侧分布，排列成带状；严重者皮损可表现为出血性或坏疽性；皮损发于头面者，病情往往较重。

4. 自觉疼痛明显，可见有难以忍受的疼痛，或皮损消退后仍遗有疼痛。

四、鉴别诊断

1. **单纯疱疹** 多发生于皮肤黏膜交界处，皮疹为针头大小到绿豆大小的水疱，常为一群。1周左右痊愈，但易复发。

2. **接触性皮炎** 发病前有明确接触史，皮损发生在接触部位，与神经分布无关，自觉局部灼热瘙痒。

3. **脓疱疮** 好发于儿童，常见于夏秋季节，好发于面部等暴露部位。初起为水疱，继而形成脓疱，疱破结痂较厚，呈灰黄色，散在分布，自觉瘙痒。

4. **急性阑尾炎** 右下腹痛及反跳痛,无带状疱疹的前后半侧带状疼痛,腰肌强直,发热、白细胞增高。

5. **胸膜炎** 其疼痛系呼吸时痛,不是皮肤痛,故无触痛,应根据全身症状、听诊、X线综合考虑予以鉴别。

五、中医特色治疗

1. **内治法**

(1)辨证论治

①风热外袭

主症:皮损多发于头面部,红斑、丘疱疹;微恶风寒,发热,口渴;舌质红,舌苔薄黄,脉浮数。

治法:祛风清热解毒。

方药:普济消毒饮加减。

黄芩15g,黄连10g,牛蒡子10g,玄参10g,桔梗6g,板蓝根30g,升麻10g,柴胡6g,马勃10g,连翘20g,陈皮6g,薄荷10g,白僵蚕10g,生甘草6g。口渴明显者加石斛20g,麦冬20g;大便干燥者,加生大黄8g,生地黄20g;疼痛明显者加青皮6g,川楝子15g。

②肝胆湿热证

主症:皮肤潮红,疱壁紧张,灼热刺痛;伴口苦咽干,急躁易怒,大便干,小便黄;舌红,苔薄黄或黄腻,脉弦滑数。

治法:清热利湿解毒。

方药:龙胆泻肝汤酌加板蓝根、茵陈等。

龙胆草10g,黄芩15g,栀子10g,柴胡6g,生地黄20g,当归10g,车前草30g,泽泻15g,生甘草6g。大便黏腻不爽者,加苍术10g,制大黄8g;失眠者加制远志15g,酸枣仁30g;疼痛难忍者加橘核10g,川楝子15g,延胡索20g。

③脾虚湿蕴证

主症:皮损颜色较淡,疱壁松弛,破后糜烂、渗出,疼痛轻;口不渴,纳差或食后腹胀,大便时溏;舌淡,苔白或白腻,脉沉缓或滑。

治法:健脾利湿解毒。

方药:除湿胃苓汤酌加滑石、防风、灯心草、白花蛇舌草等。

苍术10g,白术10g,茯苓15g,陈皮10g,厚朴10g,猪苓10g,栀子6g,滑石15g,防风10g,灯心草3g,白花蛇舌草15g。周身困顿者加木瓜10g,菖蒲10g;纳少者加焦三仙30g,鸡内金10g。

④湿热下注证

主症:皮损多发于腰骶部或下肢,证见丘疱疹渗液黄稠;口渴不欲饮;舌质红,舌苔黄腻,脉滑数。

治法:清热解毒除湿。

方药:四妙散加减。

苍术10g,川牛膝10g,黄柏15g,生薏仁30g。失眠者加制远志15g,磁石30g,生龙牡30g;大便不爽者加吴茱萸10g,防风10g。

⑤气滞血瘀证

主症:患部皮损大部分消退,但疼痛不止或隐痛绵绵;伴心烦,夜寐不宁,或咳嗽动则加重;舌质暗紫,苔白,脉细涩。

治法:活血行气止痛。

方药:桃红四物汤酌加地龙、延胡索等。

桃仁10g,红花10g,熟地黄20g,当归6g,川芎6g,白芍10g,赤芍10g。疼痛明显者加全蝎6g,蜈蚣3条,延胡索20g;大便干燥者加生地黄20g,制大黄6g。

⑥肝阴亏虚证

主症:症见疱疹消退后,胸胁隐痛,或如针刺;口干咽燥舌质黑暗;舌苔花白或少津,脉弦细等。

治法:滋阴疏肝,通络止痛。

方药:一贯煎加减。

生地黄20g,沙参15g,麦冬15g,枸杞子10g,当归10g,川楝子15g。胸胁胀痛者加香附10g,柴胡10g,佛手10g;失眠者加夜交藤30g,酸枣仁30g,生龙骨30g。

(2)中成药

①六神丸。10粒,内服,每日3次。适用于皮损初起,局部潮红灼热者。

②龙胆泻肝丸。5g,内服,每日2次。适用于水疱较多,疼痛剧烈者。

③逍遥丸。每次8丸,每日3次,适用于肝气郁结者。

④玄胡止痛片。每次5片,每日3次,行气止痛,适用于气滞血瘀者。

2. 外治法

(1)水疱未破者,可用解毒搽剂、三黄洗剂、颠倒散洗剂等外搽。

(2)水疱已破,渗液较多者,可用生大黄、黄芩、黄柏、苦参、蒲公英、紫花地丁、大青叶等煎汤冷后湿敷;渗液较少者,可用青黛散、黄灵丹等麻油调敷。

(3)皮疹干燥结痂者,可用黄芩膏外搽。

(4)遗留神经痛者,选用黑色拔膏棍贴之,并加以包扎,每2～3日1次。

(5)若水疱不破,可用三棱针或消毒针头挑破,使疱液流出,以减轻胀痛。

3. 针灸疗法

(1)体针:取穴内关、足三里、合谷、曲池、三阴交及皮损周围阿是穴(痛点),每次留针20～30分钟,每日1次。

(2)耳针:取穴肝区、神门,每日1次。

(3)耳穴压豆:取穴神门、肝区,疼痛时按压可减轻疼痛。

(4)头皮针:取感觉区、运动区,左病取右,右病取左,皮疹在脐以上,针刺下3/5;皮疹在脐以下,针刺上2/5,针刺得气后留针30～45分钟,期间捻转5～10次,每日1次,10次为1疗程。

(5)三棱针:三棱针散刺放血拔罐可以使聚于皮部之毒邪随血而泻,邪去则正气恢复。周学林临床采用三棱针在疱疹上点刺出血,将所有疱疹刺破,后遗神经痛患者在疼痛部位用三棱针散刺出血,然后用闪火法快速把罐旋拔在病灶处,留观10分钟后取下火罐擦干血迹,最后在患处涂擦碘酒以防感染。同时配合针刺相应的夹脊穴。

(6)火针:火针疗法借"火"之力而取效,善"开门祛邪""以热引热",可以直接快速地祛除蕴滞于经脉的湿热火毒,使疼痛缓解,具有止痛快、疱疹干结快、不易遗留后遗痛等优点。刘大平常采用局部火针点刺、拔火罐及毫针循经取穴治疗。患者卧位,暴露疱疹部位,疱疹四周常规消毒,取中粗火针用酒精灯将针体烧至白亮后,快速点刺在红斑、丘疹或水疱上,深度以达到疱疹底部为宜,先刺早发的疱疹,再刺新发的疱疹。刺后用消毒棉球挤净疱液,再于疱疹上用大号或中号火罐吸拔,留罐 5~10 分钟,起罐后用消毒棉球拭净皮肤。最后,患者坐位取风池、大陵、阳陵泉、足三里、曲池,针用泻法,留针 20 分钟。头面部患者因部位特殊,不宜加拔火罐,故治疗时间较加拔火罐者稍长。

六、西医治疗

治疗以抗病毒、消炎、止痛、营养神经、防止继发感染为原则。

1. **全身治疗** 酌情选用吲哚美辛、阿司匹林、阿米替林等止痛药,阿昔洛韦、伐昔洛韦、泛昔洛韦等抗病毒药及维生素 B 等。老年患者及发生于耳部、三叉神经分布区病情严重者,如无禁忌证可早期酌情给予糖皮质激素治疗。

2. **局部治疗** 可选用硫酸锌溶液、醋酸铝溶液湿敷,硼酸软膏、氧化锌软膏、喷昔洛韦软膏、疱疹净软膏等外涂,神经痛可于油膏或泥膏中加达罗宁或苯唑卡因止痛。

七、预防与护理

1. 锻炼身体,增强体质,预防病毒感染。
2. 积极治疗体质消耗性疾病,如恶性肿瘤、系统性红斑狼疮等。
3. 忌食辛辣、鱼腥发物,饮食宜清淡,多食蔬菜、水果。
4. 保持局部清洁、干燥,忌用刺激性强的外用药物。
5. 避免过度疲劳,严重者须卧床休息。
6. 调畅情志,避免思想紧张,消除急躁情绪。

八、经验体会及医案

1. 名医经验

黄尧洲经验 王雄等. 黄尧洲分阶段治疗带状疱疹经验. 北京中医药,2017,36(5):436-438.

(1)带状疱疹的发病:①由于脏腑功能失调,正气不足,湿热火毒邪恋,发于肌肤,形成簇集性水疱,周围皮肤潮红,故本病的病机应属本虚标实。或因情志因素影响,或因过于劳累,精神压力大,饮食不佳或思虑伤脾,加之心肝火旺,火扰心神,夜寐欠安,导致脏腑功能失调,免疫功能低下,激活水痘-带状疱疹病毒,导致带状疱疹发作。②湿热火毒蕴肤是发病初期的主要病机。带状疱疹发病一般先有前驱症状,随后出现簇集性水疱,水疱周围绕以红晕,火热至极则为毒。痒痛并作,以痛为主。本病虽为本虚标实,但发病初期火毒之势亢盛,不可补虚恋邪,急则治其标。《内经》云:"诸痛痒疮,皆属于心。"心火炽盛,火热之毒势盛,可以直折,可以因势利导,给邪以出路,故当清热、解毒、利湿。③正虚邪恋是发病后期的主要病机。发病后期一般指发病超过 1 周,此时多数患者疼痛加剧,但疱疹开始逐渐萎缩,此阶段应以养心安神为主,稍佐清热解毒即可。对于病程超过 1 个月,疮面已消失,唯遗留色素沉着和疼痛的 PHN 患者,历代医家大多将病因病机归为三类,即余毒未清、气滞血瘀和阴虚气弱。黄教授认为此时病机较为复杂,以上三种可能兼有,但疼痛总归不通则痛与不荣则痛,故认为后期病机为经络受邪,阻滞不通,正虚邪恋,虚实夹杂。

（2）分阶段治疗:①急性期:病程不超过1周,以湿热火毒蕴结皮肤为主要表现。治以泻火解毒、清热利湿法,方选解毒利湿汤,药用煅牡蛎、柴胡、黄芩、炒栀子、连翘、淡竹叶、车前草、茯苓皮、冬瓜皮等。②亚急性期:病程2～3周,水疱逐渐干瘪,皮肤潮红消失,为带状疱疹的恢复期,此时疼痛明显,应防止遗留后遗神经痛。治以安神活血方为主,稍佐利湿之品。方用毒瘀并解汤,药用生龙骨、煅牡蛎、石决明、葛根、白芍、车前草、连翘之品,以养心安神,活血柔肝止痛。③PHN期:病程超过1个月,治以安神活血方加减,重用养心重镇安神之品,药用生龙骨、珍珠母、酸枣仁、夜交藤、合欢皮等,同时配合葛根、白芍以柔肝活血止痛。

（3）用药特点:①喜用清利透散之品。对于带状疱疹急性期病程不超过1周的患者,黄教授常以清利湿热、透疹解毒为法,方用龙胆泻肝汤加减,用药时较少选用苦寒之品,多用清、透、利、下之品,给邪以出路,使湿热毒邪从小便而解,喜用车前草、淡竹叶、连翘、黄芩、炒栀子等,忌用龙胆草、苦参等苦寒败胃之品。②擅用安神敛镇之药。对于带状疱疹亚急性期的患者,应做到未病先防,防止后遗症的发生,多选用生龙骨、石决明、珍珠母、酸枣仁、夜交藤等以安神。PHN多见于老年人与免疫功能低下的患者,发作时常于夜晚痛觉过敏,表现为闪电样、撕裂样或烧灼样疼痛,轻微触摸,即可产生剧烈、难忍的疼痛,严重影响睡眠,此时应养心安神、重镇收敛以止痛。使用安神敛镇之品,可养心安神,缓解中枢神经系统致敏引起的疼痛。③中西互参深研药味。葛根、白芍是黄教授临床常用药对,二药配合可活血通脉,缓急止痛。《本经》载葛根"主消渴,身太热,呕吐,诸痹,起阴气,解诸毒""主诸痹"。《伤寒论》中葛根汤重用葛根四两,以治疗"项背几几"。现代药理研究表明,葛根中含有黄酮,有扩张血管、增加血氧和解痉作用。重用白芍,取《伤寒论》中芍药甘草汤之意,以养血活血,缓急止痛。《神农本草经》载白芍"主邪气腹痛,除血痹,破坚积,治寒热疝瘕,止痛,利小便,益气"。现代药理研究表明,白芍的主要成分芍药苷有增加冠状动脉流量、改善心肌营养血供、扩张血管、对抗急性心肌缺血、抑制血小板聚集、镇静、镇痛、解痉、抗溃疡的作用。对于带状疱疹的治疗,黄教授一般用药不超过6味,急性期选用清热利湿解毒之品,药味约6味,后期通常用药少至3味。常选龙骨、牡蛎、连翘、竹叶、葛根、白芍等,在求疗效的同时,首重安全。

2. 医案

（1）朱仁康医案（引自《朱仁康临床经验集》）

韩某　女　48岁　1970年10月7日初诊。

现病史:主诉左侧脸面和头皮疼痛1年多。于去年9月因左侧脸面患带状疱疹后,左脸部沿眼睑、颞颥部放射至额部头皮等处,呈阵发性剧烈刺痛和刀割样,坐立不安,一日发作多次。查体:痛苦病容,局部皮肤未见异常;脉象弦紧,舌质红,苔薄白。证属:肝胆经风邪火郁,未经发泄。治则:散风清热,息风定痛。药用:川芎10g,菊花15g,白蒺藜15g,羌活10g,蝉蜕7.5g,钩藤（后入）20g。7剂,水煎服。另全蝎一两研末分作10包,每日2次,每次1包,开水调服。二诊:10月18日,药后疼痛明显减轻,发作次数亦减少。前方加炒白芍15g,天麻10g,嘱服7剂。全蝎末改服每日1包。三诊:10月27日,疼痛基本控制,每日偶痛1～2次,每次数秒即止。仍服前方去天麻,接服7剂后即停止发作。

（2）黄尧洲医案

①带状疱疹急性期

患者,男,56岁,2016年3月15日主因皮肤瘙痒伴疼痛3天就诊。患者自觉3天前左胸胁及背部皮肤灼热、微痒、疼痛,1 天前皮肤始现小水疱,疼痛加重。刻诊:皮肤潮红伴水疱,呈带状分布,痒痛并作;伴睡眠较差、口苦、二便正常;舌红,苔淡黄微腻,脉弦。西医诊断:带状疱疹(急性期);中医诊断:蛇串疮;治则:清热泻火,利湿解毒。方用解毒利湿汤。柴胡 15g,黄芩 20g,淡竹叶 12g,车前草 30g,连翘 20g,茯苓皮 30g,冬瓜皮 30g。7 剂,水煎服,每日 1 剂。

2016 年 3 月 22 日二诊:水疱已干瘪,皮肤潮红消失,痒痛大减。上方去茯苓皮、冬瓜皮、淡竹叶,加葛根 30g,炒白芍 20g。14 剂,水煎服,每日 1 剂。半月后随访,睡眠正常,生活正常。

②带状疱疹亚急性期

患者,女,45 岁,2015 年 9 月 3 日主因右侧胁肋部簇集性水疱 7 天伴疼痛 2 天就诊。患者 1 周前因劳累过度引发疾病,自觉乏力、轻度低热,随后 3 天右侧腰部零星出现红色小丘疹,丘疹范围逐渐扩大,形成水疱,状如串珠,周围绕以红晕,后疼痛感明显,伴心烦、失眠。舌质红,苔薄黄,脉弦滑。西医诊断:带状疱疹(亚急性期);中医诊断:蛇串疮。治则:清热利湿,活血解毒。方用毒瘀并解汤。生龙骨 45g,酸枣仁 30g,珍珠母 30g,葛根 30g,白芍 20g,连翘 20g,冬瓜皮 30g。7 剂,水煎服,每日 1 剂。

2015 年 9 月 10 日二诊:疱壁已干瘪,遗留色素沉着,疼痛症状缓解,偶感拘紧不适,睡眠质量改善。上方去冬瓜皮、连翘,继服 14 剂。半月后随访,疼痛消失,已正常生活。

③ PHN

患者,女,68 岁,2016 年 9 月 6 日主因后背疼痛 1 个月就诊。患者 1 个月前患右胸胁部带状疱疹,治疗后水疱消失,皮肤逐渐恢复正常,但遗留神经痛,每于夜晚入睡前发作频繁。刻诊:胸胁部皮肤遗留片状褐色斑块,时有窜痛,似针刺,痛阵发,每于夜晚入睡前发作频繁,致夜寐欠安,伴情绪抑郁,二便正常。舌淡红,苔薄白,脉细涩。西医诊断:PHN;中医诊断:蛇串疮、胁痛。治则:养心安神,疏肝解郁。方用安神活血方加减。生龙骨 45g,珍珠母 30g,煅磁石 30g,炒枣仁 30g,夜交藤 20g,合欢皮 15g,醋柴胡 12g,当归 10g,葛根 30g,炒白芍 20g。7 剂,水煎服,每日 1 剂。嘱患者配合拉伸动作,加强锻炼,适当拍打患处。

2016 年 9 月 13 日二诊:后背疼痛症状大为缓解,偶感拘紧不适,睡眠质量改善。上方去柴胡、当归,继服 14 剂。后随访疼痛逐渐缓解,已正常生活。

(3)姚春海主任医案(中国中医科学院西苑医院皮肤科)

杨某 男 29 岁 2018 年 7 月 2 日初诊。

现病史:自诉 3 天前从右侧前胸、腋下及肩背部依次出现成片红色水疱及脓疱,刺痛明显。未予治疗,今来就诊。查体:胸部右侧、右侧腋下及肩背部见成簇红色米粒大小水疱,基底潮红,部分表面有脓尖。大便溏,不喜食凉物。舌质紫暗,边有齿痕,苔白腻;脉沉弦,左脉有力。西医诊断:带状疱疹;中医诊断:蛇串疮。中医辨证:湿热蕴肤。治法:清热利湿解毒。方用萆薢渗湿汤加减。萆薢 15g,黄柏 10g,生薏仁 20g,茯苓 15g,丹皮 12g,泽泻 10g,炒苍术 10g,当归 15g,白芍 10g,板蓝根 15g,延胡索 12g,熊胆粉 0.25g,赤芍 10g,炙甘草 6g。水煎服。同时给予泛昔洛韦片口服,每次 0.25g,每日 3 次。外用重楼解毒酊。

二诊,服用上方中药 14 剂,口服泛昔洛韦 7 天,皮损均已结痂,但疼痛明显,影响睡眠,时有过电感。大便稀溏,每日 6~7 次,呈水样泻,余无明显不适。舌暗红,苔中白黄滑,脉沉弦。方药如下:炙甘草 6g,赤芍 10g,白芍 10g,当归 15g,炒苍术 10g,泽泻 10g,丹皮 12g,茯苓 15g,生薏仁 20g,熊胆粉 0.25g,延胡索 12g,桔梗 10g,姜半夏 6g,煅牡蛎 30g,煅磁石 30g,川楝子

6g。水煎服。

三诊:服上方14剂,症状改善,现右侧胸部时有麻木感,皮损已消退,留有暗褐色色素沉着,疼痛轻微。仍便溏,每日1～2次。汗多怕热,睡眠可。舌红,苔中黄腻,脉沉缓弦。方药如下:白芍10g,当归15g,炒苍术10g,茯苓15g,生薏仁20g,熊胆粉0.25g,延胡索12g,柴胡6g,丝瓜络10g,升麻10g,川楝子6g,炙甘草6g。继服14剂而愈。

第三节 疣

疣是一种由病毒感染引起的发生于皮肤浅表的良性赘生物。一般以皮肤浅表组织出现良性赘生物为主要临床表现,本病多见于儿童及青年。在中医学文献中,因皮损形态及发病部位不同而名称各异,如发于手背、手指、头皮等处者,称千日疮、疣目、枯筋箭或瘊子;发于颜面、手背、前臂等处,称扁瘊;发于胸背部有脐窝的赘疣,称鼠乳;发于足跖部者,称跖疣;发于颈周围及眼睑部位,呈细软丝状突起者,称丝状或线瘊。

本病西医亦称疣,一般分为寻常疣、扁平疣、传染性软疣、掌跖疣和丝状疣等。好发于手背、手指,皮损高出于皮面的坚实丘疹,表面粗糙,状如花蕊的为寻常疣;好发于面部、手背,皮损为表面光滑扁平隆起的为扁平疣;好发于眼睑、颈部,皮损为单个细软丝状突起的为丝状疣,是寻常疣的一个特殊类型;好发于手掌、足底,质硬,表面粗糙不平的为掌跖疣;好发于胸背,皮损为半球形丘疹,表面光亮,中央有脐凹的为传染性软疣。尖锐湿疣归入性传播疾病内讨论。

一、病因病机

1. 现代医学认识

疣(寻常疣、掌跖疣、丝状疣、扁平疣)是由人类乳头瘤病毒(*human papilloma virus*,HPV)感染皮肤黏膜所引起的良性赘生物,HPV属乳头瘤病毒科,呈球形,无包膜,直径45～55nm,具有72个病毒壳微粒组成的对称性20面立体衣壳。基因组为7200～8000bp的双链环状DNA,分为早期区、晚期区和非编码区,早期区编码的蛋白与病毒持续感染和致癌作用有关。HPV有100余种,其中近80种与人类疾病相关。本病传染源为患者和健康带病毒者,主要经直接或间接接触传播。HPV通过皮肤黏膜微小破损进入细胞内并复制、增殖,致上皮细胞异常分化和增生,引起上皮良性赘生物。人群普遍易感,发病高峰为16－30岁,免疫功能低下及外伤者易患此病。

传染性软疣是由痘病毒中的传染性软疣病毒(*molluscum contagiosum virus*,MCV)感染所致的传染性皮肤病。MCV属痘病毒,目前发现4个亚型,但以MCV-1最常见。儿童传染性软疣几乎均由MCV-1型所致,但在免疫功能低下者(尤其HIV感染者),约60%由MCV-2型所致。皮肤间密切接触是主要的传播方式,亦可通过性接触、游泳池等公共设施传播。

2. 中医学认识

多由风热毒邪搏于肌肤而生,或怒动肝火,肝旺血燥,筋气不荣,肌肤不润所致。

(1)寻常疣、丝状疣:外感风热毒邪,搏于肌肤,致气血凝滞,筋脉失养而成;或因肝虚血燥,筋气不荣,兼夹外感风热毒邪致病。

(2)扁平疣:腠理不固,风热毒邪侵入,或肝气郁结,郁而化火,兼夹外感,则热郁肌肤,气血不和,伤阴耗血,终致肝虚血燥,筋脉失养,凝聚肌肤而发病。

(3)掌跖疣：掌跖部长期受压，局部气血凝滞，复外感风热毒邪，郁阻肌肤而成。

(4)传染性软疣：外感风热毒邪，客于肌肤致气血不和而成。

二、临床表现

1. **疣目** 相当于西医的寻常疣。多发于儿童及青年。最初为一个针头大至绿豆大的疣状赘生物，呈半球形或多角形，突出表面，色灰白或污黄，表面蓬松枯槁，状如花蕊，粗糙而坚硬。以后体积渐次增大，发展成乳头状赘生物，此为原发性损害，称母疣。此后由于自身接种，数目增多，一般为两三个，多则十余个至数十个不等，有时可呈群集状。好发于手背、手指，也可见于头面部。病程慢性，有自然消退者。一般无自觉症状，常因搔抓、碰撞、擦破磨伤而易出血(图1-5)。

2. **丝状疣** 中年妇女较多见。多生于颈项或眼睑部位。皮损为单个细软的丝状突起，呈褐色或淡红色，可自行脱落，不久又可长出新的皮损。一般无自觉症状。

3. **扁瘊** 相当于西医的扁平疣。多发于青年男、女，故又称青年扁平疣。皮损为表面光滑的扁平丘疹，针头、米粒到黄豆大小，呈淡红色、褐色或正常皮肤颜色。数目很多，散在分布，或簇集成群，有的互相融合，常因搔抓沿表皮剥蚀处发生，而形成一串新的损害。好发于颜面部和手背。一般无自觉症状，偶有瘙痒感，有时可自行消退，但也可复发(图1-6)。

4. **跖疣** 相当于西医的掌跖疣。发生在手掌、足底或指(趾)间。皮损为角化性丘疹，中央稍凹，外周有稍带黄色高起的角质环，除去表面角质后，或见疏松的白色乳头状角质物，掐或挑破后，易出血，数目多时可融合成片。有明显的压痛，用手挤压则疼痛加剧。常在外伤部位发生，足部多汗者易生本病(图1-7)。

5. **鼠乳** 相当于西医的传染性软疣。多见于儿童。皮损为半球形丘疹，米粒到黄豆、豌豆大小；中央有脐凹，表面有蜡样光泽，挑破顶端，可挤压出白色乳酪样物质。数目不定，数个到数十个不等，呈散在性或簇集性分布，但不相互融合。好发于躯干和面部。有轻度传染性，愈后不留瘢痕，可自行消失(图1-8)。

三、诊断依据

根据各种疣的皮疹形态特点及好发部位，不难进行诊断。

四、鉴别诊断

1. **疣状痣** 与寻常疣相鉴别。疣状痣一般为出生时或幼年发病，皮疹多为单侧性排列或成线状的角化性斑块或丘疹，皮色灰黄或灰褐。

2. **扁平苔藓** 与扁瘊相鉴别。本病多发于四肢伸侧、背部、臀部，皮疹为多角形扁平丘疹，表面有蜡样光泽，多数丘疹可融合成斑片，色呈暗红色。一般瘙痒较重。

3. **汗管瘤** 与扁瘊相鉴别。汗管瘤多见于成人，女性多见，好发于双侧下眼睑，也可发于胸部、腋窝、腹部及外阴，皮疹为针头至粟粒大小的淡黄色半球形丘疹或扁平丘疹，密集而不融合。

4. **鸡眼** 与跖疣相鉴别。鸡眼多生于足底和趾间，损害为圆锥形的角质增生，表面为褐黄色鸡眼样的硬结嵌入皮肉。压痛明显，步履疼痛。

5. **胼胝** 与跖疣相鉴别。胼胝也发于跖部受压迫处，为不整形角化斑片，中厚边薄，范围较大,表面光滑,皮纹清晰。疼痛不甚。

6. **角化棘皮瘤** 与传染性软疣相鉴别。角化棘皮瘤多发于老年人,皮疹为坚韧的半球形小结节,半年内自然消退,遗留瘢痕。

五、中医特色治疗

本病以清热解毒散结为主要治法。扁平疣、疣目,宜内外合治,其余疣多采用外治为主。

(一)内治法

1. 辨证论治

(1)疣目

①风热血燥证

证候:疣目结节如豆,坚硬粗糙,大小不一,高出皮肤,色黄或红。舌红,苔薄,脉弦数。

治法:养血活血,清热解毒。

方药:治瘊方加板蓝根、夏枯草。

②湿热血瘀证

证候:疣目结节疏松,色灰或褐,大小不一,高出皮肤。舌黯红,苔薄,脉细。

治法:清化湿热,活血化瘀。

方药:马齿苋合剂加薏苡仁、冬瓜仁。

(2)扁瘊

①风热蕴结证

证候:皮疹淡红,数目较多,或微痒或不痒,病程短。伴口干不欲饮,舌红,苔薄白或薄黄,脉浮数或弦。

治法:疏风清热,解毒散结。

方药:马齿苋合剂加木贼草、郁金、浙贝母、板蓝根。

②热瘀互结证

证候:病程较长,皮疹较硬,大小不一,其色黄褐或黯红,不痒不痛。舌红或黯红,苔薄白,脉沉弦。

治法:活血化瘀,清热散结。

方药:桃红四物汤加生黄芪、板蓝根、紫草、马齿苋、浙贝母、薏苡仁。

疣目、扁瘊皮损少者及鼠乳、掌跖疣、丝状疣,均不需内服治疗。

2. 单方验方

(1)桃仁、红花、熟地黄、当归、赤芍、白芍各9g,川芎、白术、穿山甲、甘草、首乌各6g,板蓝根、夏枯草各15g,煎水内服,每日1剂,分2次服。

(2)当归、郁金、赤芍、牛膝、鸡血藤各9g,红花6g,灵磁石30g,穿山甲3g,龙骨、牡蛎各24g,煎水内服,每日1剂,分2次服。

(3)木贼草、香附、桃仁、红花各15g,大青叶、马齿苋、败酱草各15g,苡仁20g,煎水内服,每日1剂,分2次服。

(4)马齿苋60g,蜂房9g,生薏仁30g,紫草15g,煎水内服,每日1剂,分2次服。

(5)紫草、生薏仁各15g,煎汤代茶饮。

(二)外治法

各种疣均可选用木贼草、板蓝根、马齿苋、香附、苦参、白鲜皮、薏苡仁等中药,煎汤趁热洗涤患处,每天2~3次,可使部分皮疹脱落。

1. 疣目

(1)推疣法:用于治疗头大蒂小,明显高出皮面的疣。在疣的根部用棉花棒与皮肤平行或呈30度角度向前推进,用力不宜猛。有的疣体仅用此法即可推除,推除后创面压迫止血;或掺上桃花散少许,并用纱布盖贴,胶布固定。

(2)鸦胆子散敷贴法:先用热水浸洗患部,用刀刮去表面的角质层,然后将鸦胆子仁5粒捣烂敷贴,用玻璃纸及胶布固定,3天换药1次。

(3)荸荠或菱蒂摩擦法:荸荠削去皮,用白色果肉摩擦疣体,每天3~4次,每次摩擦至疣体角质层软化、脱掉、微有痛感及点状出血为止,一般数天可愈。或取菱蒂长约3cm,洗去污垢,在患部不断涂擦,每次2~3分钟,每天6~8次。

2. 扁瘊

(1)洗涤法:用内服方的第二汁外洗,以海螵蛸蘸药汁轻轻擦洗疣体使之微红为度。每天2~3次。

(2)涂法:用鸦胆子仁油外涂患处,每天1次。用于治疗散在扁瘊,防止正常皮肤受损。

3. 鼠乳 用消毒针头挑破患处,挤尽白色乳酪样物,再用碘酒或浓石炭酸溶液点患处。若损害较多,应分批治疗,注意保护周围皮肤。

4. 跖疣

(1)外敷法:用千金散局部外敷,亦可用乌梅肉(将乌梅用盐水浸泡1天,混为泥状)每次少许敷贴患处。

(2)手术:常规消毒,局麻下先以刀尖在疣与正常组织交界处修割,然后用止血钳钳住疣体中央,向外拉出,可以见到一个疏松的软芯,但软芯周围不易挖净而易复发,故挖后可敷腐蚀药,如千金散或鸡眼膏。敷药时间不宜过长,一般5~7天即可,否则腐蚀过深影响愈合。

5. 丝状疣 除采用推疣法外,亦可用细丝线或头发,结扎疣的根底部,数日后即可自行脱落。

(三)针灸治疗

1. 体针

(1)寻常疣取穴肺俞、曲池、风市、血海,泻法,强刺激。

(2)扁平疣取穴风池、曲池、合谷、血海、太阳、阳白,泻法,强刺激。

2. 耳针

(1)寻常疣取穴肺、肾、肝、皮质下、神门、内分泌、面颊、交感,针刺后留针30分钟,每日1次。

(2)扁平疣取穴肺、肝、面颊、脑穴,每日1~2次,留针30分钟,每日1次。

(3)传染性软疣取穴肺、脑穴,针刺后留针30分钟,每日1次。

3. 艾灸

寻常疣、跖疣,可局部消毒后,将大小适宜的艾炷置于疣体上,点燃直至艾炷燃尽。一般1次即愈,若不愈,10天后再灸1次。

六、西医治疗

本病主要采用外用药物治疗,内用药物治疗多用于皮损数目较多或久治不愈者。

1. **外用药物治疗**　适用于皮损较大或不宜用物理治疗者,但应根据不同情况选择药物及使用方法。常用药物包括:①0.05%～0.1%维A酸软膏或阿达帕林霜,每天1～2次,外用,适用于扁平疣;②氟尿嘧啶软膏,每天1～2次,外用,因可遗留色素沉着,故面部慎用;③3%酞丁安霜或3%酞丁安二甲基亚砜,外用;④平阳霉素10mg,用1%普鲁卡因20ml稀释于疣体根部注射,每个疣注射0.2～0.5ml,每周1次,适用于难治性寻常疣和跖疣。

2. **物理治疗**　包括冷冻、电灼、刮除和激光等,适用于皮损数目较少者。

3. **内用药物治疗**　目前尚无确切有效的抗HPV治疗药物,可试用免疫调节药(如干扰素、左旋咪唑等)。中药以清热解毒、散风平肝、散结为治则,有时可获得较好的疗效。

七、预防与护理

1. 扁瘊忌搔抓,抓破后损害加重。

2. 疣目应避免摩擦和撞击,以防出血。生于甲下者,疼痛异常,宜早治。

3. 跖疣避免挤压。

4. 鼠乳应保持局部清洁,抓破后可自身接种,应避免继发感染。

八、经验体会及医案

1. **名医经验**

(1)禤国维治疗扁平疣经验(摘自《国医大师禤国维》)

禤老认为,扁平疣属中医学的"扁瘊"。主要由于肝失疏泄,肝经郁热,血燥聚结,或由于脾弱痰湿阻络所致。治疗上,内治主要分为两型:①属肝经郁热者,症见疣体初发,数目较多,呈浅褐色或灰褐色,伴有微痒,口干心烦,大便干结,舌红苔黄,脉弦数。治以疏肝清热、解郁散结,方以柴胡郁金汤加减(柴胡12g,郁金15g,木贼12g,赤芍12g,大青叶15g,贯众12g,紫草15g,丹皮10g,夏枯草20g,蒺藜15g,浙贝母10g,甘草5g)。②属脾虚气血不和者,症见疣体稀疏分布呈皮肤颜色,日久不退,食少大便溏,四肢困倦,舌淡红苔薄白,脉细。治以补脾益气、调和气血,方以芪术苡仁汤加减(黄芪20g,白术15g,茯苓15g,薏苡仁30g,香附15g,白芍12g,山药15g,川芎6g,鸡血藤30g,山甲12g,甘草5g)。禤老常以自拟经验方扁平疣方加减,方中以牛蒡子、诃子、白鲜皮、蔓荆子疏散风热止痒;板蓝根、七叶一枝花、蒲公英解毒消肿;石决明潜肝阳;柴胡、白芍柔肝疏肝、退色素;薏苡仁泻经络痰湿阻滞;丹参活血化瘀;甘草调和诸药。经多年临床验证,有较好的疗效。

外治法方面,可以用苍术20g,紫草30g,细辛6g,大青叶30g,板蓝根30g,贯众30g,煎水200ml,微温擦洗皮疹,每天1～2次;或以三棱50g,莪术50g,香附25g,板蓝根30g,配75%酒精500ml浸泡1周后,取药液外涂皮损,每天2～3次。亦可用地肤子、枯矾、大青叶各适量共研细末,然后用消毒纱布蘸药粉擦疣体;或用鸦胆子肉包于纱布内拭擦疣体;或用干净新鲜鸡内金直接摩擦疣体。此外,可配合针灸疗法,普通针刺合谷、曲池、列缺,用泻法,耳针取双侧耳的"肺""皮质下"两穴,外贴胶布,早晚用手轻压留针处。

(2)李元文治疗扁平疣经验(摘自《当代中医皮肤科临床家丛书》)

李元文教授根据扁平疣易反复发作、长年不愈的特点,且正虚方能邪聚,考虑其正气不足是发病的重要因素。《灵枢·经脉》云:"虚则生疣。"正气虚弱是本病特点。李元文教授根据多年临床经验发现,很多患者反复发作甚至数年不愈,时伴有乏力、易疲劳、腰酸软怕冷等症状,舌质淡胖,脉沉细。认为本病除了外因的风热毒邪,还存在内因的气血虚弱,即正气不足。虽然有时候皮肤上的疾病,除了皮肤上的表现并无太明显的全身症状,但必须仔细询问患者的二便、饮食睡眠等日常情况以及认真辨识患者的舌脉,需要全身综合考虑。李元文教授主张皮肤病的辨证,要皮肤局部辨证结合全身的整体辨证来指导处方用药。

李元文教授治疗本病以清热解毒、散结、益气扶正为主要治法。实证清热力度稍大,虚证清热力度稍减兼以益气扶正。清热解毒、祛风散邪以祛除外邪,热毒得解,不可再聚为皮疹。软坚散结,使有形之皮疹得以散去;理气活血,经络血脉得畅,邪不可聚,有形之结聚亦可消散;益气扶正,以帮助人体祛邪,同时正气强盛,邪不可干,预防再次感染毒邪。李元文教授根据多年经验自拟了一个治疗扁平疣的经验方。主要组成如下:马齿苋30g,香附10g,露蜂房6g,生牡蛎30g,芒硝15g,木贼15g,丹参30g,防风15g,浙贝母10g,土贝母10g,黄芪10g,灵芝20g。方中马齿苋、露蜂房、土贝母清热解毒,生牡蛎、芒硝、浙贝母软坚散结,香附、丹参行气活血,木贼、防风祛风,黄芪、灵芝益气扶正。全方达到清解毒邪、活血化瘀效果,使经脉通畅,有形结聚得散,益气固表,防风热毒邪再侵。

2. 医案

(1)曹毅医案

周某,男,28岁,1998年6月20日初诊(引自新中医),左足跖部、姆趾、足弓部可见成簇密集分布的点状疣,大小为2.5cm×1.5cm、1.5cm×1.0cm、1.0cm×1.0cm的各一枚,每枚周围可见米粒至花生大小的疣状物数颗。曾用鸡眼散局部外敷,治疗4个月未愈。舌偏紫,苔薄腻,脉滑。皮肤科诊为多发性跖疣。中医辨证:气血凝滞,肌肤失养。治拟活血软坚,给予消疣糖浆(由灵磁石、龙骨、牡蛎、忍冬藤、当归、郁金、赤芍、红花、穿山甲片等中药组成),每次15ml口服,每日3次,1周为1疗程。前后共治疗8个疗程,皮损全部脱落。随访2个月,未见复发。

(2)禤国维医案(摘自《国医大师禤国维》)

李某,女,32岁。2009年5月27日初诊。主诉面部散在扁平丘疹伴瘙痒4年。轻微瘙痒,曾多方诊治,诊断为"扁平疣",先后予激光、冷冻、外用药物等多种治疗,皮疹无明显好转。近日到求中医治疗,服温热药后皮疹加重,自觉心烦焦虑。刻诊:面部起红色扁平丘疹,轻微瘙痒,自觉心烦焦虑,纳可,睡眠一般,二便调,舌淡红,苔薄黄,脉弦细。专科检查:面部淡红色扁平丘疹,呈圆形或椭圆形,表面光滑。中医诊断:扁瘊。证型:肝经郁热。西医诊断:扁平疣。治则治法:疏风清热,清肝解毒,调和气血。中药处方:以扁平疣方加减。诃子15g,牛蒡子5g,板蓝根15g,鸡内金15g,红条紫草15g,苡米20g,蒲公英15g,白芍15g,珍珠母(先煎)30g,七叶一枝花10g,甘草10g,白鲜皮15g,蔓荆子15g,丹参(后下)20g。其他治疗:三黄洗剂(1瓶)+赛庚啶(2mg×30片),外用;多西环素片0.1g,口服,每日2次;维生素B_1片20mg,口服,每日2次;消痤灵口服液2支,口服,每日2次。

二诊:药后皮疹减少,颜色变淡,无瘙痒,心烦、焦虑好转,纳、眠尚可,二便调。舌淡红,苔薄黄,脉弦细。中药处方:诃子15g,牛蒡子15g,红条紫草15g,苡米20g,鸡内金15g,板蓝根15g,白芍15g,珍珠母(先煎)30g,蒲公英15g,七叶一枝花10g,甘草10g,白鲜皮15g,蔓荆子15g,丹参(后下)20g。其他治疗:喷昔洛韦乳膏,外用;尿素乳膏,外用。

三诊:皮疹基本变平,色素沉着,无瘙痒,情绪好转,纳、眠尚可,二便调。舌淡红,苔微黄,脉弦细。中药处方:诃子15g,牛蒡子15g,红条紫草15g,苡米20g,鸡内金15g,板蓝根15g,白芍15g,珍珠母(先煎)30g,蒲公英15g,七叶一枝花10g,甘草10g,白鲜皮15g,蔓荆子15g,丹参(后下)20g,柴胡15g。

(3)李元文医案(摘自《当代中医皮肤科临床家丛书》)

李某,女,24岁,2011年5月就诊。初诊:3月余前,患者不明原因发现面部散在米粒大小褐色扁平丘疹,肤色或者浅褐色,未重视。此后皮疹逐渐增多,米粒至绿豆大小,部分整合成片,轻度瘙痒。先后就诊于各大医院,予以抗病毒药物口服、外用,未见明显改善。大便偏干,情绪急躁。纳可,眠安。专科查体:额头、双侧面颊较多米粒至绿豆大小扁平褐色丘疹,部分整合成片,界限清晰。舌淡胖,苔薄白,脉细。中医诊断:扁瘊;风热毒聚兼气虚。西医诊断:扁平疣。辨证分析:患者体质本虚,因感受风热毒邪,邪毒结聚,气血不通,故面部突然出现褐色丘疹,邪毒结聚,气机不畅,故情绪急躁;热毒内结,耗伤津液,故大便偏干。患者舌质淡胖,苔薄白,脉细,说明体质本偏虚,正气不足,故易感风热邪气,至病情缠绵难愈。治则:清热解毒,益气散结。处方:(内服)生黄芪10g,灵芝20g,马齿苋30g,香附10g,露蜂房10g,生牡蛎30g,芒硝15g,玄参15g,木贼15g,丹参30g,防风15g,浙贝母10g,土贝母10g,白花蛇舌草15g。14剂,水煎服,日1剂,分2次服。(外用)重组人干扰素凝胶,每日4次;0.1%维A酸,每晚1次。

二诊:患者诉觉面部肿胀,大便稍软,余无不适。处方:前方去芒硝、玄参、丹参、土贝母,加生龙骨15g,半枝莲15g,天冬10g,板蓝根10g,红花10g,以加强活血解毒。14剂,水煎服,日1剂分2次服。

三诊:患者复诊,面部疣体大部分脱落,无新发皮疹。续服前方20余剂后,疣体全部脱落。

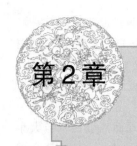

第2章

细菌性皮肤病

第一节　脓疱疮

脓疱疮俗称"黄水疮",又称传染性脓痂疹,多由葡萄球菌或链球菌引起,多发于颜面、四肢等暴露部位,初起为红斑或丘疹,很快变为黄豆大或更大的水疱、脓疱,周围红晕,疱壁薄而易破,破后可见糜烂面,并形成黄色结痂,愈后无瘢痕。严重者常伴有发热,少数可并发肾炎、心肌炎或败血病,对儿童身心健康危害极大。

本病属中医学"黄水疮""脓窝疮"范畴,多为夏秋季节暑湿邪毒侵袭、气机不畅、疏泄障碍、熏蒸皮肤所为,当以清热解毒、祛暑利湿为治。本病无全身症状者,单纯外治即可,伴有全身症状及并发症者,须予全身治疗。

一、病因病机

1. **现代医学病因及发病机制**　病原菌绝大多数是金黄色葡萄球菌,少数为链球菌,亦可为二者混合感染。起病前大多有痱子、疖、湿疹、丘疹等瘙痒性皮肤病,搔抓后继发感染而引起。本病在家族或幼儿园中,儿童互相密切接触很容易传染,也可通过污染的毛巾、日用品、玩具、衣服等间接传染。

2. **中医病因病机**　夏秋季节,气候炎热,湿热交蒸,暑湿热邪袭于肌表,以致气机不畅,疏泄障碍,熏蒸皮肤而成。若小儿机体虚弱,肌肤娇嫩,腠理不固,汗多湿重,暑邪湿毒侵袭,更易发病,且可相互传染。反复发作者,邪毒久羁,可造成脾气虚弱。

二、临床表现

1. **寻常性脓疱疮**

(1)多流行于儿童,好发于颜面。

(2)初发为红斑,迅速出现水疱或脓疱,常群集。周围有明显红晕,疱壁薄而松弛,脓液下沉成半月状,疱壁易破溃,疱破后露出糜烂面,脓液干涸结成蜜黄色厚痂,自觉瘙痒,常因搔抓而不断将病菌接种到其他部位,发生新的皮疹,可使病程迁延数周甚至数月。

2. **大疱性脓疱疮**

(1)好发于颜面、四肢、躯干,偶见于掌跖。

(2)初发损害为米粒至黄豆大水疱,迅速增大为数厘米大的大疱,周围红晕较轻。疱液先清亮,后浑浊。疱壁薄而松弛,破溃后留下大片糜烂面,其周边仍可见少许残存疱壁。自觉瘙痒。本病常继发于虫咬等瘙痒性皮肤病。

3. 新生儿脓疱疮

(1)多见于出生后4～10天的新生儿,传染性强,易在婴儿室内流行。好发于面部、躯干及四肢。

(2)发病急骤,皮损初发时为大疱,疱液开始为澄清液,后变为浑浊。四周绕以红晕,疱壁薄、而易破。破后露出鲜红色糜烂面,干涸后结成黄色薄痂。患儿全身症状重,可有低热或高热,病情发展迅速,可在较短时间迅速扩展至躯干各部,也可因并发败血症、肺炎或脑膜炎而死亡。

4. 深脓疱疮

(1)又称为臁疮,多见于营养不良的儿童或老年人。好发于小腿与臀部。

(2)皮损初起为炎性红斑上出现水疱或脓疱,损害逐渐扩大并向深部发展,中心坏死,表面覆以污褐色厚痂,如蛎壳状,痂脱后可形成境界清楚,周边陡峭的碟状溃疡。可自体接种传染。自觉灼痛与瘙痒。常伴有淋巴结肿大,经2～4周结痂而愈。病程迁延,形成肉芽肿样损害(2-1)。

三、诊断依据

1. 本病多见于儿童,流行于夏秋季节,好发于暴露部位。

2. 有接触传染和自身接种的特点。损害以脓疱与脓痂为主,疱壁薄、易破,脓液沉积呈半月状为其特征。

3. 脓液检查可发现细菌。

四、鉴别诊断

1. **水痘** 好发于冬春季节,有发热等全身症状,皮疹呈向心性分布,可累及黏膜。主要损害为绿豆至黄豆大小紧张发亮的水疱,一般无脓疱及脓痂等。

2. **丘疹性荨麻疹** 以水疱、大疱为主要表现时,要与脓疱疮鉴别。丘疹性荨麻疹除水疱、大疱外,仍可见梭形风团样丘疹并有中心小水疱的基本损害,且大疱壁厚不易破,疱液无菌,皮损处剧痒,在无继发感染时,无脓疱及脓痂。

五、中医特色治疗

1. 辨证论治

(1)暑湿热蕴证

证候:皮疹多而脓疱密集,色黄,四周有红晕,破后糜烂面鲜红,附近伴臖核肿大;或有发热,多有口干,便干,小便黄等;舌红,苔黄腻,脉濡数或滑数。

治法:清暑利湿解毒。

方药:清暑汤加减。青蒿9g,佩兰9g,金银花12g,连翘9g,赤芍9g,车前子15g,天花粉9g,泽泻12g,六一散10g,生地黄10g。若壮热者,加黄连6g,黄芩10g,山栀子10g;面目浮肿者,加桑白皮15g,猪苓10g,金钱草15g。

(2)热毒炽盛证

证候:皮疹多而红肿;伴有胀痛感,局部发热,咽干口渴,大便秘结;舌质红,苔薄黄或黄腻,脉数。

治法:清热解毒。

方药:解毒清热汤加减。金银花10g,连翘6g,蒲公英10g,野菊花10g,大青叶10g,黄芩6g,赤芍6g,六一散(包煎)10g。水煎服。大便燥结伴食滞者,加焦槟榔10g,枳壳9g或焦三仙15g;心烦、口舌疮者,加黄连3g,栀子9g;小便短赤者加灯心草6g,淡竹叶10g。

(3)脾虚湿滞证

证候:皮疹少而脓疱稀疏,色淡黄或淡白,四周红晕不显,破后糜烂面淡红;多有食少面白无华,大便溏薄;舌淡,苔薄微腻,脉濡细。

治法:健脾渗湿。

方药:参苓白术散加减。人参9g,白术9g,山药12g,白茯苓9g,薏苡仁10g,砂仁6g,泽泻9g,猪苓9g,黄芩15g,栀子12g,甘草6g。

2. 外治法

局部治疗原则为解毒、收敛、干燥。

(1)脓液多者,选用马齿苋、蒲公英、野菊花、千里光等适量煎水湿敷或外洗。

(2)脓液少者,用三黄洗剂加入5%九一丹混合摇匀外搽,每天3～4次。或青黛散或煅蚕豆荚灰外扑,或用麻油调搽,每天2～3次;颠倒散洗剂外搽,每天4～5次。

(3)局部糜烂者,用青黛散油外涂。

(4)痂皮多者,选用5%硫黄软膏或红油膏掺九一丹外敷。

六、西医治疗

1. 治疗总则　依据皮损范围、有无并发症,结合细菌学检查及药敏试验,选用局部或系统抗感染治疗。

2. 局部治疗原则　应以杀菌、消炎、收敛、干燥为原则。对于抽取疱液后和糜烂、结痂性皮损,可用1%聚维酮碘溶液,或1:5000～1:10 000高锰酸钾溶液湿敷,对于较厚的痂壳,软化后加以清除,以便抗菌药物充分接触创面。外用药如下。①2%莫匹罗星软膏;②2%夫西地酸软膏;③5%聚维酮碘溶液、凝胶或软膏。上述3种外用药的共同特点是抗感染作用强、抗菌谱广、局部刺激性小,且与其他抗生素无显著的交叉耐药。每天3～4次,疗程7～10天。无全身症状者,仅局部治疗即可。

3. 系统用药　近20年来,由于耐青霉素的金黄色葡萄球菌成为脓疱疮最常见的原因,故主张开始治疗时就选用抗β-内酰胺酶的抗生素如头孢拉定、头孢羟氨苄等。若感染耐甲氧西林的金葡菌,抗生素首选万古霉素。

七、预防与护理

1. 日常护理

(1)对于新生儿脓疱疮,应严格按照接触隔离常规护理。

(2)保持皮肤清洁干燥,防止脓液外溢引起周围正常皮肤自体接种或通过手搔抓而播散,禁止水洗。

(3)搽药前先清洁皮肤。

2．脓疱疮的饮食宜忌

（1）饮食宜清淡,应多喝水,夏天可多吃清暑利湿的饮食如荷叶或菊花茶、绿豆粥、马兰头、枸杞头、芹菜、马齿苋、绿豆芽等。

（2）少吃油腻及油炸类燥热性食物,忌食刺激性食物,如辣椒、辣酱、咖喱、巧克力、酒类等。

（3）少吃或不吃发物,如鹅肉、猪头肉、各种海鱼等。

3．食疗方

（1）五花清暑粥

组方:白菊花、金银花、扁豆花、栀子花、黄连花各 10g,粳米 100g,白糖少许。

制法:将诸药择净,放入锅中,加清水适量,水煎取汁,加粳米煮粥,待熟时调入白糖,再煮一、二沸即成,每日 2 剂,7 天为 1 疗程,连续 1～2 疗程。余药渣可加清水适量水煎取汁外洗患处,每次 10～30 分钟,每日 2～3 次。

（2）苡米杏仁粥

组方:苡米 30g,甜杏仁 10g,粳米 50g,白糖适量。

制法:将杏仁去皮心;苡米、粳米淘净;先取苡米、粳米煮粥,待半熟时下杏仁,煮至粥成,白糖调味服食,每日 1 剂,7 天为 1 疗程,连续 1～2 疗程。余药渣可加清水适量水煎取汁外洗患处,每次 10～30 分钟,每日 2～3 次。

八、经验体会及医案

医案 1 刘昌燕,陈继寅主编．刘弼臣中医儿科医案百例[M]．北京:中国医药科技出版社,2013:287-288.

患者,男,6 岁,初诊日期:1963 年 9 月 10 日。四五天来左腋下及胸部,初则发出红色疹点,继而疹点渐形扩大,尖耸成撮,含有浑浊脓液,觉刺痒而疼痛,搔破则脓液外溢,迄未身热,无腹胀,饮食二便尚可,苔色薄白,脉象细数。辨证为湿热内蕴,郁蒸营血,外达肌腠,发为脓疮,湿胜则痒,热胜则痛,所以刺痒而痛,治宜凉血解毒,以胜湿热。组方:银花 6g,连翘 10g,生地黄 10g,粉丹皮 5g,赤芍 5g,蝉衣 3g,炙僵蚕 5g,紫花地丁 6g,六一散(包煎)10g,灯心草 3g。另取大黄末 30g,陈茶汁调敷患处。并用化毒丹 4 粒,1 日 2 次,每次 1 丸,开水送服。

医案 2 叶华林,脓疱疮[J]．新中医,1981,3(25).

患者,男,4 岁。初起头面生如粟米小疮,痒痛相兼,抓破流黄水起脓疮,脓水所到之处,浸淫成片,渐及四肢、全身。经中西医治疗,注射多种抗生素及内服、外敷诸药已二十余日,非但无效,反而头面全身浮肿,双眼睑闭不能开,敷药处虽结痂,痂之基底仍有黄液渗出,部分皮损糜烂成片。患儿夜出盗汗,不思饮食,小便清长,大便清薄,面色唇舌俱淡,脉弱。治以培元、清热、祛湿、解毒法。组方:党参 10g,茯苓 18g,苍术、白术、当归、黄芪各 6g,炙甘草、防风、半夏各 3g,银花 6g,薏苡仁 10g,水煎服。并以防风、荆芥各 18g,白芷 10g,苦参、雄黄、蒲公英各 30g,煎汤洗疮以解郁毒,另用松香粉 12g,黄丹 6g,无名异 0.6g,水粉 0.3g,微炒,共为细末香油调涂,三方内外合用,药服三剂后,头面部糜烂渗出减轻,全身浮肿渐消。

二诊:依前方三剂,皮损脓疮已结痂,基底潮红浸淫也消退,未再见新生脓疮,已显露正常皮肤,盗汗便溏止,食欲恢复,先后十剂药而全部告愈。

第二节 瘭疽

瘭疽,是指发生在手足部的一类急性化脓性疾病的总称,又称手足部疔疮。临床比较常见的有蛇眼疔、蛇头疔、蛇腹疔、托盘疔、足底疔等,分别相当于西医的甲沟炎、化脓性指头炎、化脓性腱鞘炎、掌中间隙感染、足底皮下脓肿等。因发病部位及形态、预后的不同有多种命名,如生在指头顶端的,肿胀形如蛇头者,叫蛇头疔;生于指甲缘的,因其色紫而凸,或溃后胬肉高突,形如蛇眼,叫蛇眼疔;又因脓积于甲下,指甲面可见黄白色脓影,重者指甲浮空,痛胀难忍,故名代指;生在甲后的,叫蛇背疔;生在手指螺纹的,叫螺疔;生在手指指节间的,绕指肿痛,色黄或紫,叫蛀节疔;一指通肿、色紫,指微屈而难伸,形如泥鳅,称泥鳅疔;生于指中节前肿如鱼肚、蛇肚的,叫鱼肚疔或蛇腹疔;生于手掌心的,形如盘中托珠之状,叫托盘疔;生于足掌中心的,叫足底疔;生在涌泉穴者,叫涌泉疔等。

一、病因病机

内因是脏腑火毒炽盛,外因手足部外伤染毒,如针尖、竹、木、鱼骨等刺伤或修甲时刺破皮肤,昆虫咬伤等。托盘疔还可由手少阴心经、手厥阴心包经火毒炽盛为患,足底疔多由湿热下注引起,均可导致火毒之邪阻塞经络,气血凝滞,热胜肉腐而成,甚则腐筋伤骨。

二、临床表现

1. **蛇眼疔** 初起时多局限于指甲一侧边缘的近端处,有轻微的红肿疼痛,2～3 天成脓,可在指甲背面上透现一点黄色或灰白色脓疱,或整个甲身内有脓液。待出脓后,即能肿退脓尽,迅速愈合;若脓毒浸淫皮肉,甲下溃空或有胬肉突出,甚至指(趾)甲脱落(图 2-2)。

2. **蛇头疔** 初起指端感觉麻痒而痛,继而刺痛,灼热肿胀,色红不明显,随后肿势逐渐扩大。中期肿势更为扩大,手指末节呈蛇头状肿胀。酿脓时有剧烈的跳痛,患肢下垂时疼痛更甚,局部触痛明显,10 天左右成脓,此时多阵阵啄痛不休,常影响食欲和睡眠。伴有恶寒发热,头痛,全身不适等症状。后期一般脓出肿退痛止,趋向痊愈。若未及时处理,任其自溃,溃后脓水臭秽,经久不愈,余肿不消,或胬肉突出者,多是损筋伤骨的征象。

3. **蛇肚疔** 发于指腹部,整个患指红肿疼痛,呈圆柱状,形似小红萝卜,关节轻度屈曲,不能伸展,若强行扳直,即觉剧痛。诸症逐渐加重,7～10 天成脓。因指腹皮肤厚韧,不易测出波动感,也难自溃。溃后脓出黄稠,逐渐肿退痛止,2 周左右痊愈;若损伤筋脉,则愈合缓慢,常影响手指的屈伸。

4. **托盘疔** 初起整个手掌肿胀高突,失去正常的掌心凹陷或稍凸出,手背肿势通常更为明显,甚则延及手臂,疼痛剧烈,或伴发红丝疔。伴有恶寒发热,头痛,纳呆,苔薄黄,脉滑数等症状。2 周左右成脓,因手掌皮肤坚韧,虽内已化脓,不易向外透出,很可能向周围蔓延,损伤筋骨,影响屈伸功能,或并发疔疮走黄。若溃后脓出,肿退痛减,全身症状亦随之消失,再过7～10 天愈合。

5. **足底疔** 初起足底部疼痛,不能着地,按之坚硬。3～5 日有啄痛,修去老皮后,可见到白色脓点。重者肿势蔓延到足背,痛连小腿,不能行走,伴有恶寒发热,头痛,纳呆,苔黄腻,脉滑数等。溃后流出黄稠脓液,肿消痛止,全身症状也随之消失。

三、诊断依据

根据以上临床表现诊断并不困难,必要时可行实验室检查辅助诊断。

四、鉴别诊断

与类丹毒鉴别,类丹毒发病前多有猪骨、鱼虾等刺伤史,或破损皮肤接触猪肉、鱼虾史。红肿不如疔疮明显,常表现为游走性的红紫色斑片,一般不会化脓,全身症状多不明显。

五、中医特色治疗

中医治疗以清热解毒为主,如发于下肢者应注重清热利湿。脓成后应尽早切开排脓,愈后需加强功能锻炼。

1. 中医辨证论治

(1)火毒凝结证

证候:局部红肿热痛,麻痒相兼;伴畏寒发热;舌质红,苔黄,脉数。

治法:清热解毒。

方药:五味消毒饮、黄连解毒汤加减。

(2)热胜肉腐证

证候:红肿明显,疼痛剧烈,痛如鸡啄,肉腐为脓,溃后脓出肿痛消退;若溃后脓泄不畅,肿痛不退,胬肉外突,甚者损筋蚀骨。舌红,苔黄,脉数。

治法:清热透脓托毒。

方药:五味消毒饮、黄连解毒汤加皂角刺、炙山甲等。

(3)湿热下注证

证候:足底部红肿热痛;伴恶寒,发热,头痛,纳呆;舌红,苔黄腻,脉滑数。

治法:清热解毒利湿。

方药:五神汤合草薢渗湿汤加减。

2. 外治法

(1)初期:十味金黄膏或玉露膏外敷。蛇眼疔也可用10%黄柏溶液湿敷。

(2)溃脓期:脓成应及早切开排脓,一般应尽可能循经直开。蛇眼疔宜沿甲旁0.2cm挑开引流。蛇头疔宜在指掌面一侧做纵形切口,务必引流通畅,必要时可对口引流,不可在指掌面正中切开。蛇肚疔宜在手指侧面做纵形切口,切口长度不得超过上下指关节面。托盘疔应依掌横纹切开,切口应够大,保持引流通畅,手掌处显有白点者,应先剪去厚皮,再挑破脓头。注意不要因手背肿胀较手掌为甚,而误认为脓腔在手背部而妄行切开。甲下溃空者需拔甲,拔甲后敷以红油膏纱布包扎。

(3)收口期:脓尽用生肌散、白玉膏外敷。若胬肉高突,修剪胬肉后,用平胬丹或枯矾粉外敷;若已损骨,久不收口者,可用2%～10%黄柏溶液浸泡患指,每天1～2次,每次10～20分钟。有死骨存在,可用七三丹提脓祛腐,待死骨松动时用血管钳或镊子钳出死骨。筋脉受损导致手指屈伸障碍者,待伤口愈合后,用桂枝、桑枝、红花、丝瓜络、伸筋草等煎汤熏洗,并加强患指屈伸功能锻炼。

3. 常用中成药

(1)蟾酥丸,3～5 粒,吞服,儿童减半。

(2)犀黄丸,每次 3g,每日 2 次。

六、西医治疗

西医治疗以系统或局部抗感染为主,根据血常规、细菌培养及药敏试验结果给予相应的抗生素治疗。

七、预防与护理

1. 注意劳动保护,防止手足皮肤损伤。

2. 手部疔疮忌持重物或剧烈活动,以三角巾悬吊固定。生于手掌部者,宜手掌向下,使脓液容易流出。足部疔疮宜抬高患肢,尽量少行走。

3. 愈后影响手指屈伸功能者,宜加强功能锻炼。

八、经验体会及医案

手足部疔疮多由于过食醇酒炙煿,脏腑积热,火毒结聚而成。证见手部及指头红肿发热,常致疼痛彻心,所谓十指连心。化脓时应及早切开,如处理失当,可延及指骨坏死,脓带臭味。甲沟炎及甲下化脓,一般疼痛较轻。

医案 1 王延超,李婷,程相琨,等. 蛇眼疔案[J]. 中国针灸,2015,35(5):524.

患者,女,14 岁,学生。初诊时间:2014 年 3 月 5 日。主诉:左示指指甲根部溃脓、疼痛 1 年余。现病史:1 年前无明显诱因出现左示指指甲根部疼痛,后疼痛逐日加重,并出现溃脓、指甲脱落,指甲脱落后新甲无法长出,疼痛难忍,严重影响学习及生活。先后就诊于多家医院,诊断为甲沟炎等,给予抗感染、止痛、拔甲等对症治疗,病情稍有缓解,但停药后诸症重现,痛苦如往。刻诊:精神倦怠,面容痛苦,左示指指根部隆起明显,周围皮肤红肿破溃流脓,指甲脱落;舌红、苔黄腻,脉细数。大便 3 日 1 次且较干燥,平日食欲欠佳。诊断为蛇眼疔。治疗方法:①嘱患者在家自行艾灸患处 30 分钟,每天 1 次。②服中成药麻仁丸,初服 18g,次改为每日 2 次,1次 6g。③取中脘、天枢、足三里、上巨虚、阳陵泉、肝俞、脾俞埋线 1 次。患者 3 日后来述,近日每天大便数次,大便臭秽,察其患处皮肤红肿减轻。嘱继续艾灸停服麻仁丸,1 周后疼痛明显减轻,1 个月后新甲长出,随访半年无复发。

医案 2 吴克永. 重症手部疔疮的内外合治[J]. 上海中医药杂志,1999,5:36-37.

患者,女性,45 岁。洗拖把时不慎被竹签刺破右手拇指第 2 节指横纹处,1 周后伤指出现肿胀疼痛,屈时痛剧,被所在地医院误诊为"腱鞘炎",局部封闭治疗,肿痛缓解。又 1 周后患指肿痛又作,复诊又以前法治疗,效不如前。再 3 日后患指肿势暴发,逐日向上蔓延直至肩关节,疼痛剧烈寝食不安,伴有高热恶寒、口渴烦躁、溲赤便秘、苔黄腻、脉弦滑数等,周围血白细胞总数高达 $1.5×10^9$/L,中性白细胞 85%。当地医院静脉滴注大剂量抗生素后体温及血常规恢复正常,但肿势消退至腕关节下方即不再消退,局部亦无自溃口,而来我院就诊。即以五味消毒饮加生地黄、皂角刺、路路通、穿山甲煎汤内服,每日 2 次;并在患指两侧做放射状切口 6 处,以金黄膏掺八二丹外敷,每日 1 次。次日即有大量脓性分泌物自切口渗出,肿痛亦开始消减,嘱即日起患指进行屈伸功能锻炼。1 周后脓尽,改基本方药加黄芪、太子参、当归、珍珠母,服法同前;外以红油膏掺生肌散敷贴。2周后肿势退尽,创口愈合,手指掌各关节屈伸正常,诸症消失,舌净脉和。随访1年,病未复发。

第三节　丹　毒

丹毒是患部皮肤突然发红成片、色如涂丹的急性感染性疾病。本病发无定处,根据其发病部位的不同又有不同的病名:生于躯干部者,称内发丹毒;发于头面部者,称抱头火丹;发于小腿足部者,称流火;新生儿多生于臀部者,称赤游丹毒。本病西医也称丹毒。其特点是病起突然,恶寒发热,局部皮肤忽然变赤,色如丹涂脂染,焮热肿胀,边界清楚,迅速扩大,数日内可逐渐痊愈,但容易复发。

一、病因病机

素体血分有热,或在肌肤破损处(如鼻腔黏膜、耳道皮肤或头皮等皮肤破伤,脚湿气糜烂,毒虫咬伤,臁疮等)有湿热火毒之邪乘隙侵入,郁阻肌肤而发。本病总由血热火毒为患。凡发于头面部者,多挟风热;发于胸腹腰胯部者,多挟肝脾郁火;发于下肢者,多挟湿热;发于新生儿者,多由胎热火毒所致。

西医学认为本病是由溶血性链球菌从皮肤或黏膜的细微破损处侵入皮内网状淋巴管所引起的急性炎症。

二、临床表现

多发于小腿、颜面部,发病前多有皮肤或黏膜破损史。发病急骤,初起往往先有恶寒发热、头痛骨楚、胃纳不香、便秘溲赤,苔薄白或薄黄,舌质红,脉洪数或滑数等全身症状。继则局部皮肤见小片红斑,迅速蔓延成大片鲜红斑,边界清楚略高出皮肤表面,压之皮肤红色减退,放手后立即恢复。若因热毒炽盛而显现紫斑时,则压之不褪色。患部皮肤肿胀,表面紧张光亮,摸之灼手,触痛明显。一般预后良好,经5~6天后消退,皮色由鲜红转暗红及棕黄色,脱屑而愈。病情严重者,红肿处可伴发紫癜、瘀点、瘀斑、水疱或血疱,偶有化脓或皮肤坏死。亦有一边消退,一边发展,连续不断,缠绵数周者。患处附近臖核可发生肿大疼痛(图2-3)。

抱头火丹,如由于鼻部破损引起者,先发于鼻额,再见两眼睑肿胀不能开视;如由于耳部破损引起者,先肿于耳之上下前后,再肿及头角;如由于头皮破损引起者,先肿于头额,次肿及脑后。流火,多由趾间皮肤破损引起,先肿于小腿,也可延及大腿,愈后容易复发,常因反复发作,下肢皮肤肿胀、粗糙增厚,而形成大脚风。新生儿赤游丹毒,常游走不定,多有皮肤坏死,全身症状严重。

本病若出现红肿斑片由四肢或头面向胸腹蔓延者,属逆证。新生儿及年老体弱者,若火毒炽盛易导致毒邪内攻,出现壮热烦躁、神昏谵语、恶心呕吐等全身症状,甚则危及生命。

三、诊断依据

1. 本病以老年体弱者及婴儿多见,好发于小腿头面等处。
2. 起病急骤,迅速蔓延。患处焮红肿赤,边界清楚,水肿发光发亮的红斑,压之褪色,严重时可发生水疱和大疱(称大疱性丹毒)皮肤坏疽(称坏疽性丹毒)。少数突然恶寒发热,头痛,胃纳不佳,便秘溲赤等。

3. 血常规示白细胞总数及中性白细胞比例明显增高。

四、鉴别诊断

1. **疖肿病** 局部红肿,但中间明显隆起而色深,四周肿势较轻而色较淡,边界不清,胀痛呈持续性,化脓时跳痛,大多发生坏死、化脓溃烂,一般不会反复发作。

2. **接触性皮炎** 有过敏物接触史;皮损以红肿、水疱、丘疹为主,伴灼热、瘙痒,多无疼痛,一般无明显的全身症状。

3. **类丹毒** 多发于手部,有猪骨或鱼虾之刺划破皮肤史,红斑范围小,症状轻,无明显全身症状。

五、中医特色治疗

本病以凉血清热、解毒化瘀为基本治则。发于头面者,须兼散风清火;发于胸腹腰胯者,须兼清肝泻脾;发于下肢者,须兼利湿清热。在内治同时结合外敷、熏洗、砭镰等外治法,能提高疗效、缩短疗程、减少复发。若出现毒邪内攻之证,须中西医综合救治。积极处理皮肤黏膜破损,有助于预防发病或减少复发。

1. **内治法**

(1)风热毒蕴证

证候:发于头面部,皮肤焮红灼热,肿胀疼痛,甚则发生水疱,眼胞肿胀难睁;伴恶寒,发热,头痛;舌质红,苔薄黄,脉浮数。

治法:疏风清热解毒。

方药:普济消毒饮加减。大便干结者,加生大黄、芒硝;咽痛,加生地黄、玄参。

(2)肝脾湿火证

证候:发于胸腹腰胯部,皮肤红肿蔓延,摸之灼手,肿胀疼痛;伴口干且苦;舌红,苔黄腻,脉弦滑数。

治法:清肝泻火利湿。

方药:柴胡清肝汤、龙胆泻肝汤或化斑解毒汤加减。

(3)湿热毒蕴证

证候:发于下肢,局部红赤肿胀、灼热疼痛,或见水疱、紫斑,甚至结毒化脓或皮肤坏死,或反复发作,可形成大脚风;伴发热,胃纳不香;舌红,苔黄腻,脉滑数。

治法:利湿清热解毒。

方药:五神汤合萆薢渗湿汤加减。肿胀甚或形成大脚风者,加防己、赤小豆、丝瓜络、鸡血藤等。

(4)胎火蕴毒证

证候:发生于新生儿,多见臀部,局部红肿灼热,常呈游走性;或伴壮热烦躁,甚则神昏谵语、恶心呕吐。

治法:凉血清热解毒。

方药:犀角地黄汤合黄连解毒汤加减。壮热烦躁,甚则神昏谵语者,加服安宫牛黄丸或紫雪丹;舌绛苔光者,加玄参、麦冬、石斛等。

2．外敷法 用玉露散或金黄散，以冷开水或鲜丝瓜叶捣汁或金银花露调敷。或鲜荷花叶、鲜蒲公英、鲜地丁全草、鲜马齿苋、鲜冬青树叶等捣烂湿敷。干后调换，或以冷开水时时湿润。

3．其他疗法

(1)砭镰法：患处消毒后，用七星针或三棱针叩刺患部皮肤，放血泄毒。此法只适用于下肢复发性丹毒，禁用于赤游丹毒、抱头火丹患者。

(2)挑刺拔罐法：患者选择合适的体位。病变局部常规消毒后，医者以消毒的三棱针在红斑中心点刺 4～5 次后，以闪火法拔罐于点刺部位，留罐 5～8 分钟。点刺出血 4～5ml，罐具数量要根据红斑的大小来选择，1～4 罐不等，每日一次，此法适合于下肢丹毒。

(3)刺络拔罐法：患者取合适体位。病变局部常规消毒后，医者以三棱针快速点刺数处，随即以闪火法在点刺出血处拔罐，留罐 5 分钟。起罐后，取患侧委中穴，以同样方法刺络拔罐。本法可配合毫针针刺疗法，针刺双侧曲池、足三里、血海、阴陵泉。针刺得气后留针 30 分钟，并在病变局部施以毫针散刺法，每日治疗 1 次。本法适用于下肢丹毒。

(4)针罐法：患者取合适体位。常规消毒后，以三棱针点刺膈俞(第 7 胸椎棘突下，旁开1.5 寸)出血，或者以梅花针叩刺大椎穴(第 7 颈椎棘突下凹陷中)、病变局部出血，然后在点刺或叩刺出血部位用闪火法拔罐，留罐 10 分钟，每日治疗 1 次。对于轻症患者只需治疗 1 次；较重者及缠绵不愈者，每日治疗 1 次，4 日为一个疗程。

六、西医治疗

治疗原则为积极抗菌，早期、足量有效的抗生素治疗。解除全身症状，控制炎症蔓延，防止复发。

1．全身治疗

(1)抗生素治疗：早期轻症患者可肌内注射青霉素 120 万 U，分 2 次注射，或口服青霉素 V 钾 500mg，每日 4 次，或口服头孢菌素治疗。青霉素过敏患者可应用大环内酯类抗生素或克林霉素。重症尤其是合并糖尿病等基础疾病的患者应住院治疗，应用青霉素每日 800 万 U～1200 万 U，分 3～4 次静脉滴注，病情严重者可进一步加大剂量。对青霉素过敏者可给予喹诺酮类药物静脉滴注。抗生素治疗要达到足够的时间，彻底治疗以免转为慢性复发性丹毒，一般治疗应在皮损消退后再继续用药 1 周左右，反复发作的患者应用药 3 周以上。

(2)支持疗法：对高热、全身症状明显者应加强营养，酌情给予维生素及对症处理。

2．局部治疗

(1)下肢丹毒应抬高患肢，用硫酸镁溶液、依沙吖啶溶液等湿敷，局部水疱破溃者可用莫匹罗星软膏、环丙沙星软膏等外涂。

(2)物理疗法：可用红外线、氦氖激光照射，反复发作的复发性丹毒可做紫外线照射。

七、预防与护理

1．日常护理

(1)患者应卧床休息，充分饮水，床边隔离。

(2)流火患者应抬高患肢，以 30°到 40°为宜。

(3)有肌肤破损者，应及时治疗，以免感染毒邪而发病。因脚湿气导致下肢复发性丹毒患者,应彻底治愈脚湿气,可减少复发。

(4)下肢丹毒患者应注意避免多走、多站,应加以注意。

(5)忌辛辣刺激饮食,避免饮酒,少食油腻食物。

2. 食疗方 鲜芦根汁:鲜芦根 2000g。将鲜芦根洗净,榨汁,分次当茶饮,每次 100ml,每日 3~5 次。有清热解毒、利湿的功效。主治丹毒初起,色鲜红,伴畏寒、发热、头痛、口干、舌红者。

八、经验体会及医案

黄尧洲教授认为,丹毒发病多由外界刺激引起,与患者素体虚弱有关。由于血热内蕴,郁于肌肤,复感风热湿邪,内外合邪,热毒之气暴发于皮肤之间,不得外泄,蕴热为病。发病部位不同,和致病因素有着很大关系。小儿发生的丹毒,是由于其父母饮食不节,嗜食肥甘厚腻,出现胎火、胎毒,传给胎儿而发病;头面部丹毒是因为感受风热毒邪所致。风邪其性上扬,热为阳邪,头为诸阳之会,风热之邪上攻,形成火邪而发抱头火丹,颜面丹毒容易导致邪毒内攻。风热之邪与体内气血相搏,风性善行而数变,发病游走不定,形成赤游风。老年患者,脾脏运行失常,容易化生湿热,湿性黏滞,容易在下肢发病,并导致反复发作迁延不愈之势。湿热之邪留滞肌肤,湿盛于热者,容易出现热盛肉腐之象,形成坏疽性丹毒。因此,结合丹毒不同的发病部位及临床表现,黄尧洲教授将此病分为以下类型进行治疗。

(1)热毒炽盛证:此种类型丹毒表现为发病急骤,发病部位出现红肿热痛较甚,伴有高热、恶寒、浑身疼痛,小便短赤,大便秘结等,舌质红苔滑数或洪。多见于青壮年男性。以清热解毒为治疗大法。

(2)热毒入营证:此证以患处红肿热痛,肿痛较甚,伴有坏疽或高热神昏谵语等,舌质绛苔干燥黄厚。此证多见于坏疽性丹毒,病情较重。

(3)湿热蕴肤证:主要表现为病势缠绵难愈,痊愈后容易反复发作。发病时患处红肿疼痛,伴有低热、肌肉酸痛等,倦怠乏力,纳少便溏。舌体淡胖,舌质淡红苔薄白或白厚腻,脉象弦细或沉紧。

(4)瘀热互结证:丹毒治疗不当或者反复迁延不愈,导致邪毒客于经络,经络受阻,气血凝滞,热与血结或瘀久化热,再次感染后会导致局部血瘀更甚,不易缓解,形成象皮肿。舌质暗,苔薄黄,脉涩。故临证时形成了独到的治疗策略:①急性期宜清热解毒剂为主;②伴有发热,重用石膏取速效;③解毒不忘利湿防迁延不愈;④久病不愈但从瘀邪论治。

医案1 杨彦洁,付中学,黄尧洲.黄尧洲教授论治丹毒经验[J].世界中西医结合杂志,2018,13(9):1230-1232.

患者,男,33 岁,2016 年 5 月 11 日初诊。主诉:右侧大腿根部皮肤红肿热痛伴有发热 15天。患者平素患有股癣,于 2016 年 4 月 25 日开始出现右侧大腿根部皮肤红肿疼痛伴有发热,在当地医院就诊被诊断为丹毒,用青霉素、头孢等抗生素(具体用法用量不详)治疗,效果不佳。刻诊:右侧大腿根部皮肤红肿疼痛,局部皮肤发红,无结节溃疡;汗出,发热(39.5℃)寒战;舌质红,苔黄厚腻,脉象滑数。血常规:白细胞计数 $19.43×10^9/L$,中性粒细胞计数 $17.56×10^9/L$,中性粒细胞百分比 90.41%,C 反应蛋白 90mg/L。中医诊断:丹毒,辨证属于丹毒热毒炽盛型,治以清热解毒,利湿清瘀。处方:黄芩 20g,连翘 30g,蒲公英 30g,车前草 30g,酒大黄 10g,生石膏 30g,马鞭草 15g,茯苓皮 30g,冬瓜皮 30g,金银花 20g。3 剂,每剂初煎液 200ml 与复煎液 100 ml 混合,均分 3 份,早中晚饭后温服。抗生素西药停用。2016 年 5 月 14 日二诊:患者服用上药物后,第 2 天热退,3 日后大腿部位红肿疼痛消退大半,大便秘结,小便红赤,舌质红苔黄腻。余热未清,拟清热解毒利湿药,前方去金银花、生石膏,3 剂,煎服方法同前。2017 年 2 月 15 日三诊:诉 2016 年最后一次就诊后,服用 3 剂中药后红肿疼痛消退,患者感觉良好,没有继续用药。2017 年 2 月 14 日开始出现右大腿根部红肿疼痛,触之皮肤发热,同时伴有头痛、发热(体温 38.7 ℃)。查血常规:白细胞计数 18.25×10⁹/L,中性粒细胞计数 17.42×10⁹/L,中性粒细胞百分比 89.78%,C 反应蛋白 87mg/L。舌质红,苔黄厚腻,脉象滑数。中医诊断:复发性丹毒,辨证属于热毒炽盛,伴有痰瘀,拟清热解毒、化瘀祛痰之法。中药处方:黄芩 20g,连翘 30g,蒲公英 30g,车前草 30g,酒大黄 10g,生石膏 30g,马鞭草 15g,茯苓皮 30g,冬瓜皮 30g,7 剂,煎服方法同前。2017 年 3 月 5 日四诊:患者左侧大腿根部红肿疼痛消退,发热消退,活动自如,血常规检查无异常。查患者大腿根部皮肤大片红斑,其上有脱屑,中间愈合四周蔓延,边界清楚,自觉轻微瘙痒。真菌检查可见大量菌丝,结果阳性。舌质红苔薄白,脉象沉弦。中医诊断:股癣,辨证属湿热下注,拟收敛去湿止痒之法。西药予硝酸咪康唑乳膏(达克宁)外用。中药处方:苦参 10g,白鲜皮 15g,马鞭草 10g,枯矾 10g,浓煎外洗。2018 年 3 月 10 日回访,患者股癣痊愈,丹毒未发作。

医案 2　王素梅,于彬.丹毒中医辨证验案举隅[J].山西医药杂志,2016,45(18):2190-2191.

患者女,69 岁,2013 年 4 月 23 日初诊。主诉:右侧面部红赤肿胀,伴灼热疼痛,加重 1 日。现病史:患者 2 日前在我院口腔科行拔牙术后,自觉右侧面颊肿胀灼热疼痛;1 日来,局部疼痛加重,入夜尤甚,右目不能开,伴恶寒发热,咽喉不利,口渴心烦,夜寐不安。查:右侧面部手掌大肿胀斑片,红肿焮痛,压之痛甚,伴右侧颌下臖核肿大,体温:38.5℃。实验室检查:血常规白细胞 16.18×10⁹/L,中性粒细胞 81%,舌红,苔黄,脉数有力。否认药物过敏史。西医诊断:丹毒;中医诊断:抱头火丹;中医辨证:风热外受,化为火毒;立法:清热解毒,疏风散邪;方选:普济消毒饮加减。用药:黄芩 10g,黄连 6g,陈皮 10g,生甘草 6g,元参 10g,桔梗 6g,柴胡 6g,连翘 15g,板蓝根 15g,牛蒡子 10g,薄荷(后下)6g,僵蚕 10g,升麻 10g,赤芍 10g,牡丹皮 10g,上方 5 剂水煎,每日 2 次,餐前温服。二诊:服药后患者皮疹肿胀消退,局部潮红,疼痛明显减轻,未见右侧颌下臖核肿大,体温:37.1 ℃。化验:血常规 WBC 11.12×10⁹/L,NGU %80;中医辨证:风热上壅;余毒未解。立法:疏风散邪,清解余毒;前方去黄连、赤芍、牡丹皮,继服 5 剂。三诊:患者皮疹消退,留有淡褐色色素沉着,疼痛消失,夜寐安和,大便日一行,舌红,苔薄白,脉滑。痊愈停药。

第四节　多发性疖肿

疖是指发生在肌肤浅表部位、范围较小的急性化脓性疾病。多发性疖肿的皮损多发,其单个皮损往往肿势限局,色红、灼热、疼痛、易脓、易溃,多个皮损往往日久不瘥,或此起彼伏,日久不愈,皮损可发生于任何部位,但以头皮、颈后、背部、臀部常见。发于头皮者称为"发际疮",发于臀部者称为"坐板疮",相当于西医的疖、头皮穿凿性毛囊炎、疖病等(图 2-4)。

一、病因病机

本病多由湿热火毒蕴结于皮肤而成。或因恣食膏粱厚味之物、酗酒等致脏腑内郁湿火,毒以内发,外感风邪,两相搏结,蕴阻肌肤;或由肌肤不洁,毒邪外侵,气血阻滞,蕴蒸肌肤;或因正气不足,皮毛不固,夏秋季节暑湿热蕴蒸肌肤,侵袭人体,邪恋肌肤,气血瘀滞而成。《诸病源候论》云:"喜怒不测,饮食不节,阴阳不调,则六腑不和。荣卫虚者腠理则开,寒气客于经络之间……荣卫得寒则涩而不行,卫气从之,与寒相搏,亦壅遏不通。气者阳也,阳气蕴积,则生于热,寒热不散,故聚积成痈。"

二、临床表现

多发性疖肿在皮肤多个部位均可发生,以头皮、颈后、背部、臀部等处最多,病变发于浅表肌肤。临床症见病变处疮小,色红,部分有白头,几个到几十个,灼热疼痛,突起无根,肿势局限,脓出即愈。一处将愈,他处续发,或间隔周余、月余再发。患消渴病、习惯性便秘或营养不良者易患本病。全身症状可有发热恶寒,乏力纳呆,便干尿黄等。

三、诊断依据

1. 各年龄段皆可发病,以青壮年多见。
2. 发病部位以头皮、颈后、背部、臀部等处最多,其他部位亦可发病。
3. 皮损色红,部分有白头,几个到几十个,灼热疼痛,一处将愈,他处续发,病程缠绵。
4. 重症患者血常规结果可辅助诊断。

四、鉴别诊断

1. **颜面疔疮** 初起有粟粒脓头,根脚较深,状如钉丁,肿势散漫,肿胀范围显著大于疖,出脓日期较晚而且有脓栓,大多数患者初起即有明显全身症状。

2. **痤疮** 好发于面颊部和背部,可以为粉刺、红色丘疹、结节、囊肿等多种形态,部分皮损挤之有白色粉样物质,皮疹多发,病程较长,30岁以后发病减少。

五、中医特色治疗

以清热解毒为主。长期复发性疖病多虚实夹杂,必须扶正固本与清热解毒并施,或兼养阴清热或健脾和胃,应坚持治疗以减少复发。暑疖需兼清暑化湿,对伴消渴病等慢性病者,必须积极治疗相关疾病。

1. **内治法**

(1)辨证论治

①热毒蕴结证

证候:常见于气实火盛患者,好发于项后发际、背部、臀部,轻者疖肿只有1～2个,多则可散发全身,或簇集一处,或此愈彼起;伴发热,口渴,溲赤,便秘;苔黄,脉数。

治法:清热解毒。

方药:五味消毒饮、黄连解毒汤加减。

②体虚毒恋,阴虚内热证

证候:疖肿常此愈彼起,不断发生。或散发全身各处,或固定一处,疖肿较大,易转变成有头疽;常伴口干唇燥,舌质红,苔薄,脉细数。

治法:养阴清热解毒。

方药:仙方活命饮合增液汤加减。

③体虚毒恋,脾胃虚弱证

证候:疖肿泛发全身各处,成脓、收口时间均较长,脓水稀薄,常伴面色萎黄,神疲乏力,纳少便溏,舌质淡或边有齿痕,苔薄,脉濡。

治法:健脾和胃,清化湿热。

方药:五神汤合参苓白术散加减。

④暑热浸淫证

证候:发于夏秋季节,以小儿及产妇多见,局部皮肤红色丘疹,表面有脓头,灼热疼痛,根脚很浅,范围局限,皮疹泛发,多见于面、胸、背部;可伴发热,口干,便秘,溲赤等;舌苔薄腻,脉滑数。

治法:清暑化湿解毒。

方药:清暑汤加减。疖在头面部,加野菊花、防风;热毒内盛者,加黄连、黄柏、山栀;大便秘结者,加生大黄、枳实。

(2)中成药

①清解片。成人每次5片,每日2～3次吞服;儿童减半量;婴儿服1/3量。

②六神丸。成人每次10粒,每日3次吞服;儿童减半量;婴儿服1/3量。

③点舌丸。成人每次2粒,每日3次吞服;儿童减半量;婴儿服1/3量。

2.外治法

(1)初起小者用千捶膏盖贴或三黄洗剂外搽。大者用金黄散或玉露散,以金银花露或菊花露调成糊状敷于患处,或紫金锭水调外敷;也可用鲜野菊花叶、蒲公英、芙蓉叶、龙葵、败酱草、丝瓜叶取其一种,洗净捣烂敷于患处,每天1～2次,或煎后每日外洗2次。

(2)脓成宜切开排脓,掺九一丹、太乙膏盖贴,深者可用药线引流。脓尽用生肌散掺白玉膏收口。

(3)其他疗法

①耳针。选取神门、肾上腺、皮质下等穴位,中强刺激,留针1～2小时,或采用埋针、压丸法。

②毫针。取穴灵台、委中,发生于头面部者加合谷;发生于上肢及背部者加曲池、外关;发生于臀部及下肢者加足三里,直刺1.0寸,采用泻法,留针20分钟。

③挑刺疗法。患者取俯卧位,寻找背部皮疹,常规消毒后,用三棱针挑刺,针尖斜刺入皮疹底部约1分,迅速将针上挑,双手拇指挤压针孔周围,少量出血后,用消毒棉签擦净,每次挑十余针,隔日治疗一次。

④艾灸法。将艾条点燃,置于疖肿上方,以回旋方式施灸,距离以患者能耐受热力为度;或将生姜切成薄片,两边均匀涂以凡士林,将姜片附于皮疹之上,上置点燃艾条,以患者可耐受为度,以上两法均为每日一次,每次30分钟左右。

⑤火罐疗法。取穴大椎、身柱、心俞、肝俞、膈俞、脾俞等,以刺络拔罐法,留罐15分钟,隔日一次。

六、西医治疗

治疗原则是抗菌、消炎、止痛,促进炎症吸收,防止后期复发。轻症患者予局部治疗及物理治疗,重症患者可同时配合全身治疗。患有糖尿病等其他易导致本病的疾病时应积极治疗原发病。

1. 局部治疗 局部外用抗生素药物,如莫匹罗星软膏、环丙沙星软膏、夫西地酸乳膏等,或2％碘酊、10％鱼石脂软膏等。

2. 全身治疗

(1)抗生素治疗:对于重症患者首选耐青霉素酶半合成青霉素和头孢类抗生素,上述药物过敏者可选择复方新诺明、夫西地酸或万古霉素等。

(2)反复发作可选用维胺酯胶囊口服。

(3)复发明显者可应用自家菌苗或葡萄球菌混合菌苗做皮下或肌内注射,并可应用锌制剂及免疫增强药如转移因子、胸腺素以及卡介苗素注射液等。

七、预防与护理

1. 注意个人卫生,勤洗澡,勤理发,勤修指甲,勤换衣服。
2. 少食辛辣炙煿助火之物及肥甘厚腻之品,患疖时忌食鱼腥发物,保持大便通畅。
3. 搞好防暑降温工作,多饮清凉饮料,防止痱子发生。
4. 患消渴病等,应及时治疗。体虚者应积极锻炼身体,增强体质。

八、经验体会及医案

医案1(朱仁康医案 中国中医研究院广安门医院. 朱仁康临床经验集.北京:人民教育出版社,2005.)

患者,男,35岁,初诊日期:1957年5月5日。主诉:臀部常起疖肿已两年。现病史:两年来臀部经常出现小硬结节,基底潮红疼痛,渐即破溃,有脓性分泌物,不久消退,但隔一星期左右,又发生二、三颗,十天左右治愈,如此不断发生。在外地医院曾用青霉素及腰局封等治疗,未能控制。专科检查:右臀部内侧有一拇指大疖肿,中央软化波动。腰部臀部留有多数大小不等的瘢痕。实验室检查:脓培养为金黄色葡萄球菌。脉滑带数,舌红,苔薄黄腻。中医诊断:坐板疮。西医诊断:多发性疖肿。证属:湿热下注,蕴而成毒。治则:清热解毒。药用:川连6g,黄芩9g,丹皮9g,赤芍9g,银花9g,连翘9g,生甘草6g,四剂。外用五五丹。二诊:(5月9日)服药两天后脓出肿消,四天后又起疖肿两个,嘱继服前方四剂,外用金黄散蜂蜜调敷。三诊:(5月13日)所起疖肿肿消痛止,只留粟粒大硬结。患者要求回原地,嘱其继服前方,防止复发。后患者来信称先后共服前方二十余剂,未再复发。

医案2(陈超医案 陈超. 陈超临床经验辑要.北京:中医古籍出版社,2009.)

患者,女,29岁,1986年11月6日初诊。主诉:臀部及大腿疖肿2月余。现病史:患者于产后1个月后,臀部及大腿内侧起红色斑丘疹,有硬结如小疖肿,逐渐自中心出现脓疱,局部灼热疼痛,不得坐卧,初起发热,体温37.8℃。经某医院皮肤科诊为皮肤感染(多发性疖肿,因产后洗澡引起感染所致),经用水剂青霉素及口服药后热退,大面积小疖肿脓疱逐渐消退,但仍有新的疖肿反复出现,分布在大腿内外侧及臀部,后又改服红霉素,外用消毒膏,并服中药12剂。迄今已2月余,未见好转,仍患部灼热剧烈疼痛,影响睡眠,余好。检查:唇干赤,舌质红,苔黄厚腻,脉滑稍数。辨证:产后皮肤不洁,沐浴受风,以致风火热毒从肌肤而入于血分,故病初起发热,下肢皮肤起红色斑丘疹,逐渐发展为小疖肿,血分毒热炽盛,酿血成脓,则局部红肿热痛,痛甚时不能入眠。心主血,属火,血热火盛,则唇干舌赤,苔黄厚,而脉滑数也。中医诊断:坐板疮。西医诊断:多发性疖肿。治法:清热解毒,凉血活血止痛。方药:银花 20g,连翘 20g,生石膏(先下)30g,川黄连 6g,甘草 10g,知母 10g,生地黄 20g,丹皮 10g,防风 10g,白芷 12g,当归 10g,炮山甲 10g,皂角刺 10g。5 剂。二诊:小疖肿肿痛减轻,灼热亦好转,但仍有新的疖肿出现,疖肿尖部化脓有脓头,以肛门周围及会阴部较多,伴灼热疼痛,余好,舌质红,苔薄黄,脉仍滑数。前方已效,原方加蒲公英 30g,7 剂。三诊:疖肿已基本消失而停药,前日始又臀部起 2 个小疖肿,局部无灼热及疼痛感,纳可,二便正常,舌苔微黄,脉滑。余毒未尽,仍步原方减防风、皂角刺,继服 7 剂而愈。

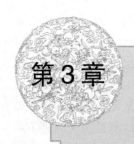

第3章

真菌性皮肤病

第一节 甲真菌病

甲真菌病是指由皮肤癣菌、酵母菌和非皮肤癣菌性霉菌侵犯甲板和（或）甲床所致的病变。其中由皮肤癣菌引起的甲真菌病又称为甲癣,病后指（趾）甲壳凹凸不平,多呈灰黄色,色似油煎,故中医称之为油灰指（趾）甲,也称为鹅爪风,多由于鹅掌风或脚湿气日久延及爪甲所致。

一、病因病机

皮肤浅部癣病总由生活、起居不慎,感染真菌,复因风、湿、热邪外袭,郁于腠理,淫于皮肤所致。本病病因主要为外染虫邪、爪失血养,外因鹅掌风或脚湿气日久延及甲壳;内因肝血亏虚,肝经血燥,肝主筋,其华在甲,故甲失养。

二、临床表现

初病始于爪甲远端,或至甲缘,甚犯甲弧。灰黄斑点,逐日扩大,时而相融,失润无泽。甲壳渐渐变厚、变脆,色泽不荣,呈灰白、棕褐或油灰色,表面凹凸不平,或见甲缘蛀空呈蜂窝状,或见甲壳与下方分离而张开,或见爪甲枯脆面脱落。

根据临床表现可分为以下 8 种,前 5 种为常见分型。

1. **浅表白斑型甲真菌病**（superficial white onychomycosis,SWO） 主要由趾（指）间毛癣菌（须癣毛癣菌）、枝孢霉等引起。由真菌从甲板表面直接侵入甲板表浅层所致。甲板出现白色不透明、边缘清楚的斑或横沟,质地较松脆易碎,逐步扩大或融合,日久可变成黄白色（图 3-1）。

2. **远端侧位甲下型甲真菌病**（distal and lateral subungual onychomycosis,DLSO） 此型最常见,最常由红色毛癣菌引起。真菌先感染甲周远端和侧缘的皮肤角质层,后延至甲床。开始时甲板形态正常,后因炎症范围扩大,出现甲下角质增生,甲板游离缘上抬,甲板和甲床分离。随着病程进展,真菌最终侵入甲板,甲板变污浊,色泽改变,脆性增加,极易破损或呈虫蛀状,可见甲下角质碎屑堆积,甲床增厚。常为单侧甲先受累,随后累及其他甲（图 3-2）。

3. **近端甲下型甲真菌病**（proximal subungual onychomycosis,PSO） 多由念珠菌,尤其是白色念珠菌感染所致。真菌由近端甲小皮角质层入侵。表现为白斑,开始仅局限于甲半月部,可随甲板生长逐渐外移也可自行逐渐扩大,甲板可增厚,多数不增厚。常伴发甲沟炎。常见于艾滋病患者(图 3-3)。

4. 甲板内型甲真菌病(endonyx onychomycosis,EO) 主要由苏丹毛癣菌引起。此型临床少见,国内尚未见报道。损害仅局限在甲板,不侵犯甲下,甲板呈白色或灰白色,无明显增厚或萎缩,无明显炎症。

5. 全甲毁损型甲真菌病(total dystrophic onychomycosis,TDO) 上述各类型如果继续加重,真菌侵入累及全甲,可表现为全甲板受到侵蚀、破坏、脱落。

6. 念珠菌型甲真菌病

(1)继发于甲外伤的慢性甲沟炎:由于长期浸泡在水中或对某些食物的过敏反应引起的甲周皱襞肿胀、脱落,反复的感染和炎症反应最终导致近端甲营养不良。指甲比趾甲感染更多见,大拇指及中指常见。念珠菌性甲沟炎常开始于近端甲皱襞,渐向远端蔓延。受压或活动时疼痛。

(2)远端甲感染:可见于口服糖皮质激素者,或有雷诺现象者,或有其他潜在血管问题者。临床表现与 DLSO 相似,出现甲剥离及甲床角化过度,但甲破坏的程度较皮肤癣菌感染轻,且感染几乎均累及指甲,而80%的皮肤癣菌感染累及趾甲。

(3)慢性皮肤黏膜念珠菌病:临床表现与免疫抑制的严重程度相关,出现甲板增厚、角化过度、全甲毁损,重者常累及黏膜,伴有鹅口疮和皮肤损害。

(4)继发性念珠菌病:常见于伴有指(趾)甲改变的其他疾病,如银屑病。

7. 混合型甲真菌病(mixed pattern onychomycosis,MPO) 指在同一病甲可以出现不同类型的损害。常见的有浅表白斑型与远端侧位甲下型或近端甲下型共同出现。

8. 继发性甲真菌病(secondary onychomycosis) 指在非真菌性甲疾病基础上继发真菌感染,真菌可侵入甲板及周围组织,常见于银屑病和外伤性甲疾病,多可表现出原发病的特征。确诊需要实验室检查证据。

三、诊断依据

根据临床表现、真菌镜检阳性或组织病理检查发现病甲内有真菌菌丝或孢子,可诊断为甲真菌病。真菌培养为皮肤癣菌即可确诊;如培养为酵母菌或其他霉菌时,直接镜检显示相应的菌丝或孢子形态特征,可诊断为甲真菌病。

四、鉴别诊断

最常与甲真菌病混淆的是银屑病和扁平苔藓引起的甲改变。

1. 银屑病引起的指甲上的不规则点状凹陷("顶针状"改变)、甲剥离伴棕红斑样边界可资鉴别。

2. 扁平苔藓引起的特征性的甲纵形碎裂、残缺、萎缩及翼状胬肉样改变可资鉴别。

3. 手足部湿疹也常致甲板灰暗,表面不平,有纵横嵴沟,可与表现为甲营养不良的甲真菌病相混淆。

4. 斑秃甲损伤可表现为甲板粗糙浑浊无光泽、甲水滴状下凹、甲纵嵴和不规则增厚、变脆易碎,甲板与甲床分离等,但通过其典型秃发表现不难鉴别。

5. 具雷诺现象的疾病可有甲变色、变薄或萎缩,出现反甲、纵嵴或沟纹、甲下钙盐沉积等改变,肢端典型的雷诺征有助于鉴别。

6. 毛发红糠疹的长期病变可致甲板无光泽、呈棕黄色并增厚,甲下角化过度,皲裂出血等改变,但通常伴有红斑脱屑角化过度等可作鉴别。

此外,还需与先天性白甲症、先天性厚甲症、甲母痣、甲母质瘤、Bowen病、甲下黑色素瘤、甲-髌骨-肘综合征的甲改变相鉴别。上述皮肤病引起的甲改变与甲真菌病鉴别主要依靠临床特征、真菌学检查和组织病理检查。

五、中医特色治疗

以外治为主,若外治疗效较差,病程日久,肝血亏虚,血不荣筋,应补养肝血,可以补肝汤或当归补血汤加减化裁,也可按病变部位加用引经药,如发于指甲可加用桂枝、姜黄,发于趾甲可加用牛膝、木瓜等。

1. **搽药疗法** 用锋利刀片将病甲轻轻削除,以不出血为度,然后使用蚕豆大小棉球浸蘸药水,置于甲壳上。每次30分钟,每天2～3次,直至新甲长出为止。可选用灰指甲药水1号或2号,组成如下:灰指甲药水1号为土槿皮18g,斑蝥15g,雄黄12g,丁香10g,陈醋500g;灰指甲药水2号为黄连20g,百部20g,蛇床子20g,白矾霜0.5g,樟脑6g,轻粉2g,大蒜50g,白酒250ml,米醋500ml。

2. **布包疗法** 凤仙花、鲜羊蹄根(土大黄)各半,捣碎后包敷病甲处;或凤仙花30g,明矾9g,捣碎后包敷病甲处;或凤仙花梗1棵,枯矾6g,土大黄3g,捣碎后包敷病甲处。均为每日1次。

3. **浸泡疗法** 选用洗剂或浸泡剂,每次浸泡30分钟,待甲壳软化,用刮刀刮去污物,每日1次。可选灰指甲浸泡剂,药物组成如下:荆芥、防风、五加皮、地骨皮、明矾、花椒、大风子、丁香各10g,梧桐叶、芙蓉叶各3片,皂荚3个,白凤仙花汁300ml,米醋500ml。

4. **修脚疗法** 用枪刀由右向左,由甲根部向游离端削薄甲板,以不出血为度,修治后外用药水或药膏,直至病甲恢复正常。

5. **熏热疗法** 艾绒点着后熏热。每天15分钟,可于1～2周内长出新甲。适用于病后残甲者。

六、西医治疗

1. **局部治疗** 外用5%阿莫罗芬搽剂对50%的指甲及趾甲真菌病有效,用法为每周1～2次,连续48周。外用8%环吡酮甲涂剂可治疗红色毛癣菌、短帚霉、念珠菌引起的甲真菌感染,用法为第1个月隔天1次,第2个月每周2次外用,第3个月每周1次直至治疗结束,一般疗程6个月以上。1%环吡酮胺软膏外用,1日2次。

2. **系统治疗** 特比萘芬对皮肤癣菌有着广泛和有效的抗真菌疗效,对念珠菌属的抑菌作用低,成人剂量为口服250 mg,每天1次,一般指甲真菌病持续6～9周,趾甲真菌病持续12～16周。伊曲康唑对于包括酵母、皮肤癣菌及一些非皮肤癣菌性霉菌在内的真菌有效,治疗念珠菌性甲真菌病疗效明显优于特比萘芬,成人剂量为口服200 mg,每天2次,餐后即服或餐时服用,连续服用1周后停药3周为1个疗程,总疗程一般手指甲2～3个疗程,足趾甲3～4个疗程。

3. **非药物治疗** 拔甲或病甲清除术。

4. **联合治疗** 包括口服药物和局部外用药物的联合,口服药物和(或)外用药物与非药物治疗的联合。一般在甲板受累面积较大(＞50%)、甲母质受累或单一治疗失败时考虑联合治疗。

七、预防与护理

1. 鹅掌风或脚湿气患者积极医治,以防日久发病。

2. 做好个人卫生,减少与手足癣、体股癣、甲癣和头癣患者的直接接触。外出住宿时,注意避免共用拖鞋、浴巾、寝具等物品的间接传播。

3. 创造不适合真菌生长的局部条件,平时穿鞋不要过紧,保持清洁、干燥,以通风透气为宜;避免甲外伤。

八、经验体会及医案

1. 温阳通络法治疗全甲营养不良型甲真菌病经验

全甲营养不良型(TDO)多为老年人,常伴有内科疾病如糖尿病、原发性高血压、冠心病等,因此推测本型甲真菌病多为肢体远端血流减慢,影响微循环灌注,甲周微循环障碍所致。故本病的外治原则为温阳通络、杀虫止痒。有验方甲癣洗剂据此组方:丁香10g,川椒25g,辣椒10g,当归15g,蛇床子30g,黄连20g,紫草20g,射干30g,地肤子30g,生姜50g,大蒜30g,葱白25g,浸泡0.5小时后,放入自动煎药机中煎煮分装,每次中药煎煮2袋(约300ml)。

使用方法为:将两袋中药倒入塑料袋中,加一倍的开水(温度约45℃,不烫手即可),将病甲放入袋中,热水覆盖双手(药袋放入盛有热水的盆中,以维持温度),每日1次,时间为20分钟。用药前可用甲锉或刀片修剪指(趾)甲,每周1次。靶甲为指甲的甲真菌病患者用药3个月,靶甲为趾甲的甲真菌病患者用药4个月。

甲癣洗剂除治疗本病外,亦可用于治疗甲营养不良、瘀积性皮炎、萎缩及与代谢性疾病、末梢循环障碍有关的甲改变。本方依据温阳通络组方,以丁香、辣椒为君,二药相配,燥湿杀虫、温经通络;蛇床子杀虫解毒,当归活血祛瘀,共为臣药;黄连、地肤子、射干、紫草均为佐药,四药相配,可以佐制君、臣之药的温热之性,且可以佐助君臣之药的杀虫功效,又具有通经活络的作用;生姜、大蒜、葱白同为使药,均为温热之品。全方共奏温阳散寒、活血祛瘀之功。

2. 甲真菌病合并湿疹治疗医案[李享,张苍,陈可平. 中药治疗甲癣合并湿疹1例[J]. 北京中医药,2013(6):472-472.]

患者,男,72岁,2011年4月12日就诊。主诉:双手间断脱屑、干燥50余年伴指、趾甲变形30余年。刻诊:双手皮肤干燥伴脱屑、龟裂,无丘疹、水疱、糜烂,无明显瘙痒;双手第1、2、3、4指指甲及双足第1趾趾甲变形,甲板浑浊、无光泽、增厚,呈"钩"状,无明显疼痛及瘙痒。纳可,眠安,二便调,舌质暗红,苔薄白,脉沉弦。否认糖尿病、高血压、冠心病等病史,对磺胺类药物过敏。诊断为湿疹合并甲癣,证属脾虚湿盛、虫毒侵袭。以健脾利湿、解毒杀虫为治法。处方:金银花15g,百部10g,浙贝母10g,桑白皮15g,益母草30g,生薏苡仁15g,马齿苋30g,麦冬15g,焦三仙30g,鸡内金10g,茯苓皮30g,冬瓜皮30g,白鲜皮10g,地肤子10g。7剂,水煎服。外用:5%碘酊涂甲,每晚1次;复方苯甲酸软膏Ⅰ号涂甲,每日2次;联苯苄唑乳膏10g涂于脚缝,每日1次;重楼解毒酊每日泡脚3次,每次5ml;并用中药黑色拔膏棍外敷病甲,复方黄连膏外用润肤。

2011年4月20日二诊:患者皮损无明显变化,纳可,眠安,二便调。舌质暗红,苔薄白,脉沉。原方去百部,加黄精15g,生杜仲15g,枸杞子15g,补益肝肾。

2011 年 4 月 27 日三诊：患者双手脱屑、龟裂明显减轻，病甲变薄，诉饭后腹胀，大便可。舌质淡红，苔薄白，脉沉。上方去麦冬，加砂仁 10g，健脾和胃。

2011 年 5 月 11 日四诊：患者症状进一步缓解，纳、眠可，大便溏，每日 1～2 次。舌淡胖，苔白，脉弦。上方去砂仁，加莱菔子 10g，理气导滞。外用药物一直同一诊。

2011 年 5 月 25 日五诊：诉乏力，大便溏，每日 1 次，但较前好转，纳尚可，眠安。舌暗红，苔白滑，脉弦滑。上方去冬瓜皮、白鲜皮、地肤子，加三棱 10g，首乌藤 15g，丝瓜络 20g，活血通络。因患者皮损逐渐好转，停用碘酊及复方苯甲酸，仅以重楼解毒酊泡洗双足、黑色拔膏棍外敷病甲。

2011 年 6 月 8 日六诊：病甲肥厚较前减轻，双手手掌光滑，无明显脱屑，纳可，二便调，眠安好。舌边尖红，苔薄白，脉缓。上方去三棱、丝瓜络，加蒲公英 15g，莲子心 10g，清热泻火。

2011 年 7 月 6 日七诊：甲癣及湿疹皮损明显好转。舌暗边尖红，苔薄白，脉弦。上方去生薏苡仁、枸杞子，加败酱草 10g，旱莲草 10g，清热祛火。佐以重楼解毒酊及复方黄连膏外用，脑血康胶囊口服。

2011 年 8 月 3 日八诊：病甲基本如常，双手手掌光滑，无明显脱屑。予除湿丸口服，外用予重楼解毒酊及泡洗方，处方：苦参 30g，蛇床子 15g，黄柏 20g，青花椒 10g，马齿苋 30g，白鲜皮 30g，地肤子 30g，百部 30g，防风 10g，蒲公英 30g，败酱草 15g。14 剂，泡洗。随访 1 年，病情平稳，无复发。

第二节　复发性体癣

体癣指由致病性真菌寄生在人体的光滑皮肤上（除手足、毛发、甲板以及阴股部以外的皮肤）所引起的浅表性皮肤真菌感染，统称为体癣（图 3-4）。中医以皮损形态命名，称之为"圆癣""金钱癣""铜钱癣"等。《诸病源候论》首先提出该病病名："圆癣之状，作圆文隐起，四畔赤，亦痒痛是也。其里生虫。"《外台秘要·卷三十》谓之"搔之有汁"，《圣济总录·诸癣》更言"始发于微癣，纵而弗治，则浸淫滋蔓。"故中医对于体癣的认识如下：①皮损境界清楚，近似圆形，色红，伴痒痛感；②久搔可渗流脂水；③易于扩散，具有迁徙延散的特点。

一、病因病机

皮肤浅部癣病总由生活、起居不慎，感染真菌，复因风、湿、热邪外袭，郁于腠理，淫于皮肤所致。中医学认为本病"里生虫"，属于虫癣的范畴，故本病由风、湿、热、虫侵袭皮肤而致。

二、临床表现

皮损中心似愈，向外延扩，如钱币状者，称铜钱癣或金钱癣，小者称笔管癣或雀目癣；圆而不整者称荷叶癣；环状皮损相互融合呈多环状者称为串圈癣。

初起为群簇针头大小的淡红色丘疹、丘疱疹或小水疱，继之形成有鳞屑的红色斑片，境界清楚，逐渐向周围等距离扩展蔓延，中心有自愈倾向，常出现色素沉着，边缘可分布丘疹、丘疱疹和水疱、结痂、鳞屑等，狭窄隆起呈环状或多环状，境界清楚。亲动物性皮肤癣菌（如犬小孢子菌）引起的皮损炎症反应明显，自觉瘙痒，可因长期搔抓刺激引起局部湿疹样改变，或浸润肥厚呈苔藓样变。

红色毛癣菌所致的体癣较易迁延泛发,伴瘙痒;须癣毛癣菌所致的体癣常呈环状或不规则形,炎症显著,由于搔抓可产生脓疱或较深位的损害,且局部可发生环状隆起的硬结;石膏样小孢子菌和犬小孢子菌所致的体癣较散发,炎症显著,呈潮红色;紫色毛癣菌所致的体癣初发为淡红色小丘疹,逐渐蔓延呈不规则形,可为潮红的斑疹、丘疹或丘疱疹,形成地图样外观。

三、诊断依据

1. 典型临床表现。

2. 真菌镜检阳性和(或)培养分离到皮肤癣菌。

3. 病理检查:除非必要,一般不做。经过碘酸雪夫染色(PAS)和(或)六胺银染色(GMS)可见角质层中有菌丝。

四、鉴别诊断

1. **慢性湿疹** 常对称发生,皮损多形性,边界不明显,痒剧,可反复发作,通过真菌镜检和(或)培养分离可鉴别。

2. **慢性单纯性苔藓** 皮损多是圆形或多角形的扁平丘疹融合成片,剧烈瘙痒,搔抓后皮损肥厚,皮沟加深,皮嵴隆起,极易形成苔藓化。

3. **玫瑰糠疹** 常有母斑存在,然后继发子斑,皮疹淡红色,皮损长轴沿肋骨方向排列,有自限性,不易复发。

4. **银屑病** 皮损为较厚的银白鳞屑性斑片,刮去鳞屑可见渗血,无水疱,头发呈束状,无断发现象。

五、中医特色治疗

1. **药物外治** 本病以外治为主。初起小水疱者选用癣药水;有皮屑者选用癣药膏;如疱、屑相间,可用癣药水与癣药膏交替使用。可选用1号癣药水、2号癣药水、复方土槿皮酊等外搽,必效散、癣药膏1号、癣药膏2号、癣药膏3号等外涂。药物组成及用法如下。

(1)1号癣药水:土大黄180g,土槿皮180g,制川乌、槟榔、百部、海桐皮、白鲜皮、苦参各30g,蛇床子20g,千金子、地肤子、番木鳖、蛇蜕、大风子各15g,蜈蚣末9g,砒霜6g,斑蝥6g。以布包上药,加入高粱酒2500ml,密封浸泡14~30天,去药渣后,蘸药水外涂患处,每日1~2次。

(2)2号癣药水:土槿皮1250g,千金子6g,斑蝥40只。以布包上药,加入高粱酒5000ml,密封浸泡14~30天,去药渣后,蘸药水外涂患处,每日1~2次。

(3)复方土槿皮酊:土槿皮100g,水杨酸30g,樟脑1.5g,甘油25g,纯酒精适量。土槿皮酒精浸泡7天后再加入其他药物,蘸药液涂擦,每日2~3次。

(4)必效散:川槿皮120g,海桐皮、大黄各60g,百药煎42g,巴豆4.5g,斑蝥1只,雄黄、轻粉各12g。药物研粉后凉开水调敷患处。

(5)癣药膏2号:土槿皮、氧化锌、青黛各10g,雄黄5g,凡士林100g。凡士林熔化待温,将各药粉调入和匀,外涂患处。

2. **针灸疗法** 依据皮损所在的部位,分别取肩髃、曲泽、合谷、曲池、环跳、风市、阳辅、悬钟、血海、三阴交、委中、昆仑等穴位。局部梅花针重刺激、施灸等均可止痒退疹。

六、西医治疗

1. 局部治疗

一般为每日1～2次,疗程2～4周,皮损消退后继续用药1～2周以免复发。目前已上市的外用药以唑类和丙烯胺类药物最多见。唑类的代表药物有联苯苄唑、咪康唑、益康唑、克霉唑、酮康唑、舍他康唑等。丙烯胺类主要包括特比萘芬、布替萘芬和萘替芬等。其他还有阿莫罗芬(吗啉类)、环吡酮胺(环吡酮类)、利拉萘酯(硫脲类)等。

外用抗真菌药物复方制剂一般含有抗真菌药物和糖皮质激素,如复方硝酸益康唑乳膏等,可用于治疗炎症较重的体股癣患者,但应注意避免糖皮质激素的不良反应,建议限期应用1～2周,随后改用单方抗真菌药物,直至皮损消退。

2. 系统治疗

对于外用药治疗效果不佳、泛发或反复发作以及存在免疫功能低下的病例,可选用系统抗真菌药物治疗。目前常用的口服抗真菌药为特比萘芬和伊曲康唑。特比萘芬成人口服用量为每日1次,每次250 mg,疗程1～2周;伊曲康唑成人口服用量为每日1次,每次100 mg,疗程2周,或每日2次,每次100～200 mg,疗程7天。儿童患者其剂量可参照说明书酌减。

对于全身泛发性体癣,尤其是红色毛癣菌所致者,在外用药的基础上可以短程口服灰黄霉素,每日500mg,必要时可短程口服氟康唑等。

七、预防与护理

1. 鹅掌风、脚湿气、灰指(趾)甲患者应积极医治,以防日久相互传染。

2. 做好个人卫生,减少与手足癣、体股癣、甲癣和头癣患者的直接接触。外出住宿时,注意避免共用拖鞋、浴巾、寝具等物品,防止间接传播。避免接触患有癣病的动物。

3. 避免滥用影响机体抵抗力的药物(如糖皮质激素、免疫抑制药等),以免因机体抵抗力下降导致继发感染。

4. 及时治疗患者原有的消耗性疾病(如糖尿病等)。

八、经验体会及医案

1. 复方水杨酸醇溶液病案及经验

患者,男,20岁,战士,于2012年7月10日就诊,主诉:从腹至膝盖以上肤色暗红伴皮疹,瘙痒不适2月余。

曾间断使用氟轻松、克霉唑、皮康王等软膏外擦,效果不佳。查体:患者腹、背、大腿、膝以上,整体皮肤发红布满片状斑丘疹样损害,边缘为密集微隆起样丘疹、界清,肤色暗红伴有散在鳞屑,出汗后刺痒难忍。根据患者典型体征及真菌检查阳性,诊断为泛发性体癣。予外涂复方水杨酸醇溶液治疗,每日涂药一次,3日后复诊,患者自觉瘙痒消除,斑丘疹样皮损明显消退,表皮可见皮屑脱落,嘱患者继续涂药1周后复诊,皮损消退完全,无瘙痒。为巩固疗效,嘱每隔2日涂药1次,共5次。随访未再复发。

复方水杨酸醇溶液组成、配制方法及使用方法如下。组成:茵陈100g,木槿皮100g,百部100g,黄柏100g,黄连100g,黄芩100g,水杨酸粉(医用)100g,95％酒精(医用)1000ml。配制方法:将上述中草药切碎装入医用聚乙烯复合膜煎药袋或布袋内,扎紧袋口放入玻璃瓶中加

95％乙醇 1000ml,盖紧瓶盖。每日摇动药瓶一次,浸泡 14 天后取出药袋,加入水杨酸粉 100g 充分溶解,药液不足 1000ml 时,再加入 95％酒精至 1000ml,严格掌握水杨酸的配制浓度,使每 100ml 药液含水杨酸粉 10g。过滤后避光密闭保存,防止因密闭不严造成酒精挥发,使药液浓度增高,容易损伤皮肤或增加刺激。用消毒棉签或棉球浸药液涂抹患部皮损处,涂抹范围要超过皮损边缘 0.5cm,每天 1 次,7 天为 1 个疗程。

复方水杨酸醇溶液用于浅部真菌感染,手、足癣,体癣及股癣,对脂溢性皮炎和银屑病及其他皮肤瘙痒也有一定作用。部分患者初次涂药时有明显的可耐受的一过性灼痛刺激感。尽管目前尚未发现其他不良反应,但在临床治疗过程中,仍需注意的要询问患者对酒精、水杨酸有无过敏史,防止患者过敏。

2. 医案(李仕国,杨峰,殷敏敏.中西医结合治疗体、股癣 1806 例[J].中国医药指南,2012(32):280-281.)

患者,57 岁。全身红色丘疹、水疱伴鳞屑 1 年余。初起为红色扁平形丘疹,数天后转成浅红色斑块状,少量灰白色鳞屑样附着物,微痒痛。后渐消退,四周向外漫延扩展呈环形,边缘尚清楚,略隆起呈暗红色,并有小丘疹与小水疱,遍及全身,形如小硬币、小古铜钱,尤以躯体前后及四肢为重,痒痛异常,抓破后流少量黄色滋水。曾于多家医院诊断为体癣,多次中西药治疗而未能治愈。平素自觉鼻孔干燥,口渴喜饮。查体:全身大量皮损,边缘环状几乎大小相连,色呈暗红带紫、皮肤较干燥而无泽,少量渗出。舌质赤红,苔黄少泽,寸脉小数、尺脉沉涩。中医辨证:体癣。

本病属肺津不布,心火内盛、脾经受烁不能健运,传导失司,血液瘀阻于外,因肺主皮毛、兼挟风毒相搏而成此证。治当以滋阴润燥、泻火活血凉血。处方如下:生、熟地黄各 12g,制首乌 10g,天冬、麦冬各 10g,火麻仁 20g,光杏仁 10g,川连 3g,枯黄芩 6g,京赤芍 10g,丹皮 10g,当归尾 10g,桃仁 6g,红花 3g,生甘草 3g,净蝉衣 6g,防风 6g。5 剂,水煎服。

8 月 10 日复诊:瘙痒大减、大部分皮损已结痂,无渗出。大便畅通,口渴已止。效不更方,原方续服。

8 月 16 日三诊:症状基本痊愈,皮肤逐渐转为正常,出现润泽。为巩固疗效,遵照前内服方加减,改为外用洗剂。处方如下:赤芍 15g,当归尾 15g,丹皮 15g,川柏 15g,川黄连 10g,蝉衣 30g,防风 15g,川椒 15g,生石膏 30g,上药加水 2000ml,煎沸 10 分钟后洗浴全身,每次 30 分钟,每月 2 次。随访 6 个月,未再复发。因大便常较干燥,嘱其常服麻仁丸,以保大便通畅。

皮肤浅部癣病总因风、湿、热邪外袭,郁于腠理,淫于皮肤所致,然而结合该病案的临床表现、体征可以想到,因肺合皮毛、肺津不布,则皮肤干燥;肺主治节,功能失调,则外而瘀滞于肌肤,内而瘀阻于大肠,致使大便干结,传导失司。故临床不可拘守祛风燥湿、清热解毒,可灵活运用清肺热,泻大肠的治法。

第三节 花斑糠疹

花斑糠疹又名花斑癣或汗斑,是马拉色菌侵犯皮肤浅表角质层所致的慢性真菌感染。由于马拉色菌在体外能产生有抑制酪氨酸酶作用的二羧酸,可引起色素减退斑,有些则产生各种色素,可引起不同颜色的斑疹,故皮损可多种颜色并存,呈花斑状,故名花斑癣。《普济方·诸风门》中记载本病为皮肤皱起,生紫点与白斑,故称为紫白癜风,又因本病夏日加重,状如衬衣汗渍,亦称"夏日斑"或"夏月汗斑"(图3-5)。

一、病因病机

皮肤浅部癣病总由生活、起居不慎,感染真菌,复因风、湿、热邪外袭,郁于腠理,淫于皮肤所致。《外科正宗·紫白癜风》中载"紫因血滞,白因气滞,总有热体风湿所侵,凝滞毛孔,气血不行所致"。《医宗金鉴》中作歌诀:"紫白癜风无痒痛,白因气滞紫血凝,热体风侵湿相搏,毛窍闭塞发斑形。"故本病总因风湿侵肤,与气血凝滞而成。

二、临床表现

1. 本病好发于青壮年男性的颈、前胸、肩背、上臂、腋窝等皮脂分泌旺盛的部位,儿童特别是婴儿好发于前额,常为色素减退斑。

2. 皮损初起为以毛囊为中心、境界清楚的点状斑疹,可为褐色、淡褐色、淡红色、淡黄色或白色,渐增大至甲盖大小,圆形或类圆形,邻近皮损可相互融合成不规则大片状,表面覆盖较薄的糠秕状鳞屑,反光性强。

3. 一般无自觉症状,偶有轻痒。

4. 病程慢性,冬轻夏重,常反复发作多年。

三、诊断依据

1. 典型临床表现。

2. 真菌镜检阳性和(或)培养分离。

3. 过滤紫外线灯(Wood灯)检查,皮损或皮屑显示淡黄色或淡褐色荧光。

四、鉴别诊断

需与白癜风、扁平苔藓、玫瑰糠疹、单纯糠疹等进行鉴别。

1. **白癜风**　皮损为纯白色素脱失斑,白斑中毛发也可呈白色,边界清,无痛痒,无传染性。

2. **扁平苔藓**　中医称之紫癜风。皮损为紫红色多角形扁平丘疹,境界清楚,蜡样光泽,剧烈瘙痒,可伴黏膜损害。临床多种表现或亚型。

3. **玫瑰糠疹**　常有母斑存在,然后继发子斑,皮疹淡红色,皮损长轴沿肋骨方向排列,有自限性,不易复发。

4. **白色糠疹**　以干性细薄糠状鳞屑性色素减退斑为特征的一种皮炎,被认为是特应性皮炎的一种表现,但不限于特应性体质。病因不明。

五、中医特色治疗

1. 本病以外治法为主,《医宗金鉴》中认为病情顽固者应祛风化湿,初起宜万灵丹汗之,次以胡麻丸常服;外用密陀僧散擦患处,令汗出,风湿自解。

(1)胡麻丸组成如下:芝麻120g,苦参、防风、石菖蒲、威灵仙各60g,白附子、独活各30g,甘草15g。共为细末,白酒和丸,如绿豆大小。每服6g,形瘦者每服4.5g。

(2)密陀僧散组成如下:密陀僧3g,雄黄、硫黄、蛇床子各6g,轻粉1.5g。研末后醋调,搽患处。

2. 外用汗斑搽剂,每日2次。组成如下:密陀僧30g,硫黄30g,白附子15g。研末后醋调,搽患处。

3. 密陀僧 24g,雄黄 12g,研末后和匀,先取姜片擦热皮损处,后以姜片蘸药末擦之。

4. 2 号癣药水或 1‰ 土槿皮酊外搽,每天 2～3 次。治愈后继续用药 1～2 周,以防复发。

5. 自制消斑散,将皮损处用清水洗净、揩干,而后将生姜切片,蘸药粉稍加力涂擦患处,每日 1～2 次,连用 2 周以后,改为隔 2 日外用 1 次,连用 10 日。药物组成如下:密陀僧 15g,樟脑 15g,硫黄 15g,煅硼砂 15g,枯矾 15g,冰片 3g,轻粉 15g。配制时先将前 6 种药物研细后,再加入轻粉,充分调匀备用。

6. 自制复方土槿皮酊,将配剂振荡摇匀后用药棉蘸药涂患处,每天早、晚各 1 次,7 天为 1 疗程。如用药 1 周后效果不明显,第 2 周先用生姜切去皮面,擦患处一遍,再涂擦配剂。药物组成如下:土槿皮、花椒、蝉衣、百部、槟榔、全虫、木通、樟脑、芒硝等,用 50％ 酒精浸泡,装瓶后再加适量硫黄、雄黄、水杨酸、苯甲酸。

7. 常规消毒表面皮肤后用梅花针在上面反复重度叩刺,至皮损表面潮红渗血为止,最后用酒精棉球擦净血迹。每日治疗 1 次,10 次为 1 个疗程,未愈者间隔 2 日再行第 2 疗程,直至痊愈。

六、西医治疗

本病以外用药治疗为主,皮损广泛者可加用内服药物。大部分患者局部治疗有效,但 50％ 在 12 个月内复发,复发及口服治愈后,仍有 40％ 在 6 个月内复发,需间歇反复应用抗真菌药。

1. 局部治疗

(1)2％ 酮康唑香波全身洗澡,3 天 1 次。先用普通香波洗净全身,后用酮康唑香波擦至起泡沫,停留 5 分钟,清水冲净。

(2)复方雷锁辛洗剂外用。

(3)2％ 咪康唑霜外用。

(4)1％ 联苯苄唑酊或霜外用。

2. 系统治疗

(1)口服伊曲康唑,每日 1 次,每次 200mg,连用 7 天,饭后服用。

(2)口服酮康唑,每日 1 次,每次 200mg,连用 10 天;或每半月 1 次,每次 400mg,连用 2 次。均为饭后服用。

3. 预防复发治疗

(1)病情控制后,定期外用 2％ 酮康唑洗剂。

(2)口服伊曲康唑 200mg 或氟康唑 150mg,每月 1 次。

七、预防与护理

1. 勤洗澡、勤换衣物。

2. 患者内衣应煮沸或日晒消毒。

八、经验体会及医案

邓占元经验及病案(邓培德．邓占元治疗汗斑的经验[J]．内蒙古中医药,1985(4):

21-23.)

本病多发于阴虚血燥之体,复感风邪,使风热搏结于肌表,导致气血失和,肌表不荣。"猪肤汤"是邓占元老中医的止痒经验方,组成如下:藜芦13g,白蒺藜15g,浮萍30g,细辛10g,甘草6g,鸽子屎60g,以猪肤水(猪皮煎水)适量,煎上药三沸。

张某,女,22岁,农民。于1977年春,全身起白色小斑点,搔之有白色皮屑。抓至皮肤发热,痒感才觉减轻,日夜搔抓,白天尤甚。曾在多家医院治疗,疗效均不显著。患者平素经期推后,量少色红。查体:胸、腹、背部及四肢皮肤干燥,有白色及少许淡红色小斑点。舌质红,苔薄白,脉浮数。中医诊断为汗斑,风热炽盛证。治以疏风清热,活血止痒。内服方药为当归饮子加减:当归10g,川芎6g,生地黄12g,赤芍10g,白蒺藜10g,荆芥5g,防风5g,首乌15g,浮萍66g,蝉蜕9g,羌活5g,红花7g;外用自拟猪肤汤煎水洗患处,每晚一次,洗后避风。每剂药可洗患处4～5次。经用上方内服、外洗治疗两周后,诸症消失。

方中藜芦又名山葱,气味辛寒有毒,杀诸虫疮毒,去死肌,疗诸风,取其以毒攻毒之意。白蒺藜活血散风;浮萍疏风清热;细辛祛风通利;甘草清热润燥;鸽子屎又名左盘龙,气味辛温微毒,有祛风疗疮,清肿杀虫的功效,六药合用,可清热解毒,祛风止痒。猪肤一味,既可润泽皮肤,又可固护卫表,还寓以皮治皮之意,用煎上药,增强止痒作用。此外,"猪肤汤"还可治疗各种皮肤瘙痒症,如神经性皮炎、过敏性皮炎、老年性瘙痒症等。如无猪肤水一味,也可用生杏仁15g,凡士林油适量代替,以井水文火煎煮。

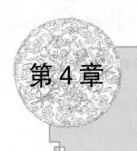

第4章

性传播性疾病

第一节　尖锐湿疣

尖锐湿疣又称生殖器疣、性病疣，是由人类乳头瘤病毒所引起的一种良性赘生物。属于中医学"臊疣""瘙瘊"的范畴，中医文献对其最早的记载可见于《五十二病方》。其特点是以皮肤黏膜交界处，尤其是外阴、肛周出现淡红色或污秽色表皮赘生物为主要表现。主要通过性接触传染，也可通过自身接种、接触污秽的内裤、浴巾、浴盆等方式间接传染。本病主要发生在性活跃的人群，男女均可罹患，有一定的自限性，部分病例治愈后复发，少数尖锐湿疣有癌变的可能。

一、病因病机

本病病原体系人类乳头瘤病毒（HPV）。该病毒具有高度的宿主性和组织特异性，只侵犯人体皮肤黏膜，不侵犯动物。病毒通过局部细微损伤的皮肤黏膜而接种在该部，经过一定的潜伏期而出现赘生物。本病主要为性滥交或房室不洁，感受秽浊之毒，毒邪蕴聚，酿生湿热，湿热下注皮肤黏膜而产生赘生物。

1. **湿热下注**　由于房事不洁接触秽浊之邪，毒入营血，蕴结肌肤，湿热下注二阴，搏结于皮肤黏膜所致。

2. **气血瘀滞**　气血失和，腠理失密，脉络阻滞，气血瘀阻，秽浊之邪凝聚于皮肤。

二、临床表现

有与尖锐湿疣患者不洁性交或生活接触史。潜伏期1～12个月，平均3个月。

皮损多在男性阴茎龟头、冠状沟、系带；女性多在阴唇、阴蒂、宫颈、阴道和肛门；同性恋者常见肛门和直肠，亦有乳头、口唇、腋下、脐窝等处少数报道。基本损害为淡红色或褐色、柔软的表皮赘生物。赘生物大小不一，单个或群集分布，表面分叶或呈棘刺状，湿润，基底较窄或有蒂。由于皮损排列分布不同，外观上常表现为点状、线状、重叠状、鸡冠状、乳头瘤状、菜花状、蕈状等不同形态。本病常无自觉症状，部分病人可出现局部轻度疼痛或瘙痒。疣体易擦烂出血，若继发感染，分泌物增多，可伴腥臭。巨大的尖锐湿疣多见于男性，且好发于阴茎和肛门附近。少数可转化为鳞状细胞癌（图4-1）。

三、诊断依据

1. **典型的皮损**　外阴部点状、线状、重叠状、鸡冠状、乳头瘤状、菜花状、蕈状等柔软的表皮赘生物。

2. **醋酸白试验**　用 3％～5％ 的醋酸液涂擦或湿敷 3～10 分钟,阳性者局部变白,病灶稍隆起,在放大镜下观察更明显。

3. **实验室检查**　组织病理学检查有特异性。

四、鉴别诊断

1. **假性湿疣**　多发生于 20－30 岁的女性外阴,好发于小阴唇内侧和阴道前庭,皮损为 1～2mm 大小的白色或淡红色小丘疹,表面光滑,群集分布,无自觉症状。

2. **扁平湿疣**　为梅毒常见皮肤损害,皮损为扁平而湿润的丘疹,表面光滑,成片或成簇分布,损害内可找到梅毒螺旋体,梅毒血清反应强阳性。

3. **阴茎珍珠状丘疹**　多见于男性青壮年,皮损为冠状沟部珍珠样半透明小丘疹,呈半球状、圆锥状或不规则状,色白或淡黄、淡红,沿冠状沟排列成一行或数行,无自觉症状。

五、中医特色治疗

以清热解毒、燥湿除疣为主要治法,也可运用抗病毒中草药施治。临床常用中西医结合治疗,去除疣体,并针对病原体进行治疗。

1. **内治法**

(1)湿毒下注证

证候:外生殖器或肛门等处出现疣状赘生物,色褐或淡红,质软,表现秽浊潮湿,触之易出血,恶臭;伴小便黄或不畅;苔黄腻,脉滑或弦数。

治法:利湿化浊,清热解毒。

方药:萆薢化毒汤酌加黄柏、土茯苓、大青叶。

(2)湿热毒蕴证

证候:外生殖器或肛门等处出现疣状赘生物,色淡红,易出血,表面有大量秽浊分泌物,色淡黄,恶臭,瘙痒,疼痛;伴小便色黄少,口渴欲饮,大便干燥;舌红,苔黄腻,脉滑数。

治法:清热解毒,化浊利湿。

方药:黄连解毒汤加苦参、萆薢、土茯苓、大青叶、马齿苋等。

2. **外治法**

(1)熏洗法:龙胆草、大青叶、板蓝根、败酱草、土茯苓、木贼、香附、狗脊、紫花地丁、生地黄、黄柏、威灵仙、蒲公英各 30g。煎水先熏后洗,每天 1～2 次。

(2)点涂法:五妙水仙膏点涂疣体,或鸦胆子仁捣烂涂敷或鸦胆子油点涂患处包扎,3～5 天换药 1 次。应注意避免涂抹到周围正常皮肤。适用于疣体小而少者。

(3)火针:用火针直刺疣体,视疣体大小刺 1～3 下,直至脱落。

六、西医治疗

1. **西药内服或注射**　可选用阿昔洛韦、利巴韦林、聚肌胞、干扰素等抗病毒药物和免疫增强药。

2. 西药外涂　根据病情选用 1%～5% 的 5-氟尿嘧啶、30%～50% 的三氯醋酸或 3%～5% 酞丁胺等疣体表面涂敷。注意不要损伤正常皮肤黏膜。

3. 激光、冷冻、电灼疗法　注意不要过度治疗,避免损害正常皮肤黏膜和瘢痕形成,预防感染。

4. 手术切除　疣体较大者,可选用手术切除。

七、预防与护理

1. 禁止不洁性交。

2. 患病后及时告知配偶,采取一定隔离措施,分开使用毛巾、浴盆等物品。

3. 积极治疗性伴侣,治疗后 3 个月内性接触要使用安全套。

八、经验体会及医案

1. 彭显光医案　孙在典,李慧.中医男科名家验案精选[M].北京:人民军医出版社,2010 (1).

医生:彭显光

姓名:杨某

性别:男

主诉:肛门周围潮湿及异物感 4 年。

现病史:舌质淡红,苔黄厚腻,脉细缓。

辨证分析:肝虚血燥,下焦湿热。

中医诊断:尖锐湿疣。

治则治法:滋养肝肾,活血化瘀,佐以利湿,以治疣汤加味。

方名:治疣汤加味。

方剂组成:何首乌 15g,熟地黄 15g,杜仲 12g,赤、白芍各 12g,桃仁 9g,赤小豆 15g,白术 12g,牛膝 9g,穿山甲 9g,黄柏 15g。

用法:水煎煮,每日 1 剂。

其他:外用燥湿解毒、散结收敛的中药,处方:苦参 20g,马齿苋 20g,五倍子 15g,乳香、没药各 15g,乌梅 20g,白矾 15g,煎汤,每日熏洗坐浴 2 次。本医案为一例肛门尖锐湿疣,患者因忧郁过多伤肝,阴虚而燥,筋气不荣,湿邪郁积于肛门周围肌肤而发为尖锐湿疣。故当治以滋养肝血,活血化瘀而佐以燥湿。其中,以穿山甲、赤芍、桃仁活血化瘀;以何首乌、熟地黄、杜仲、牛膝滋养肝肾;以白术、赤小豆健脾利湿,同时配合外治法和手术切除,药证相符,故可以取得较好的疗效。

2. 王秀芳医案　孙在典,李慧.中医男科名家验案精选[M].北京:人民军医出版社,2010 (1).

医生:王秀芳

姓名:张某

性别:男

主诉:肛缘潮湿瘙痒 3 个月,有异物感 10 天。

现病史:3个月前无明显诱因肛门周围潮湿瘙痒,未作任何治疗。10天前发现肛门异物突起,肛门部奇痒,分泌物多,黏稠而臭,有轻微刺痛。舌质淡红,苔黄厚腻,脉滑数。肛门周围布满灰白色米粒状物,其中3~6点有黄豆粒大小菜花状突起物,分泌物多,呈红黄色,恶臭。

中医诊断:尖锐湿疣。

中医证候:证属下焦湿热,浊瘀壅滞。

治则治法:治宜清热解毒、化浊利湿、活血化瘀。

方剂组成:白花蛇舌草30g,黄柏15g,虎杖15g,败酱草15g,桃仁15g,山慈菇10g,白术10g,甘草6g。

用法:每日1剂,水煎服。并用白花蛇舌草30g煎汤外洗,每日1次。7天后肛周米粒物脱落,菜花状物明显缩小,20天后疣体消失,临床痊愈。随访1年未复发。

其他:肛周尖锐湿疣是发生于肛门周围表浅皮肤的小赘生物。该病的发生主要是湿热毒邪壅滞,浊瘀互结于肛门所致。方中白花蛇舌草清热利湿解毒,辅以黄柏、虎杖、败酱草清热燥湿,泻火解毒;山慈菇消肿、散结、化毒疾,治痈肿疔毒;桃仁活血化瘀,白术、甘草健脾益气,燥湿解毒。诸药合用有清热解毒,化浊利湿,活血化瘀之功效。

第二节　生殖器疱疹

生殖器疱疹是由单纯疱疹病毒感染所引起的一种性传播疾病。中医称之为"阴疮""阴疳"。其特点是男女生殖器的皮肤黏膜处出现群集小疱、糜烂,自觉灼痛。本病多为性行为传播,病原体多为单纯疱疹病毒-Ⅱ。生殖器疱疹可反复发生,且本病与宫颈癌等有关联,故已成为世人瞩目的一种性传播疾病。

一、病因病机

本病病原体系单纯疱疹病毒(HSC)。该病毒属DNA病毒,有Ⅰ型70%以上引起口唇及颜面部的感染,20%~30%引起生殖系统感染;Ⅱ型80%以上引起生殖系统感染,偶可发生口腔及其周围的感染,Ⅱ型感染引起的生殖器疱疹复发率远比Ⅰ型高,它们与生殖器系统某些恶性肿瘤相关。病毒通过皮肤黏膜侵入机体,主要在原发部位细胞内复制而向周围播散,并侵入相关的神经干、神经节,Ⅱ型主要潜伏在骶神经节,当机体抵抗力降低后,多数会在原发部位再次出现,引起病情复发。中医学认为本病多因不洁性交,感受湿热秽浊之邪,湿热侵及肝经,下注阴部,热炽湿盛,湿热郁蒸而外发疱疹。

1. 湿热下注　房事不洁,外阴皮肤黏膜破损,秽浊之邪乘虚而入,搏结于外阴,郁而化热生火。

2. 热毒内蕴　素体血分有热,外受秽浊之邪,热毒搏结,循肝经而下至阴器,淤阻下焦,外发肌肤。

3. 肝肾亏虚　湿热毒淫为阴邪,其性黏滞,易困于下焦形成伏邪,反复发作,易伤精耗气,引起肝肾阴虚。

二、临床表现

1. 原发性生殖器疱疹　潜伏期2~7天。原发损害为1个或多个小而瘙痒的红斑、丘疹,迅速变成小水疱,3～5天后可形成脓疱,破溃后表面成糜烂、溃疡、结痂,伴有疼痛。皮损单发或融合,男性好发于包皮、龟头、冠状沟、阴茎,偶可见于尿道,女性常发生于外阴、大小阴唇、阴蒂、阴道、宫颈。往往是旧的皮损消退,新的皮损又接着出现。常伴有发热、头痛、乏力、肌痛及腹股沟淋巴结肿大压痛等全身症状。若出现在尿道,可致排尿困难;发生在肛门直肠,可出现腹痛、便秘、里急后重和肛门瘙痒等。

2. **复发性生殖器疱疹** 多在原发皮疹后1年内复发,一般复发间歇期3～4周至3～4个月。发热、受凉、早产、精神因素、消化不良、慢性病、疲劳等导致抵抗力低下时常成为诱发的因素。复发性生殖器疱疹临床表现类似原发性生殖器疱疹,且较原发性者无论局部还是全身症状都轻。50%的患者在复发部位出现局部瘙痒、烧灼感及刺痛等前驱症状,一般7～10日皮损可消退愈合。

3. **并发症** 常见的并发症有脑膜炎、脑炎、骶神经根炎及脊髓脊膜炎、疱疹性指头炎以及泌尿生殖系统广泛感染等(图4-2)。

三、诊断依据

1. **典型皮损** 生殖器处1个或多个小而瘙痒的红斑、丘疹、小水疱,3～5天后可形成脓疱,破溃后表面成糜烂、溃疡、结痂,伴有疼痛,伴或不伴全身症状。

2. **细胞学检查(Tzanck涂片)** 镜下可见多核巨细胞或核内病毒包涵体。

3. **病毒培养** 有单纯疱疹病毒和细胞病变。

四、鉴别诊断

1. **外阴带状疱疹** 单侧发生,在红斑基础上出现簇集水疱,破壁破裂后呈糜烂或溃疡,伴明显的疼痛感,治愈后一般不复发,疱疹病毒检查阳性。

2. **硬下疳** 无痛性溃疡与无痛性腹股沟淋巴结肿大有时与生殖器疱疹的溃疡和淋巴结肿大混淆,但硬下疳溃疡基底较硬;可检到梅毒螺旋体血清反应阳性。

3. **接触性皮炎** 有接触过敏史,无不洁性交史,在接触部位发生红肿、丘疹、丘疱疹、水疱,甚至大疱和糜烂,去除病因,处理得当,1～2周可痊愈。

五、中医特色治疗

本病目前尚无特效根治方法,治疗原则为缩短病程,减轻症状,防止继发感染和并发症,防止病情复发。西医治疗主要包括局部用药、抗病毒治疗和提高机体免疫力;中医强调辨证论治,扶正祛邪,既可提高机体抵抗力,又可直接灭活和清除病毒。

1. **内治法**

(1)湿热下注证

证候:生殖器部位出现红斑、群集小疱、糜烂或溃疡,甚至出现脓疱,灼热,轻痒或疼痛;伴口干口苦,小便黄,大便秘结,或腹股沟淋巴结肿痛;舌质红,苔黄腻,脉弦数。

治法:清热利湿,化浊解毒。

方药:龙胆泻肝汤加大青叶、板蓝根、马齿苋等。

(2)热毒内蕴证

证候:生殖器部位潮红、糜烂、脓液腥臭;伴高热头痛、心烦口干、小便不利、大便干结;苔黄腻,脉弦细。

治法:凉血清热解毒。

方药:五味消毒饮加萆薢、车前草、生石膏、石菖蒲等。

(3)阴虚邪恋证

证候:外生殖器反复出现潮红、水疱、糜烂、溃疡、灼痛,日久不愈,遇劳复发或加重;伴神疲乏力,腰膝酸软,心烦口干,五心烦热,失眠多梦;舌质红,苔少或薄腻,脉弦细数。

治法:滋阴降火,解毒除湿。

方药:知柏地黄丸加减。

2. 外治法

(1)马齿苋洗剂:马齿苋、野菊花、地榆、苦参各 30g,水煎外洗,每日 2～3 次。

(2)青黛油:青黛粉 10g,加适量麻油调匀外用于患处,适用于外生殖器糜烂破溃期,每日两次。

(3)矾冰散:枯矾 15g,冰片 3g,黄连 10g,研磨成粉,在水疱破溃病损处外用每日 1 次。

(4)针刺疗法:发作期可选用长强、会阴、曲骨等施针;恢复期可选足三里、三阴交、肾俞、脾俞等穴位。

六、西医治疗

阿昔洛韦是西医目前最有效的抗单纯疱疹病毒的药物,可以减轻症状,缩短病程,抑制复发,降低传染性。此外,尚可选用其他抗病毒药,如阿糖腺苷、聚肌胞、左旋咪唑或干扰素等。

外治一般多用 0.25%～1%疱疹净软膏或 5%～30%疱疹净溶液、3%～5%无环鸟苷软膏、0.5%～3%酞丁安溶液、5%阿昔洛韦霜、0.5%～1%新霉素软膏等外搽患部。对某些局部炎症反应明显的病人,可先用收敛剂,如 1%～3%醋酸铅溶液、3%硼酸溶液外用清洁和湿敷。

七、预防与护理

1. 树立正确的性观念、性道德,洁身自好,预防感染。

2. 患者应注意局部清洁卫生。

3. 早期妊娠妇女患生殖器疱疹应中止妊娠,晚期感染者宜做剖腹产。

4. 感染静止期性交时使用安全套,感染活动期禁止性交。

5. 积极治疗其他疾病,加强营养,增强体质,提高机体抗病能力。

6. 保持心情舒畅,注意预防感冒、着凉、劳累,禁酒,少食辛辣刺激饮食,以减少复发。

7. 注意性伴侣的观察,最好同时进行治疗。

八、经验体会及医案

1. 王琦医案　孙在典,李慧.中医男科名家验案精选[M].北京:人民军医出版社,2010(1).

医生:王琦

姓名:毛某

性别:男

主诉:龟头、包皮反复充血水肿,刺痒。

现病史:现龟头、包皮充血水肿,刺痒难忍,小便不适,大便正常,有婚外性行为史。望、闻、切诊:神志清楚,表情痛苦,语言清晰,未闻及异常气味,舌质淡,苔薄黄根腻,舌底脉络不暗紫,脉滑。

中医诊断:生殖器疱疹。

治则治法:清热解毒,燥湿止痒。

方名:二妙散加味。

方剂组成:制苍术10g,黄柏10g,生石膏20g,枳壳10g,金银花15g,蒲公英15g,虎杖15g,白花蛇舌草15g,蛇床子15g,生甘草6g。

用法:7剂,水煎服。

其他:本例患者为急性生殖器疱疹,若不及时根治,有迁延甚至反复不愈之忧。由望闻问切四诊可知,辨证应为湿热下注,膀胱气化不利,故治宜清热利湿。二妙散由黄柏和苍术组成。黄柏味苦性寒,善泄下焦湿热和龙雷之火;苍术味辛苦性温,芳香醒脾燥湿,对中下焦之湿热有很好疗效。二妙散药虽只有两味,但其药效宏丰,证药相符,故能药到病除。再者,又加以金银花、蒲公英、虎杖、白花蛇舌草等清热解毒药,对HSV-2有较好的防治作用。方用生石膏、枳壳,则多出于止痒的考虑。痒之为病,中医学认为多与风邪(包括内风和外风)有关,该患者患病日程尚浅,多为外感风热之邪郁表,气血不畅而发为痒。清热以生石膏为最,行气解郁以祛风多选枳壳。正如现代研究证明,石膏有抗过敏的作用,而《本经》又有枳壳"应大风在肤中,如麻逗若痒"的论述。

二诊

病情变化:服上方7剂,龟头、包皮充血水肿消失,刺痒明显好转,小便通畅,龟头小水疱已干瘪,脱皮屑,无分泌物,舌质淡,苔薄黄,脉弦。

方剂组成:上方加防风10g,7剂,水煎服。

三诊

病情变化:服上方7剂,龟头疱疹消失,未再复发。近两天,感觉龟头时痒,恐再复发,舌质淡,苔薄黄,脉弦。

方剂组成:上方去苍术、黄柏,加蒲公英至30g,薏苡仁15g,7剂,水煎服。

2. 徐福松医案　孙在典,李慧.中医男科名家验案精选[M].北京:人民军医出版社,2010(1).

医生:徐福松

姓名:丁某

性别:男

主诉:生殖器疱疹2年余。

现病史:患者情绪十分低沉,查阴茎局部有数枚大小不等的水疱,局部皮肤发红,患者感觉局部有烧灼感,舌红,苔腻,脉濡数。

中医证候:诊断为邪毒侵及宗筋,气血郁滞。

治则治法:治宜清热解毒,活血化瘀。

方剂组成:内服方:牡丹皮10g,丹参10g,赤苓10g,赤芍10g,败酱草15g,泽兰10g,泽泻10g,海螵蛸10g,白芷10g,清风藤10g,川楝子10g,茜草根10g,延胡索10g,甘草5g,山药12g,车前子10g,防风10g,防己10g。每日1剂,水煎服。

外用方:苦参20g,白芷10g,地肤子15g,石菖蒲10g,黄柏10g,金银花10g,蛇床子15g,野菊花15g,猪胆1具。水煎,先熏后洗阴茎,每次15分钟。

其他:生殖器疱疹是由单纯疱疹病毒感染生殖器及肛门部位皮肤黏膜而引起的一种复发性疾病,是一种较常见的性传播疾病。中医学认为,本病是不洁性交,感受湿热、邪毒,湿热、邪毒下注阴部所致。反复发作除有邪毒的一面,还有正虚的一面。治疗本病,应紧紧抓住解毒化瘀、祛风祛湿、适当扶正等原则,内外结合,标本同治,能很快见效。

二诊

病情变化:经上述治疗两个月左右,诸症悉平,至今仅复发两次,每次复发患者均用上方治之而见效,且近1年未见复发。

3. 唐定书医案 孙在典,李慧.中医男科名家验案精选[M].北京:人民军医出版社,2010(1).

医生:唐定书

性别:男

主诉:阴茎及龟头反复出现水疱1年余。

现病史:1年前因不洁性交阴茎及龟头出现成簇水疱,并伴烧灼疼痛感,数日以后消退。但以后每月发作3～4次。自感乏力,易外感。尿道口有灼热感,舌质红,苔白,边有齿痕,脉缓。

辨证分析:辨证为气阴两虚,兼夹湿毒。

方剂组成:黄芪40g,白术10g,薏苡仁30g,黄精15g,北沙参30g,黄柏15g,板蓝根30g,白茅根15g,土茯苓15g,猪苓15g,生地黄15g,牡丹皮20g。

其他:反复发作的生殖器疱疹,大多以本虚标实为主。湿热毒盛为标,气阴亏虚为本。治疗宜健脾益气,除湿解毒。治疗重点在于扶正祛邪。方中黄芪、北沙参、白术益气健脾养阴,扶正固本;薏苡仁、猪苓、土茯苓健脾除湿;板蓝根清热解毒,兼能抗病毒;生地黄、牡丹皮凉血活血,以防湿热之邪伤津耗液。诸药合用,共奏健脾益气养阴、除湿解毒的功效,故能取得较好的疗效。

二诊

病情变化:上方服用1个月后,皮损未见新发,乏力症状明显好转,尿道口已不觉发热,后再予原方去黄精、黄柏、生地黄、牡丹皮,连服2个月,诸症消失,随访6个月,未见复发。

4. 杨玉峰医案 孙在典,李慧.中医男科名家验案精选[M].北京:人民军医出版社,2010(1).

医生:杨玉峰

姓名:王某

性别:男

主诉:阴部水疱、溃烂、微痛,反复发作3个月余。

现病史:患者食差纳呆,心烦失眠,大便干,小便黄。查体:包皮处有淡红色聚集米粒大小的水疱,疱液光亮、透明,舌质红,苔薄黄腻,脉弦细滑。

辅助检查:取疱液做PCR检查,HSVⅡ-DNA阳性。

辨证分析:湿热内蕴,兼感邪毒,气阴已虚。

中医诊断:生殖器疱疹。

方名:温胆汤加减。

方剂组成:陈皮、半夏各10g,茯苓30g,枳实、竹茹各15g,板蓝根30g,狗脊贯众15g,车前子(包煎)30g,牛膝、黄芪、生地黄各15g,甘草5g,水煎服,每日1剂。

用法:阿昔洛韦200mg/次,5次/日,同时用肤阴洁外洗,每日1～2次,7日后治愈,继续治疗4周,半年后随访无复发。

其他:单纯疱疹病毒(HSV)所致的生殖器疱疹,是目前最常见的性传播疾病之一,传染性强且复发率高,目前仍无治疗它的特效药物。中医学认为其是因内有湿热,外感邪毒,湿热、邪毒相互搏结,下注于阴部肌肤而发。且湿为阴邪,黏腻而滞不易速去,日久损伤正气,故反复发作。用温胆汤加清热解毒药,祛除病邪,调整人体功能,并结合口服阿昔洛韦治疗取得了较好的疗效。温胆汤组成为陈皮、半夏、茯苓、枳实、竹茹、生姜、甘草。方中以半夏为君,降逆和胃,燥湿化痰;以竹茹为臣,清热化痰,止呕除烦;枳实行气、消痰,使痰随气下;佐以陈皮理气燥湿,茯苓健脾渗湿,使湿去痰消;使以生姜、甘草益脾和胃而调和诸药。去掉辛热之生姜,加上板蓝根、贯众清热解毒,车前子、牛膝补肾,诸药合用,共奏清热祛湿解毒、安神定志之效。据现代药理研究:半夏、茯苓能增强白细胞和巨噬细胞的吞噬功能,增强宿主免疫力;板蓝根、贯众对单纯疱疹病毒有较强的抑制作用。"十一脏皆取决于胆",故胆气对人的生理起着决定性影响。胆气壮,则人体能祛病抗邪。引起应激反应的各种刺激可使机体对单纯疱疹病毒等感染的敏感性增加,精神因素如剥夺睡眠、丧偶、紧张、考试压力、孤独或激怒等均可降低免疫功能。本方化裁就是通过"温胆"而安神定志,解决患者患性疾病后的恐怖思想,使正气得补,胆气壮,提高机体免疫力,从而达到提高治疗疾病的目的。

第三节　艾　滋　病

艾滋病全称是获得性免疫缺陷综合征,是由人类免疫缺陷病毒(简称HIV)所致的传染病。属于中医学"疫疠""虚劳""瘰疬""癥瘕"等范畴。尽管中医历代文献中尚无艾滋病之名,但从中医病因学角度分析,属于《素问·刺法论》所称"五疫之至,皆相染易,无问大小,病状相似"的特点。HIV主要通过性接触及血液、血液制品和母婴传播传染,该病毒能特异性侵犯T4淋巴细胞(CD4)引起机体细胞免疫系统严重缺陷,导致各种机会性顽固感染、恶性肿瘤的发生,并对机体各系统尤其是神经系统造成致命的损害,已引起全人类的高度重视。

一、病因病机

艾滋病的病原体为HIV,为反转录C型RNA病毒,患者的精液、血液、唾液、眼泪、乳汁、尿液、阴道分泌物中均可分离出HIV,但主要是通过精液、血液及含有血液的分泌物经血流和破损的皮肤与黏膜传入全身,因此主要通过性交传染、血液传染和围产期母婴感染。HIV嗜T4细胞,由于T4减少,依赖T4细胞参加的细胞免疫反应处于无能状态,致使患者极易发生一系列的原虫、蠕虫、真菌、细菌和病毒等条件性病原体的感染,最后发生少见的恶性肿瘤。同时,HIV能侵犯神经系统,感染脑和脊髓,出现神经系统症状。

中医学认为,艾滋病的病因包括邪毒外袭和正气不足两个方面。正气不足主要为肾不藏精、肾亏体弱,所谓"邪之所凑,其气必虚";邪毒为疫疠之气,具有强烈的传染性。大凡由性接触传染者,多为嫖娟、同性恋、肛交、滥交伐精纵欲者,其肾精处于匮乏状态,易为邪毒所入;而凡吸毒者均用兴奋致幻之品,令人异常亢奋,性欲亢进(暂时),心神恍惚,不能自持,为燥烈耗气伤精之品,久则致人形容消瘦、精力减退、性功能降低,呈肾精亏乏状态,易为邪毒所犯;至于输血等亦为气血不足,挟邪毒之血液补充而为病。

总之,本病应抓住邪毒侵袭、正气不足且正气日虚、邪气渐盛这样的基本病因病机。"疫疠"和"虚劳"并存共处是其特点。疫疠之邪为艾滋病病毒,虚劳是由邪毒入侵导致的五脏六腑特别是五脏的损伤、气血津液的耗竭;其病机为邪盛与正虚共存、夹杂,但最终导致正气衰竭,五脏受损,阴阳离决。由于其病程迁延,变化多端,涉及多个系统和多种感染,导致中医审症求因、辨证论治较为复杂,应具体情况,具体分析。但从临床分析,具体病机较多见者包括肺卫受邪、肺肾阳虚、脾胃虚弱、脾肾亏虚、气虚血瘀和窍闭痰蒙等。

二、临床表现

潜伏期长短不一,可由 6 个月至 5 年或更久。感染 HIV 后,由于细胞免疫缺陷的程度不同,临床症状可分为三个阶段。

1. **急性期**　前 3 个月左右是急性期,也称为窗口期。这一阶段感染者血中检测不出 HIV 抗体,部分患者可出现发热、咽痛、盗汗、恶心、呕吐、腹泻、皮疹、关节痛、淋巴结肿大等急性感染症状。

2. **无症状期**　此期可持续 6～15 年或更长时间,感染者无明显临床症状,但具传染性,HIV 抗体阳性。少数患者可见慢性淋巴结病综合征,表现为除腹股沟部位外,全身淋巴结至少有两处以上持续肿大 3 个月以上。

3. **艾滋病期**　约 1‰ HIV 感染者可发展为艾滋病,其临床表现为持续 1 个月以上的发热、盗汗、腹泻;体重减轻 10％ 以上;部分患者表现为神经精神症状,如记忆力减退、神情淡漠、头痛、痴呆及癫痫等;常见的机会性感染,如重症肺炎、新生隐球菌病、口腔毛状黏膜白斑等;多种恶性肿瘤,如卡波西肉瘤、B 细胞淋巴瘤及各种皮肤癌等(图 4-3)。

三、诊断依据

本病需结合流行病学、接触史、临床表现和实验室检查等进行综合分析,慎重做出诊断,常用的实验室检查如下。

1. **免疫学检查**　T4 淋巴细胞减少,外周血淋巴细胞显著减少,低于 $1 \times 10^9/L$;T4/T8＜1(正常为 1.75～2.1);自然杀伤细胞(NK)活性下降,B 淋巴细胞功能失调。

2. **HIV 检测**　常用的有:①细胞培养分离病毒;②检测 HIV 抗原;③检测反转录酶;④检测病毒核酶等。由于操作复杂,价格昂贵,不做常规筛选之用。

3. **HIV 抗体检测**　这类方法是确定有无 HIV 感染的最简便方法,但高危人群若为阴性应在 2 个月后复查。常用的方法有:①酶联免疫吸附法(ELISA);②间接免疫荧光法(IIF);③明胶颗粒凝集试验(PA);④免疫印迹检测法(WB法);⑤放射免疫沉淀试验(RIP)。其中前 3 种用于筛选检查,后两种用于明确诊断。

四、鉴别诊断

1. **继发性免疫缺陷病**　应用糖皮质激素、化疗、放疗后引起的免疫疾病。

2. **特发性 CD4⁺T 淋巴细胞减少症**　酷似 AIDS,但实验室检查不支持 HIV 感染。

五、中医特色治疗

艾滋病的治疗目前尚无特效的疗法。西医的免疫调节药、抗病毒制剂及综合疗法的实施已能部分控制病情的发展,延长患者的存活时间,提高患者的生存质量;中医中药和其他自然疗法已运用于艾滋病的预防和治疗,抗HIV病毒及提高机体免疫功能的中药得以筛选,并推向临床作为辨证论治基础上辨病用药的有效治疗手段,针灸的整体调节功能在治疗中也能发挥一定的作用。

1. 辨证论治

(1)肺卫受邪证

证候:见于急性感染期。症见发热,微畏寒,微咳,身痛,乏力,咽痛。舌质淡红,苔薄白或薄黄,脉浮。

治法:宣肺祛风,清热解毒。

方药:银翘散加土茯苓、夏枯草、生甘草。若寒邪为患者,选用荆防败毒散加减。

(2)脾胃虚弱证

证候:多见于以消化系统症状为主者,症见腹泻久治不愈,腹泻呈稀水样便,少数挟有脓血和黏液,里急后重不明显,可有腹痛。兼见发热,消瘦,全身乏力,食欲不振,恶心呕吐,吞咽困难,或腹胀肠鸣,口腔内鹅口疮;舌质淡有齿痕,苔白腻,脉濡细。

治法:扶正祛邪,培补脾胃。

方药:补中益气汤合参苓白术散加土茯苓、田基黄、猫爪草等。

(3)肺肾阴虚证

证候:多见于以呼吸系统症状为主的艾滋病早、中期患者,尤以卡氏肺囊虫肺炎、肺孢子肺炎、肺结核较多见。症见发热,咳嗽,无痰或少量黏痰,或痰中带血,气短胸痛,动则气喘,全身乏力,消瘦,口干咽痛,盗汗,周身可见淡红色皮疹。伴轻度瘙痒,舌红,少苔,脉沉细数。

治法:滋补肺肾,解毒化痰。

方药:百合固金汤合瓜蒌贝母汤加虎杖、夏枯草、土大黄等。

(4)脾肾亏虚证

证候:多见于晚期患者,预后较差。症见发热或低热,形体极度消瘦,神情倦怠,心悸气短,头晕目眩,腰膝酸痛,四肢厥逆,食欲不振,恶心,呃逆频作,腹泻剧烈,五更泄泻,毛发枯槁,面色苍白。舌质淡或胖,苔白,脉细无力。

治法:温补脾肾,益气回阳。

方药:肾气丸合四神丸加猪苓、炙甘草等。

(5)气虚血瘀证

证候:以卡波西肉瘤多见,可见于其他恶性肿瘤。症见周身乏力,气短懒言,面色苍白,饮食不香,四肢、躯干部出现多发性肿瘤,瘤色紫暗,易于出血,淋巴结肿大。舌质暗,脉沉细无力。

治法:补气化瘀,活血清热。

方药:补阳还五汤、犀角地黄汤合消瘰丸加减。

(6)窍闭痰蒙证

证候:多见于出现中枢神经病症的晚期患者。症见发热、头痛,恶心呕吐,神志不清,或神昏谵语,项强惊厥,四肢抽搐,或伴癫痫或痴呆。舌质暗或胖,或干枯,苔黄腻,脉细数或滑。

治法:清热化痰,开窍通闭。

方药:安宫牛黄丸、紫雪丹、至宝丹。若为寒甚者,用苏合香丸豁痰开窍。痰闭清除后,缓则治其本,可用生脉散益气养阴。

2. 针刺与艾灸 可以调动机体的免疫系统,提高抗病能力。可选关元、命门、腰俞、脾俞、足三里、内关、合谷、曲池、百会、阴陵泉、阳陵泉、风池、委中、列缺等穴位。

六、西医治疗

可选择抗 HIV 治疗,重建免疫功能治疗。对症予以抗感染治疗,抗肿瘤治疗,加强支持疗法,包括输血及营养支持疗法,维持水和电解质平衡。

七、预防与护理

1. 加强对艾滋病防治知识的宣传普及。

2. 加强性道德观念的教育,杜绝不洁性行为,避免与 HIV 感染者、艾滋病病人及高危人群发生性接触。

3. 禁止静脉吸毒者共用注射器,严格加强普通人群注射消毒管理,提倡使用一次性用品。

4. 使用进口血液、血液成分制品时,一定要进行 HIV 检测。

5. 严格选择供血者,HIV 检测应作为供血者的常规检查项目,防止血源传染。

6. 艾滋病病人或 HIV 阳性者应避孕,已出生婴儿不用母乳喂养。

7. 加强入境检疫,严防艾滋病传入。

八、经验体会及医案

医案 田原,王莉,田春洪,等. 国医大师张震论艾滋病的中医病机与治疗[J]. 云南中医中药杂志,2019,40(1):2-5.

在艾滋病的演进过程中,不同阶段的病机特点不尽相同,治疗亦有相应差异。按我国卫生部 WS293-2008 艾滋病分期标准,全程病变共分为 3 期 5 个阶段。

第 Ⅰ 期 A 阶段,病毒初侵人体,受染者可出现持续 10 数日之发热,头痛体痛,咽痛、喉嗽、咯痰等风热袭表,肺失宣降,或痰凝成核颈部腋下淋巴结肿大现象。治宜解表宣肺、清热化痰消结,用药可选防风、柴胡、黄芩、杏仁、牛蒡子、桑叶、浙贝母、夏枯草等。Ⅱ期 B 阶段患者,可见痰瘀互结所致之持续性全身淋巴病,治疗应在益气育阴疏调气机的基础上攻补兼施,选加桃仁、三棱、莪术、夏枯草、牡蛎等。

Ⅰ 期 B 阶段至 Ⅱ 期 A 阶段,患者多为无症状之病毒携带者,但也有出现倦怠无力,低热盗汗,咽干心烦,头晕目眩,失眠及淋巴结肿大等现象者。国外或称此为 LesserAIDS,意为轻微艾滋病。属于气阴两伤,虚热内扰,痰瘀互结等病机使然。治疗宜益养气阴、清虚热、化痰行瘀。用药可选黄芪、西洋参、女贞子、旱莲草、白薇、栀子、红花、夏枯草、莪术、浙贝母等。

进入 ⅡB 期段之患者,病状加剧,西医或称 ARC 即艾滋病相关复合征(意为尚未达到完全的艾滋病)。一般可见持续发热,无力,多汗,消瘦,皮肤疱疹,口腔溃疡,咳嗽血痰,恶心呕吐,腹泻、瘰疬等。此属气阴将竭,热毒壅遏,秽浊阻中等病机所致。宜用顾护气阴、清热解毒、辟秽畅中之法为主。药物可选黄芪、西洋参、紫花地丁、蒲公英、连地、佩兰、石菖蒲等。

第Ⅲ期为艾滋病期,西方称之为"fullblownAIDS",已是该病之终末期。此时患体内正气崩溃,气阴告绝,邪毒弥漫,各种机会性感染或恶性肿瘤接踵而至。患者发热,咳嗽,腹泻,口腔皮肤黏膜病变加剧,出现恶性肿瘤,甚至昏迷痴呆,处于病危之际。再加各种夹杂感染,患者面临死亡。此时欲泻火解毒可选金银花、蒲公英、紫花地丁、穿心莲、白花蛇舌草等。欲温肾回阳止泻等,可选附片、干姜、白术、诃子、补骨脂等。至于各种机会性感染种类繁多,难予尽述,应在辨明证候后"知犯何逆,随证治之"。

第四节 衣原体性尿道炎

衣原体性尿道炎是一种由沙眼衣原体引起的泌尿生殖器黏膜非化脓性炎症,主要通过性接触传播,以性活跃期的中青年多见。临床上以性交后尿道黏液脓性或出现浆液性分泌物,伴有排尿困难、尿道刺激症状为主要表现。属中医学淋证、淋浊的范畴。

一、病因病机

1. **肝郁气滞** 因心情不畅日久,肝气郁结,郁而化火,火邪下侵膀胱,气化不行,水道不利,发为淋证。

2. **湿热下注** 外淫邪气经阴窍而入膀胱,酿成湿热,下注膀胱,汽化失司而致水道不利而成淋。

3. **脾肾亏虚** 房劳伤肾或久病损肾,中土虚弱,外邪入侵,导致下焦气化失常,水道不畅而成淋浊。

二、临床表现

本病临床表现似淋病而症轻。

男性主要表现为尿道炎,可有尿频、尿急、尿痛、尿道刺痒、尿道口潮红,有清稀的黏液性分泌物,亦可并发附睾炎和前列腺炎。

女性主要表现为尿道炎症状常轻微,甚至无症状,可有宫颈炎、宫颈充血水肿、糜烂、分泌物增多,还可并发前庭大腺炎、阴道炎、子宫内膜炎等。如治疗不当、反复发作可导致不育症,部分患者可发生 Reiter 征。其特征为非化脓性关节炎、尿道炎及结膜炎。

三、诊断依据

1. **典型症状** 尿道黏液脓性或渗出浆液性分泌物,伴有排尿困难、尿道刺激症状。

2. **实验室检查**

(1)细胞培养法:是目前检测沙眼衣原体感染最特异的方法,敏感性可达 75%～90%。

(2)直接免疫荧光法:跟培养法比,此法诊断衣原体感染的敏感性为 70%～90%,特异性为 83%～95%,优点是快速,价廉,操作简便,缺点是受实验人员的主观影响大。

(3)核酸扩增技术:是一种通过体外扩增特异 DNA 片段来检测沙眼衣原体的方法,敏感性和特异性可达 95% 和 98% 以上,但对实验室的技术要求高。

四、鉴别诊断

应与淋病鉴别,淋病发病急,尿道分泌物及排尿困难症状较重,分泌物涂片可见革兰阴性双球菌,培养为淋球菌,未检出衣原体。

五、中医特色治疗

1. 内治法

（1）肝郁气滞证

证候：小便淋沥不畅,少腹满痛,心烦易怒或抑郁,舌红苔薄,脉沉弦。

治法：疏肝解郁,利气通淋。

方药：沉香散加橘核、瞿麦、煅牡蛎等。

（2）湿热下注证

证候：小便浑浊,频数短涩,尿道灼热疼痛,尿道口微红肿,男性晨起有少量分泌物黏着,女性阴部瘙痒,带下量多,伴有口苦、脘腹胀满等症状,舌红苔黄腻,脉滑。

治法：清热利湿,解毒化浊。

方药：草薢分清饮加小蓟、白茅根、野菊花、冬葵子等。

（3）脾肾亏虚证

证候：病久缠绵,小便滴沥不尽,时作时止,遇劳即发,或尿道口有清稀分泌物,女性白带量多,纳呆,大便溏薄,舌质淡,苔白,脉沉细或弱。

治法：宜健脾益肾,通淋化浊。

方药：无比山药丸加地骨皮、党参、当归、淫羊藿、延胡索等。

2. 外治法

（1）外洗法：蚤休、贯众、败酱草、蒲公英等煎水外洗或坐浴,每日 1 次。

（2）针灸：主穴取肾俞、关元、三阴交；配穴为气海、志室,辨证采用补泻手法,每日 1 次。

（3）灸法：选用关元、太溪,每日灸 30 分钟。

六、西医治疗

推荐治疗方案为阿奇霉素 1.0g,1 次顿服,或四环素 0.1g,每日 2 次口服,连用 7～14 天。替代疗法为罗红霉素 0.3g,每日 1 次口服,连用 7 天,或左氧氟沙星 0.2g,每日 2 次口服,连用 7～14 天。

七、预防与护理

1. 应积诊治性伴侣。
2. 尽可能做其他性病检查。
3. 治疗过程中禁止性行为。
4. 治疗结束 1 周后应复查实验室检查。

八、经验体会及医案

医案　王小艳,陈达灿．沙眼衣原体泌尿生殖道感染中医药研究进展[J]．新中医,2003

(11):67-69.

中医药治疗本病疗效肯定、副作用少、简便安全,可缩短病程、不易产生耐药菌株,并能预防各种并发症。中医学认为,本病多因毒淋迁延日久,湿热浮毒稽留,正不胜邪所致,一般分为湿热瘀阻、脾虚湿盛、肝郁气滞 3 型。但不论是临床还是文献报道均以湿热瘀阻型居多,故治疗上多以清热利湿、活血通淋为法,药多选用白花蛇舌草、大黄、土茯苓、白术、薏苡仁、赤芍、苍术等另外,在临床中,部分患者临床体征消失,各种检查均为阴性,但仍自诉有各种不适症状,如尿道灼痛、刺痒、尿频、尿急、腰膝酸软等,此时不可盲目地用抗生素,可从中医的角度辨证用药。

第5章

寄生虫性皮肤病

第一节 疥 疮

疥疮是由疥虫(疥螨)寄生在人体皮肤所引起的一种接触传染性皮肤病。其特点是:夜间剧痒,在皮损处有灰白色、浅黑色或普通皮色的隧道,可找到疥虫。俗称虫疥、癞疥、干疤疥等。继发感染者,称脓窝疥。

一、病因病机

疥疮是由人型疥虫通过密切接触而传染。其传染性很强,在一家人或集体宿舍中可相互传播,或使用患者用过而未经消毒的衣服、被席、用具等,由疥虫传染而得。本病发生后,患者常伴有湿热之邪郁于肌肤的症状。

二、临床表现

本病传染性极强,冬春季多见。易在集体生活的人群中和家庭内流行。

好发于皮肤薄嫩和皱褶处,如手指侧、指缝、腕肘关节屈侧、腋窝前缘、女性乳房下、少腹、外阴、腹股沟、大腿内侧等处。头面部和头皮、掌跖一般不易累及,但婴幼儿例外。

皮损主要为红色小丘疹、丘疱疹、小水疱、隧道、结节和结痂。水疱常见于指缝。结节常见于阴囊、少腹等处。隧道为疥疮的特异性皮疹,长约 0.5mm,弯曲,微隆起,呈淡灰色或皮色,在隧道末端有 1 个针头大的灰白色或微红的小点,为疥虫隐藏的地方。如不及时治疗,迁延日久,则全身遍布抓痕、结痂、黑色斑点,甚至脓疱。病久者男性皮损主要在阴茎、阴囊有结节;女性皮损主要在小腹、会阴部。患者常有奇痒,遇热或夜间尤甚,常影响睡眠(图 5-1)。

三、诊断依据

1. 有共用衣物、被褥等传染源接触史。同一家庭或集体中常有同样患者。

2. 皮损好发于皮肤薄嫩和皱褶处如手指缝及其两侧、腕部屈侧、下腹部及阴股部,一般不累及头面部。

3. 基本损害为针头大小淡红色丘疹、丘疱疹,其附近有时可见疥虫在表皮内穿掘的淡灰色或皮色隧道,长约数毫米,此为疥疮特有的症状。

4. 自觉剧痒,遇热或夜间尤甚。

5. 男性患者的阴茎、阴囊处可见绿豆至黄豆大淡红色或皮色结节,称"疥疮结节",常伴瘙痒。

6. 实验室检查刮取皮损部位,阳性标本可找到疥螨或椭圆形、淡黄色的薄壳虫卵(图5-2)。

四、鉴别诊断

1. 寻常痒疹好发于四肢伸侧,丘疹较大,多数自幼童开始发病,常并发腹股沟淋巴结肿大。

2. 皮肤瘙痒症好发于四肢,重者可延及全身,皮损主要为抓痕、血痂和脱屑,无疥疮特有的丘疹、水疱和隧道。

3. 丘疹性荨麻疹多见于儿童,好发于躯干与四肢,皮疹主要表现为红斑与风团,似梭形,顶部有小丘疹或小水疱。

4. 虱病主要表现为躯干或会阴部位皮肤瘙痒及血痂,指缝无皮疹;在衣缝处或毛发部位常可找到虱子或虫卵。

五、中医特色治疗

本病以杀虫止痒为主要治法,必须隔离治疗,一般以外治为主。

1. 内治法 一般本病不需内服药,若抓破染毒,需内、外合治。

湿热蕴结证

证候:皮损以水疱多,丘疱疹泛发,壁薄液多,破流脂水,浸淫糜烂,或脓疱多,或起红丝走窜,臀核肿痛。舌红,苔黄腻,脉滑数。

治法:清热化湿,解毒杀虫。

方药:黄连解毒汤合三妙丸加地肤子、白鲜皮、百部、苦参。

2. 外治法

(1)疥疮以外治杀虫为主:硫黄治疗疥疮,古今皆为常用特效药物。临床多与水银、雄黄等杀虫药配用,以油调敷,或与大风子、蓖麻仁等有油脂之果仁捣膏用之。目前临床常用5%～20%的硫黄软膏,小儿用5%～10%,成人用10%～15%,若患病时间长,可用20%,但浓度不宜过高,否则易产生皮炎。亦可用含水银的制剂一扫光或雄黄软膏等外擦。

(2)涂药方法:先以花椒9g,地肤子30g煎汤外洗,或用温水肥皂洗涤全身后,再擦药。一般先擦好发部位,再涂全身。每天早、晚各涂1次,连续3天,第4天洗澡,换洗席被,此为1个疗程。一般治1～2个疗程,停药后观察1周左右,如无新皮损出现,即为痊愈。因为疥虫卵在产生后1周左右,才能发育为成虫,故治疗以1周为妥。

六、西医治疗

1. 外用10%硫黄软膏(婴幼儿用5%浓度),用药时必须做到治疗前先用热水和肥皂洗澡,擦药时除头面部外必须擦遍全身,每天早晚各一次,连续3～5天。擦药期间不洗澡、不换衣,疗程结束后洗澡更衣,将换下的衣物、被褥煮沸消毒或暴晒。疥疮结节可外用糖皮质激素或焦油凝胶,也可皮损内注射泼尼松龙混悬液,如继发化脓性感染应同时抗感染治疗。

2. 外用25%苯甲酸苄酯乳剂,杀虫力强,刺激性低,每日搽药1～2次,共2～3日。或1%的γ-666霜,有较强杀螨作用,无臭味,但有毒性,一般只搽1次,成人用量不超过30g,24小时后用温水洗澡,此药大量吸收后可较长时间在脂肪组织中积蓄,排出较慢。大面积宜慎用。一次未愈者,一般需隔1～2周方可重复使用。儿童及孕妇禁用。

七、预防与护理

1. 加强卫生宣传及监督管理,对公共浴室、旅馆、车船上的衣被应定期严格消毒。

2. 注意个人卫生,勤洗澡,勤换衣服,被褥常洗晒。

3. 接触疥疮患者后,用肥皂水洗手。患者所用衣服、被褥、毛巾等均需煮沸消毒,或在阳光下充分暴晒,以便杀灭疥虫及虫卵。

4. 彻底消灭传染源,注意消毒隔离。家庭和集体宿舍患者应分居,并积极治疗,以杜绝传染源。

5. 发病期间忌食辛燥鱼腥发物。

6. 治疗后需观察1～2周,如无新皮疹发生,方可认为痊愈。

八、经验体会及医案

中医在疥疮的外治法方面积累了丰富的经验,这些方法往往只需辨病治疗。

医案1 范华.中药外洗治疗疥疮110例[J].现代中医药,2012,32(5):30.

范华采用中药煎水外洗,中药组成:艾叶、川椒、千里光、地肤子、明矾、苦参、大黄、藿香各30g,1剂/天,煎水待温。冲凉后,用中药温水反复外洗全身,重点部位多洗,连续4天为1疗程,每日及时消毒衣物。第5天全面消毒可能传染的衣服和物品。7天后嘱患者来院复诊,未愈的行第2疗程治疗,治疗疥疮110例,结果1疗程治愈95例,治愈率为87.36%,2疗程治愈15例,占13.64%,总治愈率100%,可见中药治疗疥疮具有治愈率高,经济、方便、安全等优点。方中艾叶可治皮肤湿疹瘙痒之症;川椒辛温,杀虫止痒;地肤子清热利湿,祛风止痒;苦参清热燥湿、杀虫止痒;明矾解毒燥湿、杀虫止痒,用于疮毒疥癣;川椒与苦参、地肤子、明矾配用杀虫止痒效果得到了明显的增强;苦参、地肤子同用具有除湿疗疮之功用;藿香芳香化湿;千里光清热解毒;大黄清热泻火;千里光与大黄配用对减轻皮肤炎症有明显作用。综上所述,全方具有清热祛湿,祛风止痒,杀虫作用,既能够杀灭疥虫,又可祛除风、湿、热、虫蕴结肌肤的病理改变。

医案2 曹升荣.中药内服外洗治疗疥疮80例[J].陕西中医学院学报,2006,31(5):55.

曹升荣采用内服(全蝎、苍术、蚕沙、蝉蜕等)、外洗(花椒、大风子、生石膏、生杏仁、硫黄、大黄)治疗疥疮80例,总有效率100%,认为中药内服外用治疗疥疮具有清热解毒,息风止痒,杀虫,容养肌肤之功效。

张某,男性,21岁。2004年12月3日初诊。病史:全身染有丘疹,剧烈瘙痒,白天劳动时轻,夜间休息后瘙痒难忍,严重影响睡眠,精神不佳,纳差,体弱,曾在卫生所诊治,但病情未见好转,且传染其母及与其接触之人。刻诊:全身皮肤有散在性丘疹,两下肢糜烂,破后流黄水,有蜡样结痂,瘙痒剧烈,有明显抓痕,诊断为疥疮。内服1号方、外洗2号方各10剂,1号方为内服药:全蝎10g,苍术10g,蚕沙10g,蝉蜕10g,地肤子12g,丹皮12g,蒲公英30g,生苡仁30g,甘草6g。文火慢煎,取汁500ml,分3次温服。2号方为外洗方药:花椒、大风子、生杏仁、荆芥、防风、硫黄、白矾各10g,生百部15g,大黄18g,煎汤外洗,每日数次,且每天换洗内衣及被单。病告痊愈,随访1年,未见复发。

第二节 虫咬皮炎

虫咬皮炎是被致病虫类叮咬,接触其毒液或虫体的毒毛而引起的一种皮炎,较常见的致病害虫有蠓、螨、隐翅虫、刺毛虫、跳蚤、虱类、臭虫、飞蛾、蜂等。其特点是皮肤上呈丘疹样风团,上有针尖大小的瘀点、丘疹或水疱,呈散在性分布。

一、病因病机

人体皮肤被昆虫叮咬接触其毒液,或接触虫体的有毒毛刺,邪毒侵入肌肤,与气血相搏;或禀性不耐,过敏而成本病。

二、临床表现

本病多见于昆虫滋生的夏秋季节,好发于暴露部位,尤以小儿及青少年多见。皮损以丘疹、风团或瘀点为多见,亦可出现红斑、丘疱疹或水疱,中央常可见有刺吮点,散在分布或数个成群。由于搔抓而水疱破裂,引起糜烂,有的可引起继发感染或局部臖核肿大。自觉奇痒,灼热红肿或疼痛,一般无全身不适,严重者有畏寒发热,头痛,恶心,胸闷,呼吸困难等全身中毒症状。因虫类不同,其皮损表现也有差异。

1. **蠓虫皮炎** 蠓虫属昆虫纲、双翅目、蠓科。俗称"小咬""墨蚊"或"蠓拍子",口器为刺吸式,种类繁多,全世界有 1000 多种,我国吸血的蠓有 400 多种,其中以库蠓、细蠓与人的关系较大,分布全国各地,尤其林区多见。蠓的生活史分卵、幼虫、蛹、成虫四个时期。常生水塘、沼泽、树洞、石穴的积水及荫蔽的潮湿土壤,寿命约 1 个月,卵产于湿土、静水、树洞等处,以幼虫或卵越冬。临床表现皮损多见于下肢小腿、足背或前臂、两耳、面部等露出部位,皮疹疏散分布,自觉奇痒难忍,被叮咬部位的皮肤可出现两种类型的损害,分别为速发型风团与迟发型风团,局部出现瘀点和黄豆大小的风团,奇痒,个别发生水疱,甚至引起丘疹性荨麻疹(图 5-3)。

2. **螨虫皮炎** 皮损主要为粟米到黄豆大小的红色丘疱疹,或为紫红色的肿块或风团,有时可见到虫咬的痕迹,或因搔抓而有抓痕和血痂。本病多发生在夏秋温暖潮湿季节,被叮咬后先感局部皮肤瘙痒,尤以夜间为甚,为持续性剧痒,局部出现水肿性红斑、丘疹、丘疱疹、风团,中央常见有虫咬的瘀点。先发生于身体接触部位或露出部位,以后侵及衣服被覆部位,以颈、躯干多见,上肢次之,面部和下肢少见。重者皮疹可泛发全身,出现不同程度的全身症状,如发热、头痛、乏力、气喘、腹泻等,1 周左右皮疹开始消退,瘙痒减轻,留下色素沉着斑片,常因搔抓而出现抓痕、血痂、湿疹样变或继发感染、局部淋巴结肿大,病程迁延数日不愈(图 5-4)。

3. **隐翅虫线状皮炎** 皮损多呈线状或条索状红肿,上有密集的丘疹、水疱或脓疱。自觉灼热、疼痛。皮疹常发生于面颈、胸、背、上肢、下肢等露出部位,男女老幼均可受侵,当毒虫开始侵犯皮肤时有爬行感或异物感,用手搔抓或翻身压死毒虫,由于毒液的刺激,2～4 小时后皮肤上出现点状、条索状红肿,发痒,逐渐有灼热疼痛感,约 12 小时后皮肤上出现水疱,多为透明的薄疱,有的发展为脓疱或灰黑色坏死,在皮损周围可出现鲜红色丘疹或水疱,呈点状或片状,常因搔抓引起鲜红色糜烂面。若侵犯眼睑时致眼睑红肿,睁不开眼,若污染毒液的手抓到外阴可出现局部片状红斑。病程 1～2 周,以后干燥脱痂而愈,留有色素沉着或浅表瘢痕。皮损的严重程度取决于毒虫的种类数目和机体的反应状态,轻者仅为点状或条索状淡红斑,重者可出现广泛大面积的糜烂面或浅层的皮肤坏死。皮肤有瘙痒、灼痛或者出现发热、头痛、头晕、恶心淋巴结肿大等全身症状,若继发感染则使病情加重。

4. **桑毛虫皮炎**　皮损为绿豆到黄豆大小的红色斑丘疹、丘疱疹或风团,剧痒。由桑毛虫毒毛刺入皮肤所致。桑毛虫常附着于桑树、杨树的树干、树叶上,其毒毛极小、很易脱落,随风飘浮,侵袭人体而致病。本病多见于江南蚕桑地区,从事采桑、剪枝及采摘果子者易患此病。其特点是在皮肤接触毒毛后的数小时之内,局部皮肤出现剧痒,随即出现绿豆至黄豆大小的鲜红色水肿性斑丘疹或风团,中央可见一小水疱或黑点,即毒毛刺入处。皮疹多发于颈、胸、背及上肢暴露部位,数目可自数个至数百个,严重者可弥漫全身。患者自觉奇痒难忍,尤以入睡时为甚。搔抓后可出现糜烂、结痂和鳞屑。病程一般1~2周。

5. **松毛虫皮炎**　皮损为斑疹、风团,间有丘疹、水疱、脓疱、皮下结节等。不少患者伴有关节红肿疼痛,甚至化脓。但脓液培养无细菌生长。由松毛虫毒毛刺入皮肤释放毒液所致。松毛虫寄生于松树上,有倒刺状小棘,刺入皮肤后不易拔出。患者多数是在农业劳动时直接接触毒毛或被毒毛污染的柴草、肥料、水源等而致病。本病除可引起皮炎外,还可引起骨关节炎等损害。皮炎的特点与桑毛虫皮炎相似,但松毛虫引起的症状常更为严重,同样伴有剧烈的瘙痒。

6. **刺毛虫皮炎**　由刺毛虫毒毛刺入皮肤所致。刺毛虫俗称羊辣子,生活于树林、草地上,全身有无数毒刺,当刺伤皮肤后,其刺中的毒液即可进入皮肤而致病。当人体被刺毛虫刺伤后,初感局部瘙痒、刺痛,如火灼感。久则外痒内痛。在刺伤部位的中心,起一米粒至豌豆大或更大的风团样皮疹,周围绕以红晕。此红晕经6~7小时后即行消失,遗留下米粒至黄豆大的红色斑丘疹,时时作痒。常因搔抓而感刺痛,痛虽轻但很不舒服,同时斑丘疹又可转为风团样反应。这样反复发作,经1~2周始能完全消失。

7. **蜂螫皮炎**　皮肤被刺伤后立即有灼痒和刺痛感,不久局部红肿,发生风团或水疱,中央被螫伤处有一瘀点,如多处被螫伤,可产生大面积显著的水肿,有剧痛。如眼周围被螫伤使眼睑高度水肿。口唇被螫,口腔可出现明显的肿胀或伴发全身性风团。严重者除有局部症状外还出现不同程度的全身症状,如畏寒、发热、头晕、头痛、恶心、呕吐、心悸、烦躁或出现抽搐、肺水肿、虚脱、昏迷或休克,常于数小时内死亡或经数日后死亡。因此,遇有全身症状的患者要及早进行治疗。

三、诊断依据

1. 好发于小儿及青少年多见,一般于温暖季节发病,寒冷季节少见,个别患者常年不缓解。

2. 皮损以1~2cm直径大小红色丘疹、风团或瘀点为多见,亦可出现红斑、丘疱疹或水疱,皮损中央常可见有刺吮点,散在分布或数个成群。多见于腰、背、臀、四肢,常呈不规则性群集而不融合。

3. 自觉瘙痒剧烈,一般无全身症状,严重者有畏寒发热,头痛,恶心,胸闷,呼吸困难等全身中毒症状。

4. 皮损退后留有色素沉着。

四、鉴别诊断

1. 传染性软疣由传染性软疣病毒引起的病毒性皮肤病,皮疹为 2～4mm 直径的有蜡样光泽的珠状丘疹,顶端凹陷,能挤出乳酪状软疣小体。

2. Hebra 痒疹是以四肢伸侧为主的米粒至绿豆大丘疹,浸润显著,多对称性,可见抓痕、血痂、湿疹化等,常伴淋巴结肿大。

3. 水痘由水痘-带状疱疹病毒引起的急性发疹性传染病,有丘疹、水疱,红晕显著,头皮和黏膜亦有发疹,有的呈黑褐色痂,痒轻,有前驱症状和轻度全身症状。

五、中医特色治疗

本病以预防为主,发病后清热解毒止痒为主要治法,外治是关键。

1. **内治法** 本病外治为主,轻者外治可愈,重者内、外合治。

热毒蕴结证

证候:皮疹较多,成片红肿,水疱较大,瘀斑明显,局部附近臖核肿大;伴畏寒,发热,头痛,恶心,胸闷;舌红,苔黄,脉数。

治法:清热解毒,消肿止痒。

方药:五味消毒饮合黄连解毒汤加地肤子、白鲜皮、紫荆皮,或内服蛇药片。

2. **外治法**

(1)初起红斑、丘疹、风团等皮损,用 1％薄荷三黄洗剂(即三黄洗剂加薄荷脑 1g)外搽。

(2)生于毛发处者,剃毛后外搽 50％百部酊杀虫止痒。

(3)感染邪毒,水疱破后糜烂红肿者,可用马齿苋煎汤湿敷,再用青黛散油剂涂搽;或外用颠倒散洗剂外搽。

(4)松毛虫、桑毛虫皮炎可用橡皮膏粘去毛刺,外涂 5％碘酒。

(5)蜂螫皮炎,先拔去毒刺,火罐吸出毒汁,消毒后外用紫金锭磨水涂。

综上,上述昆虫叮咬所致瘙痒,治疗的原则是消炎止痒。轻者局部外用止痒剂,常用的有炉甘石洗剂、1％酚或薄荷炉甘石洗剂、5％明矾或硫黄炉甘石洗剂、樟酚搽剂、虫咬药水(浓氨水 10ml,薄荷脑 2g,香料适量,75％酒精加至 100ml),以及市售成药玉树油、清凉油、风油精等。重者可内服抗组胺药,亦可用蒲公英 15g,银花 12g,生甘草 6g,水煎服。特别严重者可考虑应用糖皮质激素。同时应避免搔抓等不当刺激,以防继发感染。

另有几则验方可供选用:①蛇床子、百部各 25g,50％酒精 100ml。将上药混合浸泡 24 小时,滤渣取液外搽患处,每日 2～3 次。②艾叶 6g,泡水,洗或搽患处,每日 3 次。③生枸杞叶适量,捣烂绞汁,外搽患处。④雄黄、细辛各等量,共研细末,装瓶备用。每用时取 10g,加冷开水调匀,涂搽患处,每日 4 次。

六、西医治疗

1. 外涂 1％～2％薄荷或炉甘石洗剂或多或 5％樟脑乙醇外涂止痒。隐翅虫皮炎外用肥皂水或 1:5000～1:8000 高锰酸钾溶液湿敷,再涂 1:10 聚维酮碘溶液。

2. 内服可选抗组胺药物。

3. 局部外用炉甘石洗剂、皮质类固醇等,继发感染时可外擦 0.5％新霉素软膏等抗生素制剂。

七、预防与护理

1. 消灭臭虫、跳蚤、蚊虫、螨等昆虫,保证生活环境的洁净卫生。或者避免到野外森林、草丛、水边活动,尽可能少地接触致病因素。

2. 注意个人卫生,在春秋季应勤换、勤洗、勤晒床单、被子,夏季换用藤席、竹席等,一定要注意杀虫处理。但需要注意的是,有时使用一些衣物除菌液虽然能有一定的杀虫灭菌的作用,然而其本身的化学成分可能会残留在衣服上,对敏感、娇嫩的皮肤有刺激,反而成为致病的因素。需慎用。最安全而简单的方法就是直接用开水泡洗床单、被子和藤席等,然后再清洗。

3. 儿童户外玩耍,要提前涂防虫叮咬药物。

4. 发病期间避免饮酒,避免摄入刺激性食物如海鲜鱼腥等发物,多饮水,多吃蔬菜、水果,保持大便通畅。

八、经验体会及医案

中医在虫咬性皮炎的防治方面积累了丰富的经验,现介绍如下。

1. 刘伟红采用自制外用药水治疗虫咬性皮炎

中药组成:黄柏30g,地骨皮25g,艾叶25g,茜草20g,黄牛尾根20g,薄荷草30g。其制作方法是将上述各组分的药混合均匀后,用50~70度酒500ml浸泡一周,用纱布将浸泡液滤出即可(注意要密封保存)。治疗虫咬性皮炎90例,其中对轻、中、重型总有效率分别为100%、88%、60%。鉴于该药疗效高、见效快,对人体无毒、无刺激性等优点,因而具有实际应用和推广价值。配方中黄柏清热燥湿、泻火解毒、退热除蒸;地骨皮清热、凉血;艾叶温经止血,散寒止痛,降湿杀虫;茜草凉血止血、活血化瘀;黄牛尾根能活血去瘀、解毒止痒、利尿、通经络;薄荷草有祛风、防腐、消炎、镇痛止痒之功效。上述药物合用起到协同作用,具有活血散瘀、消肿止痛、清热解毒、止血止痒之功效,外用直接治疗局部病灶,借助酒精的作用,药力渗透迅速,解毒止痒、消肿止痛作用快。

2. 王芳采用中药内服外洗治疗小儿丘疹性荨麻疹60例

其中内服药为四君子汤加味:太子参3~10g,茯苓3~8g,白术3~8g,白鲜皮3~6g,茵陈3~6g,刺蒺藜3~6g,地肤子3~6g,甘草2~4g。随症加减纳差者加木香2~4g,白豆蔻2~4g;体虚易感冒者加黄芪3~10g,防风3~8g;有水疱者加苡仁3~8g,土茯苓3~8g;消化不良者加焦山楂3~8g,神曲3~8g;易腹泻者加炒麦芽3~8g,芡实3~8g。根据患儿体重、年龄选择剂量。外洗药:野菊花15g,蒲公英15g,茵陈15g,紫草15g,地榆15g,防风15g,苦参15g。将诸药放入盆中开水煮500ml药液,待冷却后加入山西老陈醋20ml。用纱布冷湿敷患处,每日3次,每次10分钟;晚上外搽湿疹霜。结果发现60例患儿中经内服中药3~5剂及外用药1周后,治愈28例,好转32例,无一例未愈。对好转患儿继续调整用药,继续内服中药5~10剂后治愈20例,好转12例。丘疹性荨麻疹属中医学"水疥"范畴,是春秋季节儿童常见多发的皮肤病。病因多因先天禀赋不足或胎中遗热,加之饮食不调、昆虫叮咬以致虫毒湿热诸邪聚结肌肤,复感风邪而发。儿童为"纯阳"之体,在发病过程中,热病多,寒病少,加之脾胃虚弱。故选用四君子汤加味以健脾和胃,祛风止痒。方用四君子汤健脾利湿,其中白鲜皮、刺蒺藜、地肤子清热利湿,祛风止痒。再根据病情随症加减,配合外洗药和外搽药膏共奏健脾利湿、祛风止痒之效。内服外洗,标本同治,内外兼顾,故显良效,且药价低廉,更适合在基层推广。

3. 岳运青等运用火针联合针刺治疗丘疹性荨麻疹的典型医案 岳运青,陈安静,胡丽萍,等.火针联合针刺治疗丘疹性荨麻疹的理论浅析[J].成都中医药大学学报,2016,39(4):87-91.

邱某,女,21岁,学生。因"全身风团伴瘙痒1周余"于2015年7月25日初诊。患者自诉10余天前外出游玩后双上肢出现散在如粟米样大小风团,当时未予以重视,随后腰腹部及双下肢开始出现多处黄豆大小的风团,皮损中央有小水疱,伴强烈瘙痒,抓挠水疱破后结痂,反复发作。经当地医院诊断为"丘疹性荨麻疹",予以"西替利嗪口服液""复方甘草酸酐片""外擦炉甘石洗剂"(具体药量不详)治疗。经治疗后腰腹部瘙痒症状稍减轻,但四肢处皮损症状未见明显好转。近2日来皮损仍反复发作,四肢均有新发皮损,瘙痒加重。为求进一步治疗,特来就诊。刻诊:全身可见散在粟米样至黄豆样大小的红色丘疹,腰腹部丘疹处水疱结痂,少量脱皮,四肢可见散在黄豆样大小丘疹,丘疹中央可见水疱及少量渗出。纳可,寐差,二便调。舌红苔黄腻,脉滑。中医诊断为水疥,辨证为湿热蕴脾。西医诊断为丘疹性荨麻疹。治则:清热除邪,健脾祛湿。采用火针(取穴:局部皮损及其周围)结合传统针刺(取穴:曲池、血海、风市)治疗。火针联合针刺施治过程:患者取仰卧位或俯卧位,充分暴露患病部位。操作前明确患者有无禁忌证,告知施术流程以消除顾虑。患处常规消毒后点燃酒精灯,选用三头火针,将火针放置在灯焰上并缓缓移动,使针从针尖到针体能够均匀受热,至针烧红或烧到发白为度。以握笔姿势持针,在针仍处于发红的状态下快速刺入患者丘疹皮损处,粟米样大小伴水疱的皮损点刺水疱处,黄豆样大小水疱皮损围刺水疱,在人体表皮轻点刺后提离,疾入疾出。同时于曲池、血海、风市予以传统针刺,留针30分钟。隔日治疗1次,10次为1个疗程。治疗结束后嘱患者针刺部位24小时内禁止碰水,注意预防感染。针刺部位可能有轻微瘙痒,发红属正常现象,不可用手抓挠,清淡饮食。治疗3次后,腰腹部丘疹基本消退,瘙痒缓解,予以维持原方继续治疗。第7次治疗后,患者腰腹部丘疹完全消退,四肢丘疹基本消退,瘙痒感明显减轻,未见新发丘疹,皮损中央处水疱基本结痂。予以停止腰腹部火针治疗,余治疗同前方。1个疗程结束后,患者原皮损处见少量瘢痕及色素沉着。1个月后随访,患者诉丘疹未见复发,瘢痕及色素沉着基本消退。

4. 王根林等自拟润燥止痒油治疗虫咬皮炎(丘疹性荨麻疹) 王根林,周海燕,曹译文,等.自拟润燥止痒油治疗皮肤病医案三则[J].贵阳中医学院学报,2015,37(1):68-69.

患儿李某,女,6岁。2013年8月10日初诊。主诉:双小腿起丘疹伴瘙痒5天。患儿诉5天前双小腿被虫叮咬后起丘疹,伴瘙痒,未予正规治疗。诊时双小腿外侧散在分布红色风团样丘疹,呈纺锤形,瘙痒,遇热加重。诊断:虫咬皮炎。辨证属风、热、虫、毒邪浸淫肌肤,气血运行不畅之证。治宜清热解毒,祛风止痒。嘱患儿用润燥止痒油外涂,方药组成:生地黄5g,秦艽5g,甘草10g,香油4两,将上药浸入香油中一昼夜,文火炸至金黄,去滓备用,每日3~4次。3天后患儿丘疹变小,渐为平坦,由红色转为暗淡,痒感减轻。外涂6天后皮疹消失,痒感消失,病已痊愈。按:丘疹性荨麻疹为皮肤科常见病,其发病原因多为蚊虫叮咬,或环境变化,或某些食物过敏引起。西医治疗以抗过敏药物为主。中医学认为本病因感风、热、虫、毒邪,邪毒浸淫肌肤,与气血相搏而发病。润燥止痒油中,取秦艽祛风止痒,生地清热凉血活血,甘草清热解毒、泻火消肿,麻油解毒消肿,诸药物合用共奏良效。现代药理学证实,甘草中的有效成分甘草甜素、甘草次酸等具有肾上腺皮质激素样作用,抗炎及抗变态反应作用及解毒作用,无明显刺激性。生地有类激素作用,而秦艽也有抗炎镇痛、调节免疫作用。故本案用此药证相符,疗效良好。

第三节 虱 病

虱病是指由头虱、体虱和阴虱所引起的传染性皮肤病。

一、病因病机

虱是体外寄生虫,能引起皮肤病的主要为人虱,具有刺吸型口器,以吸血为食。虱是一种无翅的小昆虫,为永久性体外寄生虫,根据寄生部位的特异性可将虱分为头虱、体虱和阴虱。分别寄生于人的头皮、内衣和阴毛上,都可伴有剧烈瘙痒。

虱喜夜间或人静时吸血,在吸血的同时释放唾液中的毒汁,其毒汁和排泄物均可引起皮肤炎症。虱叮咬还可传播斑疹伤寒、回归热、战壕热等传染病,虱病可通过直接或间接接触传染。

中医对该病早有认识。明《外科正宗》谈到:"阴虱又名八脚虫也。"清《疡医大全》也描述了其传染性:"此虫最易传染,得此者,勿近好人,近之则好人即生此虫,不可不慎。"《医宗金鉴·外科心法要诀》对该病的病因病机进行了阐述,对其症状进行了形象的描述:"此疮一名八脚虫,生于前阴毛际内,由肝肾气浊生热,兼淫欲失洗、不洁搏滞而成,瘙痒难忍,抓破色红,中含紫点。"

二、临床表现

临床表现因个体及部位的不同而存在差异。

1. 头虱多累及儿童,偶有成人受累。头虱寄生于头部,在毛根之间的头皮上可见成虫,发干上常能看到针头大小的白色虱卵,少数患者眉毛、睫毛上也可发现。虱叮咬的皮肤可出现丘疹、瘀点。自觉头皮瘙痒,常因剧烈搔抓头皮而出现渗出、血痂或继发感染,甚至形成疖或脓肿,局部淋巴结肿大。久病者头发干燥、无光泽。

2. 体虱寄生于人体的贴身内衣上,尤其裤裆、衣缝、被褥缝及皱折处。皮肤被叮咬后出现红斑、丘疹或风团,中央有一小出血点,常因搔抓而发生抓痕、血痂、皮肤苔藓化、色素沉着或继发感染。

3. 阴虱寄生于阴毛,偶见于腋毛或眉毛,可通过性接触传播。皮损为表皮剥蚀、抓痕、血痂或毛囊炎,部分患者外阴散在分布直径 0.5cm 左右的青蓝色瘀斑,内裤上常可见到污褐色血迹。自觉瘙痒剧烈(图 5-5)。

三、诊断依据

1. 有接触传染源的历史。

2. 临床表现虱子因寄生部位不同和形态上的差异,可分为头虱病、体虱病和阴虱病。

(1)头虱病:在头发上易发现头虱及虱卵,自觉剧痒。常因抓破而有血或有渗出,以至头发粘连成束,并有臭味。有头发的部位均可生虱子,但以枕后及耳后较多,少数可寄生于胡须、睫毛处。头虱长约 2mm,藏于发中或附于发上,虱卵则均粘在发上,呈白色,比针头还小。本病多见于卫生条件较差的妇女及儿童。虱叮咬处出现红斑、丘疹或皮下瘀血等损害,患者感觉剧痒,常因搔抓引起表皮剥脱或继发化脓感染,少数病人可引起全身性的瘙痒。

(2)体虱病:体虱及虱卵常隐藏在内衣缝或被褥的皱褶处。虱咬处可见红斑或水肿样丘疹、风团。因奇痒搔抓可出现抓痕、甚至继发感染。体虱较大,淡灰色,通常隐蔽在裤腰、裤裆、领襟的衣缝内及皱褶处或被褥上,有时可能在躯干的皮肤或短毛上发现。体虱寻食时以喙器刺入皮肤吸吮血液,叮咬后会有剧痒,常在肩胛、腰部、臀部、肩部或颈部有体虱叮咬引起的红斑、丘疹或风团,中央有一出血点。可因搔抓而发生多种多样的继发性改变。患者常因奇痒而影响睡眠,减低工作效率。本病主要见于冬季。

(3)阴虱病:阴虱主要寄生在外阴阴毛上,阴部有明显瘙痒,在叮咬部位可发生出血性色素沉着,常可在患者浅色内裤上发现小红点。阴虱病主要通过性接触传染,常和其他性病同时存在。夫妻常同时患病,而以男性多见。阴虱聚居在阴毛上,偶可栖居在腋毛甚至睫毛或眉毛上。阴虱有长时间静止的习惯,其口器插入一处皮肤可连续数日不更换位置,而且边吸血边排粪,加上机械性刺激,引起剧痒。叮咬处发生丘疹、血痂,易继发湿疹、毛囊炎等。有时被叮咬处可见豆大或指甲大青斑。此外,在毛囊口可找到阴虱,毛干处可找到铁锈色虱卵。

3. 肉眼检查或显微镜直接镜检可以查找到虱或虱卵。

四、鉴别诊断

1. **疥虫感染** 疥虫是一种传染性极强的寄生虫,肉眼无法看见。患者接触过的物品都有可能被接触感染。疥虫喜欢夜间活动,晚上瘙痒明显,其特征性皮疹位于指间、阴囊等处,有特征性隧道、丘疹与小丘疱疹。

2. **滴虫感染** 滴虫是一种极微小有鞭毛的原虫生物,用肉眼无法看到,须在显微镜下观察,一般多由性接触而感染。它仅发生于泌尿生殖道系统,主要是阴道、尿道及前列腺。男性感染阴道毛滴虫后大多无症状,但女性大多有症状,表现为阴道恶臭的黄绿色分泌物,并有外阴刺激症状等。

3. **外阴皮肤瘙痒症** 无原发性损害,无青色斑,找不到阴虱和虱卵。阴虱病常可并发其他性传播疾病,如淋病和梅毒等。

4. **其他** 需与多种疾病相鉴别,如体虱、疥疮、脓疱疮、脂溢性皮炎、外阴瘙痒症和接触性皮炎等。

五、中医特色治疗

1. **头虱** 先用煤油与植物油等量混匀外搽,或以50%百部酊(百部、酒精)外搽,然后用温开水、肥皂清洗,最后用密篦子将虱和虱卵篦尽,最好将头发完全剃去并焚毁。

2. **体虱** 除衣被煮沸外,可用25%百部酊(百部、酒精),外搽。

3. **阴虱** 剃除阴毛,外擦25%~50%的百部酊(百部、酒精)、雄黄膏(雄黄、氧化锌、凡士林),或凉开水调银杏无忧散呈糊状,外涂;皮损处可以石菖蒲煎水,或颠倒散洗剂(大黄、硫黄、石灰水),外洗。

六、西医治疗

治疗虱病的剧烈瘙痒,根本方法是消灭虱子和虱卵。头虱患者,男性应剃头后搽药。可用50%百部酊(百部100g浸于烧酒200ml内配成)或20%苯甲酸苄酯乳剂搽遍头皮及头发,每日2次,第3日用大量热水、肥皂洗头,即可将头虱全部杀死。第4、5日再用5%～10%稀醋酸涂搽各2次,则虱卵也可被杀死。女性先用密篦子将虱及其卵篦尽,再用棉球浸透上述药液塞入发丝内。衣虱患者用大量热水、肥皂沐浴,换上无虱衣服,换下的衣、被、枕套等煮沸消毒。消灭阴虱最好剃毛,然后用热水、肥皂清洗相关皮肤,再用50%百部酊、1%升汞酊或25%苯甲酸苄酯乳外涂,每日2次,连续3日。治疗后内裤、被套应同时消毒,夫妻同病者应同时治疗。

其次还要采用对症治疗。局部可用5%硫黄炉甘石洗剂外搽止痒,尚可酌情服用镇静安眠药或抗组胺药以镇静止痒。继发感染者可外用抗生素软膏。

七、预防与护理

虱病有较强传染性,若患虱病应做好隔离措施,做好消毒工作,在治疗的时候一定要做到夫妻同治。虱病并非非常难治的疾病,但是它会对人们的生活造成巨大的不良影响,不仅会危害患者身体上的健康,还会造成精神上的困扰。所以,一定要做好以下一系列的虱病预防措施,以此来保护好自己,以免遭受到虱病的侵害。

1. **注重环境卫生**　虱子在一些阴暗潮湿的环境下容易大肆繁殖,所以大家要做好环境卫生的相关工作。对于一些脏乱差的角落和缝隙,应该定期进行清理和打扫,有条件的话还可以经常做一些整体环境的消毒处理。

2. **禁止不洁性行为**　这个预防措施主要是针对阴虱而言的,阴虱一般出现在人体的阴部,并且有一些阴虱是会通过性行为从一个人身上传播给另外一个人。所以,应该大力禁止不洁净的性行为,避免因此而染上虱病。

3. **注意个人卫生,不共用贴身物品**　对于头虱和体虱的预防,主要就是要保持一个良好的卫生习惯,勤洗头勤洗澡勤换衣物。当去往一些公共场所的时候,例如澡堂和泳池等地方,不要与他人共用毛巾和一些贴身衣物,以免感染。

八、经验体会及医案

中医在虱病的方面积累了丰富的经验,疗效显著。

1. **杨丽等采用中药煎汤外洗**

中药组成:蛇床子30g,百部20g,苦参、白鲜皮各50g,黄柏25g。水煎后坐浴,每日1次,每次30～40分钟,3天后复查。在治疗期间要求夫妻或性伴侣同诊同治,禁止性生活,浴衣、浴巾、内衣裤开水烫洗,被褥暴晒。治疗1个疗程后复查,肉眼及毛发镜检均未见阴虱的成虫、虫卵或虫壳,随访半个月无复发者为痊愈。本组63例,随访半个月均无复发而确诊为痊愈,并且在治疗期间未出现用药不适的现象。方中百部、蛇床子祛风燥湿杀虫,特别是百部的水浸液,对阴虱具有较强的杀灭作用,苦参、白鲜皮祛风燥湿杀虫止痒,黄柏清热燥湿泻火解毒,诸药合用相辅相成,增加了杀虫止痒解毒燥湿之功效,即现代医学上杀虫杀菌抗炎脱敏止痒作用,而达到最好的疗效。因该方疗效显著,价格低廉,使用方便,无毒副作用,并且无需剃除毛发值得临床推广。

2. **吴伯聪自拟百部汤治疗阴虱病52例**

中药组成百部50g,苦参30g,黄柏30g煎汤而成,由上而下擦洗阴部,勿使擦洗后的脏水流回原液,每次擦洗10～15分钟,1日2次,连用2日即可。52例患者中47例一次性治愈,随访半年无复发。中医学认为,本病因房事不洁,复感湿热之邪,湿热久郁阴部则生虫,虫淫作痒,则出现抓痕、血痂;湿热充于腠理,则浸淫肌肤,故而阴部皮肤出现潮红、丘疹、糜烂、渗液、湿疹。百部汤由百部、苦参、黄柏组成。百部灭虱杀虫,既能杀死虱子又能杀死虱卵,据现代研究,还有抗菌、消炎、抗过敏作用;苦参、黄柏均能清热燥湿、抗菌疗疮,苦参又善止痒杀虫,助百部灭虱止痒疗疮,黄柏泻火解毒,为治男子阴疮糜烂的良药。三药协同,药专力宏,既灭阴虱,又能治阴虱引起的继发感染及其他皮肤病。验之临床,治疗阴虱病疗效确切,未发现毒副作用,且使用方便、价廉易行。

3. 张晓燕等运用中药外洗治疗阴虱病 37 例　张晓燕,王英淑,于诗洋. 中药外洗治疗阴虱病 37 例[J]. 中国民间疗法杂志,2010,18(7):21.

张晓燕等运用中药外洗治疗阴虱病 37 例,效果显著。中药组成:百部 30g,苦参 30g,蛇床子 30g,川椒 15g,黄柏 15g。将上药加水 1000ml,浸泡 30 分钟,水煎去渣,用汤汁涂洗感染部位。每日 2～3 次,每次 30 分钟,至少持续 1 周以上,直至皮肤瘙痒控制为止。每次外洗后更换内衣裤。污染的内衣裤和床上用品应煮沸灭虱,每日日光暴晒被褥。对于密切接触者,特别是对其性伴侣,都应检查治疗。治疗期间应防止重复传染,夫妻同治,忌房事及辛辣食物。

验案:患者,男,38 岁,因与他人共用床褥衣物而患阴虱之症,奇痒难忍,苦不堪言。来我院就诊,经检查为阴虱所致。用上述中药处方外洗,早晚各 1 次,4 天后瘙痒症状消失。嘱其预防知识和消毒措施,防止传染他人。复查时未见虫卵及阴虱,巩固治疗 1 周,随访半年未见复发。

自拟方中百部性苦甘,微温,有小毒,内服润肺止咳,外用灭虱杀虫止痒。百部对阴虱有强力的杀灭作用,是治疗阴虱病的要药。苦参、蛇床子燥湿杀虫;川椒杀虫止痒;黄柏清热消炎。诸药合用,共奏解毒燥湿、杀虫止痒之效。此方疗效可靠,成本低,简便易行,安全无不良反应,是治疗阴虱病的良方。

4. 瞿伟等运用百部酊治疗阴虱病 42 例

百部酊的配制方法为百部 250 g,制粗粉,加 75％医用酒精 800 ml 浸泡,一周后滤取浸泡液,再加适量酒精浸泡过滤,洗涤残渣,75％酒精加至 1000 ml 摇匀,即可分装,每瓶 100 ml。用药前将阴毛全部剃除,在治疗期间,每日更换内衣裤并煮沸消毒,暴晒被褥。擦药方法以局部涂擦,每日 2 次,用药 3 天后洗澡一次。连续外擦 1 周后观察疗效。夫妻同治时暂禁性生活。治疗 1 周后瘙痒症状消失,镜检未见阴虱成虫、若虫、虫卵或卵壳,随防 1 个月无复发者为治愈,否则为未愈。42 例均获治愈。

按语:百部为百部科植物蔓生百部的干燥块根,含有百部碱、百部次碱及异百部次碱等多种生物碱,这些生物碱能减退动物呼吸中枢的兴奋性,起到杀虫作用。百部性苦甘、微温、有小毒,并有抗菌、消炎、抗过敏作用,外用对阴虱及虱卵有较强的杀灭作用。本方法治疗阴虱病 42 例均治愈,疗效显著,简便实用,未见不良反应发生,值得临床选用。加强对患者的宣传教育是预防和控制本病的关键。患者应洁身自好、杜绝非婚性接触、注意个人卫生,保持阴部清洁,一旦发现阴毛上有寄生虫或外阴瘙痒应及时就诊。

5. 李博鉴主任医师对阴虱的诊治经验　梁宝慧,赵庆新. 李博鉴主任医师对阴虱的诊治经验[J]. 光明中医,1999,14(85):24-25.

张某,男,52 岁,一周前突感阴部瘙痒,搔抓后局部出现淡红色丘疹,血痂搔破后有渗出,误认为湿疹,自涂四黄膏,无效。近日瘙痒加剧,前来就诊。李老命其褪去内裤,即见阴毛上附有数个约 1mm 灰白色或淡红色阴虱(吸血后虱体变红),且有灰白色阴虱卵,确诊为阴虱。追问其有不洁性交史,患者默认。令其剃去阴毛和肛周的毛发,治疗期间穿一次性纸内裤,每天换一次,然后患处外洗并敷用百部散:百部150g,蛇床子60g,苦参50g,黄柏40g,地肤子30g,加水1500ml,煎至1200ml,先熏后洗患处约15分钟,连用7天,病人即告痊愈。随访未见复发。

按语:虱,又名八角虱、八角虫、八脚虫等。凡寄生在阴部及肛门周围体毛区域,谓阴虱病,中医学称为阴虱疮或八脚虫疮,该病名始见于《外科证治全书》。李老认为本病主要因交媾不洁,相互染著,乃至阴虱叮咬皮肤而致,以外治为主,杀虫灭卵至为重要。但在染毒成脓时,可酌予内治。外洗敷用百部散,百部甘苦而平,灭虱杀虫;蛇床子辛苦而温,外用燥湿杀虫;苦参,苦寒,祛风杀虫止痒;黄柏,苦寒,清湿热,泻火毒;地肤子,苦寒,清热止痒,全方共奏解毒杀虫止痒之效。李老认为通过外治,使药物有效成分直接与患处接触浸润,易于吸收,大大提高临床疗效。

第6章

物理性皮肤病

第一节 日光性皮肤病

光是一种连续的电磁波,具有波粒二相性,波长以 nm(10^{-9} m)为单位,且波长越长,穿透力越强而能量越小。日光中能引起皮肤病的有紫外线(UV)和可见光,UV 根据波长不同可分为 UVC、UVB 和 UVA,其中 UVB 和 UVA 是引起光敏性皮肤病的主要作用光谱,UVB 主要累及表皮,UVA 主要累及真皮。正常皮肤对光有一定的防御功能,其机制包括对光线的反射和折射及皮肤成分对光的吸收(主要是黑素细胞)。

日光(主要是 UV)照射对皮肤的影响包括免疫抑制、光老化、诱导肿瘤和导致光敏性皮肤病等,后者的发生机制包括光毒性反应和光变态反应,二者可同时存在或以其中一种为主,临床上有时不易区分。

光毒性反应是一种非免疫反应,是由光能产生的毒性物质(如单线态氧、超氧阴离子自由基等)、炎症介质(如趋化因子、蛋白酶等)直接作用于皮肤引起,可发生于任何个体。临床上可分为急性光毒性反应和慢性光毒性反应,前者主要是 UVB 的作用,一般发病急、病程短、消退快,病变主要在表皮,表现为晒斑、红斑、水肿甚至水疱。水肿或水疱主要是由 UVB 和 UVA 长期反复照射所致,病变主要在真皮及血管,表现为皮肤的光老化和光致癌作用等。

光变态反应是一种由光能参与的免疫反应,只发生于少数具有光敏素质的个体。某些光敏物质吸收光能后可形成半抗原,并与体内大分子结合形成完全抗原,后者诱导淋巴细胞介导的迟发性超敏反应。根据发病时间可分为速发型光变态反应(如日光性荨麻疹)和迟发型光变态反应(如多形日光疹)。光敏物可分为内源性(如卟啉)和外源性(如某些药物、食物等)。

一、日光性皮炎

日光性皮炎也称为日晒斑或日晒伤,是一种主要由 290～320nm 的中波紫外线(UVB)照射局部皮肤引起的急性光毒性皮肤反应,可以认为是皮肤对日光照射产生的一种急性炎症反应。

(一)病因病机

皮肤接受了超过耐受量的紫外线,以 UVB 为主。皮肤经紫外线过度照射后,细胞中蛋白质和核酸吸收大量的紫外线产生一系列复杂的光生物化学反应,局部产生多种活性物质,如 IL-1、IL-6、TNF、组胺、前列腺素等。这些物质弥散入真皮,引起血管扩张、细胞浸润等炎性反应,从而引起表皮、真皮的炎症反应。发病情况视日光强度、暴晒时间及个体皮肤敏感性而异。

(二)临床表现

长期室内工作者突然短期室外劳动,或野外长途行军或进行较久的日光浴后易发生,浅肤色人群易发,在高山、雪山、海滩等环境易发,春末及夏季多见。多发生在暴晒日光后 2~12 小时内。皮损一般局限在曝光部位,初发皮损为鲜红至猩红色水肿性斑,边缘鲜明,重者可起水疱,局部自觉灼痛。皮损广泛时可有全身不适、寒战和发热等全身症状。数天后红斑和水肿消退,继以脱屑和暂时性色素沉着(图 6-1)。

临床分为两期:

1. 一度晒伤 局部皮肤于日晒后出现弥漫性红斑,境界清楚,24~36 小时达高峰,72~120 小时后逐渐消退,留色素沉着及脱屑。

2. 二度晒伤 局部皮肤日晒后肿胀,甚至出现水疱或大疱,疱壁紧张,内容物为淡黄色浆液。有灼痛或刺痒甚,可伴有心悸、恶心、呕吐等全身症状。

(三)诊断依据

1. 皮肤受到强烈日光暴晒后数小时内发病。

2. 好发生在暴露部位皮肤,如面、颈、耳、手臂等处。

3. 表现为局部皮肤弥漫性红斑、水肿,严重时可发生水疱,甚或大疱。

4. 自觉患处灼热,干燥、微痒或刺痛。衣着摩擦处灼痛。

5. 轻症者皮疹在 1~2 天由鲜红逐渐转变暗红,继而脱屑、消退,遗留不同程度色素沉着。

6. 日晒面积广泛且病情较重者可伴有全身不适、发热、恶心、心动过速等全身反应。

7. 见于春末夏初,肤色浅者易得病。

(四)鉴别诊断

1. 接触性皮炎 有过敏源或刺激物接触史,皮疹主要发生在接触部位。

2. 植物日光性皮炎 食用特殊植物(如灰菜)后经受日晒而发病。

3. 烟酸缺乏症 病史中有导致营养缺乏的因素,除皮疹之外有胃肠道症状和神经精神症状。

(五)中医特色治疗

1. 辨证论治

(1)内治法

①风热湿毒证

治则:疏风清热,利湿解毒。

方药:《医方集解》普济消毒饮加减。桑叶 12g,薄荷 10g,香薷 12g,黄芩 10g,牛蒡子 15g,桔梗 12g,板蓝根 30g,生山栀 12g,蒲公英 10g,炙僵蚕 12g,生甘草 6g。

②热入营血

治则:凉血清营,清热解毒。

方药:《医方集解》清瘟败毒饮加减。鲜生地黄 30g,丹皮 12g,赤芍 12g,黄芩 10g,生山栀 12g,生石膏 30g,知母 12g,玄参 10g,连翘 12g,桔梗 10g,生甘草 10g。水煎服,每日 1 剂。

(2)外治法

①未破溃或红肿,小水疱轻度渗出者,用蒲公英、野菊花或生地榆,马齿苋适量煎汤待冷后湿敷,每次 30 分钟,每日 3~4 次,亦可外搽三黄洗剂。

②局部糜烂,化脓,坏死者,九一丹掺在青黛膏上敷贴,每日1次。

③选用炉甘石洗剂(炉甘石、氧化锌、甘油、氢氧化钙溶液)、三黄洗剂等,湿敷。

④可用生肌白玉膏、甘草油(甘草、麻油,或用人中黄)、青白散水调。外涂。

2.专方验方

(1)越婢加术汤,麻黄10g,生石膏50g,苍术12g,生甘草12g,生姜3片,大枣7枚,水煎服,每日1剂。

(2)蒲公英60g,煎汤代茶喝。

(六)西医治疗

应避免暴晒,烈日下外出前可在暴露部位外用物理性遮光剂如5%二氧化钛霜,也可选用含对氨基苯甲酸或二苯甲酮等成分的化学遮光剂,可根据个人皮肤色型选择遮光剂的日光保护指数(SPF)。

外用药物治疗原则为消炎、安抚、止痛。急性期红斑水肿皮损用3%硼酸溶液或生理盐水冷湿敷,外用炉甘石洗剂,严重者可用冰牛奶湿敷。有全身症状者可口服抗组胺药、非甾体类抗炎药,严重者可用糖皮质激素。

(七)预防与护理

1.经常参加户外活动,使皮肤中产生黑色素,增强皮肤对日晒的耐受性。

2.外用避光剂,如反射性遮光剂,15%氧化锌软膏,5%二氧化钠软膏。

(八)经验体会及医案

医案1 李廷保.何炳元教授运用龙胆泻肝汤治疗皮炎类皮肤病验案3则[J].新中医,2010,42(1):98-99.

王某,女,50岁,2005年6月23日就诊。主诉:面部、手部出现红斑痒、水肿4天。患者近日阳光下外出散步,适逢炎热季节,随后面部、手部局部出现弥漫红斑水疱,灼热痒。诊见:口苦心烦,头晕,舌红、苔黄,脉滑数。西医诊为日光性皮炎;中医诊为日疮,证属湿毒热,蕴蒸肌肤。治以热除湿,清解毒,化瘀凉血,方用龙胆泻肝汤加减。处方:金银花、龙胆草各20g,栀子、藿香、佩兰、连翘、生地黄、滑石、鸡血藤、紫花地丁、蒲公英、当归、白鲜皮、甘草、乌梅、防风各10g,细辛6g。5剂,每天1剂,水煎服,分2服。二诊:服上方后,红肿、水疱、瘙痒等症状减轻。如法续服5剂,诸症痊愈。患者平时外用防晒霜。后电话随访,未见复发。

按:日光性皮炎相当于中医学之风毒肿、日晒疮、晒斑,是日光暴晒或过度照射后,使人体局部暴露部位出现红斑、丘疹、水肿、水疱的急性皮肤炎症。本案患者由暴晒后湿热毒蕴肌肤所致,证属暑湿毒热,蕴蒸肌肤,治宜清热利湿,清暑解毒,化瘀凉血。方中藿香、佩兰芳香化浊,清热祛暑;金银花、连翘清热解毒凉血;甘草、滑石清利湿热解毒;紫花地丁、蒲公英清热解毒,消炎止痛;防风、白鲜皮祛风止痒;当归、鸡血藤养血活血;乌梅、生地黄养阴生津;栀子、龙胆草清热利湿;乌梅、细辛、防风、甘草组合有抗过敏作用;甘草调和诸药。诸药合用,清暑解毒,芳香化湿。配伍特点是:清热凉血,解毒利湿,消肿止痒,喜用药对,效果颇佳。

何教授认为,在临床上应注意以下几个方面:①明确发病原因,避免强光照射,合理使用护肤霜;②注意发病多为春夏季,善用清暑药对藿香与佩兰;③治疗时加重清热解毒药用量;④重视局部和全身,内服和外用相结合治疗。

医案2 周宝宽,周探.皮炎外治验案[J].辽宁中医药大学学报,2013,15(7):21-22.

李某,男,23岁。2008年7月29日初诊。后背皮肤晒伤5小时。8小时前,裸露上身在烈日下低头工作,工作 3 小时后觉后背灼热疼痛,家人告知后背晒伤,外涂清凉油,无明显缓解,来协和中医门诊求治。诊见:后背可见约 A4 打印纸大一块皮损,境界清楚,弥漫性潮红、肿胀、水疱、糜烂、灼痛,口渴,小便短赤;舌红,苔薄白,脉数。西医诊断:日光性皮炎(二度晒伤)。中医诊断:晒疮。辨证:光毒灼肤。治法:清热解毒,凉血疏风。方药:自拟烫伤汤外洗。烫伤汤组成:白及、地榆、淡竹叶、煅石膏各 20 g,紫珠、紫草、金银花、大青叶、栀子、生甘草各 10 g。水煎外洗,每日 2 次,每次 10 分钟。交替使用收敛消疹散拌红霉素软膏,每日外涂 1 次。大量饮用葡萄糖盐水,每天 3000 ml 左右。2 天后,红退,肿消,糜烂渗出收敛。又用 3 天愈。

按:禀赋不耐,腠理不密,日光长久暴晒,阳毒外侵,灼伤皮肤,发为日光性皮炎。治宜清热解毒,凉血疏风。烫伤汤中白及收敛止血,消散血热之痈肿,可治疗烧烫伤;紫珠凉血收敛止血,清热解毒,治烧烫伤;地榆凉血止血,解毒敛疮,为治水火烫伤之要药;紫草清热凉血,活血,解毒透疹,可治水火烫伤;金银花清热解毒,疏散风热;大青叶清热解毒,凉血消斑;栀子清热利湿,泻火除烦,凉血解毒;淡竹叶清热泻火,除烦;煅石膏敛疮生肌,收湿,可治烫伤;甘草解毒,调和诸药。

二、多形性日光疹

多形性日光疹(polymorphous light eruption)是一种获得性、特发性、间歇性反复发作的光敏性皮肤病。可能为一种迟发型过敏反应。致病光多为 UVA,也可以同时由 UVA 和 UVB 引起。

(一)病因病机

目前认为本病是一种日光诱发的迟发型变态反应性皮肤病,其发生也可能与遗传、内分泌、微量元素、代谢异常等有关。

(二)临床表现

发病有明显的季节性,一般发生于春季和夏季。好发于中青年女性的曝光部位(如面部、颈后、颈前 V 形区、手背和前臂伸侧),而头发及衣物遮盖部位多不累及。皮损呈多形性,常见的有小丘疹、丘疱疹,也可表现为水肿性红斑、大丘疹或斑块,对每一位患者而言,常以一种皮损为主。瘙痒显著。多无其他全身症状,易反复发作(图 6-2)。

(三)诊断依据

1. 病史 患者多在春季或夏初日晒后数小时至 5 天内发病,到秋冬季节消退,慢性病程,可持续多年。有发生类似病史的过去史且多次病的皮疹表现类似。经常有类似发病的家族史。

2. 临床表现 日晒后在面部、颈、胸前和手臂等暴露部位感觉刺痒,继而发生红斑、丘疹、水肿等多种形态皮疹。慢性皮肤损害可以出现苔藓样变,伴有紫癜或毛细血管扩张。

3. 性别 多发生在青年女性。

4. 特点 皮肤紫外线红斑反应试验结果异常表现为红斑反应发生时间推迟、强度增加和持续时间延长,并且在红斑消退后出现皮疹等。

5. 光激发试验异常 UVA 或 UVB 照射皮肤后诱发皮疹。

(四)鉴别诊断

1. 日晒伤 属于急性皮肤反应,病程短。

2. **种痘样水疱病** 暴露部位(鼻背、部、耳翼、手青背)日晒后发生红斑、黄豆大小暗红丘疹与丘瘤疹,水疱中心有脐凹,形成糜烂。消退后留凹陷性萎缩瘢痕,青春期后病情缓解。

3. **卟啉症(红细胞生成性原卟啉症)** 本病为常染色体显性遗传,有家族史。青春期前发病,日晒后暴露皮肤灼热感与红斑,急性期为红色水肿性斑片,慢性期为浅表蜡样瘢痕。

4. **红斑狼疮(DLE 和 SCLE)** DLE 皮损有黏附性鳞屑和瘢痕,SCLE 皮疹分布广泛,常伴有全身症状和免疫指标异常。皮损病理组织学具有特征性。

(五)中医特色治疗

1. 风热袭表证

症状:皮损发于面、颈等暴露部位,可为红斑、丘疹或风团样丘疹,颜色鲜红,大小不一,境界清楚,日晒加重,灼热、瘙痒,舌红,苔黄,脉浮数。

治则:清热凉血,疏风止痒。

方药:凉血消风汤加减。

2. 湿热郁蒸证

症状:皮损潮红肿胀,表面有丘疹水疱,糜烂渗液,结痂脱屑,日晒加重,避免后减轻,自觉灼热、瘙痒,舌红,苔黄腻,脉滑数。

治则:清热利湿,祛风止痒。

方药:龙胆泻肝汤加减。

(六)西医治疗

应避免暴晒,外出时可应用遮光剂防止紫外线过度照射。易感者也可在每年春季发病之前进行预防性光疗,先用小剂量紫外线照射皮肤,以后逐渐增加剂量以提高皮肤对光线的耐受力。

1. 外用药物治疗 应根据皮损性质和部位选用药物及剂型,可外用糖皮质激素,但应避免使用焦油类等潜在光敏物质。

2. 内用药物治疗 以口服抗组胺药为主,但应避免使用氯苯那敏、异丙嗪等光敏药物;症状明显、反复发作者可口服烟酰胺、氯喹或羟氯喹,β-胡萝卜素对部分患者有效;严重者可口服糖皮质激素或硫唑嘌呤。

(七)预防与护理

1. 防晒 多形性日光疹的预防措施有哪些?关键的问题是防晒,而且动手要早。特别是对阳光照射比较敏感的人,外出时一定要采取防护措施,如撑阳伞或戴遮阳帽,穿长袖衣、长筒裤,着浅色服装。SPF 值越高,产生过敏的概率也越大,所以应根据具体情况适当选用。

2. 锻炼 经常参加户外锻炼可以增强体质、增强皮肤对紫外线的耐受能力,可采取循序渐进的方法,开始时间不要太长,选择早晚阳光不太强的时候,逐渐延长时间,长期坚持会慢慢收到效果。

(八)经验体会及医案

周宝宽自拟疏风消疹汤、凉血消疹汤、清热除湿消疹汤、疏肝活血消疹汤分别治疗不同证型的多形性日光疹,验案如下。

医案 1 周宝宽.审证求因治疗多形日光疹[J].辽宁中医药大学学报,2012,14(5):12-13.

吴某,女,21 岁。2008 年 6 月 6 日初诊。病史:面颈暴露部位起丘疹 1 个月。自诉 5 年间,每到春夏之季,面颈等暴露部位日晒后起丘疹,入冬好转。刻诊:面部、颈部均可见黯红色稍隆起的浸润性红斑,自觉瘙痒;舌质红,苔薄黄,脉浮数。西医诊断:多形日光疹。中医诊断:日晒疮。辨证:风热阻肤。治法:疏风清热。方药:自拟疏风消疹汤。药用:荆芥10g,牛蒡子10g,蝉蜕10g,菊花10g,浮萍20g,连翘10g,刺蒺藜10g,生甘草5g。口服及湿敷。二诊:上方用7剂。丘疹大部分消退。上方继续口服及湿敷。三诊:上方又用14剂,丘疹全部消退,只有局部色素沉着。随访2年未见复发。

禀赋不足,腠理不密,如遇风热及日晒导致风热凝滞肌肤。荆芥、牛蒡子、蝉蜕、浮萍疏风散热;菊花疏风散热解毒;连翘清热解毒,消痈散结,疏散风热;刺蒺藜疏风止痒;甘草调和诸药。全方共奏疏风清热、消疹止痒之功。

医案2 周宝宽.审证求因治疗多形日光疹[J].辽宁中医药大学学报,2012,14(5):12-13.

秦某,女,32岁。2008年5月9日初诊。病史:面部起丘疹1个月。自诉1个月前因日晒,面部起丘疹,肿痒。刻诊:面部及颈部V形区、手背均可见红色斑片,红肿,自觉瘙痒;舌质红,苔薄黄,脉数。西医诊断:多形日光疹。中医诊断:日晒疮。辨证:血热挟风。治法:清热凉血,解毒祛风。方药:自拟凉血消疹汤。药用:生地黄20g,牡丹皮10g,当归10g,牛蒡子10g,蝉蜕10g,刺蒺藜10g,连翘10g,金银花10g,大青叶10g,生甘草5g。口服及湿敷。二诊:上方用7剂,丘疹明显消退,瘙痒减轻,二便通畅。上方继续口服及湿敷。三诊:上方又用14剂,丘疹消失,只有局部色素沉着,随访2年未见复发。

按 素体血热,外感风邪及日晒,毒热内侵,蕴伏血络,肌肤失养。方中牛蒡子、蝉蜕、刺蒺藜疏风清热止痒;生地黄滋阴凉血生津;牡丹皮清热凉血,活血散瘀;当归养血活血;连翘、金银花、大青叶清热解毒;甘草调和诸药。全方共奏凉血活血,解毒祛风之功。

医案3 周宝宽.审证求因治疗多形日光疹[J].辽宁中医药大学学报,2012,14(5):12-13.

王某,女,19岁。2008年5月21日初诊。病史:面部及双手起水疱、糜烂10天。自诉2年间,每逢5月,暴露部位皮肤起丘疹、水疱及糜烂。刻诊:面部、手背、前臂伸侧均有丘疹、水疱、糜烂、结痂,患处潮红;舌红,苔黄腻,脉滑数。西医诊断:多形日光疹。中医诊断:日晒疮。辨证:湿热蕴肤。治法:散风清热,除湿止痒。方药:自拟清热除湿消疹汤。药用:牛蒡子10g,蝉蜕10g,浮萍15g,苦参10g,苍术10g,白术10g,薏苡仁20g,连翘10g,黄柏10g,马齿苋20g,生地黄10g,炙甘草5g。口服及湿敷。二诊:上方用14剂,水疱、糜烂收敛,部分皮疹消退。上方又用7剂愈。随访2年,未见复发。

本例为素体禀赋不耐,湿热内蕴,复感日光热毒,内外合邪,湿热蕴结肌肤。方中牛蒡子、蝉蜕、浮萍疏风清热止痒;黄柏、苦参清热燥湿;苍术燥湿健脾,祛风湿;白术补气健脾,燥湿;薏苡仁利水渗湿健脾;生地黄滋阴凉血生津;连翘、马齿苋清热解毒;甘草调和诸药。全方共奏散风清热、除湿止痒之功。

医案4 周宝宽.审证求因治疗多形日光疹[J].辽宁中医药大学学报,2012,14(5):12-13.

张某,女,40岁。2008年6月1日初诊。病史:面部起丘疹3年。自诉3年间,每年夏季,暴露部位起丘疹,瘙痒,深秋好转。刻诊:面部、颈前V形区、双手背均可见米粒至黄豆粒大的丘疹、结节,有的已苔藓样变,瘙痒;烦躁易怒,两胁胀痛;舌质黯红有瘀点,苔薄白,脉弦细。西医诊断:多形日光疹。中医诊断:日晒疮。辨证:肝郁血瘀。治法:疏肝活血。方药:自拟疏肝活血消疹汤。药用:柴胡10g,郁金10g,栀子10g,白术10g,薄荷5g,桃仁10g,红花10g,当归10g,鸡血藤10g,白鲜皮10g,刺蒺藜10g,连翘10g,炙甘草5g。口服及湿敷。二诊:上方用7剂,结节变小,丘疹减少,苔藓处变薄变软。肝郁症状明显减轻。上方继续口服及湿敷。三诊:上方又用7剂,皮疹消失,局部色素沉着。又用7剂愈。随访2年,未见复发。

病程日久,肝气郁结,血行不畅通形成肝郁血瘀。方中柴胡、郁金、薄荷疏肝解郁;白鲜皮、刺蒺藜疏风止痒;白术健脾益气;当归养血活血;鸡血藤行血补血化瘀;桃仁、红花活血祛瘀;连翘解毒消痈;甘草调和诸药。全方共奏疏肝活血、祛风止痒之功。

第二节　慢性光化性皮炎

慢性光化性皮炎的病因不明确,与长期慢性光暴露有关,可能是一种光线刺激或过敏,或化学药物光线过敏造成的慢性皮肤损害。

一、病因病机

1. 在长波紫外线(UVA)、中波紫外线(UVB)照射下发生淋巴细胞介导的迟发型超敏反应,但在光敏物已经脱离或除去后,仍然存在慢性持久性光过敏状态。

2. 老年患者皮肤组织细胞中氧自由基形成过多导致老化现象,使外来过敏源不易被排除,促使光敏性增高。

3. 某些光敏物如化妆品、清洁剂中的香料、防腐剂、化学染料、焦油、酒精,某些药物补骨脂、磺胺类药物、四环素及灰菜等均可引起本病。

4. 免疫调节紊乱。

5. 色氨酸代谢障碍导致内源性光敏物产生。

6. 皮肤成纤维细胞对紫外线的易感性增高。

二、临床表现

慢性光化性皮炎多见于50岁以上的男性,女性很少发病。皮损好发于面、颈、前臂伸侧和手背等光暴露区域,但亦可泛发于上臂、躯干至整个上、下肢等非暴露区域。有众多色素斑点,皮纹增粗,皮沟深,皮肤发硬,表面可以有鳞屑,可有色素紊乱,皮肤老化很明显。皮损于急性发作期呈小片状红色丘疹、丘疱疹或弥漫性红斑水肿,可伴有渗出,然后浸润增厚呈苔藓样斑块(图6-3)。

三、诊断依据

1. 发生在曝光部位的慢性皮肤炎症,可以发展延伸到周围非暴露部位。

2. 男性、室外工作者多见,有长期日光暴露史,部分患者有长期外用或接触化学品历史。很少发生在50岁以下人群。

3. 皮疹为慢性湿疹样改变:包括皮肤红斑,浸润增厚形成斑块,急性加重时皮损鲜红、水肿、出现丘疹与小水疱。慢性期皮损暗红,苔藓化增厚,表面鳞屑,境界清楚。

4. 好发生在面部、颈项部、手背:面部皮损可在前额等处形成融合性斑块,结节使皮肤皱纹减少,外观呈半透明状,形成狮样面。皮损长期存在不消退。

5. 光敏感试验中,最小红斑量测定患者对 UVB 或 UVA 反应异常敏感。光激发试验或光斑试验可呈阳性。

6. 组织病理改变为慢性湿疹改变,也可以类似假性淋巴瘤样浸润。

四、鉴别诊断

1. **皮炎湿疹**　发生部位与光暴露无关,与接触过敏或刺激物有关,光敏感试验无异常。

2. **多形性日光疹**　光接触后急性发病,表现为皮疹加重与消退间歇出现,有明确季节性,皮疹可以完全消退。

3. **种痘样水疱病**　发生在儿童,光暴露部位(鼻背、额部、耳翼、手背)日晒后发生红斑、暗红丘疹与丘疱疹,水疱中心有脐凹,消退后留凹陷性萎缩瘢痕。青春期后病情缓解。

4. **其他需要鉴别的疾病**　包括毛囊黏蛋白病、麻风、脂溢性皮炎等。

五、中医特色治疗

(一)辨证论治

1. 热毒炽盛证

治则:清热凉血解毒。

方药:犀角地黄汤合黄连解毒汤加减。药物组成:水牛角、生地黄、牡丹皮、赤芍、黄连、黄芩、黄柏、栀子、生石膏、竹叶等。或具有同类功效的中成药(包括中药注射剂)。

2. 湿毒蕴结证

治则:健脾除湿解毒。

方药:清脾除湿饮加减。药物组成:白术、茯苓、山栀、茵陈、生地黄、黄芩、苍术、泽泻、连翘、甘草等,或具有同类功效的中成药(包括中药注射剂)。

3. 血虚风燥证

治则:养血润燥、祛风止痒。

方药:当归饮子加减。药物组成:生地黄、白芍、当归、川芎、制首乌、白蒺藜、荆芥、防风、甘草等,或具有同类功效的中成药(包括中药注射剂)。

4. 气滞血瘀证

治则:疏肝理气、活血化瘀。

方药:丹栀逍遥散合桃红四物汤加减。药物组成:牡丹皮、栀子、柴胡、茯苓、白术、桃仁、红花、生地黄、赤芍、当归、川芎、地肤子、白鲜皮、乌梢蛇、甘草等,或具有同类功效的中成药(包括中药注射剂)。

(二)中药提取物治疗

根据病情选择中药提取物治疗,病情较轻的可选用甘草提取物制剂,病情较重的可同时联合使用雷公藤类药物制剂。

(三)其他中医特色疗法

以下中医疗法技术适用于所有证型。

1. 中药外治

(1)中药溻渍:选用甘草等中药煎煮取汁,纱布浸入药水敷于患部,每日 4～5 次。

（2）中药汽化冷喷：中药局部湿敷后用冷喷机对患处汽化治疗。

（3）中药外搽：根据患者皮损特点可选用清热燥湿、润肤止痒、活血消斑等功效的中药溶液、洗剂、软膏等外用。

2. 针灸治疗

（1）体针法：辨证选取天柱、风池、风门、肺俞、百会、尺泽、足三里、太冲等穴，每日1次。

（2）耳穴埋针法：辨证选取肾上腺、神门、肺、大肠、内分泌等穴，用皮内针埋入，每天按压数次，每次压10分钟。

3. 耳穴压豆　辨证选取肾上腺、神门、肺、大肠、内分泌等穴，将中药王不留行籽置于小块胶布中央，然后贴在穴位上，嘱患者每日按压穴位数次，每次压10分钟。

六、西医治疗

1. 查找并减少光敏感性药物或化学品，尽可能减少光接触。

2. 皮损急性期外用皮质类固醇激素乳膏及对症治疗。

3. 羟基氯喹0.1～0.2g，1日2次口服，或氯喹0.125g，1日2次。用药时应注意不良反应，定期眼科检查，同时口服烟酰胺、B族维生素等。

4. 严重病例可以使用沙度利胺、环孢素A等，使用前需认真分析使用这些药物的利弊。

5. 长期外用维A酸（tretinoin）可能减弱皮肤光损伤，甚至有可能逆转皮肤日光损伤反应。

七、预防与护理

1. 严格避光，避免人工紫外线光源如荧光灯、石英灯、电焊弧光等。

2. 外出应戴宽边遮阳帽、打遮阳伞、穿长袖衣裤、使用宽谱遮光剂等。

3. 避免接触和摄入光敏物，如菠菜、油菜、芥菜、雪菜、苋菜、芹菜、小白菜、刺儿菜等富含呋喃香豆素的蔬菜；喹诺酮类、磺胺类及四环素类抗生素、香豆素类（如甲氧沙林）、部分抗肿瘤药（如长春花碱）、部分抗真菌药（如灰黄霉素）、部分抗组胺药物（如扑尔敏、异丙嗪）及某些中药（如白芷、补骨脂）等；忌食辛辣刺激食物。

4. 避免搔抓，以免继发感染。

八、经验体会及医案

医案　时悦，单敏洁. 全虫方加减治疗顽固性瘙痒性皮肤病医案举隅[J]. 北京中医药，2014，33(8)：638-639.

患者，男，66岁，2012年10月10日初诊。患者面颈、手背、四肢红斑，剧烈瘙痒反复2年余。患者于2010年6月始因"光敏性皮炎"曾在南京中医药大学附属医院皮肤科2次住院治疗，并于2010年12月因病情加重，皮损弥漫潮红，肥厚浸润，予皮损病理活检，诊断为"慢性光化性皮炎"。期间口服皮质激素甲泼尼龙片、多种抗过敏药及中草药煎剂，外用多种皮质激素药膏，病情时缓时重。就诊前2周患者因服用野菜病情复发，全身泛发红斑，瘙痒难忍。皮肤科检查：前额、面颈、手背见暗红或灰黑色浸润性斑块，上附鳞屑痂皮，胸背弥漫性红斑，水肿浸润，苔藓样变，皮肤干燥，瘙痒剧烈。患者夜不能寐，烦躁易怒，渴不欲饮，便干。舌红，边有瘀斑，苔黄腻，脉弦数。中医诊断：日晒疮，证属肝郁气滞、湿热瘀阻。治宜全虫方加减，方药组成：全蝎 10g,皂角刺 15g,刺蒺藜 15g,威灵仙 15g,苦参 15g,苍术 15g,白鲜皮 15g,黄芩 15g,黄柏 15g,青蒿 20g,水牛角 15g,乌梢蛇 10g,制大黄 10g,三棱 10g,莪术 10g,香附 10g,灵磁石 30g,六一散（包）10g。14 剂,水煎服,每日 1 剂。并予上药方第 3 煎药剂浸浴,搽皮肤屏障修复乳,皮损处外用大风子酊和皮质激素药膏卤米松。半月后患者复诊,皮损大部分消退,留有色素沉着斑。继宗上法,2 个月后病情控制,皮损全消退,患者能正常工作,随访至今未复发。

第三节 痱 子

痱子(miliaria)亦称粟粒疹,是汗孔闭塞导致皮肤内汗液潴留的一组疾病。

一、病因病机

在高温闷热环境下汗液的浸渍、角质层过度脱脂及表皮较多的细菌繁殖均能导致汗孔闭塞、汗液排泄受阻,汗管破裂,汗液外渗周围组织而发病。

二、临床表现

依据汗管损伤和汗液溢出部位的不同可分为以下 4 种类型。

1. **白痱** 又称晶形粟粒疹(miliaria crystallina),由汗液在角质层或角质层下汗管溢出引起。好发于卧床不起、术后体虚、高热患者的躯干和间擦部位。皮损为成批出现的针尖至针头大小的浅表透明水疱,表面无潮红,疱壁薄容易破裂。无自觉症状或有轻微瘙痒。1～2 天内吸收,遗留极薄的细小鳞屑。

2. **红痱** 又称红色粟粒疹(miliaria rubra),由汗液在表皮螺旋形的汗管处溢出引起。可发于除掌跖外的身体任何部位,尤以额、颈、躯干处为甚。皮损为密集排列的针头大小丘疹、丘疱疹,周围绕以红晕。伴有瘙痒和灼热感,搔抓后可致皮肤破损和继发感染如毛囊炎、疖等。

3. **脓痱** 又称脓疱性粟粒疹(miliaria pustulosa),多由红痱发展而来。好发于幼儿皮肤皱襞处及头颈部。皮损为针头大的浅脓疱或脓性丘疱疹,细菌培养结果常为无细菌生长。

4. **深痱** 又称深部粟粒疹(miliaria profunda),阻塞的汗管在真皮-表皮交界处破裂,表皮汗管常被反复发作的红痱破坏使汗液阻塞在真皮内而发生。多累及热带地区反复发生红痱者。好发于躯干,也可波及肢体和面部。皮损为密集的、与汗孔一致的非炎性丘疱疹,出汗时皮疹增大,皮肤可因汗腺导管阻塞而致出汗不畅或无汗(图 6-4)。

三、诊断依据

根据发病季节、典型皮损等可以确诊。

四、鉴别诊断

本病需与夏季皮炎、急性湿疹等进行鉴别。

五、中医特色治疗

1. **辨证论治**

(1)暑湿蕴结型

治法:清暑利湿,散热解毒。

方药:芦根 30g,茵陈 15g,藿香 10g,黄芩 10g,竹叶 10g,滑石块 20g,荷梗 10g,生薏米 30g,西瓜翠衣 10g,六一散 30g。

(2)湿热郁蒸型

治法:清热利湿,透表散热。

方药:杏仁 10g,滑石块 20g,通草 10g,竹叶 10g,香薷 10g,黄连 10g,厚朴 10g,藿香 10g,冬瓜皮 15g,生薏米 30g,茯苓 10g。

(3)暑湿夹毒型

治法:清暑解毒。

方药:双花 15g,连翘 15g,黄连 10g,黄芩 10g,生地黄 30g,菊花 15g,栀子 10g,丹皮 15g,茅根 15g,藿香 10g,生石膏 30g,六一散 30g。

2. 单方成药

(1)绿豆适量,煮水代茶饮。

(2)六一散适量冲水代茶饮。

3. 局部治疗

(1)马齿苋 30g,煎水外洗,后扑撒痱子粉。

(2)蒲公英 30g,败酱草 30g,车前草 15g,煎水外洗,后扑痱子粉,适用于有脓疱者。

六、西医治疗

1. 外用药物治疗　以清凉、收敛、止痒为原则,洗澡后外用痱子粉或含有薄荷、樟脑成分的粉剂、洗剂,脓痱可外用 2% 鱼石脂炉甘石洗剂、黄连扑粉。

2. 口服药物治疗　瘙痒明显可口服抗组胺药,脓痱外用治疗效果不佳可口服抗生素;也可服用清热、解毒、利湿的中药(如金银花)。

七、预防与护理

1. 保持室内通风、凉爽,以减少出汗和利于汗液蒸发。

2. 衣着宜宽大,便于汗液蒸发。及时更换潮湿衣服。

3. 经常保持皮肤清洁干燥,常用干毛巾擦汗或用温水勤洗澡。

4. 痱子发生后,避免搔抓,防止继发感染。

八、经验体会及医案

桑雅清等运用鲜薄荷外用治疗小儿红痱进行疗效观察,先用温水将患儿皮肤擦洗干净,然后取鲜薄荷 15～30g 捣烂成汁,取汁涂于患处,早晚各 1 次,涂汁处皮肤略有清凉感,经 3～5 分钟自然吸收,3 天为 1 个疗程,发现 68 例中显效 49 例,有效 15 例,无效 4 例,显效率 72.06%,总有效率 94.12%。

第四节　冻　疮

冻疮(chilblain)是一种发生于寒冷季节的末梢部位皮肤局限性、淤血性、红斑炎症性疾病。

一、病因病机

长期暴露于寒冷、潮湿的空气中,加上患者末梢血液循环较差为主要发病因素,缺乏运动、手足多汗、营养不良、贫血、鞋袜过紧、户外工作及慢性消耗性疾病,均可为本病诱因。受冻部位的皮下动脉由于寒冷的刺激而收缩,导致血流淤滞、组织缺氧引起细胞损伤,如受冻时间较长,动脉持续痉挛,导致血管麻痹而出现静脉淤血,毛细血管扩张,渗透性增加,血浆渗入组织间隙而引发本病。患者自主神经功能紊乱,部分患者可能与遗传有关,部分患者合并系统性红斑狼疮等自身免疫性疾病,或患有冷球蛋白血症。

二、临床表现

本病易发于初冬、早春季节。各年龄组均可发生,但以儿童、青年妇女或末梢血循环不良者多见。好发于肢端、耳郭、鼻尖等末梢部位。皮损为局限性水肿性紫红斑,按之色退,去压后红色恢复,严重时可有水疱,破溃后形成溃疡。局部有肿胀感,暖热后瘙痒,溃烂后疼痛(图6-5)。

三、诊断依据

1. 初起时表现为局限性红斑或青紫色肿块,触之冷凉,压之褪色。
2. 逐渐肿胀加剧,发生水疱,内含淡黄色或血性浆液。疱破后形成糜烂溃疡,有渗液或结黑色血痂,愈后遗留痕或暂时性色素沉着。
3. 早期无不适感或局部有麻木感,随即有痒、胀和灼热感,暖后尤甚,有溃疡时则感疼痛。
4. 好发生在手足背面、足跟、手指、足趾及耳郭等处,常对称分布。
5. 经常在初冬季节即开始发病,气候转暖可自愈,次年冬季常再发。
6. 多见于儿童、妇女或周围血液循环不良者。
7. 部分患者可能合并自身免疫性疾病,伴有其他寒冷过敏性疾病,或有家族性疾病。
8. 必要时进行冷凝蛋白检查。

四、鉴别诊断

1. **变应性皮肤血管炎** 除足背、足趾发病外,可以发生在小腿等处,与寒冷无直接关系。
2. **多形红斑** 手足、前臂背面水肿性红斑,可见靶样损害。病程较短。可能与单纯疱疹病毒感染或药物过敏有关。

五、中医特色治疗

1. 内治法
治则:温经散寒、活血通络。
方药:方用当归四逆汤或阳和汤。

2. 局部治疗
(1)未破者可用茄子秆、辣椒秆或祁艾、冬瓜皮、桂皮各10g,水煎热泡,每天1~2次,每次30分钟。
(2)已破者可用中药紫色疽疮膏,化毒散软膏。

六、西医治疗

1. 全身疗法

（1）血管扩张药的应用：烟酸 50～100mg，每天 3 次；桂利嗪（脑益嗪）25mg，每天 3 次；硝苯地平（硝苯吡啶）对严重复发性冻疮有效，每次 20mg，每天 3 次，手足损害连用 8 天。

（2）维生素 E，0.1～0.2g，每天 3 次。

2. 局部治疗　原则是消炎，消肿，促进局部血循环。

（1）皮损未破者：可选 10％樟脑醋、10％樟脑软膏、松节油、冻疮软膏、蜂蜜猪油软膏（含70％蜂蜜、30％猪油）等，其中 1～2 种外用，每天 2～3 次，温水浸泡患部后再擦用，并反复揉擦患部，效果较好。也可用茄子秆、辣椒秆或祁艾、冬瓜皮、桂皮各 10g 水煎热泡，每天 1～2 次，每次 30 分钟。

（2）已破溃者：先用 3‰的硼酸水清洗，再用 10％樟脑软膏、冻疮软膏、蜂蜜猪油软膏、10％的鱼石脂软膏等，分泌物多时可用 3‰的硼酸水蒸发罨包。

3. 物理疗法　紫外线红斑量照射每周 2～3 次，于冬季开始时在皮损处照射疗效较好。氦氖激光局部照射，每周 2～3 次，每次 5～15 分钟。音频电疗，每天 1 次，10 次为一疗程，于每年复发前治疗有一定预防作用。

七、预防与护理

加强锻炼与营养，增强体质，促进血液循环，提高机体对寒冷的适应性，寒冷季节应注意局部保暖，手套、鞋袜不宜过紧，受冻部位不宜立即烘烤及用热水浸泡；易受冷部位擦凡士林或其他油脂类，以保护皮肤。常进行局部按摩及温水浴，以改善血循环。

八、经验体会及医案

1. 宋晓莉等运用青鹏软膏治疗红斑性冻疮 52 例

方法：用温水洗净患处，取适量青鹏软膏均匀外涂，用手掌于冻疮局部推揉按摩，着力由小渐大，用力协调，避免擦破皮肤，持续约 3 分钟，至皮肤有温热感，每日 2 次，治疗 1 周。治疗期间不外用及口服其他药物，注意保暖，保持手足干燥。经过 1 周治疗，52 例中治愈 33 例（63.5％），好转 15 例（28.8％），无效 4 例（7.7％）。用药后最快 2 天见效，瘙痒、疼痛感缓解明显，较小皮疹缩小明显。笔者使用青鹏软膏治疗红斑性冻疮，取其既能活血化瘀、改善局部血液循环，又能消肿止痛、抗炎止痒，缓解冻疮导致的肿痛、瘙痒不适，配合适当按摩手法，可促进周围循环血量增加，提高疗效。且软膏采用水包油的剂型，质地细腻、易吸收，可滋润皮肤，能缓解冻疮患者皮肤干燥的症状，避免口服药物的副作用及服用中药汤剂的不便，对冻疮患儿亦可方便使用，且未发现明显不良反应。

2. 李艳等自配冻疮酊治疗及护理冻疮

方法：自配冻疮酊。药物配制：干红辣椒、生川乌、生草乌、桂枝、当归各 100g，红花、细辛各 50g，芒硝 80g，樟脑 50g，95％酒精 3000ml，甘油 200ml（也可以用开塞露）。将辣椒、二乌（研为粗末）、桂枝、当归片、细辛、红花放入酒精内浸泡 2 周，过滤去药渣后，樟脑溶入。芒硝用凉开水 300ml 溶解后加入上酒精药液内，瓶装备用。使用方法：有冻伤史，在寒冷季节快到来之前，用以外擦原冻伤处，每日 1～2 次，可进行预防。如已形成冻疮，用以外擦患处，每日擦

3～4 次，如冻疮处已溃疡，仍可擦溃疡周围，溃疡处按一般溃疡处理。对冻疮较严重的患者，可配合服当归四逆汤。66 例中治愈 44 例，好转 19 例，无效 3 例，总有效率 95.45%。方中以二乌和干红辣椒为君，当归、红花、桂枝、细辛为臣，具有温通血脉，活血通络，改善末梢循环的作用。配合内服当归四逆汤，对四肢厥逆的冻疮更具有标本兼治的作用。

第五节　手足皲裂

手足皲裂是指由各种原因引起的手足部皮肤干裂，既可是一种独立的疾病，也可以是某些皮肤病的伴随症状。

一、病因病机

由于掌跖部位皮肤较厚且无皮脂腺，在日常生活工作中受到摩擦可变得更厚而失去弹性，在干燥季节或环境下由于局部动作对皮肤的牵拉，可产生皲裂。局部皮肤经常摩擦，接触酸、碱或有机溶剂的人群易发本病，某些皮肤病（如慢性湿疹、手足癣、掌跖角化症、鱼鳞病）也易出现皲裂表现。

二、临床表现

好发于冬季，多累及成年手工劳动者的掌跖或经常受摩擦、牵拉的部位。皮损多顺皮纹方向发生。根据裂隙深浅程度可分为三度：一度仅达表皮，无出血、疼痛等症状；二度达真皮浅层而觉轻度疼痛，但不引起出血；三度由表皮深入真皮、皮下组织，常引起出血和疼痛（图 6-6）。

三、诊断依据

1. 好发于手掌、指尖、指屈面及足跟、足外缘等处。
2. 表现为皮肤干燥、角化增厚，皮纹明显，沿皮纹出现直线或微弯曲的裂口，重者裂口可深达皮下，可有出血。
3. 自觉干燥、疼痛。
4. 好发于冬季，春暖时恢复，但翌冬又可再发。

四、鉴别诊断

1. 接触性皮炎有接触致敏原历史，发病部位较局限，起病迅速或有反复加重情况。
2. 手部湿疹病变出现湿疹化，如皮损剧痒、渗出、丘疱疹等。
3. 手足癣趾间浸渍、丘疱疹，瘙痒剧烈。
4. 掌跖角化症具有先天性发病特点，常年发病，双侧对称。可有家族史。

五、中医特色治疗

1. 内治法

（1）当归丸：每次 10 粒（浓缩丸），每日 3 次。

（2）八珍丸：每次 9g，每日 2 次。

（3）阿胶补浆：每次 20ml，每日 3 次。

2. 外治法

(1)紫归治裂膏或伤湿止痛膏外贴。洗足、手时不必揭掉,保持局部湿润。

(2)白及粉 15g,生猪板油 60g,拌和外涂。

(3)鱼肝油外涂。或者直接涂抹杏仁肤脂。深层滋润干裂皮肤。

(4)地骨皮 30g,白矾 15g。水煎取汁,加入白矾溶化后浸泡患处,一日一次,拭干后再涂以万花油软膏或蛤蜊油等,可滋阴润肤生肌。

(5)苍术 30g,白及 30g,骨皮 30g,红花 10g。将上述药水煎取汁约 1500ml,倒入盆中,趁热将患处浸泡于药液中,每次 10~20 分钟,每日 1 剂,每剂可用 2 次,可收敛生肌。

(6)验方:桂枝 25g,红花 12g,盐附子 12g,白及 15g,鹅不食草 12g,加水煮成热药水,将热药水对患处、皲裂部位进行泡洗,3 天 1 剂为 1 个疗程。

六、西医治疗

1. 以局部外用治疗为主 在睡前热水泡洗后,外涂 5% 水杨酸软膏或 10%~20% 尿素软膏、0.025%~0.1% 维 A 酸膏等。

2. 角化过度的严重病例 可以在用热水泡洗后外涂角质剥脱作用较强药膏(如复方水杨酸软膏、20% 尿素软膏)并予以封包过夜,连用数日,直至角化过度层变薄。

七、预防与护理

1. 手足皲裂是冬季较为常见的一种皮肤病,在干燥寒冷的季节宜多吃油脂。

2. 病程较长或年老患者应该增加营养,适当多吃一些猪肝、猪皮、羊肉、阿胶、鱼肝油丸之类食品。

3. 由于冬季气候寒冷干燥,出汗较少,皮肤易干裂起皱,因此应特别注意手和足部的防寒保暖,经常用温热水泡洗,外搽护肤品,以免发生冻疮而加剧手足皲裂。

4. 平时生活中还应注意饮食多样化,多吃水果和蔬菜,多饮水,适量摄入富含蛋白质的食物,保持皮肤的水分和弹性,这样就可预防手足皲裂的发生。

八、经验体会及医案

苏宪英等使用愈皲凝胶治疗手足皲裂症 31 例

药物组成:人参、白及、甘草,按照 1∶1∶1 的比例混合。将上药烘干研细末,过 120 目筛,加入卡波姆适量作为辅料,加热搅拌调成凝胶。由长春中医药大学附属医院制剂室加工而成。使用方法:先以温热水洗泡手足局部 5~10 分钟,然后将愈皲凝胶轻轻涂抹至皲裂局部,每日 3 次。涂抹药物后皲裂局部尽量减少摩擦,并避免接触酸、碱、有机溶剂。以上用药方法连续用药 2 周为 1 个疗程,共观察 2 个疗程。31 例中治愈 12 例,显效 10 例,有效 7 例,无效 2 例,总有效率 93.55%。愈皲凝胶以人参、白及、甘草三味中药组成,其中人参大补气血,生津止渴;白及收敛止血,消肿生肌;甘草能够补脾益气,润肺,调和诸药。

第六节 褶 烂

褶烂(intertrigo)又称摩擦红斑、间擦疹。

一、病因病机

皮肤的皱褶部位由于温热、出汗、潮湿引起角质层浸渍,活动时使皮肤相互摩擦刺激而产生浅表性皮肤炎症。

二、临床表现

本病多发于湿热季节。好发于婴儿和肥胖成人的皱褶部位(如颈、腋下、乳房下、腹股沟、臀沟、指和趾缝等处)。皮损初起为境界清楚的鲜红或暗红斑,表面潮湿,分布与相互摩擦的皮肤皱褶一致,如不及时处理,皮损表面可出现丘疹、水疱、糜烂、渗出,严重者可出现溃疡。自觉瘙痒或灼痛。若继发念珠菌感染,则白色浸渍更加显著,并可出现卫星状丘疹;若继发细菌感染则可出现脓性分泌物并有灼痛(图6-7)。

三、诊断依据

1. 多发生于湿热季节。
2. 好发于小儿及肥胖成人。间擦皮炎的皮损限于皱褶部位,如颈前、腋窝、乳房下、腹股沟阴囊皱襞等处。
3. 损害处皮肤潮湿多汗,潮红肿胀,表皮浸渍,容易形成糜烂与浆液渗出。损害境界清楚,范围与相互摩擦的皮肤皱褶面相一致。
4. 若合并感染时周围可见红晕及可伴有附近淋巴结炎或淋巴管炎。
5. 自觉痒感及灼痛。

四、鉴别诊断

1. **股癣**　皮损周边可见丘疹与丘疱疹、鳞屑,真菌直接镜检阳性。
2. **湿疹**　患处可见红斑、丘疹、水疱等多形损害,病程长,反复发作。
3. **白色念珠菌病**　发生在小儿颈部、股部皱褶处,皮肤浸渍,可见丘疹、鳞屑。真菌镜检阳性。

五、中医特色治疗

1. 内治法

中医辨证属湿热蕴积,热重于湿。治以清热利湿佐以凉血。方以清热除湿汤加减。瘙痒明显加白鲜皮、苦参;渗出、浸渍明显加马齿苋、茯苓;伴发脓疱加蒲公英、金银花、龙葵。

中成药方面,渗出明显者属湿热蕴积,热重于湿,用龙胆泻肝丸、二妙丸、萆薢渗湿丸以清热利湿;红斑重属血热风盛、湿毒瘀结,用皮肤病血毒丸、石蓝草合剂、湿毒清胶囊、除湿丸以清热利湿解毒,凉血活血散瘀。

2. 外治法

本病外治以收敛、祛湿、干燥为原则,可以马齿苋洗剂或清热消肿洗剂或皮肤康洗液稀释后外洗,也可以外涂炉甘石洗剂或1%薄荷三黄洗剂,或用青黛粉、滑石粉、松花粉、痱子粉、止痒粉(滑石、炉甘石、冰片)、青蛤散(黄柏、青黛、煅蛤壳、煅石膏、轻粉)外扑。

六、西医治疗

治疗主要为局部治疗,方法如下。

1. 用 Burow 溶液湿敷渗出性病损,每天 3～4 次。

2. 皱褶部位撒上干燥粉剂,并以吸湿性棉布隔开。

3. 外涂炉甘石洗剂可起安抚和干燥作用。红斑时可撒布粉剂,如硼酸滑石粉、痱子粉、松花粉外扑;或搽硼酸乳膏后再撒粉剂。

4. 初期可用糖皮质激素或激素抗生素洗剂或霜剂,或凝胶剂涂患处,每天 2～3 次。然而要避免长期使用。

5. 新生儿皮肤褶烂可用鞣酸软膏治疗。处方:鞣酸 100g,甘油 200g,焦亚硫酸钠 2g,蒸馏水 20ml,单软膏 678g,经加热、搅匀配制成鞣酸软膏 1000g。

6. 伴有局部感染者,可用敏感的抗生素治疗。

7. 糜烂渗液时,先用 1∶8000 高锰酸钾溶液或 3% 硼酸溶液清洁局部后扑粉,或用 2% 硼酸溶液湿敷,亦可用紫草地榆油外涂后再扑粉。有感染者,可在油膏中加抗菌药物如呋喃西林等。

8. 落屑期可用洗剂,如炉甘石洗剂、2% 冰片或 5% 白矾炉甘石洗剂。

七、预防与护理

1. 生活和工作的地方应保持凉爽和干燥,使用电风扇或空调是有益的。

2. 衣服需要轻质、宽大,并有吸湿性,避免穿毛料、尼龙及合成纤维。

3. 洗澡、淋浴以保持皮肤皱褶部位清洁干燥,每天 2 次扑痱子粉或滑石粉。

4. 避免使用封包性油膏、刺激性软膏或化妆品。

5. 在尿便失禁病例,可用有保护作用的软膏、洗剂、粉剂或霜剂。需长期卧床的重症患者用 0.002% 碘伏液擦浴可预防皮肤褶烂。

八、经验体会及医案

多运贵自拟五味散治疗婴儿褶烂 5 例

方药组成:黄连 10g,黄柏 8g,苦参 2g,炉甘石粉 4g,密陀僧粉 6g。先将前 3 味药研细末过筛,然后将余下 2 味与上药调匀备用。1 个疗程治愈 4 例,不到 2 个疗程(10 天)治愈 1 例。总有效率 100%。

验案:张×,男,7 个月,于 2005 年 5 月 15 日就诊。因天气炎热,患儿肥胖,好哭,不断出汗,颈部褶襞处出现鲜红和暗红色斑,渐发生痒感和灼痛,患儿年幼不语,烦躁不安。逐渐出现患处水肿,表皮浸渍变白剥脱、糜烂,其渗出液伴有臭味。曾外用药粉、药水,内服药片均无效,故来就诊。用上述方法治疗,1 天 4 次,10 天痊愈。

褶烂治疗原则应清热燥湿、消炎解毒、干燥收敛。五味散中黄连苦寒,清热燥湿、泻火解毒,现代研究证明其属广谱抗菌药,对金黄色葡萄球菌、甲型和乙型溶血性链球菌、大肠埃希菌、痢疾杆菌以及部分真菌均有抑制作用;黄柏苦寒,用于疮疡肿毒,现代研究证明其对人型杆菌、金黄色葡萄球菌及一些皮肤真菌均有抑制作用;苦参苦寒,清热燥湿、解毒杀虫、利水止痒,常用于治疗热毒痈肿和湿疹,现代报道其对多种真菌有抑制作用,同时还可抗炎、抗过敏、镇痛镇静等;炉甘石味甘平,敛汗止痒、敛伤生肌、解毒防腐,能部分溶解并吸收创面分泌液,收敛保护创面,并能抑制葡萄球菌生长;密陀僧主要成分为一氧化铅,可杀菌敛汗、防止感染。诸药合用,可清热燥湿、消炎解毒、防腐收敛,药到病除。

第七节　放射性皮炎

放射性皮炎是由各种类型电离辐射(如 α、β、γ、X 射线、电子、质子等)照射引起的皮肤黏膜损伤。

一、病因病机

各种类型的电离辐射均可使皮肤产生不同程度的反应,一方面可产生活性氧和自由基对组织产生急、慢性损伤,出现放射性皮炎,另一方面可使细胞 DNA 发生可逆或不可逆性损伤,引起细胞死亡或 DNA 产生突变,甚至恶性肿瘤。发病过程及程度取决于不同类型辐射的生物学效应、辐射剂量及辐射部位组织细胞的敏感性。

二、临床表现

多累及放射工作人员或是接受放疗者。根据临床表现的不同可分为急性放射性皮炎和慢性放射性皮炎:

(一)急性放射性皮炎

由于单次或短时间内多次受到大剂量辐射所致,其早期反应与热灼伤相似,常称为放射性烧伤,可分为三度:

1. Ⅰ度　常于暴露后 6 天出现,如剂量过大可在 24h 内发生,12 天左右达到高峰,3～4 周后消退。照射部位仅出现红斑,可有暂时性脱毛,伴灼痛和刺痒感。

2. Ⅱ度　病期 1～3 个月。表现为局部红斑、水肿和水疱,破溃后出现糜烂和结痂,可遗留色素沉着或色素脱失、毛细血管扩张、皮肤萎缩及永久性毛发脱落;自觉明显灼热及疼痛。

3. Ⅲ度　损害累及真皮深部、皮下组织甚至深部肌肉、骨骼,表现为显著红肿,可出现坏死和溃疡,溃疡常持续多年不愈,愈后留下萎缩性瘢痕,有些可为永久性溃疡,溃疡和瘢痕易发生癌变。

Ⅱ、Ⅲ度放射性皮炎可伴全身症状如乏力、头痛、头晕、恶心、呕吐、出血等,可有白细胞减少及继发感染(图 6-8)。

(二)慢性放射性皮炎

由于长期反复接受小剂量放射线辐射所致,也可由急性放射性皮炎转变而来。潜伏期数月至数十年不等。表现为皮肤干燥、萎缩,汗腺、皮脂腺分泌减少,毛细血管扩张、色素沉着或减退,毛发脱落,以后可形成溃疡,难以愈合,并可产生癌变。

三、诊断依据

根据放射线照射史及典型临床表现可以诊断。

四、鉴别诊断

有时外观可呈接触性皮炎表现,需加以鉴别。

五、中医特色治疗

放射线从中医辨证来讲是一个热邪、热毒,所以它对于人的身体可以出现伤阴,以及气阴两虚的这种情况。此外,它还可能造成人体热毒壅盛。所以在治疗上,主要采用补气阴、清热解毒的方剂。

六、西医治疗

1. **急性放射性皮炎**　主要为对症处理。Ⅰ度皮损可采用冷湿敷,外用炉甘石洗剂或糖皮质激素制剂,并可口服泼尼松等;Ⅱ、Ⅲ度皮损根据具体情况可用冷湿敷或无刺激性的软膏,减轻疼痛和不适感,并口服泼尼松等。

2. **慢性放射性皮炎**　对于慢性放射性皮炎的损害应密切观察,如出现角化性皮损,可局部应用10%的5-FU霜,每日2次,直至角化好转;或采用冷冻治疗。早期积极治疗角化性皮损可预防肿瘤的发生。

七、预防与护理

1. 应加强个人安全防护措施,严格遵守放射操作规程,掌握放疗适应证和总剂量;如发生放射源泄漏事件,应立即做好防护并脱离辐射源或污染区。

2. 严格掌握放疗的适应证及放射剂最,避免大剂量照射。

3. 仔细观察放疗后的皮肤改变,如为急性反应应及时处理,并定期随访。

4. 采用小剂量、多次放疗的方法,使正常细胞在放疗的间歇期得到恢复,减少对正常细胞的损伤。

八、经验体会及医案

李小凤等通过对中医预防和治疗放射性皮炎研究进展进行综述,为今后的临床科研和治疗提供依据,具体如下。

邓小芹等将鼻咽癌首次放疗的病人随机分为治疗组(35例)与对照组(32例)。治疗组在放疗开始即用新鲜芦荟取胶汁抹于放疗部位,每天早晚各一次,并做好饮食调理与皮肤护理;对照组不使用任何药物。放疗结束后,治疗组出现放射性湿性皮炎,皮炎均为Ⅱ°损伤,无Ⅲ°损伤,发生率为11.4%,明显低于对照组31.3%的发生率,且对照组出现Ⅲ°损伤5例。结论:新鲜芦荟汁可以明显降低放射性皮炎的发生率。

刘雪融将接受放射治疗的60例患者随机平均分为观察组和对照组。从放射治疗开始至结束,观察组用完美芦荟胶。结果完美芦荟胶可明显降低Ⅱ°以上放射性皮炎的发生率。

林志仁采用鲜芦荟汁外涂治疗Ⅱ°以上放射性皮炎70例,治疗组在用药后第4、6、8天创面缓解者分别为18、36、14例,对照组分别为10、18、24例。两组4天缓解率相比无显著性差异;6天、8天两组总缓解率相比有显著性差异。结论:鲜芦荟汁可以明显降低Ⅱ°以上放射性皮炎的发生率。

李连荣等运用虎柏液(虎杖、黄柏)治疗急性放射性皮炎 39 例,治疗组有效率为 92.3%,明显优于对照组的 58.3%,统计学处理两组有效率有显著性差异。

王文玉等将 107 例接受放疗的患者随机分为实验组(放疗期间放射野外涂三黄液,其主要成分为黄连、黄柏、黄芩)55 例和对照组(未做任何处理)52 例,实验组Ⅱ°以上放射性皮炎发生率明显低于对照组,有显著性差异,产生Ⅱ°以上放射性皮炎的射线剂量实验组 71.4% 发生于 40 Gy 以上,而对照组 72.1% 发生于 40 Gy 以下,有显著性差异。结论为三黄液能延缓放射性皮炎的发生,并对避免Ⅱ°以上放射性皮炎的发生有较好的效果。

王友军等将 66 例接受放射治疗的并发生Ⅱ°~Ⅲ°放射性皮炎的患者随机分为湿润烧伤膏治疗组(36 例)与对照组(30 例),观察疼痛减轻的程度和创面愈合的情况。结果无论是疼痛减轻程度还是创面愈合的情况,治疗组都明显优于对照组,具有统计学意义。

汪素萍等将 46 例接受放疗的肿瘤病人随机分为观察组(24 例)和对照组(22 例),观察组创面采用湿润烧伤膏外涂,对照组创面用无菌纱布浸透康复新后湿敷。结果观察组创面平均愈合时间为 9.0 天,对照组创面平均愈合时间为 13.2 天,两组愈合时间比较有显著性差异。结论为湿润烧伤膏治疗放射性皮炎,具有止痒止痛、创面愈合快等作用。

刘晓琴等按病情出现的先后顺序将 79 例患者随机分为两组,治疗组 40 例和对照组 39 例,比较美宝湿润烧伤膏处理和常规处理对放射性皮炎的疗效,结果使用美宝湿润烧伤膏能有效地治疗放射性皮炎,疗效明显优于对照组。结论为配合护理,美宝湿润烧伤膏能有效治疗放疗所致的急性放射性皮炎,缓解皮肤紧绷感,使皮肤保持柔软,能有效治疗放射性皮炎。

兰改枝对 41 例鼻咽癌因放疗出现放射性皮炎的患者给予双草油(甘草、紫草、冰片等)外涂,结果总有效率 97.5%,认为双草油治疗放射性皮炎效果明显。

逯敏等选择发生放射性皮炎的 62 例患者,随机分为治疗组(32 例)和对照组(30 例)。治疗组用复方紫草油(紫草、黄连、黄芩、黄柏、甘草)外涂于皮损创面;对照组用红霉素软膏外涂。结果:用药 3 天后,治疗组疼痛缓解情况与对照组比较有显著性差异。用药 7 天后创面愈合情况组间比较有显著性差异。提示复方紫草油对放射性皮炎的疼痛缓解和皮损修复都具有良好效果。

胡爱民等将 55 例在放射治疗中出现Ⅱ°急性放射性皮炎的鼻咽癌患者随机分为两组:治疗组 28 例用双料喉风散治疗,对照组 27 例用美宝湿润烧伤膏治疗。结果:治疗组和对照组创面平均愈合时间比较有显著性差异。结论为双料喉风散对急性放射性皮炎有较高的疗效,明显缩短皮损的愈合时间。

汤新辉等将 80 例放射性皮炎患者随机平分为两组。观察组采用龙血竭粉治疗,对照组采用湿润烧伤膏治疗。结果观察组有效率 97.5%,对照组 82.5%,两组比较差异有显著性意义;观察组疼痛消失时间亦短于对照组。认为龙血竭粉治疗放射性皮炎疗效确切,经济实用。

第八节 压 疮

压疮又称压力性溃疡、褥疮,是由于局部组织长期受压,发生持续缺血、缺氧、营养不良而致组织溃烂坏死。见于自主活动能力丧失者。

一、病因病机

1. 压力因素

(1)垂直压力:引起压疮最主要的原因是局部组织遭受持续性垂直压力,特别在身体骨头粗隆凸出处。如果长期卧床或坐轮椅、夹板内衬垫放置不当,石膏内不平整或有渣屑,局部长时间承受超过正常毛细血管的压迫,均可造成压疮(一般而言皮肤层下的血管可承受的压力约为 32mmHg 左右,假若超过以上的压力,局部血管便可能扭曲、变形而影响到血流的通过,则有缺血的现象)。

(2)摩擦力:作用于皮肤,易损害皮肤的角质层。当病人在床上活动或坐轮椅时,皮肤可受到床单和轮椅垫表面的逆行阻力摩擦,如皮肤被擦伤后受到汗、尿、大便等的浸渍时,易发生压疮。

(3)剪力:所谓剪力是一个作用力施于物体上后导致产生一平行反方向的平面滑动,是由摩擦力与垂直压力相加而成。它与体位关系密切,例如平卧抬高床头时身体下滑,皮肤与床铺出现平行的摩擦力,加上皮肤垂直方向的重力,从而导致剪力的产生,引起局部皮肤血液循环障碍而发生压疮。

2. 营养状况

全身营养障碍,营养摄入不足,如长期发热及恶病质等,出现蛋白质合成减少、负氮平衡、皮下脂肪减少、肌肉萎缩,一旦受压,骨隆突处皮肤要承受外界压力和骨隆突处对皮肤的挤压力,受压处缺乏肌肉和脂肪组织的保护,引起血液循环障碍出现压疮。

3. 皮肤抵抗力降低

皮肤经常受潮湿、摩擦等物理性刺激(如石膏绷带和夹板使用不当、大小便失禁、床单皱褶不平、床上有碎屑等),使皮肤抵抗力降低。

二、临床表现

1. 易发部位

多发生于无肌肉包裹或肌肉层较薄、缺乏脂肪组织保护又经常受压的骨隆突处。

(1)仰卧位好发于枕骨粗隆、肩胛部、肘、脊椎体隆突处、骶尾部、足跟(图6-9)。

(2)侧卧位好发于耳部、肩峰、肘部、肋骨、髋部,膝关节的内、外侧及、内外踝。

(3)俯卧位好发于耳、颊部、肩部、女性乳房、男性生殖器、髂嵴、膝部、脚趾。

2. 临床分期

(1)可疑的深部组织损伤:皮下软组织受到压力或剪切力的损害,局部皮肤完整但可出现颜色改变如紫色或褐红色,或导致充血的水疱。与周围组织比较,这些受损区域的软组织可能有疼痛、硬块、有黏糊状的渗出、潮湿、发热或冰冷。

(2)第一期压疮淤血红润期:"红、肿、热、痛或麻木,持续30分钟不褪",在骨隆突处的皮肤完整伴有压之不褪色的局限性红斑。深色皮肤可能无明显的苍白改变,但其颜色可能与周围组织不同。

(3)第二期压疮炎性浸润期:"紫红、硬结、疼痛、水疱",真皮部分缺失,表现为一个浅的开放性溃疡,伴有粉红色的伤口床(创面),无腐肉,也可能表现为一个完整的或破裂的血清性水疱。

(4)第三期压疮浅度溃疡期:表皮破损、溃疡形成。典型特征:全层皮肤组织缺失,可见皮下脂肪暴露,但骨头、肌腱、肌肉未外露,有腐肉存在,但组织缺失的深度不明确,可能包含有潜行和隧道。

（5）第四期压疮坏死溃疡期：侵入真皮下层、肌肉层、骨面、感染扩展。典型特征：全层组织缺失，伴有骨、肌腱或肌肉外露，伤口床的某些部位有腐肉或焦痂，常常有潜行或隧道。

（6）无法分期的压疮典型特征：全层组织缺失，溃疡底部有腐肉覆盖（黄色、黄褐色、灰色、绿色或褐色），或者伤口床有焦痂附着（炭色、褐色或黑色）。

三、诊断依据

1. 多发生在固定体位的患者，如昏迷、瘫痪、手术后长时间固定的患者，有长时间局部不活动受压历史。个别人因为醉酒等也可引起局部皮肤长时间受损伤。

2. 好发生在身体骨性突出部位，如关节骶尾部、股骨粗隆、足外踝、足跟、胛、脊背、枕骨等承受压力和受剪切力集中的部位。

3. 局部皮肤最初变苍白、灰白，周边青红色，中心色暗，边界清楚。皮损发展后迅速形成水疱、破溃。可以形成深在性溃疡，甚至达肌肉、骨骼和关节。

4. 部分患者由于损伤伤及肌腱、神经等组织，造成不可逆病变，创面愈合后肢体功能仍受影响。

5. 若合并感染可引起败血症，危及生命。

6. 由于患者感觉障碍，无自觉症状。如果患者感觉功能存在，可感觉局部胀痛。

四、鉴别诊断

1. **固定型药疹**　本病常常发生在关节部位，患者基本情况、服药史以及临床表现有助于鉴别。

2. **带状疱疹**　皮损发生部位局限于一个神经节分布区皮肤，皮损表现为群集丘疱疹，自觉疼痛症状明显。

3. **其他**　需要鉴别的疾病有慢性单纯性苔藓、接触性皮炎、虫咬皮炎等。

五、中医特色治疗

1. 辨证论治

要按照局部创面和脓腐的情况结合全身症状，将褥疮分成气滞血瘀、蕴毒腐溃、气血亏虚等三型治疗。

（1）气滞血瘀型：气滞血瘀型的特点是局部皮肤出现褐色红斑，继而颜色变得紫暗红肿，有的还有破损；舌淡，边有瘀紫，苔薄白，脉细。治疗当用理气活血之法，选用血府逐瘀汤作为基础方加减使用，若是久卧伤气较重的患者，可配伍党参、黄芪等大补元气的药物。

（2）蕴毒腐溃型：蕴毒腐溃型的表现是褥疮溃烂，复感邪毒，腐肉及脓水较多，或有恶臭，重者溃烂可深及筋骨；伴有发热或者低热，口苦口干，神疲乏力；舌红苔黄腻，脉细。治疗应当以祛邪为主，扶正为辅。采用脱毒排脓的治法，用透脓散作为基础方加减使用。配伍益气、清热解毒和健运脾胃的药物。

（3）气血亏虚型：气血亏虚证是正气已虚无力托毒外出，出现疮口腐肉难脱，或者腐肉已除但新肉不长，色淡不鲜，愈合迟缓。伴有面白少华，神疲乏力，舌淡苔白，脉沉细而无力。治疗可采用补益气血、托毒生肌的治法，用托里消毒散为基础方加减使用。

2. 外治法

第一步是先使用中药类的喷剂瑶肤康均匀喷于创面,其有祛腐解毒消炎作用,特别适用于炎症浸润期或感染创面。3~7日,待创面腐肉除去,呈现新鲜肉芽时,可改用桃花散或玉红膏。待创面趋于愈合时用生肌散。有深腔或窦道可用药线。药线是用浸药后的桑皮纸卷编而成,一般长5~15cm,火柴梗粗细。伤口小的放1~2根,伤口大的可多放几根或一扎。药线放入前部掺有相应的药粉(九一丹药线)。药线起着引流作用,也起着填塞作用,如同西药的填塞纱布,小的窦道和瘘管使用中药药线治疗更方便、更有效。

综上,对于褥疮最好的治疗应当是治未病,对于长期卧床的病人在护理的时候就应当注意定时翻身,保持皮肤清洁,注意局部按摩,注意保持皮肤干燥。现在可采用气垫或海绵垫等,促进受压部位的气血流通,避免组织坏死。对于已经发生褥疮的患者除了内服药物以外,还要十分重视外敷药物的使用,比如局部红花酒精按摩。用内外治相结合以促进疾病早日愈合。

六、西医治疗

早期皮肤发红,采取翻身、减压等措施后可好转。当皮肤出现浅表溃烂、溃疡、渗出液多时就应及时到医院接受治疗。

1. 褥疮治疗原则

(1)重度褥疮的患者在发现病症后,最好立即选用冰石愈伤软膏进行治疗。首先将创面用生理盐水消毒清洗后,将药膏直接涂在创面上,15分钟左右立即止痛,同时有分泌物出现(开始是水点、水珠、脓血、腐肉等异物)并会自动脱落,观察创面发白,此时均是正常现象。

(2)患者用药前,要清洗并注意将坏死组织清除干净,尤其是褥疮和糖尿病足患者更应该仔细检查创面情况,必要时要将坏死的肌腱进行处理,以免后患。

(3)对于严重的褥疮、糖尿病足患者,最好在清创期时间内每天换两次药,目的是要随时将创面里的渗出液清除干净,条件允许的情况下最好暴露治疗,这样能有效地缩短治疗时间。

(4)一般情况下,治愈浅Ⅱ度褥疮需要7天左右,治愈深Ⅱ度以上需要12~15天。治疗5~8cm的褥疮、糖尿病足需用10~15支,时间需要20~30天。

2. 药物治疗

(1)碘酊具有使组织脱水促进创面干燥、软化硬结构的作用。将碘酊涂于创面,每日2次。

(2)多抗甲素能刺激机体的免疫细胞,增强免疫功能,促进创面组织修复。对创面较大者,先用生理盐水清创,然后用红外线灯照射20分钟,创面干燥后用多抗甲素液湿敷,再用红外线灯照射10分钟,最后用灭菌紫草油纱布覆盖,对渗出液多者,每日换药3次。

(3)甲硝唑对杀灭厌氧菌有特效,并能扩张血管,增强血液循环。用此药冲洗后,湿敷创面,加红外线灯照射20分钟,每日3~4次。

(4)传统中药对于Ⅱ和Ⅳ期褥疮,中药膏的应用十分重要。可以先用生理盐水清洗创面,去除坏死组织,再采用中药涂于褥疮创面进行治疗。伴有空洞可配合使用化腐生肌油纱条,能将化腐溶解物引流排出,促使新生肉芽加速生长。中药治疗褥疮的重要性越来越得到认可。

(5)从鱿鱼软骨组织中提取的改性甲壳素,具有止血、促进伤口愈合、减少瘢痕的功效,同时无刺激,无过敏,无毒性,具有良好的生物相容性,是一种非常优异的生物敷料。

3. 分期治疗

(1)一期的临床表现以局部皮肤暗红色、肿胀、灼热、疼痛为主症,皮肤的完整性尚未破坏,及时治疗,有望完全恢复正常而不溃烂,这就是褥疮一期的表现。治疗应首先增加患者的翻身次数,以改善局部血液循环,纠正缺血缺氧,还要尽可能去除导致褥疮的病变因素。其次用过氧化氢液擦拭创面,再用生理盐水清洗创面,用75%酒精消毒褥疮周围皮肤,再用无菌纱布覆盖。

(2)二期的临床表现是以局部皮肤紫红色、水肿为主症。瘀血久滞可成瘕,所以也每见皮下硬结。水肿甚时可使皮肤变薄,故又常见出现水疱,水疱不小心极易破溃,从而又可引发感染。此期治疗应注意保持皮肤洁净,严防引起感染。未溃破的水疱要尽量减少摩擦,以防破裂,大水疱可用注射器抽取疱内液体,以保护皮肤不受损伤。此期又称炎性浸润期,说明最易引起感染,如有感染,可静脉滴注有效抗生素。先用生理盐水清洗创面,有水疱未破者,则用无菌注射针头将水疱刺破,再将消毒纱布浸入新液中,取两层纱布敷于创面,每3~4小时用注射器抽取药液滴于敷料之上,以保持覆盖伤口的纱布湿润。注意尽量保护好表皮,所用纱布应采用无菌医用纱布。使用新液之前先用生理盐水将创面洗干净。采用软枕或垫圈将患处腾空,避免纱布覆盖处拖拉、受压。再次换敷料时可用生理盐水将纱布再次湿润后揭下,防止敷料与创面发生粘连。治疗炎性浸润期压疮患者,临床多用0.5%碘伏消毒,使创面干燥。但此法容易使伤口脱水,不利于上皮细胞生长,易使生物活性物质丢失,减慢愈合速度。不覆盖纱布则容易造成皮肤与床铺等形成擦伤,覆盖纱布又容易导致敷料与创面粘连,再换药时易导致机械损伤,增加患者疼痛感,甚至会扩大创面。目前认为,在无菌条件下持续湿润,有利于创面上皮细胞生成,加速坏死组织脱落,显著促进肉芽组织生长和创面的愈合。所以持续湿敷的方法适合用于治疗炎性浸润期压疮。

(3)三期又称浅度溃疡期,是褥疮比较严重的阶段,治护均较困难。由于褥疮早期失于发现,加之以后又治不如法,致使病变局部表皮水疱逐渐扩大,以致破溃暴露出真皮。真皮极易感染,感染后原有的黄色渗出液表面可有脓液覆盖,并逐渐形成溃疡,开始出现疼痛。治疗首先应用防褥疮气垫床,每2小时翻身1次,避免受压,保持皮肤干燥、清洁,床单清洁、平整无皱褶。然后有效地抗感染,以防病情继续发展。使用足量有效的抗生素的同时,局部每天换药2次,换药时遵循无菌技术操作规程。上午先用过氧化氢、0.2‰呋喃西林溶液清洗褥疮创面,若有坏死组织先剪去后再清洗,局部均匀涂碘伏,用频谱治疗仪局部照射20分钟,最后覆盖无菌纱块。下午常规清创及频谱照射后,用浸有新液的纱块贴在创面上,再覆盖无菌纱块。当创面逐渐缩小,不宜再用纱块时,直接将新液滴于创面。碘伏溶液由碘和载体结合而成,对细菌、芽孢、病毒、真菌、霉菌孢子及原虫均有较强的杀灭作用,对皮肤黏膜无刺激性。新液则具有通利血脉,养阴生肌的作用,能促进血管新生,促进肉芽组织生长,改善创面微循环,加速病损组织修复及增强机体免疫功能。临床上主要用于各类溃疡创面的愈合。用频谱仪照射有利于血液循环,消炎镇痛。此法治疗褥疮治愈率高,疗程短,促进肉芽组织生长,使用方便,无副作用,促进愈合,是治疗褥疮的较好方法。

(4)四期处理原则是清洁创面,去除坏死组织和促进肉芽组织的生长,先用生理盐水清洗创口,再用络合碘对创口消毒。

适当清创清除坏死组织,可用外科法、机械法及化学酶法、自溶法等。外科扩创是最有效的方法,锐物清创最迅速,可用手术刀或剪子除去腐肉及痂,直至暴露健康组织后使用新液,主要是快速促进创口的修复。当使用了康复新湿敷后,渗液逐渐减少,周围红肿消退后结痂形成。随着治疗次数的增加,局部症状改善明显。

4．物理疗法

（1）氧疗利用纯氧抑制创面厌氧菌的生长，提高创面组织中氧的供应量，改善局部组织代谢。氧气流吹干创面后，形成薄痂，利于愈合。方法：用塑料袋罩住创面，固定牢靠，通过一小孔向袋内吹氧，氧流量为 $5\sim6L$ /分钟，每次 15 分钟，每日 2 次。治疗完毕，创面盖以无菌纱布或暴露均可。对分泌物较多的创面，可在湿化瓶内放 75% 酒精，使氧气通过湿化瓶时带出一部分酒精，起到抑制细菌生长，减少分泌物，加速创面愈合的作用。

（2）气垫床疗法：使用气垫床的普及率低也不能从根本上解决问题，且气垫床移动使用不便，价格昂贵，透气性差，易导致病人皮肤因汗液潮湿粘连，病人背部有不舒适感，长期耗电、有噪声，令病人烦躁，影响休息。绝大部分气垫床对褥疮无任何治疗功效。

（3）人工护理：每 $1\sim2$ 小时定时对病人进行翻身，按摩受压皮肤，因劳动量大，需要护理人员有高度责任心。定期为病人清洁皮肤。实际护理中，由于病人行动不便，很难保证皮肤清洁。

（4）紫外线光疗法：小剂量紫外线通过直接杀菌作用，刺激损伤部分细胞释放出刺激生长因子及加强正常细胞的代谢功能，从而达到促进创面愈合的目的。大剂量紫外线照射可通过强红斑量反应控制感染，促进坏死组织蛋白质分解脱落，从而达到创面清洁，有利愈合的目的。

5．外科手术

对大面积、深达骨质的褥疮，上述保守治疗不理想时，可采用外科治疗加速愈合，如手术修刮引流，清除坏死组织，植皮修补缺损等。外科手术修复亦适用于战伤并发大面积褥疮。因战伤病人失血多，机体抵抗力差，褥疮迁延不愈，易造成全身感染。采用手术修复可缩短褥疮的病程，减轻痛苦，提高治愈率。

6．紫外线光疗法

紫外线光疗仪的作用机制如下：①紫外线有抑制杀菌生长作用，能破坏细菌的核酸代谢，使细菌死亡。因此能有效地杀死繁殖在褥疮表面的细菌，消除感染，促进创面恢复；②紫外线有消炎作用，紫外线红斑是皮肤对紫外线的一种特殊反应。在照射局部，由于组胺和类组胺物质的作用，使血液及淋巴循环加强，网状内皮系统功能增强，细胞吞噬能力增强，局部皮肤温度升高，酸碱度趋向碱性，新陈代谢旺盛，这些类炎症的反应加强了人体的防御能力。上皮组织在人体内释放的刺激生长因子的作用下生长加速，角化层增厚，色素沉着，提高了皮肤防御能力。紫外线治疗组愈合时间较对照组短，主要是有效的抗菌作用，使创面炎症反应减轻，分泌物减少，从而促进创面愈合。

七、预防与护理

1．心理护理

褥疮多发生于长期卧床的年老或脊髓损伤、肢体瘫痪等生活不能自理者，往往因病程迁延而感到痛苦，易产生急躁、焦虑、孤独、悲观、绝望等消极自卑心理，对疾病的治疗失去信心。护理人员应采取各种沟通技巧和患者进行沟通，耐心安慰积极疏导，提高患者心理承受能力，消除不良心境，促进身体早日康复。

2．健康教育

对患者及家属进行相关知识宣教，介绍褥疮发生、发展及治疗护理的一般知识，得到家属的理解和配合，并教会家属一些有关褥疮预防措施，使患者及家属能积极参与自我护理，自觉配合医护治疗,以促进机体免疫机制的恢复。

3. 有效预防

间歇性解除压力是有效预防褥疮的关键。减压是首要的预防措施,定时翻身,更换体位和适当地应用减压设备是防止局部组织受压最基本的方法。患者可按仰卧→左侧卧→俯卧→右侧卧的顺序,每 2 小时翻身 1 次。

肥胖、病情危重者不宜翻身时,可抬高床脚约 30°,每 1～2 小时用软垫垫在患者的腰骶部,左右交替,增加局部的透气性,减轻受压部位的压力,使软组织交替受压。

对翻身困难者,侧翻 30°就是有效的预防,可左右侧用软枕垫起,对活动受限及骨折的患者,可采用持续仰卧位减压法预防褥疮。

摩擦力与剪切力是发生褥疮的危险因素,床头抬高过 30°就会发生剪切力,对采取半坐卧位的患者床头摇高低于 30°,屈髋 30°,窝下垫枕或倾斜侧卧的方式,侧面垫软枕,以减少身体下滑,造成骶尾部的剪切力。

床铺应清洁平整、干燥,翻身时抬高患者,不拖拽扯拉,防止产生摩擦。定时温水擦浴,按摩局部组织,以促进血液循环。

维持皮肤组织对压力及损伤的耐受力,保持皮肤清洁柔润,预防皮肤潮湿,但应注意不要过度使用烤灯。

大小便失禁的患者应注意避免尿液直接浸润皮肤,护理大便失禁的患者时,每次排便后,清洗肛门及其周围,用皮肤保护膜涂于肛周,以形成保护膜,隔绝粪便对皮肤的刺激。

除减压之外,还应根据患者的营养状况针对性进行营养供给,予高蛋白、足热量、高维生素膳食,以增加机体抵抗力和组织修复能力。

八、经验体会及医案

1. 朱俊等对中医药治疗压疮简况进行总结,从外敷、内服、熏洗 3 方面分类论述。

(1)外敷:焦桂霞松花粉外敷治疗Ⅱ期压疮 34 例,松花粉用芝麻油调成膏状,洗净疮面干燥后涂抹于疮面上,厚度约为 1mm,无菌纱布包裹,除 2 例自动放弃治疗外,其余 32 例在预期时间内愈合,疗效满意。郭伟伟等松花粉外敷联合基础皮肤护理治疗老年骨折Ⅱ度压疮 1 例,松花粉配合基础皮肤护理,效果满意,松花粉成分单一药性稳定,且无激素,对创面没有刺激性,安全可靠。黄蔚浓茶叶水湿热敷联合常规处理,500g 茶叶放入装有 1000ml 常温水中浸泡 10～15 分钟,武火将其煮开,文火煮约 15 分钟,过滤之后使用,浓茶叶水收敛、生肌、祛腐,40℃下创面湿敷,可有效促进血液循环,加快创面修复。段旭东等随机平行对照治疗压疮 56 例,对照组 28 例安舒妥贴膜,治疗组 28 例肌肤生(氧化钙、氧化磷及二氧化硅等)联合三黄生肌纱条(姜黄、黄连、当归、黄柏各 15g,生地黄 30g,用 500g 麻油浸泡 3 天,微火煎药直至药枯,药渣滤出后加入 30g 黄蜡,小火化开,将灭菌纱布条浸药后保存),治疗 2 疗程后,肉芽生长情况及不同时间段肉芽生长情况治疗组优于对照组($P < 0.05$),愈合时间治疗组比对照组快 1 周。李建成等三黄散(三七 20g,黄连、黄柏、地榆、白及各 30g)联合神灯照射治疗Ⅲ期压疮 28 例,连续治疗 7 天为 1 疗程,治疗 1 疗程后,痊愈 25 例,好转 3 例,总有效率 100.00%。

(2)内服:杨建香分期压疮 16 例,初期食疗加黄芪、三七、金银花等煮水饮用;坏死期黄芪、当归、生甘草、肉桂、天花粉煎水饮;日久体虚以补益为主,结果 7 例Ⅱ期压疮 1～2 个月愈合,5例Ⅲ期压疮 2～3 个月愈合,1 例Ⅳ期压疮 6 个月愈合,3 例死于原发病。元建中随机平行对照治疗,治疗组 30 例托里消毒散加减,上脓腐者九一丹外盖红油膏纱布,脓腐已尽、疮面红活,上生肌散外盖白玉膏纱布,对照组 30 例 0.2%新洁尔灭棉球清洗,结果治愈时间及治愈率治疗组明显优于对照组(P<0.05),托里消毒散加减治疗可明显提高压疮治愈率,缩短治愈时间。李静随机平行对照治疗,治疗组 20 例八珍汤内服、自拟方汤剂湿敷联合基础护理,对照组 15 例雷凡诺尔液纱布外敷联合基础护理,结果总有效率治疗组 95.00%优于对照组 66.67%(P<0.01)。

(3)熏洗:周律等随机平行对照治疗足跟部Ⅰ期压疮,治疗组 50 例自制中药熏洗液联合常规护理,对照组 50 例Ⅰ期压疮常规护理,每天 2 次,治疗 72 小时治愈时间治疗组显著短于对照组(P<0.05)。刘春梅等中药熏洗加湿敷治疗对 3 例 5 处压疮,治疗 10 天,治愈 2 处,显效 1 处,治疗 15 天后,治愈 1 处,显效 1 处。

2. 马肖男等运用中医药治疗压疮 56 例,发现治疗组总有效率 98.82%,对照组总有效率 85.71%,差异有统计学意义,具体方法如下。

(1)中药制作:乳香 30g,没药 100g,当归 45g,黄连 30g,紫草 30g,五倍子 45g,白芷 45g,黄芪 45g,茜草 30g,浸在 1000ml 香油内,24 小时后用温水煎至药物呈焦黄色,过滤去渣,再将白蜡 60g 溶于药液内,然后倒入事先准备好的盛有纱布的铝盒内,纱布的多少以药液浸透为宜,然后高压灭菌即可。

(2)使用方法:所有压疮溃疡面先用过氧化氢液冲洗后,再用生理盐水涡流式冲洗至疮面清洁,清除坏死组织后再用生理盐水冲洗疮面,络合碘消毒溃疡周围皮肤。治疗组将自制的无菌中药纱布覆盖于创面上,厚度与皮肤持平,然后选用通气性好,能够保持伤口湿性环境的纱布或棉垫盖在无菌中草药纱布上。褥疮合并感染脓性分泌物多时,换药每日 1 次;当分泌物减少,炎症控制时,换药每 2 日 1 次;当有新鲜肉芽生长时,换药每 3 日 1 次,或酌情减少换药次数。7 天为 1 个疗程,共治疗 3 个疗程。而对照组清创后用庆大霉素 8 万 U 及糜蛋白酶 4000U 加入生理盐水 10ml 稀释,将无菌纱布放入其中浸湿敷于溃疡面上,外盖干纱布,每日换药 2 次。敷料被大小便污染后均应按上述步骤重新处理。共治疗 3 个疗程。

中医中药对压疮有独特的疗效。中医学认为,久病则气血亏损,压挤部位气血瘀滞,血脉不通,肌肉筋骨不得营养,则溃腐成疮。经过多次实践,根据压疮病变部位被腐程度,在加大基础护理同时,采用中医中药外用治疗,加上红外线、神灯照射等疗效观察的基础上,研究出外用中药治疗压疮的疗法。药膏直接作用于病变部位,方法简便,使"拔之则病自出,无深入内陷之患",疗效既好,又无痛苦,与现在公认的压疮以外用药治疗一致。采用的中草药膏剂的成分中:黄连、紫草、茜草清热解毒,活血化瘀;黄芪、白芷补气养血,消肿排脓;当归、乳香、没药、五倍子收敛止痛,去腐生肌。诸药配伍具有改善微循环的血液灌注,促进侧支循环的建立,增加患部营养,改善局部组织缺血、缺氧所致的代谢障碍,清除坏死组织,促进组织的修复与再生,促进肉芽生长,促进上皮愈合的功效。对多种细菌等均有抑制作用。临床应用结果表明:中药膏剂对治疗Ⅲ、Ⅳ期褥疮有较好的治疗效果。一般 5 天即有新鲜肉芽,8~17 天肉芽组织长满创面痊愈。避免了对组织细胞再生的不良影响,缩短了褥疮的治疗时间,减少了患者的痛苦和经济负担,在用药期间未发现有任何副作用,且药源广泛,配制简单,作用确切,价格低廉,适应性广,可推广使用。

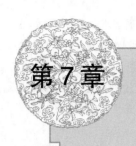

第7章

角化性皮肤病

第一节　毛囊角化病

一、病因病机

本病又名 Darier 病，Darier-White 综合征。发病与遗传有关，目前已确定其致病基因位于 12q23—24，由于 ATP2A2 基因突变所致。该基因编码肌内质属 ATP 酶 2 型，这是一种在上皮细胞内高表达的酶，其功能是将细胞质内钙离子泵入内质网。其功能的缺陷导致钙离子依赖的细胞间黏附因子的异常，致使上皮细胞结构与功能受损。因此本病可以累及皮肤或黏膜上皮，并非毛囊性疾病。

二、临床表现

本病出生时没有，通常开始于 10—20 岁。男女无差异。好发典型部位为面部前额头皮和胸背。这些部位有很多皮脂腺，但皮损也发生于无皮脂腺部位（掌跖）、角化和无角化上皮如黏膜、角膜和下颌下腺。本病见于各种族，男女发病率相等。

早期的皮损为细小、坚实、正常肤色的小丘疹，但不久即有油腻性、灰棕色、黑色的痂覆盖在丘疹顶端面，去除后丘疹顶端暴露出漏斗状小凹，丘疹逐渐增大成疣状，常群集并趋向融合，形成不规则的疣状斑块。位于屈侧腋下、臀沟及腹股沟等多汗、摩擦处的损害增殖尤为显著，形成有恶臭的乳头样和增殖性损害，其上有皲裂、浸渍及脓性渗出物覆盖。

皮损好发于皮脂溢出的部位，如头皮、前额、耳、鼻沟、须、肩、前胸、背中线部、腋下等，也可扩展到整个下、四肢屈侧、臀部和生殖器部，最早皮损的常见部位是耳后头皮部的皮损常覆盖油脂样污细，一般无脱发。面部的皮损在鼻部特别严重，唇部可有结痂、皲裂肿胀和浅表性溃疡，舌背部可发生斑状角化和浅表性有糜烂，在齿龈和腭部常可有小白丘疹；在掌跖常可有点状角化，并可相互融合形成掌跖弥漫性角化；在手足背和胫前可有扁平疣样丘疹（图 7-1）。

三、诊断依据

1. **发病规律**　本病属于常染色体遗传，男女发病率相等，个别为散发病例。一般在青春期前起病，夏重冬轻，日晒可使病情加重，此时在腋下、股内侧等多汗摩擦皱褶部位出现糜烂、结痂和较多脓性分泌物，有臭味。

2. 皮肤损害

(1)好发部位:皮肤损害好发生在皮脂溢出部位,如头皮、前额、鼻两侧数部、上胸背部、腋下、腹股沟、臀沟和外阴等处,多对称分布。少数患者皮疹局限或呈线状分布。

(2)皮损特点:病初表现毛囊性丘疹,细小、坚实。逐渐增大成疣状增生的斑块,表面粗糙、有棕黄色或污灰色皮损,表面有油腻性结痂或鳞屑。揭除表面结痂形成漏斗状小斑块。

(3)甲损害:有的患者可出现甲损害,表现为甲下角化过度、甲脆易碎、V形缺损,或存在白色或红色纵纹。

3. 黏膜损害特点 常有口腔黏膜损害,表现为舌与齿龈的白色小丘疹和糜烂。也可以累及口咽、食道、肛门或直肠黏膜。

4. 自觉症状 多无明显不适症状,或仅有轻度瘙痒,皮损破溃时自觉疼痛。

5. 组织病理 显示表皮角化过度,棘层肥厚,乳头瘤样增生。基底层上方棘层松解,形成裂隙性水疱,并可见圆体和谷粒。真皮浅层可见慢性炎症细胞浸润。

四、鉴别诊断

1. 黑棘皮病皱褶部位色素加深,皮损呈天鹅绒样,病理上没有棘层松解和角化不良细胞。

2. 融合性网状乳头瘤病皮损主要发生在上胸背部,为褐色斑丘疹,中央融合,周围呈网状。

3. 家族性良性慢性天疱疮皮损分布部位主要在容易摩擦部位,如腋下腹股沟等处,可见水疱和糜烂面形成。

4. 脂溢性皮炎好发生于脂溢区皮肤,表现为炎症性红斑、脂性脱屑,无角化性丘疹。

5. 脂溢性角化发生在中老年人。主要发生在面部、手背和躯干部,皮疹为境界清楚的角化性扁平斑丘疹,可呈乳头瘤样改变。

五、中医特色治疗

中医治疗方面,临床多为个别案例报道,总结很少。根据中医辨证论治的观点,可分以下几型。

1. 脾虚湿盛 常用参苓白术散(人参、茯苓、白术、扁豆、陈皮、旱莲草、山药、炒薏仁、桔梗、大枣)加减。

2. 气血两虚 药用八珍汤(当归、川芎、生地、白芍、人参、茯苓、白术、甘草)加减。

3. 气滞血瘀 行气活血,当属血府逐瘀汤(当归、生地、桃仁、红花、枳壳、甘草、赤芍、柴胡、川芎、桔梗、牛膝)加减。

4. 血虚风燥 可用消风散(荆芥、防风、蝉蜕、柴胡、麻仁、苦参、苍术、知母、石膏、牛蒡子、木通、当归、生地黄、甘草)加减。

此外,煎煮中药第三遍的汤汁往往可以用来做熏洗湿敷,尤其是在渗液时效果很好。一些经典的古方外用药也可以应用,如黄连膏、金黄膏、青黛散、解毒酊等。

六、西医治疗

尚无特异性治疗方法,可以试用以下方法。

1. 皮疹全身泛发者可口服阿维A酯、阿维A或异维A酸(泰尔丝)。

2. 皮损局限者外用 0.025％～0.1％维 A 酸软膏、他扎罗汀软膏或阿达帕林（达芙文）软膏。

3. 局限型增殖肥厚严重的皮损可考虑局部磨削、激光治疗或手术切除后植皮。

4. 局部金黄色葡萄球菌感染可能使某些患者病情发作，可选择应用敏感抗生素。

七、预防与护理

病人应避免烈日暴晒。保持局部清洁，减少局部摩擦。由于本病为遗传性疾病，故应绝对禁止近亲结婚。

八、经验体会及医案

张笑铭认为，毛周角化病的发生可能与营卫不和有关，所以桂枝汤（桂枝、芍药、生姜、大枣、甘草）这个经方要好好运用。有湿热蕴结则要多用些清热凉血的药物。治疗毛囊角化病常用中药有党参、茯苓、泽泻、红花、枳壳、草薢、白术、苍术、甘草、当归、川芎、熟地黄等。治疗中以上药物要灵活选用，如果病程长，病情重，耐药性强，可以适当多用药物或是加大药物用量。

第二节　汗孔角化症

一、病因病机

汗孔角化症与遗传有关。部分患者表现为常染色体显性遗传性特点。中医学认为本病的病因病机包括以下几点。

1. 先天禀赋不足，肝肾亏损，阴液亏损，血脉不充，日久血液凝聚形成瘀血，阻于肌肤而成。

2. 情志不遂，气郁化火，炼液成痰；或肝脾不和，脾失健运，痰浊内生，痰郁互结，阻于肌肤。

二、临床表现

皮损开始为一小的角化性丘疹，缓慢地向周围扩展形成环形、地图形、匐行性或不规则形的边界清楚的斑片，边缘呈堤状、有沟槽的角质性隆起，灰色或棕色，中心部分皮肤干燥光滑而有轻度萎缩，缺乏毳毛，其间汗孔处有时有针头大细小的角质栓。皮损形态不一，可从细小的角化性丘疹直至巨大疣状隆起，有时因边缘窄，颜色深而像一圈黑线，或因向单一方向扩展形成线状，或因中央发生新疹而形成多环形。皮损直径大小可自几毫米至几厘米，数目也因人而异，从单个至百余个不等，数目多时常呈带状分布于某一区域，受外伤处可以出现新疹（图 7-2）。

皮损好发于四肢（尤其在手、足部）、面部、颈部、肩部及外阴，也可累及头皮及口腔黏膜，不同部位的皮损有不同的临床表现，位于受压或摩擦部位皮肤增厚处者，堤状角质性隆起的边缘特别显著；位于趾间者类似鸡眼；位于面部者边缘为地图状黑色隆起，位于皮肤娇嫩处（如腋下），其角化和脱屑均轻；位于跖部者皮损有时类似疣状痣；位于头皮者产生斑秃；位于口腔黏膜者边缘浸清晰，呈乳白色升高的条索；位于阴茎者产生糜烂性龟头包皮炎。如甲母质受累则可发生甲营养不良、甲板增厚、浑浊并起嵴纹。

本病男性较多见,初发于幼年期,但也有起于成年者,一段无主观症状皮损往往持续存在,趋向缓慢不规则地进展。

三、诊断依据

1. **发病规律**　属于常染色体显性遗传性疾病,一个家族中几代、多个成员患病。多数患者从儿童期开始发病。最常见的皮损表现为斑块型和单侧线型汗孔角化症两种类型,其他类型包括浅表播散、角化过度、掌跖泛发、点状等。

2. **皮损特点**　发生初期为小角化性丘疹,逐渐缓慢向周围扩大,形成环形、地图形的皮损,境界清楚。皮损边缘堤状隆起,有沟槽状角化物质,颜色灰色真棕色,中央区皮肤光滑、干燥并有轻度萎缩,缺乏毳毛。皮损大小不一致,由数米至数厘米大小。数目数个到上百个不等。

3. **好发部位**　好发生在四肢、面部、颈部等暴露部位。可以累及黏膜、甲、毛发等。

4. **自觉症状**　一般无自觉症状,部分患者可有皮损处瘙痒。

5. **临床分型**　根据临床表现不同,分为不同的临床类型。

6. **组织病理**　从皮损周边堤状隆起处取材,可见在充满角蛋白的凹窝部中央有角化不全柱。

四、鉴别诊断

1. **扁平苔藓**　皮损紫红色,轻度苔藓化浸润,表面可见细纹理,自觉瘙痒。黏膜累及常见。

2. **疣状表皮痣**　可见表面乳头状增生丘疹,密集融合,线条状分布。

3. **Bowen病**　皮损为淡红褐色斑,有厚角质,可互相聚合,边缘略微隆起中央部分可以消退或发生瘢痕。

4. **匍行性穿通性弹力纤维病**　为淡红色或正常肤色角化性小丘疹,环状排列,匍行性分布,中间皮肤轻度萎缩。

五、中医特色治疗

1. **内治法**

(1)阴亏血瘀型

治法:育阴化痰,软坚。

方药:通幽汤加减。

药物组成:生地黄、熟地黄、当归、桃仁、红花、枸杞子、女贞子、旱莲草、丹参、赤芍。

加减:口干明显者加玄参、麦冬;两目干涩者加菊花;伴有潮热者加地骨皮、知母;腰膝无力者加川断、寄生。

(2)痰瘀互结型

治法:解郁化痰,软坚散结

方药:温胆汤加减。

药物组成:半夏、陈皮、竹茹、枳实、茯神、郁金、菖蒲、川贝母、丹参、桃仁、红花、山慈菇、夏枯草。

加减：咽喉不利者加射干、海浮石；大便干者加生大黄；两胁胀痛者加川楝子、元胡；精神障碍者加牡丹皮、礞石。

2. **外治法**　外涂紫草膏。

六、西医治疗

1. 对症治疗外用 5％～10％水杨酸软膏，或 0.05％～0.1％维 A 酸软膏、他扎罗汀软膏或阿达帕林（达美文）软膏。

2. 皮疹泛发患者可口服阿维 A 酯、阿维 A 或异维 A 酸（泰尔丝）。

3. 日晒病情加重的患者可口服氯喹或羟基氯喹。

4. 皮损孤立、较小者，可 CO_2 激光、电灼、液氮冷冻或手术切除。

5. 定期随访，必要时重复活检，有恶变迹象应手术切除。

七、预防与护理

1. 注意皮肤护理及卫生，防止继发感染。

2. 多吃新鲜蔬菜、水果。

3. 忌用刺激性强的外用药。

4. 禁止近亲结婚。

第三节　掌跖角皮症

一、病因病机

本病又称掌跖角化病，部分患者为遗传性，也有部分患者为获得性，主要发生于绝经期妇女。某些疾病如毛发红糠疹、汗孔角化症等病也可以出现掌跖角化过度。

中医病因病机为禀赋不足，肝肾阴虚，阴精不足，不能荣养肌肤；脾肾阳虚，温煦无力，气血不达四末，肌肤失养；脾气虚损，气血生成不足，不能营养肌肤。

二、临床表现

多从婴儿期开始发病，轻者仅有掌跖皮肤粗糙，严重时掌跖出现弥漫性斑块状、边缘清晰的角质增厚，表面光滑、色黄，酷似胼胝，或呈疣状增厚，足弓一般不受累，常可因皮肤弹性消失而发生皲裂和引起疼痛，造成手足活动困难。局部一般无炎症，但因常伴有多汗症而引起浸渍的外观。角化过度损害可延伸至掌跖侧缘或手足背，但膝、肘很少累及。甲板也常增厚而呈浑浊状。皮损一般呈对称分布，角化损害持续终身而不会自动消退。部分患者可合并鱼鳞病或其他先天性异常，如假性趾（指）断症和指（趾）端溶骨症等（图 7-3）。

三、诊断依据

1. 在掌跖和指、趾屈侧对称分布角化过度，可以蔓延达掌跖侧缘及指（趾）关节伸面。少数患者肘、膝、胫和踝前亦可累及。

2. 初起时常有掌跖多汗现象。损害处皮肤角质层增厚、变硬，表面干燥粗糙，呈浅黄色，边缘清楚,无炎性反应。

3. 一般无自觉症状,但有时可有剧痒,发生裂隙时有触痛或疼痛,触觉迟钝,症状在寒冷干燥季节加重。

4. 遗传性掌跖角化症患者多在 20 岁以前发病。

5. 病程缓慢,持续多年不退。

四、鉴别诊断

1. 与合并内脏疾病的掌跖角化症相鉴别。

2. 手足胼胝多发生在受压部位,压迫痛明显。

3. 角化过度型手足癣的皮损边缘可见水疱与丘疱疹,真菌镜检阳性,瘙痒症状显著。

4. 慢性湿疹多有局部刺激或致敏物质接触史,瘙痒症状显著,可伴有屈侧面皮肤湿疹损害。

5. 砷角化症多有长期慢性接触砷的历史,发病年龄大,皮损为散在多发的角化性丘疹。

6. Ⅱ型酪氨酸血症从婴幼儿开始发病,皮损为发生在掌跖部位的红斑、角化结痂和糜烂损害,常呈线状分布;伴有角膜炎。血液和尿液中酪氨酸显著升高,肝肾功能正常。

五、中医特色治疗

1. 内治法

(1)肝肾阴虚证

治法:滋补肝肾,养血润燥。

方药:大补阴丸加减。

组成:熟地黄 12g,知母 9g,黄柏 9g,龟甲 12g,猪脊髓 1 条,当归 9g,鸡血藤 15g,桑枝 15g,牛膝 9g,枸杞子 9g,女贞子 9g,旱莲草 9g。

加减:口干明显者加玄参、麦冬各 9g;潮热者加地骨皮 12g,青蒿 9g;心悸气短者加玉竹、白薇各 9g;眼睛干涩者加菊花 9g。

(2)脾肾阳虚证

治法:温补脾肾,益气和血。

方药:肾气丸合理中丸加减。

组成:熟地黄 15g,山萸肉 9g,山药 15g,泽泻 9g,茯苓 12g,肉桂 2g,淡附片 9g,白术 9g,苍术 9g,炙甘草 5g,人参 6g,当归 9g。

加减:腹胀明显者加厚朴 6g;食欲不振者加砂仁、白蔻仁各 2g;腰膝无力者加杜仲、桑寄生各 9g;气短自汗者加黄芪、防风各 9g。

(3)脾虚血弱证

治法:补脾养血。

方药:理中丸合当归补血汤加减。

组成:人参 6g,白术 9g,炙甘草 5g,黄芪 12g,当归 9g,白芍 9g,鸡血藤 15g,路路通 9g,白鲜皮 9g,地肤子 9g。加减:腹胀者加厚朴、木香各 6g;便溏者加苍术 9g;饮食量少加鸡内金 5g;心悸失眠者加柏子仁、酸枣仁各 9g。

(4)肝郁血虚证

治法：疏肝解郁，和血润燥。

方药：加味逍遥丸合当归饮子加减。

组成：当归 9g，白芍 9g，柴胡 6g，茯苓 12g，薄荷 6g，生地黄 12g，首乌 15g，川芎 6g，白蒺藜 15g，防风 9g，生甘草 5g。

加减：胸胁胀痛明显者加川楝子 9g，延胡索 9g；烦躁易怒者加郁金、香附各 9g；不寐者加酸枣仁、知母各 9g。

2. 外治法

(1)外涂润肌皮肤膏(大风子仁、红粉、核桃仁、松香、蓖麻仁、樟脑、蜂蜡、麻油)，每日 2 次。可于涂药后加热烘 10～20 分钟，然后擦去药膏。

(2)外涂紫归治裂膏(当归、紫草、冰片、白蔹、松香、石蜡)，每日 2 次。

(3)外涂润肤愈裂膏(紫草 30g，轻粉 5g，白蜡 30g，猪脂 200g，香油 300g，冰片 1g，煎熬成膏即成)，每日 2 次。

(4)王不留行 30g，明矾 10g，桑枝 20g，煎水熏洗。每日 1～2 次，每次 20 分钟。熏洗后任选上述药膏中的一种涂擦。

六、西医治疗

1. 外用角质松解剂，如 5%～10%水杨酸软膏，0.1%维 A 酸软膏及 15%尿素软膏等；或他扎罗汀软膏或阿达帕林(达芙文)软膏等。可采取封包治疗。

2. 煤焦油或黑豆馏油软膏。

3. 避免摩擦、干燥。

4. 口服维生素 A 25 000～30 000U，每日 3 次。

七、预防与护理

1. 加强营养，多食新鲜蔬菜和水果，忌食油腻食物及辛辣。

2. 平时经常要用软膏涂搽手掌、足跖，以防发生皲裂。

八、经验体会及医案

周宝宽认为掌跖角化病的病因病机为禀赋不足，肝肾阴虚，阴精不足，不能荣养肌肤；禀赋不足，脾肾阳虚，温煦无力，气血不达四末，肌肤失养；脾气虚损，气血生成不足，不能营养肌肤。辨证论治，疗效显著。

医案 1 周宝宽. 掌跖角化病证治举隅[J]. 广西中医药，2011，34(5)：35-36.

患者，女，17 岁，于 2009 年 1 月 21 日初诊。主诉：脚掌皮肤增厚 15 年，加重 1 年。患者自诉幼儿时脚掌开始增厚变硬，经多家医院诊为掌跖角化病，经常使用外用药膏，无明显疗效，现求中医诊治。刻诊：双脚掌呈弥漫性角化、淡黄色、蜡样外观，手掌无明显角化迹象；头晕目涩，口干咽燥；舌质红，苔薄白，脉细数。西医诊断：弥漫性掌跖角化病。中医诊断：厚皮疮。辨证：肝肾阴虚。治法：滋补肝肾，养血润燥。方药：大补阴丸加减。药用：熟地黄 20 g，玄参 15 g，龟甲 10 g，炒黄柏 10 g，知母 10 g，枸杞子 10 g，菊花 10 g，山茱萸 10 g，桑椹 20 g，女贞子 15 g，丹参 10 g，鸡血藤 10 g，全蝎 5 g，炙甘草 5 g。每日 1 剂，中药煎煮 2 次，混合 2 次煎煮的药液，每天分 2 次口服。第 3 遍煎液外洗患处，每日 2 次。配合外涂 10%水杨酸软膏。二诊：上方用

14 剂,皮损部分变软、变薄,阴虚诸症减轻。上方继续口服及外洗,外涂 10% 水杨酸软膏。三诊:上方又用 21 剂,皮损大部分变软,已无蜡样外观,阴虚诸症明显减轻,但有腹胀。上方去熟地黄、黄柏,加白术 10 g,陈皮 10 g,木香 10 g,继续口服及外洗。外涂 10% 水杨酸软膏。四诊:脚掌皮肤基本接近正常,无阴虚症状。上方再服 14 剂,巩固疗效。

弥漫性掌跖角化病属常染色体显性遗传,常在婴儿期发病。本例已发病 10 余年,表现为肝肾阴虚证,治宜滋补肝肾,养血润燥。肾居下焦,内寄相火。一旦阴精亏损,阴不制阳,则相火妄动,阴阳失衡,水火失济,遂成阴虚火旺之证;肝肾同源,水能涵木,若母病及子,损及肝阴,疏泄失职,则急躁易怒,心烦意乱。方中熟地黄益髓填精;龟甲为血肉有情之品,擅补精血,又可潜阳,二药重用,意在大补真阴,壮水制火以培其本;黄柏、知母清热泻火,滋水凉金,相须为用,泻火保阴以治其标;玄参清热泻火,滋阴生津;菊花疏散风热,清肝明目,清热解毒;枸杞子、桑椹、女贞子、山茱萸滋补肾阴;丹参、鸡血藤补血行血;全蝎攻毒散结;甘草调和诸药。辨病治疗与辨证治疗,应有机结合。如禀赋不足,肝肾阴虚型掌跖角化病,只注重补先后天之本,而忽视了弥漫性角化之特点,从而不使用针对该病的常用药,如丹参、鸡血藤、全蝎之类,则疗效往往不显著,当然,所谓的针对性药物,因病、因证、因症、因人而异,不可拘泥。

医案 2 周宝宽. 掌跖角化病证治举隅[J]. 广西中医药,2011,34(5):35-36.

患者,男,25 岁,于 2009 年 2 月 9 日初诊。主诉:手脚掌皮肤增厚变硬 8 年。患者自诉 8 年前双足掌皮肤逐渐增厚、质硬,不久,双手掌皮肤也增厚变硬,当时在某医院诊断为掌跖角化病,断续治疗,病情时轻时重。刻诊:掌跖部散在角化性丘疹,卵圆形或不规则形,直径多在 3~5 mm,散在分布,黄色,丘疹脱落后,呈火山口样小凹陷;面色苍白,形寒肢冷,便溏,夜尿多;舌淡胖有齿痕,苔白滑,脉沉迟。西医诊断:点状掌跖角化病。中医诊断:厚皮疮。辨证:脾肾阳虚。治法:温补脾肾,益气和血。方药:肾气丸加减。药用:熟附子 10 g,桂枝 10 g,熟地黄 20 g,山茱萸 10 g,山药 10 g,茯苓 10 g,泽泻 10 g,牡丹皮 5 g,白鲜皮 10 g,丹参 10 g,鸡血藤 10 g,白术 10 g,黄芪 20 g,全蝎 5 g,炙甘草 5 g。每日 1 剂,中药煎煮 2 次,混合 2 次煎煮的药液,每天分 2 次口服。第 3 遍煎液外洗患处,每日 2 次。配合外涂 10% 水杨酸软膏。二诊:上方用 14 剂,皮损变软、变薄,形寒肢冷减轻,大便成形。上方继续口服及外洗,配合外涂 10% 水杨酸软膏。三诊:上方又用 28 剂,皮损消失,肤色正常,无形寒肢冷,面色润泽,二便调。上方去熟附子、熟地黄,再用 14 剂,巩固疗效。

肾为先天之本,脾为后天之本,脾肾阳虚,气血不达四末,并产生虚寒内生的病理变化。治宜温补脾肾,益气和血。附子上助心阳,中温脾阳,下补肾阳,辛甘温煦,峻补元阳,益火消阴,温经通络;桂枝辛散温通,助阳化气,既可温扶脾阳以助运水,又可温肾阳、逐寒邪以助膀胱化气;熟地黄补血养阴,填精益髓,为养血补虚、滋补肾阳之要药;山茱萸酸微温质润,温而不燥,补而不峻,补益肝肾,既能益精,又可助阳,为平补肝肾之要药;山药补脾益气,多用于脾气虚弱;泽泻利水消肿,渗湿泄热;茯苓利水消肿,健脾渗湿;牡丹皮凉血消瘀;白鲜皮清热燥湿,祛风解毒;丹参、鸡血藤养血行血;黄芪健脾补中;白术健脾益气;全蝎攻毒散结,通络止痛;甘草调和诸药。全方共奏温补脾肾,益气和血之功。角化性皮肤病,尤其掌跖角化病,反复角化、脱屑,其因多为禀赋不足,包括遗传因素及体质因素,而靠药物改变上述因素,目前难以实现,中医药治疗本病有一定优势,笔者认为从活血化瘀、搜风通络、祛痰软坚角度调治,疗效较明显。

医案 3 周宝宽. 掌跖角化病证治举隅[J]. 广西中医药,2011,34(5):35-36.

患者,女,19 岁,于 2009 年 12 月 2 日初诊。主诉:手脚掌皮肤增厚 10 余年。患者自诉儿时手脚掌皮肤开始增厚,为局灶性,诊断为掌跖角化病,经治疗有所好转,停药后又逐渐增厚。刻诊:手脚掌跖皮肤弥漫性增厚、淡黄色、质硬,手掌轻足掌重,脚掌有皲裂;面色萎黄,心悸失眠,食少纳呆;舌淡红,苔薄白,脉沉细。西医诊断:弥漫性掌跖角化病。中医诊断:厚皮疮。辨证:脾虚血弱。治法:益气补血,健脾养心。方药:归脾汤加减。药用:白术10 g,当归10 g,茯苓10 g,黄芪20 g,龙眼肉10 g,远志10 g,炒酸枣仁10 g,人参5 g,炙甘草5 g,鸡血藤10 g,全蝎5 g。每日1剂,中药煎煮2次,混合2次药液,每天分2次口服。第3遍煎液外洗患处,每日2次。配合外涂10%水杨酸软膏。二诊:上方用21剂,皮损明显变软、变薄,皲裂消失,面色润泽,睡眠好,食欲增,二便通调。上方继续口服及外洗,配合外涂10%水杨酸软膏。三诊:上方又用28剂,皮损消失,肤色正常,其他诸症消失。上方再用7剂,巩固疗效。

若脾虚不运,气血生化乏源,则心神失养,神明不安而见心悸怔忡、健忘失眠;气血不足,四肢百骸失其所养,故体倦食少,面色萎黄。方中人参"补五脏,安精神,定魂魄",可补气生血,养心益脾;龙眼肉补益心脾,养血安神;黄芪、白术助人参益气补脾;当归助龙眼肉养血补心;茯苓、远志、酸枣仁宁心安神;炙甘草益气补中,调和诸药;鸡血藤养血活血;全蝎攻毒散结;煎药时加少许生姜、大枣调和脾胃,以资生化。

医案4 刘西娟,要福莲. 张友仁老中医治疗皮肤病经验举隅[J]. 山西中医,2002,16(1):1-2.

董某某,女,20岁,1998年2月17日初诊。手掌、足跖皮肤厚硬,无汗,皲裂,活动受限,家族中其母亲、姐姐有相同表现,但程度较轻。诊断为掌跖角化症。辨证属先天不足,后天失养,气虚血瘀,肤失濡养。治宜补肾健脾,益气养血,活血软坚。药用:党参10g,何首乌30g,陈皮10g,当归10g,赤芍15g,元参20g,红花10g,丹参20g,炮甲珠5g,生龙骨30g,生牡蛎30g,制乳香5g,制没药5g,枳壳6g,甘草6g。每日1剂,水煎服,药渣浸洗局部。治疗月余,掌跖皮肤变薄,变软,酌情加减治疗月余,疾病痊愈。

按:掌跖角化症是一种先天性遗传性皮肤病,一般给予角质软化剂,如水杨酸软膏、肝素钠软膏等对症治疗,疗效短暂,难以持久。张老以健脾益肾,益气养血,活血软坚为治则,方中首乌补肾;党参健脾;当归、丹参、元参、赤芍、红花养血活血;生龙骨、生牡蛎、炮甲珠软坚散结;乳香、没药活血散血;枳壳、陈皮行气化痰。合方共用使气血旺盛,坚消结散,顽疾得愈。

第四节　进行性对称性红斑角皮症

一、病因病机

可能与遗传有关,属常染色体显性遗传,但不完全外显率和可变性表达。在一个家族中发现有编码角质化包膜蛋白兜甲蛋白突变。但也有人认为本病系毛发红糠疹的亚型。

中医学认为本病与血虚风燥、血热风燥和肝肾亏虚有关。

二、临床表现

常在出生后不久发病,但少数也可在成年发病,男女患病率无明显差异。开始为双侧掌跖部发生弥漫性红斑及角化过度损害,附有片状角质性鳞屑,皮损境界清楚,有时边缘有色素沉着,皮损逐渐扩大累及手背、足背、胫前、肘膝及大腿伸侧等部,偶见于上臂、肩、颈、面部、臀部及腔口周围,均为片状潮红浸润性肥厚斑片,覆有糠秕状鳞屑,但躯干部一般不会被累及,指(趾)甲增厚失去光泽,皮损在青春期波及范围最广,以后可逐渐消退,部分病人皮损有同形反应。本病病程经过缓慢,常呈进行性,冷、热、风等环境因素或情绪波动可为发病或病情加重的诱因。患者的一般健康状况不受影响(图7-4)。

三、诊断依据

1. 发病起于婴儿期或儿童。

2. 为边缘清楚的弥漫性红斑和角化过度,附着片状角质性鳞屑,有时边缘色素增加,常有轻度瘙痒。

3. 始于双侧掌跖部,渐扩大累及手背、足背、胫前以至肘、膝以及大腿伸侧等部位。

四、鉴别诊断

1. **毛发红糠疹** 除掌跖部损害外,肘、膝以及全身都可见淡红色斑片,在斑片周围见到毛囊角化性丘疹,其损害表面覆盖密集的细小鳞屑。

2. **银屑病** 具有银白色云母样多层疏松鳞屑,易于刮去,剥去鳞屑后基底有点状出血,多见于头部、背部和四肢伸侧。

3. **掌跖角化症** 多发生于掌跖部位,仅为坚硬的角质增厚性斑块或坚硬的角质性丘疹,呈蜡黄色。

五、中医特色治疗

1. **内治法**

根据进行性对称性红斑角皮症的中医病因病机,本病的中医治疗总的法则是滋补肝肾、凉血养血、清热祛风。

内治法根据进行性对称性红斑角皮症的病情、病程等,将其分为血虚风燥、血热风燥及肝肾亏虚三型。

(1)肝肾亏虚

主证:早年发病,开始为双侧掌跖部发生弥漫性红斑及角化过度损害,附有片状角质性鳞屑,或边缘有色素沉着。皮损逐渐扩大可有片状潮红浸润性肥厚性斑片,覆有糠秕状鳞屑,指(趾)甲增厚失去光泽。可伴有口眼干燥,头晕耳鸣,腰膝酸软,盗汗遗精,五心烦热,胁肋灼痛,全身乏力,舌红,脉细数。

治法:滋补肝肾。

方药:六味地黄汤加减。

熟地黄40g,山药20g,山茱萸20g,泽泻10g,牡丹皮15g,茯苓15g,当归20g,何首乌15g,知母15g,天花粉15g,防风15g 甘草15g。

加减:头晕耳鸣,腰膝酸软重加杜仲,遗精重加芡实、莲须,全身乏力重加黄芪。

(2)血热风燥

主证:双侧掌跖部发生弥漫性红斑及角化过度损害,附有片状角质性鳞屑或边缘有色素沉着。皮损逐渐扩大可有片状潮红浸润性肥厚性斑片,覆有糠秕状鳞屑,指(趾)甲增厚失去光泽。可伴有身热夜甚,烦躁不眠,目红赤,鼻衄血,女性月经血量多色红,舌质红绛,脉细数。

治法:清热凉血祛风。

方药:凉血五根汤加减。

加减:烦躁不眠在清热凉血基础上加远志、夜交藤;鼻衄血,女性月经血量多者加血余炭。

(3)血虚风燥

主证:弥漫性红斑及角化过度损害,附有片状角质性鳞屑。皮损逐渐扩大可有片状潮红浸润性肥厚性斑片,覆有糠秕状鳞屑,指(趾)甲增厚失去光泽。可伴有面色淡白无华,四肢麻木,心悸失眠头晕,乏力,女性月经血少色淡,舌质淡,脉虚细。

治法:补血养血祛风。

方药:四物消风饮加减。

生地黄 25g,当归 20g,荆芥 20g,防风 15g,白芍 15g,川芎 15g,白鲜皮 10g,蝉蜕 10g,薄荷 10g,独活 15g,柴胡 15g,党参 15g,白术 15g,甘草 15g。

加减:周身乏力、气短懒言重加黄芪,腹胀纳少加木香、内金、神曲。

2. 外治法

透骨草、地骨皮、王不留行、明矾适量煎汤外洗。

六、西医治疗

无特效疗法,下述方法可酌情应用。

1. 维 A 酸类对维持上皮组织的正常角化过程有重要作用,可内服阿维 A 酯每日 1~2mg/kg 或阿维 A 0.5mg/kg,并配合外用含糖皮质激素的 0.1%维 A 酸软膏。

2. 内服维生素 A 10 万~15 万 U/天和维生素 E 0.2~0.4g/天。

3. 局部外用 20%尿素霜、10%~20%水杨酸软膏、复方乳酸软膏、多磺酸黏多糖乳膏及20%鱼肝油软膏等。

4. 对局限性角化显著且用其他方法治疗又无效者,可试用 X 线照射治疗。

5. 有报道用 PUVA 治疗有效。

七、预防与护理

1. 加强营养,多食胡萝卜及新鲜蔬菜和水果,忌食油腻食物及辛辣。

2. 局部不宜用碱性肥皂擦洗或热水过度烫洗,忌用刺激性过强的外用药物涂抹患处。

八、经验体会及医案

欧阳恒认为本病分为三种证候,血虚风燥证,治以养血祛风润燥,方用四物消风散加减;血热风燥证,治以清热凉血,方用凉血五根汤加减;肝肾亏虚证,治以补益肝肾,方用六味地黄汤加减。

翟晓翔运用复方黑豆汤外用治疗掌跖角化性皮肤病 39 例(其中包括进行性对称性红斑角皮症)。复方黑豆汤组成:黑豆 60g,大风子 30g,白及 30g,白蔹 30 g,当归 30g,白术 30g,扁豆 30g,紫草 30g,黄精 3g,大黄 30g,先将诸药浸泡 1 小时,煮沸后再文火煮半小时,过滤取液 2500ml,待水温度适中,将病损区浸入药液浸泡半小时。每日 1~2 次,连用 6 周,每周复诊 1 次。观察病情变化 6 周后判定疗效,愈显率为 87.2%。其中进行性红斑角皮症同时内服张志礼养血润肤汤 1 个月,后改丸药。

中医学认为本类疾病多由先天禀赋不足,后天脾胃失调,营血亏损,以致血虚生风、生燥,肌肤失养而成,或湿热、虫毒蕴积所致,也可由遗传所致。笔者认为,本病的病因为虚、风、燥、湿,或挟虫毒,治宜养血润肤,健脾利湿,收敛生肌,兼以杀虫。本方由四类药物组成:养血润肤类、健脾利湿类、杀虫及软化角质类、活血收敛生肌类。方中黑大豆活血利水,祛风解毒,扁豆健脾化湿,且二者皆含丰富的蛋白质和脂肪,既润泽皮肤,又可以增强药物的透皮吸收作用。白术健脾化湿,成分中含有维生素及挥发油。当归养血活血,且消肿止痛生肌,大风子祛风燥湿,攻毒杀虫。大黄活血祛瘀,黄精质润,善补脾阴,且又润肺,脾主肌肉,肺合皮毛,二者得滋,皮肤自然润泽。紫草凉血解毒、活血消炎、收敛生肌。本方局部外用具有以下优点:①使药物直达病所,更好地发挥治疗作用;②促进病损皮肤的血液循环和代谢功能;③角化性皮肤病皮肤粗糙,角质层肥厚,药物吸收较差,但药液温水浸泡局部皮损,能使皮肤表面温度升高,立毛肌舒张,毛囊口、汗腺口开放,软化角质,增加药物的透皮吸收;④降低病损区皮肤对外界刺激的敏感性,提高耐受性。

第8章

神经精神障碍性皮肤病

第一节　慢性单纯性苔藓

慢性单纯性苔藓即神经性皮炎，是一种常见的慢性皮肤神经功能障碍性皮肤病。其特点是皮损多是圆形或多角形的扁平丘疹融合成片，剧烈瘙痒，搔抓后皮损肥厚，皮沟加深，皮嵴隆起，极易形成苔藓化。发病原因尚不十分清楚，可能与神经精神因素有关。其他常见的诱因有过度疲劳、消化不良、便秘、饮酒、辛辣刺激性食物、更年期内分泌失调、局部受毛织品、粗硬衣料或化学物质的摩擦等。长久搔抓和摩擦刺激是造成本病迁延不愈和发展加重的重要因素。

在中医古代文献中，因其好发于颈项部，又称摄领疮；因其病缠绵顽固，亦称顽癣。明《外科正宗》说："牛皮癣如牛项之皮，顽硬且坚，抓之如朽木。"

一、病因病机

中医学认为，本病初起为风湿热之邪阻滞肌肤或衣服太硬过度摩擦等外来机械刺激所引起。病久耗伤阴液，营血不足，血虚生风生燥，皮肤失去濡养而成。肝火郁滞，情志不遂，郁闷不舒，或紧张劳累，心火上炎，以致气血运行失职，凝滞肌肤，每易成诱发重要因素，且致病情反复。总之，情志内伤，风邪侵扰是本病发病的诱发因素，营血失和，气血凝滞则为其病机。

西医学认为本病病因尚不清楚，可能与神经精神因素有关。主要诱因有神经精神因素（如性情急躁、思虑过度、紧张、忧郁、劳累、睡眠不佳等）、胃肠道功能障碍、内分泌失调、饮食（如饮酒、进食辛辣食物和鱼虾等）、局部刺激（如硬质衣领、毛织品、化学物质、感染病灶、汗水浸渍等）。病程中形成的瘙痒—搔抓—瘙痒的恶性循环是造成本病发展并导致皮肤苔藓样变的主要原因。

二、临床表现

本病多累及中青年，老人及儿童少见。好发于颈项、上眼睑处，也常发生于腕部、肘窝、股、腰骶部、踝部、女阴、阴囊和肛周区等部位，多局限于一处或两侧对称分布。基本皮损为针头至米粒大小的多角形扁平丘疹，淡红、淡褐色或正常肤色，质地较为坚实而有光泽，表面可覆有糠秕状菲薄鳞屑，久之皮损渐融合扩大，形成苔藓样变，直径可达 2～6cm 或更大，中央皮损较大且明显，边缘仍可见散在的扁平丘疹，境界清楚。自觉阵发性瘙痒，常于局部刺激、精神烦躁时加剧，夜间明显。皮损及其周围常见抓痕或血痂，也可因外用药不当而产生接触性皮炎或者继发感染。本病病程漫长,常年不愈或反复发作,一般为夏重冬轻(图 8-1)。

三、诊断依据

多见于青、壮年,呈慢性经过,时轻时重,多在夏季加剧,冬季缓解。发病部位大多数见于颈项部、额部,其次为尾骶、肘窝、腘窝,亦可见腰背、两髋、外阴、肛周、腹股沟及四肢等处。常呈对称性分布,亦可沿皮肤皱褶或皮神经分布呈线状排列。

皮损初起有聚集倾向的扁平丘疹,干燥而结实,皮色正常或淡褐色,表面光泽。久之融合成片,逐渐扩大,皮肤增厚干燥成席纹状,稍有脱屑。长期搔抓,皮肤浸润肥厚,嵴沟明显,呈苔藓化。自觉阵发性奇痒,入夜尤甚;搔之不知痛楚。情绪波动时,瘙痒随之加剧。

局限型皮损仅见于颈项等局部,为少数境界清楚的苔藓样肥厚斑片。泛发型分布较广泛,以肘窝、腘窝、四肢、面部及躯干为多,甚至泛发全身各处,皮损同局限型。

四、鉴别诊断

1. **成年期异位性皮炎** 主要发生在肘窝、颈前及颈侧等屈侧部位。患者常有异位性体质,血清 IgE 和嗜酸性粒细胞升高。

2. **慢性湿疹** 多由急性、亚急性皮疹演变而来,皮肤损害以浸润肥厚和色素沉着为主,缺乏典型的苔藓样变。

3. **扁平苔藓** 为多角形或圆形、紫红色扁平丘疹或斑丘疹,表面有蜡样光泽,组织病理检查有诊断价值。

4. **淀粉样变苔藓** 损害为粟粒至绿豆大的棕色或褐色硬质丘疹,半球形或不规则形,多对称发生于小腿胫前和上背部等部位,密集成片或沿皮纹呈念珠状排列。组织病理切片用甲紫或刚果红染色具有诊断意义。

5. **其他需要鉴别的疾病** 包括皮肤瘙痒症、接触性皮炎、银屑病等。

五、中医特色治疗

本病治疗以疏风清热、养血润燥为治则,对继发感染应采用抗菌药物,及时控制感染。

1. **辨证论治**

(1)内治法

①肝经化火证

证候:皮疹色红;心烦易怒,失眠多梦,眩晕,心悸,口苦咽干;舌边尖红,脉弦数。

治法:疏肝理气,清肝泻火。

方药:龙胆泻肝汤加减。心烦失眠者,加钩藤、珍珠母;瘙痒剧烈者,加刺蒺藜、白鲜皮。

②风湿蕴肤证

证候:皮损呈淡褐色片状,粗糙肥厚,剧痒时作,夜间尤甚;舌淡红,苔薄白或白腻,脉濡缓。

治法:祛风利湿,清热止痒。

方药:消风散加减。病久不愈者,加丹参、三棱、莪术;剧痒难忍者,加全蝎、蜈蚣。

③血虚风燥证

证候:皮损色淡或灰白,抓如枯木,肥厚粗糙似牛皮;心悸怔忡,失眠健忘,女子月经不调;舌淡,苔薄,脉沉细。

治法：养血润燥，息风止痒。

方药：当归饮子加减。失眠健忘者，加夜交藤、女贞子、石菖蒲；月经不调者，加女贞子、旱莲草、泽兰；肥厚粗糙者，加桃仁、红花、丹参。

（2）外治法

①肝经化火风湿蕴肤，用三黄洗剂外搽，每天 3～4 次。

②血虚风燥外用油膏加热烘疗法，局部涂油膏后，热烘 10～20 次，烘后可将所涂药膏擦去，每天 1 次，4 周为 1 疗程。

③羊蹄根散，醋调搽患处，每天 1～2 次。

④醋泡鸡蛋，以醋泡过鸡蛋的蛋黄与蛋白搅匀，用棉棒或棉球蘸其液外搽数次。

⑤皮损浸润肥厚剧痒者，外用核桃枝或叶，刀砍取汁，外搽患处，日 1～2 次。

2. 其他疗法

（1）针刺播散型者，取曲池、血海、大椎、足三里、合谷、三阴交等穴，隔天 1 次。

（2）梅花针苔藓化明显者，用梅花针在患处来回移动击刺，每天 1 次。

（3）穴位注射用维生素 B_{12} 0.1mg，0.25% 盐酸普鲁卡因 2ml，取针刺穴位进行注射，每周两次，10 次为 1 疗程。

六、西医治疗

1. 全身用药治疗

（1）口服去氯羟嗪、赛庚啶等抗组胺药。

（2）瘙痒严重影响睡眠或有神经衰弱和焦虑症状者可口服镇静催眠抗焦虑药多塞平、艾司唑仑等，以及谷维素、复合维生素 B 等调节自主神经药物。

2. 局部外用药治疗

（1）外用润滑性乳膏或溶液，如甘油酚溶液。

（2）外用不同类型的皮质类固醇激素软膏或止痒剂，如丁酸氢化可的松霜、去炎松尿素霜、倍他米松霜、肤疾宁、酚软膏、5%～10% 煤焦油或黑豆馏油软膏等。

3. 其他辅助治疗

（1）泛发性神经性皮炎瘙痒剧烈时，可用普鲁卡因静脉封闭。

（2）局部苔藓化明显的肥厚皮损，可用醋酸曲安西龙混悬液局部封闭注射，每次剂量不超过 40mg，每 10～15 天注射一次，连续 2～3 次。

（3）局部肥厚结节可以使用液氮冷冻、二氧化碳激光治疗或浅层 X 线照射等。

4. 一般措施　改变过分紧张的生活方式，保证充分睡眠。避免搔抓、摩擦及热水烫洗。避免饮酒、喝浓茶、咖啡及食用辛辣刺激食物，保持大便通畅。

七、预防与护理

预防神经性皮炎的方法主要就是针对病因进行预防，所以首先就是要保持良好的心态。

1. 调节饮食　患者要穿着柔软且宽松的全棉内衣。调节饮食，限制酒类、辛辣饮食，保持大便通畅，积极治疗胃肠道变。

2. 放松紧张情绪　患者要放松紧张情绪，保持乐观，防止感情过激，特别是注意避免情绪忧虑、紧张、焦虑、激动，生活力求有规律，注意劳逸结合。

3. 减少刺激 神经性皮炎反复迁延不愈、皮肤局部增厚粗糙的最重要原因是剧痒诱发的挠抓,所以患者要树立起治愈的信心,避免用力挠抓、摩擦及热水烫洗等方法来止痒。这是切断上述恶性循环的重要环节。

八、经验体会及医案

1. 常风云教授认为神经性皮炎的发病之源是热毒伏于营血,凉血解火热之毒当为其治疗之本。治疗时应抓住火、风、虚三方面因素,且重视日常调摄,心理疏导,每获良效,验案如下。

医案 1 宋晶晶,徐飞. 常风云治疗神经性皮炎医案举隅[J]. 河南中医,2011,31(6):676-677.

郭某,女,23岁。初诊:2010年11月12日。患者素体喜冷怕热。2个月前感觉耳后及后颈发际处皮肤瘙痒,未予重视,此后皮肤瘙痒逐渐扩展到头皮、双上臂、腹部及后背,并且瘙痒逐渐加重,入夜尤甚,难以入睡。患者苦于瘙痒,到某皮肤病医院就诊,诊断为神经性皮炎,给予口服复方青黛散,外用尤卓尔(丁酸氢化可的松)软膏。用药1月余,症状未见减轻,乃邀常师诊治。此时,患者头皮、耳后及后颈发际处、双上臂、腹部及后背遍布绿豆大小之丘疹,顶部扁平,多呈圆形,为红色,大片丘疹密集融合成斑片,斑片边界清楚,大小不等,表面覆盖有少量糠秕状薄屑,周围抓痕,无渗出;心烦口渴;舌红苔薄黄,脉弦数。常师综合脉证,辨为血热生风证,治应清热凉血解毒,祛风止痒。处方:金银花15g,生槐花40g,白茅根30g,生地黄25g,防风12g,牡丹皮15g,赤芍12g,蒲公英15g,黄连9g,栀子12g,白蒺藜15g,露蜂房15g,蝉蜕12g,乌梢蛇12g,升麻15g。4剂,水煎服,每日1剂,分2次服。服药期间注意调情志,勿食辛辣、海产品,宜穿纯棉衣服等。

二诊:2010年11月20日。经治疗后瘙痒明显减轻,头皮、耳后及颈部、双上臂、腹部及后背丘疹较前变平,颜色变淡,丘疹密集融合成的斑片逐渐减小。效不更方,拟上方加地肤子15g祛风止痒,又进16剂,瘙痒止,丘疹消,大量鳞屑脱落,先前皮损处皮肤较正常皮肤发白,诸症消失。

依据患者素体喜冷怕热,心烦口渴,疹出色红,观其舌脉,常师辨之为瘀热内伏,血分蕴热毒证。患者情志不畅,郁怒伤肝,肝失疏泄,气郁化火,肝火、心火内炽,心火太过即为毒,火毒伏于营血,不得外泄,生风损伤脉络。所以治疗时应以祛风止痒为标,泻火解毒为本,方中清热解毒之药金银花、土茯苓、生槐花、蒲公英、黄连、栀子、升麻用量较大,即是泻火解毒;生地黄、赤芍药、牡丹皮、白茅根凉血,清血中伏热,加强解毒之功,血热生风,风邪善行而数变,以防风、升麻、露蜂房、蝉蜕、乌梢蛇、地肤子、白蒺藜等搜风、驱风、散风止痒,共奏泻火解毒,祛风止痒之功。

医案 2 宋晶晶,徐飞. 常风云治疗神经性皮炎医案举隅[J]. 河南中医,2011,31(6):676-677.

崔某,男,43岁。初诊:2008年4月5日。患者5年前出现项部皮肤瘙痒,之后胸背部、四肢亦出现大片皮肤瘙痒,反复发作,时轻时重,冬轻夏重,呈阵发性,夜晚尤甚。严重影响了患者工作和休息,使其苦不堪言。曾在河北省某皮肤病专科医院就诊,诊断为神经性皮炎,5年来前后就诊于多家医院,采用过多种方法进行治疗,包括口服维生素C、氯苯那敏、开瑞坦、普鲁卡因泛酸钙,外用999皮炎平(复方醋酸地塞米松乳膏)、尤卓尔(丁酸氢化可的松)软膏等,治疗效果不佳,一直未能治愈。刻诊:头皮及颈部、腰背、四肢皮损处皮肤粗糙增厚,粗厚如牛皮,皮嵴隆起,皮沟加深,呈苔藓样变,色素沉着,淡褐色,干燥无渗出,表面覆盖有大量白色鳞屑,周围抓痕及血痂,蔓延成片状,夜间瘙痒剧烈,难以入睡;舌淡红,苔薄黄,脉细数。常师辨其证属血虚风燥,治以养血清热润燥,祛风止痒。处方:金银花30g,连翘15g,桃仁15g,白鲜皮18g,土茯苓18g,白蒺藜15g,牡丹皮15g,赤芍15g,乌梢蛇15g,槐花40g,防风25g,生甘草6g,生地黄25g,鸡血藤30g,当归25g,红花12g,制何首乌40g,蝉蜕12g。15剂,水煎服,每日1剂,分2次服。服药期间注意调情志,勿食辛辣、海产品,戒酒忌烟,宜穿纯棉衣服等。

二诊:2008年4月26日。经治疗后皮损各处苔藓明显变薄,色素沉着变淡,暗红色,瘙痒明显减轻,夜间可以正常入眠;舌淡红,苔薄黄,脉弦细数。上述方药继续治疗2个月。

三诊:皮损处皮肤逐渐恢复正常,呈淡粉色,余症已除,继续治疗1个月以巩固疗效,之后随访3个月未见反复。

《外科正宗》曰:"牛皮癣,如牛领之皮,顽硬而坚,抓之如朽木。"常风云教授认为患者久病气血运行失调,阴液耗伤,营血不足,肌肤失于濡养而粗糙增厚,粗厚如牛皮,且血虚生风化燥,瘙痒难忍,"治风先治血,血行风自灭",故治风当以养血凉血润燥着手,并疏风止痒,方可达到疹消痒止之效。方中制何首乌、当归、鸡血藤养血润燥,补而不壅;生地黄、牡丹皮、赤芍、金银花、生槐花、连翘清热凉血解毒,以复其受损之阴血;桃仁、红花活血散瘀,使凉血而不留瘀;白鲜皮、蝉蜕、乌梢蛇、防风、土茯苓等祛风止痒;甘草合之,调和诸药。全方共奏养血凉血润燥,祛风止痒之功。

2. 周宝宽主任医师认为神经性皮炎的病因病机,外为风湿热邪,内为情志内伤导致风湿热蕴肤,血虚风燥、肝郁化火而成,基本治疗原则为祛风、清热、利湿、养血、息风、疏肝、泻火、止痒,验案如下。

医案3 周宝宽. 辨证论治神经性皮炎经验[J]. 辽宁中医药大学学报,2011,13(5):21-22.

金某,男,38岁。2007年9月12日初诊。病史:全身瘙痒3年。自诉3年前颈部及肘部瘙痒,不久全身多处出现瘙痒。晚间痒剧,虽经治疗,未见显效。刻诊:腰部、后背、下肢伸侧、肛周均成苔藓样变,粗糙肥厚,淡褐色;舌胖有齿痕,苔薄白,脉濡缓。西医诊断:神经性皮炎。中医诊断:顽癣。辨证:风湿蕴肤。治法:祛风利湿,清热止痒。方药:自拟祛风止痒汤。药用:防风10g,荆芥10g,蝉蜕10g,苦参10g,黄柏10g,白鲜皮10g,刺蒺藜10g,当归10g,生地黄10g,全蝎5g,炙甘草10g,上方口服及外洗。二诊:上方用7剂,痒有所减轻,失眠,上方加生龙骨30g,炒枣仁10g,继续口服及外洗。三诊:上方用14剂,痒明显减轻,皮肤变薄变软,睡眠尚可,二便通。上方继续口服及外洗。四诊:上方又用21剂,只余肛周皮损,其他部位皮损基本消失。上方去全蝎,继续口服及外洗巩固疗效。

本案属于风湿蕴肤型神经性皮炎,治宜祛风利湿,清热止痒。本方由消风散化裁而成。方中荆芥、防风、蝉蜕开发腠理,透解郁滞肌肤的风热之邪而止痒,乃"痒自风来,止痒必先疏风"之意;苦参、黄柏清热燥湿;当归和营活血,生地黄清热凉血,二药有"治风先治血"之意;白鲜皮清热燥湿,祛风解毒;刺蒺藜平肝疏肝,祛风止痒;全蝎搜风通络,攻毒散结;甘草解毒和中,调和诸药。全方共奏祛风利湿,清热止痒之功。

医案4

冯某,男,59岁。2007年6月21日初诊。病史:颈、腰部阵发性瘙痒2年。自诉2年前,颈部起丘疹,瘙痒,不久腰骶部、双肘伸侧均出现瘙痒。曾按神经性皮炎多方求治,久治不愈,局部皮肤已肥厚。刻诊:颈部、腰部、双肘伸侧均可见米粒大小的多角形扁平丘疹,淡红色,境界清楚,抓痕累累,晚间剧痒;心烦,失眠,眩晕,口苦咽干;舌边尖红,脉弦数。西医诊断:神经性皮炎。中医诊断:摄领疮。辨证:肝郁化火。治法:疏肝解郁,清肝泻火。方药:自拟疏肝泻火汤。药用:龙胆草10g,栀子10g,黄芩10g,柴胡5g,防风10g,荆芥10g,白鲜皮10g,地肤子10g,刺蒺藜10g,生龙骨30g,珍珠母20g,夜交藤10g,炙甘草5g,上方口服及外洗。二诊:上方用14剂,部分小块丘疹消失,肥厚渐薄,痒减轻。上方继续口服及外洗。三诊:上方又用14剂,只剩部分苔藓样皮损,面积已缩小、变薄、变软,心烦,失眠,眩晕明显减轻,口干尚在。上方加生地黄10g,天花粉10g,继续口服及外洗。四诊:上方又用14剂。只剩腰部拇指大小皮损,上方去生龙骨、珍珠母、龙胆草继续口服及外洗,又用14剂愈。

本案为肝郁化火型神经性皮炎,治宜疏肝解郁,清肝泻火。本方由龙胆泻肝汤化裁而成。方中龙胆草上泻肝胆实火,下清下焦湿热,泻火解毒,两擅其功;黄芩、栀子皆苦寒,入肝胆三焦经,清热泄火解毒;肝性喜条达到而恶抑郁,柴胡疏畅肝胆之气以顾肝用,并引诸药归于肝胆;防风、荆芥、白鲜皮、地肤子、蒺藜均有疏风止痒之功;生龙骨、珍珠母、夜交藤安神;炙甘草调和诸药。全方共奏疏肝解郁、清肝泻火之功。

医案5 周宝宽.辨证论治神经性皮炎经验[J].辽宁中医药大学学报,2011,13(5):21-22.

刘某,男,62岁。2007年4月2日初诊。病史:颈部瘙痒4年。自诉4年前颈部皮肤瘙痒,搔抓后皮肤逐渐出现绿豆大小的扁平丘疹,呈椭圆形,偶尔涂些外用药物,经常搔抓,久之,局部皮肤增厚,剧痒。刻诊:颈部可见鸡蛋大小一块肥厚性皮损,状如牛皮,苔藓样变,淡褐色,边界清楚;失眠、心悸;舌淡,苔薄白,脉沉细。西医诊断:神经性皮炎。中医诊断:摄领疮。辨证:血虚风燥。治法:养血润燥,息风止痒。方药:自拟养血止痒汤。药用:当归10g,生地黄10g,胡麻仁10g,桃仁10g,红花10g,天冬10g,麦冬10g,全蝎10g,僵蚕10g,防风10g,荆芥10g,五味子10g,炒枣仁20g,炙甘草5g。口服及外洗。二诊:上方口服及外洗14剂,痒减轻,肥厚皮损变薄。上方继续口服及外洗。三诊:上方又用14剂,痒减轻,皮损缩小变薄而软,睡眠好转。上方去桃仁、红花,加三棱10g,莪术10g,继续口服及外洗。四诊:上方又用21剂,痒止,皮损大部分消失,其他症状除。上方减三棱、莪术、全蝎、僵蚕,继续口服及外洗,巩固治疗。

本案属血虚风燥型神经性皮炎,重在养血润燥,息风止痒。本方由当归饮子化裁而成。当归活血、养血;生地黄入营分、血分,清热凉血养阴生津;胡麻仁养血润燥;天冬、麦冬养阴生津;桃仁、红花活血祛瘀;全蝎、僵蚕息风散结;防风、荆芥祛风止痒;五味子、炒枣仁宁心安神;炙甘草解毒和中,调和诸药。全方共奏养血润燥、息风止痒之功。

医案6 周宝宽.辨证论治神经性皮炎经验[J].辽宁中医药大学学报,2011,13(5):21-22.

吴某,男,63岁。2007年9月1日初诊。病史:全身皮肤肥厚剧痒10年。10年前局部开始瘙痒,久之,全身大面积瘙痒,反复搔抓,皮肤肥厚,久治不愈。刻诊:胸背、四肢均可见大片弥漫性浸润肥厚性皮损。舌质红,苔黄,脉弦。西医诊断:神经性皮炎。中医诊断:顽癣。辨证:风盛。治法:搜风清热润肤。方药:自拟搜风清热汤。药用:全蝎5g,蝉蜕10g,刺蒺藜15g,防风10g,荆芥10g,白鲜皮10g,大青叶10g,蒲公英20g,栀子10g,当归10g,生地黄10g,生甘草5g。上方口服及外洗。二诊:上方用14剂,痒减轻,肥厚皮损有变薄倾向。上方继续口服及外洗。三诊:上方又用21剂,肥厚皮损变薄,面积缩小,轻度瘙痒,上方去大青叶、栀子,继续口服及外洗。四诊:上方又用21剂,皮损大面积消退,上方继续服用,巩固疗效。

本案属风盛型泛发性神经性皮炎。由风邪郁久,未经发散,蕴伏肌肤。治宜疏风搜风,润肤止痒。方中全蝎主入肝经,既平肝风又搜风通络,攻毒散结;刺蒺藜平肝疏肝,祛风止痒;防风、荆芥疏风止痒;白鲜皮燥湿清热解毒;大青叶、蒲公英、栀子清热解毒;生地黄、当归养血活血润肤;生甘草解毒和中,调和诸药。全方共奏疏风止痒,搜风活血润肤之功。

医案7 时悦,单敏洁.全虫方加减治疗顽固性瘙痒性皮肤病医案举隅[J].北京中医药,2014,33(8):638-639.

患者,女,50岁,2013年4月11日初诊。患者双上眼睑、颈项反复红斑,阵发性瘙痒3个月。患者3个月前因情志抑郁,双上眼睑及颈部皮肤阵痒,搔抓后出现红色斑块。曾口服抗组胺药开瑞坦片,外用皮炎平等激素药膏,皮损一度好转。近来因情绪波动,焦虑抑郁,失眠多梦,病情复发加重。现患者见双侧上眼睑、颈背暗红色斑块,苔藓样变,表面有鳞屑、抓痕、血痂;舌边尖红,苔黄腻,脉濡滑。西医诊断:神经性皮炎。中医诊断:顽癣,证属湿热蕴结。治以全虫方加减,方药组成:全蝎10 g,皂角刺15 g,刺蒺藜15 g,炒槐花15 g,威灵仙15 g,苦参15 g,白鲜皮15 g,黄柏15 g,白蒺藜30 g,乌梢蛇10 g,当归10 g,赤芍10 g,丹皮10 g,柴胡10 g,酸枣仁15 g,灵磁石30 g。14剂,水煎服,每日1剂。外用加味黄芩膏(院内制剂,苏药制字Z04000560)。半个月后复诊,患者皮损基本平复,瘙痒偶作,情绪稳定。继服上药巩固疗效。随访2个月,病情未见复发。

3. 王俊慧等总结庄国康教授治疗神经性皮炎临床经验,庄教授认为本病发生是内外合邪而致。该病在发病的不同时期,发病机制各有不同,概括为风盛、络阻、神浮、阴伤四方面,此四者之间往往相互影响,互为因果。遵循邪则驱之,瘀则通之,浮则安之,虚则补之的原则,在辨病辨证的基础上给予相应治疗,验案如下。

医案8 王俊慧,王宁,刘瓦利.庄国康教授治疗神经性皮炎临床经验[J].实用皮肤病学杂志,2012,5(3):170-173.

男,77岁,2007年12月13日首诊。主诉:周身瘙痒2年。查体可见躯干及四肢多处暗红色丘疹及斑片,斑片表面粗糙,苔藓化明显,并伴有抓痕、结痂;瘙痒剧烈,睡眠差,食欲尚可,二便正常;舌质暗苔薄黄,脉弦。诊断:神经性皮炎,心神不安,血络瘀阻证。拟重镇安神,活血通络法,给予口服汤药(灵磁石20 g,代赭石20 g,生龙骨20 g,生牡蛎20 g,珍珠母20 g,乌蛇10 g,秦艽10 g,漏芦10 g,丹参15 g,三棱10 g,莪术10 g,夏枯草10 g,鸡血藤15 g,夜交藤15 g,浮小麦30 g)14剂,水煎服,外用复方五倍子膏。12月27日复诊,瘙痒减轻,睡眠改善,部分皮损平复,转为褐色。仍遵前法,给予口服汤药治疗(生龙骨30 g,生牡蛎30 g,珍珠母30 g,丹参15 g,当归尾10 g,川芎6 g,鸡血藤15 g,钩藤10 g,络石藤10 g,全瓜蒌15 g,浙贝母10 g,夏枯草15 g,浮小麦30 g),14剂,水煎服,外用同前。2008年1月3日再次复诊,皮损明显好转,睡眠改善,故基本尊原方略作调整,给予口服。

医案9 王俊慧,王宁,刘瓦利.庄国康教授治疗神经性皮炎临床经验[J].实用皮肤病学杂志,2012,5(3):170-173.

女,33岁,2008年3月13日首诊。主诉:项部皮损6个月。查体可见项部皮肤粗糙,钱币大小粉红色斑片,呈苔藓化,并可见散在绿豆大小扁平丘疹及抓痕;瘙痒明显,夜间尤著,睡眠差,食欲尚可,二便调;舌淡红苔薄白,脉沉缓。诊断:神经性皮炎,血虚风燥,瘀血阻滞证。拟养血活血,祛风止痒法,给予口服汤药(防风10 g,荆芥10 g,白芷10 g,牛蒡子10 g,生地黄20

g,熟地黄 20 g,当归 15 g,首乌 15 g,白蒺藜 10 g,夜交藤 15 g,茯苓 10 g,僵蚕 6 g,白附子 6 g)14 剂,水煎服,3 月 27 日复诊,皮损趋于平复,痒感基本消失。

　　龙牡、代赭石、珍珠母、石决明等药物,为金石之类,不仅具有镇心安神之功,且能平潜肝阳,息风止痒,辨证选用可增强药物疗效,促进本病的康复。但是本品质重下坠,性质偏寒,因此在治疗过程中多用煅制之品,特别是脾虚胃寒者,应慎重选择,适当减量或适当配伍,使其药效得以发挥又不至于耗伤正气。庄国康教授强调,在治疗本病的过程中,应密切结合患者病情,标本兼治,并依其不同症状加减,如患者皮损色红,则可酌加牛蒡子、漏芦等以清热解毒;如瘙痒剧烈,还可加入全虫、乌蛇等通络搜风之品;如伴有夜间汗出烦躁,常加用浮小麦等;如皮损肥厚质硬,在活血化瘀的基础上常加用瓜蒌、浙贝母、夏枯草等软坚散结之品。与此同时,外用药物的疗效亦不可小觑,可内服合用外用药物治疗,以提高整体疗效。

第二节　皮肤瘙痒症

　　皮肤瘙痒症是指无原发皮疹,但有瘙痒的一种皮肤病。由于不断搔抓,皮肤上常有抓痕、血痂、色素沉着及苔藓样化等继发损害。属于神经精神性皮肤病,是一种皮肤神经官能症疾病。临床上将只有皮肤瘙痒而无原发性皮肤损害者称之为瘙痒症。

　　中医学文献中对于本病有较详尽的记述,认为本病与"风瘙痒""风痒""爪风疮""痒风"十分相似。早在《内经》就已有关"痒"的病因病机记载,曰:"夫百病之生也,皆生于风寒暑湿燥火。诸痛痒疮,皆属于心""风邪客于肌中,则肌虚,真气发散,又挟寒搏皮肤,外发腠理,开毫毛,淫气妄行,则为痒也"。隋《诸病源候论》最早记载了本病为"风瘙痒"的病名,且认为本病与风邪相关,故又称为"风痒",清《外科大成》认为本病痛痒无度,抓之不止,故又称"爪风疮",清《外科证治全书·痒风》称本病为"痒风",云道:"遍身瘙痒,并无疮疥,搔之不止",我国著名的皮外科专家赵炳南教授亦称本病为"瘾疹"。

　　本病临床上根据发病的范围分为全身性皮肤瘙痒症和局限性皮肤瘙痒症;根据发病年龄分为老年性皮肤瘙痒症、青壮年皮肤瘙痒症;根据发病的季节性又可分为冬季瘙痒症、夏季瘙痒症;若继发于全身情况如内分泌失调、糖尿病、肝胆疾病及妊娠等的瘙痒,被称之为症状性皮肤瘙痒症。局限性瘙痒症还可根据其发病部位又分为肛门瘙痒症、女阴瘙痒症、阴囊瘙痒及下肢瘙痒症等。

一、病因病机

　　1. 中医学认为本病的病因,内因多与脏腑气血失调相关,外因常与由风、湿、燥、热、虫及血虚相关,肌肤气血不和是瘙痒产生的病理基础。

　　(1)六淫外袭:六淫之邪,皆可侵犯肌肤。而瘙痒之症,多为风热或湿热之邪客于腠理,与气血相搏,而俱往来于皮肤之间,邪气微,不能冲击为痛,故为瘙痒。

　　(2)内风致痒:年老体弱,肝肾不足,阴精亏虚,精血无以充养肌肤,阴虚血燥风动而致痒;或久病体虚,气血亏虚,肤失濡养,血虚生风而痒;又或七情所伤,肝气郁结,气血循行瘀涩,气滞血瘀,经脉阻滞,荣卫不得畅达,经气不通而瘙痒不止。或因气血虚弱,卫外不固,或肾元不固,肌表失于充养,虚邪贼风乘隙伏于肌表而成瘙痒。

　　(3)饮食不节:过食鱼腥海味或辛辣油腻之品,损伤脾胃,运化失常,湿热内生,互结化热生风,内不能疏泄,外不得透达,郁于皮毛腠理而发为瘙痒;或肝胆湿热下注,湿热遏伏于肌肤,难得气血濡养而痒;或洗涤不洁,虫毒滋生,行走肌肤而瘙痒。

2. 西医学认为机体代谢紊乱和内分泌异常是引起全身皮肤瘙痒的重要原因之一。许多疾病都可以通过改变人体正常代谢,引起皮肤的瘙痒性表现,常见的几种病因病机如下。

(1)老年性皮肤代谢障碍:老年人皮肤萎缩、汗少,又缺乏皮脂滋润,皮肤血供障碍,营养匮乏,易受周围环境冷热变化的刺激,诱发瘙痒,即老年皮肤瘙痒症。故老年皮肤瘙痒症多因血虚肝旺,生风生燥,肌肤失养所致。全年均可发病,冬春为高发季节。

(2)消化系统疾病:常见的肝胆疾病,包括阻塞性黄疸、溶血性黄疸等,因血清和皮肤中胆盐浓度升高,刺激神经末梢而引起全身性皮肤瘙痒。

(3)内分泌系统疾病:"甲亢"和"甲减"病人大约有19%发生皮肤瘙痒,但两者还有区别,"甲亢"的瘙痒出现较早,因"甲亢"者皮肤较潮湿,故夏季大多加重;而"甲减"的瘙痒出现较迟,且发展缓慢,皮肤更加干燥粗糙,更易诱发冬季瘙痒。糖尿病人因血糖升高,使机体免疫力和抗病力明显下降,更易受细菌、病毒感染而诱发皮肤瘙痒。

(4)泌尿生殖系统疾病:慢性肾炎病人,尤其是进入后期(尿毒症期),因血液中尿毒素和尿素等代谢物无法排出体外,而在体内大量潴留,并随汗液排出体表,故引起全身性顽固瘙痒,奇痒难忍。孕妇因怀孕时内分泌紊乱会导致"妊娠性瘙痒",原因为怀孕时雌激素和孕激素升高,产后会自动消失。中老年妇女常因月经不调,白带增多,外阴不洁,卵巢病变,或因阴道滴虫和真菌感染而致外阴炎症等,常可发生外阴瘙痒。

(5)血液系统疾病:真性红细胞增多症大都伴有全身性皮肤瘙痒,有的表现为灼痛和刺痛,夏季加重,热浴后更甚,半小时后缓解。缺铁性贫血患者15%～20%出现全身或局部性瘙痒,补铁和纠正贫血后,即可解除瘙痒。

(6)中枢神经系统疾病:神经衰弱、脑动脉硬化、脑水肿和脑肿瘤等疾病,会降低中枢感受器止痒阈值,导致皮肤瘙痒。更奇妙的是,脑瘤浸润到第四脑室底部时,会引起面部鼻孔附近皮肤剧烈而持久的瘙痒,继而发展到整个面颊部。

(7)恶性肿瘤:大多数肿瘤都可因癌细胞和代谢物刺激神经末梢,而引起全身性皮肤瘙痒。胃癌和肝癌初期常全身轻微发痒,随着癌程进展而瘙痒加剧。淋巴系统癌如蕈样肉芽肿、霍奇金病等都伴有全身性皮肤瘙痒。直肠和结肠癌常表现为肛门瘙痒;各种白血病、肺癌和食道癌等伴有泛发性瘙痒。

(8)药源性瘙痒:多见于体弱多病、多种药物交叉使用的老病号,许多口服和注射药物可引起皮肤过敏者发生瘙痒,合并用药时更易发生。

(9)感染性瘙痒:农村山区等卫生条件较差的地区常有疥螨感染而引起瘙痒,大多局限于指、趾和踝部,严重者遍及全身,较难治愈。

(10)毒瘾性瘙痒:毒品成瘾都患有"妄想皮肤寄生虫病",即幻觉中皮下有虫在爬的感觉,表现为皮肤瘙痒难受,这是毒品成瘾后的皮肤性幻觉。

二、临床表现

根据瘙痒的范围,将本病分为全身性和局限性两种。

1. 全身性瘙痒病

患者全身各处皆有阵发性瘙痒,且往往由一处移到另一处。瘙痒程度不尽相同,有的瘙痒可以忍受,有的则自觉剧痒,需用铁刷子刷皮肤或热水洗烫,直至皮肤出血而感觉疼痛及灼痛时,痒感才暂时减轻;往往晚间加剧,影响患者睡眠。由于剧烈瘙痒不断搔抓,全身皮肤可以出现抓痕、血痂等继发皮损,有时可有湿疹样改变、苔藓样变或色素沉着,抓伤皮肤易继发细菌感染(图 8-2)。全身性瘙痒病又可分为以下几种。

(1)老年性瘙痒病:多由于皮脂腺分泌功能减退,皮肤干燥和退行性萎缩等因素诱发,躯干多见。

(2)冬季瘙痒病:由寒冷诱发,常伴皮肤干燥,脱衣睡觉时加重。

(3)夏季瘙痒病:高热、潮湿常是诱因,出汗常使瘙痒加剧。

2. 局限性瘙痒病

指瘙痒发生于身体的某一部位,临床上常见以下几种。

(1)肛门瘙痒病:最常见,男女均可发病,多见于中年男性,儿童多见于蛲虫患病者。瘙痒往往局限于肛门周围,有时向前蔓延至阴囊,向后至臀沟两侧。肛门周围皮肤常见灰白色或淡白色浸渍、肛门皱襞肥厚、因搔抓而发生辐射状的皲裂。有时发生继发性感染,日久肛门周围皮肤增厚而成苔藓化,也可发生色素沉着。

(2)女阴瘙痒病:主要发生在大阴唇、小阴唇,阴阜和阴蒂亦可发生。因瘙痒常常不断搔抓,外阴皮肤肥厚,呈灰白色浸渍,阴蒂及阴道黏膜可出现红肿及糜烂。

(3)阴囊瘙痒病:瘙痒发生在阴囊,但亦可波及阴茎或肛门。由于不断搔抓,阴囊皮肤肥厚、色素沉着、苔藓样变,有的患者可见糜烂、渗出、结痂及湿疹样改变。

(4)其他:如头部瘙痒病、小腿部瘙痒病、掌跖瘙痒病。此外尚有遗传性局限性瘙痒病,多见于 20-30 岁妇女。

三、诊断依据

皮肤出现瘙痒症状,但无原发性皮疹,如出现继发性皮疹,则需要根据病史,证明其初发病时仅有瘙痒,而无皮疹,方能确诊为瘙痒病。

1. 全身性原发者,最初仅局限于一处,逐渐扩展至身体大部或全身。局限性者,发生于身体的某一部位,以肛门、阴囊及女阴等处多见。

2. 无原发性皮炎,由于搔抓可引起皮肤上出现抓痕、丘疹、血痂、色素沉着、湿疹样变及苔藓样变。

3. 阵发性剧烈瘙痒,瘙痒发作常有定时的特点。此外,尚有烧灼、虫爬及蚁行等感觉。

4. 感情冲动、环境温度变化及衣服摩擦等刺激,都可引起瘙痒发作或加重。

四、鉴别诊断

1. **虱病** 发生于体部,阴部或头部,可找到成虫或虱卵。

2. **荨麻疹** 痒时或搔抓后出现风团,可于局部或全身出现,1~2 小时后风团可自动消失,只能见到皮肤抓破及血痂等损害,如不仔细询问病史,也易误诊为瘙痒病。

3. **神经性皮炎** 因搔抓迅速出现苔藓样变,好发于颈项、骶尾、肘、腘窝、小腿伸侧。

五、中医特色治疗

(一)辨证施治

皮肤瘙痒症病因不同,表现症状各异,临床首当辨其虚实,再别证型以施治"实证由外感六淫、饮食所伤、瘀血内停所致,虚证多因年老体衰、久病失养、精血亏虚而发"。

1. 实证

(1)风盛型

证候:多发于春季,证见周身皮肤瘙痒,痒无定处,搔抓不止,汗出痒轻,遇风加重,日久患处皮肤肥厚,甚则苔藓样变;舌质淡红、苔薄白,脉浮或缓。

治法:解肌发表,祛风止痒。

代表方剂:乌蛇驱风汤化裁。

药物:荆芥 10g,防风 10g,蝉蜕 10g,乌梢蛇 15g,羌活 12g,白芷 10g,连翘 10g,白蒺藜 30g,甘草 10g。

(2)风寒型

证候:多见于冬季,好发头面、颈项、双手等暴露部位。证见皮肤瘙痒,遇寒痒甚,逢暖或汗出减轻或自愈,患处有搔痕、血痂;舌质淡、苔薄白,脉浮紧。常伴有风寒表证。

治法:祛风散寒,调和营卫。

代表方剂:桂枝麻黄各半汤加减。

药物:麻黄 10g,桂枝 10g,白芍 10g,杏仁 12g,生姜 8g,荆芥 10g,防风 10g,白芷 10g,羌活 15g,白蒺藜 30g,甘草 10g。

按:外感风寒,风从寒化属阴,故先受于足经,伤寒由毛窍而入,自下而上,始足太阳,亦可见手太阴之证。尤在泾曰:"病在太阳……身痒者,邪盛而攻走经筋则痛,邪微而游行皮肤则痒也"。风寒伤人肌表,毛窍闭塞,肺气失宣,卫气不得外达。其营气涩而不畅,但以表寒证为主。凉为寒之轻,寒为凉之重;寒甚则痛,寒微则痒。常见于头项胸背、肢体伸外侧,冬季发病为多。

(3)风热型

证候:多见于青壮年,好发于夏季。证见皮肤瘙痒,抓痕色红,扪之肌肤热,感风遇热其痒尤甚;伴有口渴欲饮,心烦,便秘溲赤;舌质红、苔黄,脉浮数或弦数。

治法:清热解毒,祛风止痒。

代表方剂:消风散化裁。

药物:蝉蜕 10g,荆芥 10g,牛蒡子 12g,苦参 10g,防风 10g,生地黄 20g,当归 10g,胡麻仁 10g,金银花 20g,连翘 15g,薄荷 10g,浮萍 10g,淡豆豉 10g,芦根 15g,甘草 10g。

加减:伴风热表证者,治当辛凉解表,疏风止痒,方选银翘散加减。药用:连翘、金银花、菊花各 15g,淡豆豉 12g,牛蒡子、浮萍、升麻、白鲜皮、苦参、黄芩、桑叶各 10g,生地黄 30g,桔梗 9g,薄荷、蝉蜕、生甘草各 6g。

按:外感风热,风从热化属阳,故先受于手经。温病由口鼻而入,自上而下,内舍于肺,始犯上焦手太阴肺经(是较常见的一种形式)。叶天士曰:"温邪上受,首先犯肺,逆传心包",肺为三焦至上,其位居高,首当其冲,开窍于鼻,且外合皮毛与卫气相通。肺卫不固,风热相搏伤人肌腠皮表。其毛窍疏张,体虚为患,但以表热证为主。温为热之轻,热为温之重;热甚则痛,热微则痒。常在头颈腹阴、肢体屈内侧,发病冬春季居多。

（4）风湿型

证候：好发于长夏，以青壮年为多。证见皮肤瘙痒，抓后起水疱，伴有渗液；舌质淡红、苔白腻，脉濡数。

治法：祛风除湿，和营止痒。

代表方剂：羌活胜湿汤化裁。

药物：羌活 15g，独活 15g，川芎 10g，防风 10g，苍术 12g，苦参 10g，白蒺藜 20g，茯苓 15g，滑石 15g，甘草 10g。

按：外感风湿，极易困遏清阳，阻滞气机。风为阳邪，百病之长，善行而数变；湿为阴邪，易袭阴位，重浊黏滞。湿为水之渐，水为湿之积，始虽外受，终归中焦脾胃。脏腑蕴毒从内发则重，从外感受则轻，风轻则痒轻，风重则痒重。《素问·太阴阳明论》曰："伤于湿者，下先受之"湿性趋下，常累及下肢或阴囊等处。

（5）血热型

证候：证见皮肤瘙痒红，抓破呈条状血痕，每当遇热，烦躁，或酒后瘙痒加剧；伴有口干，心烦，渴喜冷饮，大便干结，小溲短赤；舌质红、苔黄，脉数或弦数。

治法：清热凉血，消风止痒。

代表方剂：地芍凉血汤加减。

药物：生地黄 20g，赤芍 10g，玄参 15g，丹皮 10g，丹参 20g，蝉蜕 10g，白蒺藜 30g，白鲜皮 15g，连翘 10g，甘草 10g，麦冬 10g。

按：血热内蕴，郁久化毒；血热生风，风盛则燥（痒）。血属阴，得温则行，热属阳，炎上，耗气伤津，生风动血。火热为阳盛所生，火与温热同类，为同中有异。热为温之渐，火为热之极，热损营阴，心神被扰。《外科启玄·明疮疡痛痒麻木》："经云，诸痛痒疮疡者属心火，盖火之为物，能消烁万物，残败百端故也，盖人之肌肤附近火灼则为疮，近火则痛，微远则痒，显而易见，热微则痒，热甚则痛，热胜肉腐，火性炎上"，多见于青壮年，夏季发病。

（6）湿热型

证候：证见皮肤瘙痒潮红，遍体抓痕、血痂；伴有口渴，烦躁，胃纳欠佳，腹胀便溏，或滞下不爽，小便黄赤；舌质红，苔薄黄或黄腻，脉濡数。

治法：清热燥湿，和中止痒。

代表方剂：萆薢湿汤加减。

药物：薏米仁 20g，萆薢 15g，丹皮 12g，泽泻 10g，黄柏 15g，苦参 10g，苍术 10g，茯苓 15g，滑石 20g，茵陈 15g，地肤子 15g，砂仁 10g，陈皮 8g，白蒺藜 15g，甘草 6g。

（7）湿热下注型

证候：多发于中年男女，好发肛周、阴囊、外阴等处。证见局限性皮肤瘙痒，逐渐蔓延，搔抓后皮肤肥厚，状若苔藓。表现肛门皱襞肥厚，阴囊皮纹增深，阴唇皮肤肥厚、浸渍，阴蒂及阴道黏膜多有红肿或糜烂，或带下增多，色淡黄；舌质红、苔黄腻，脉濡数或数。

治法：清热泻肝，除湿止痒。

代表方剂：龙胆泻肝汤加减。

药物：龙胆草 12g，生地黄 20g，赤芍 10g，黄柏 15g，苦参 10g，泽泻 10g，金银花 20g，苍术 10g，焦栀子 15g，当归 10g，柴胡 10g，车前子 10g，白蒺藜 20g，地肤子 15g，茵陈 15g，甘草 10g。

（8）瘀血型

证候:可发于任何年龄,无季节之别。证见皮肤瘙痒无度,夜间尤甚,抓痕累累呈紫红色条索状;舌质紫黯,或有瘀斑,脉涩。

治法:活血化瘀,消风止痒。

代表方剂:桃红四物汤化裁。

药物:当归、赤芍、川芎、桃仁、红花、丹皮、生蒲黄、五灵脂、蝉蜕、白蒺藜等。

2. 虚证

(1)血虚风燥型

证候:多见于老年体弱者,好发于寒冷季节。证见皮肤瘙痒,抓痕遍体,皮肤肥厚,迭起细薄鳞屑,或苔藓样变;伴有面色无华,头昏目眩,心悸失眠;舌质淡、苔薄,脉细或弱。

治法:养血润肤,疏风止痒。

代表方剂:当归饮子配四物汤合熄风止痒药加减。

药物:当归、丹参、玄参、麦冬、玉竹、瓜蒌、鸡血藤各 15g,生熟地黄、黄芪、珍珠母、何首乌各 30g,赤白芍、荆芥、刺蒺藜、防风、川芎、人参、枸杞子各 10g,煅龙牡各 25g,夜交藤 20g,甘草 6g,水煎服,每日 2 次。

加减:若瘙痒剧烈者可加全虫 6g 或乌蛇 10g;伴心烦急躁者可加莲子心 10g 或生栀子 10g。

(2)肝肾阴虚型

证候:多发于老年人,证见皮肤干燥,瘙痒抓之脱屑,肌肤甲错;伴有头晕耳鸣,五心烦热,腰酸膝软;舌质红少津、苔少而薄,脉细数或弦细。

治法:滋补肝肾、息风止痒。

代表方剂:知柏地黄丸或肝肾两滋汤加减。

药物:黄柏 15g,知母 15g,熟地黄 20g,山药 15g,山茱萸 10g,当归 10g,白芍 10g,泽泻 10g,丹皮 12g,枸杞子 15g,女贞子 15g,白鲜皮 20g,白蒺藜 30g,地肤子 15g。

3. 外治法

(1)水疱未破,可用三黄洗剂外搽,每日 2～3 次。

(2)皮损以丘疱疹为主,糜烂、渗出偏重者,以马齿苋洗剂外洗或湿敷,每次 10～15 分钟,每日 2～3 次。

(3)皮损以糜烂、结痂为主或即愈时,以紫金锭磨水,或黄连膏、青(紫)草膏等外搽,每日 2 次。

(二)辨病治疗

1. 肛门瘙痒

肛门瘙痒多见于中年男性,女性亦可发病,有蛲虫的儿童及痔疮病人亦可患本病。通常瘙痒仅限肛门及其周围皮肤,但有时亦可蔓延至会阴、女阴或阴囊的皮肤,由于搔抓可出现肛门皱襞肥厚,亦可有辐射状皲裂、浸渍、苔藓化或湿疹化等继发性损害。

肛门瘙痒与中医学文献中记载的"谷道痒""肛门作痒"相类似。《诸病源候论》谷道痒候记载:"谷道痒者,由胃弱肠虚,则蛲虫下侵谷道,重者食于肛门,轻者但痒也……"《外科证治全书》肛门作痒记载:"肛门作痒或兼赤肿微痛者,虫蚀也。"

中医学认为本症证属大肠湿热,下注感毒所致,治宜清利湿热,解毒止痒。方用:胆草 12g,黄柏 10g,栀子 10g,车前子草各 10g,苦参 10g,蛇床子 20g,泽泻 10g,蒲公英 15g,水煎服,每日 2 次。中成药可服除湿丸,龙胆泻肝丸。局部治疗可用上方第三煎煮水熏洗患处。亦可外涂黄连膏 20g 兑肤乐乳膏 20g,每日 2～3 次;严重者(肛门及周围皮肤出现肥厚、苔藓化者)可外涂肤万酯、500～1000 黑豆油软膏或采用癣症熏药卷外熏。

2. 阴囊瘙痒

阴囊瘙痒多局限于阴囊,亦可波及阴茎、会阴或肛门,由于搔抓可出现苔藓化或湿疹化、继发感染等。

阴囊瘙痒与中医学文献中记载的"绣球风""肾囊风"相类似。中医学认为湿热下注复感外邪是本病的病因,由于疹痒,昼夜难眠肾阴耗伤,病往往缠绵日久。治宜清利湿热佐以止痒,方用:胆草 10g,黄柏 15g,车前子草各 15g,苦参 10g,泽泻 10g,猪苓 20g,川楝子 15g,白鲜皮 15g,甘草 10g,水煎服,每日 2 次。对于病程日久肾阴亏损,痛痒较重,甚至阴囊皮肤粗糙、肥厚呈苔藓化者,可加枸杞子 10g,山英 10g,二地各 10g。

中成药可服龙胆泻肝丸、除湿丸,病程日久肾阴耗伤者加服六味地黄丸,局部治疗同肛门瘙痒。

3. 女阴瘙痒

女阴瘙痒多发生在大阴唇和小阴唇,但阴阜、阴蒂、阴道黏膜也常出现瘙痒,由于搔抓阴唇常出现皮肤肥厚及浸渍,阴蒂及阴道黏膜出现红肿、糜烂等。

女阴瘙痒与中医学文献中记载的"阴痒""妇人阴痒"相类似。如《诸病源候论》阴痒候记载:"妇人阴痒是虫食所为,三虫九虫,在肠胃之间,因脏虚虫动,作食于阴,其虫作势,微则痒,重者乃痛。"本病多因肝脾亏损,湿热下注,复感外邪,蚀阴成患。治疗请参照肛门瘙痒和阴囊瘙痒。

4. 糖尿病皮肤瘙痒症

是由于糖代谢障碍引起的皮肤表现之一,其原因复杂,如血糖快速升降时血浆渗透压快速变化、经常的高血糖状态使皮肤表层细胞发生脱水效应、糖尿病皮肤微循环异常引起缺血、缺氧、糖代谢失常造成细胞膜功能障碍以及糖尿病神经功能紊乱使皮脂腺、汗腺分泌异常等都可以降低皮肤抵抗力并刺激皮肤神经末梢导致皮肤瘙痒的发生。西医治疗本病,一则降糖,二则对症处理,据临床观察,虽能减轻或暂时缓解部分患者的症状,但效果不尽理想。

本病属中医消渴病、风瘙痒、痒风等范畴。据临床所见,罹患者以体质差,病程长的中老年者居多,且瘙痒发生的类型与患者体质关系密切,如体胖者素体多虚多湿,易形成湿热蕴结;形体偏瘦弱的患者,素体阴虚多火,易伤阴化燥生风、肝肾阴虚、虚风内扰皆可发生本病。病机方面,湿热蕴结腠理失宣的患者,病机虚实夹杂,本虚而标实,本虚者乃糖尿病所致之气虚阴亏,肌肤失养,标实者系湿热蕴结肌腠络脉之间,不得疏泄,故见身重困倦,皮肤抓挠后常出现黄色液体渗出。湿性重浊而趋下,故瘙痒多发于下肢或下肢较重,女性则带下多而色黄、外阴肿痒。湿性黏腻,故本证常为顽固瘙痒。阴血不足,内燥生风的患者及肝肾阴虚、虚风内扰的患者,病机以正虚为主,正虚者肝血虚,虚风自内而生也。证见皮肤干燥,瘙痒部皮肤抓后多呈红色,皮肤常出现红色条状抓痕、血痂,干燥脱屑;经久不愈则肝肾阴血俱虚,引发虚风,侵扰肌肤,故其症多见心烦燥热,呈全身皮肤走窜作痒,瘙痒多发于午后,夕加而夜甚,皮肤干燥脱屑,色素深重,皮肤抓破常出现深红色血痂;虚之既久,虚邪深入下焦,伤及肾元故而经久难愈。

糖尿病的皮肤瘙痒是整体病变的局部表现,是糖尿病阴虚病机进一步发展的结果。皮肤局部干燥、脱屑、增厚、变粗、肌肤甲错、色素变性、局部麻木等几乎无一不是阴虚、气阴亏虚、络脉瘀阻、肌肤失养所致,这些病变之后即隐含着西医所谓微血管、神经病变等病理变化,又提示了中医久病多虚,久病多瘀、久病入络、肌肤失养的理论。治疗本病应即着眼于纠正整体的失调以治本,又着手于局部瘀血,肌肤失养的恢复而治标,对本虚标实的湿热蕴结证,治宜清热利湿宣通营卫,祛邪为先,选用有宣散作用的荆芥、防风、蝉蜕、白蒺藜等,有增加皮肤毛细血管血流量,促进汗腺和皮脂腺功能,抗过敏,改善皮肤代谢等作用;合地肤子、栀子、黄连、浮萍、白鲜皮、黄芩等具有宣散利湿、清热燥湿作用;更用赤芍、丹参活血通络以助之。诸药合用祛邪而止痒。对阴血不足化燥生风或肝肾阴虚虚风内扰证,治宜滋养肝肾、滋润养血、凉血,散瘀血、宁风息风,以扶正安正为主。前者宜润燥宁风,药用当归、麦冬、生地黄、玄参、蝉蜕、钩藤、防风;后者宜滋养息风,药用何首乌、熟地黄、山茱萸、女贞子、枸杞子、蝉蜕、地龙、珍珠母;凉血散瘀二者皆可用丹皮、丹参、赤芍,留瘀较重者酌加水蛭逐散之。愈后仍应以滋养肝肾、养血凉血固本。

(三)其他治疗

1. 中成药

(1)润肤丸:每次 6g,每日 2 次。适用于血虚风燥型。

(2)秦艽丸:每次 3～6 粒,每日 3 次。适用于风寒型。

(3)乌蛇止痒丸:每次 3～5g,每日 2 次。适用于血虚风燥型。

(4)湿毒清:每次 3 粒,每日 3 次。适用于湿热型。

(5)六味地黄丸:每次 5g,每天 2 次。适用于老年瘙痒病或阴虚型瘙痒病。

2. 针灸治疗

(1)体针

处方 1:针曲池、血海,配合谷、足三里、肺俞,针刺得气后留针 30 分钟,每日 1 次,10 次为 1 疗程。

处方 2:梅花针叩击背部足太阳膀胱背腧穴及皮肤瘙痒区,并服以补肾益精,养血祛风药。

处方 3:取双侧至阴穴及屋翳穴,施以徐而重之补法。

处方 4:选取曲池、合谷、血海、足三里、三阴交为主,头皮瘙痒加风池,面部瘙痒加迎香,外阴瘙痒加中极、蠡沟,曲池、合谷、足三里采用平补平泻手法,三阴交、血海用补法。同时配合穴位注射,选用瘙痒部位的相应穴位,药用维生素 B_{12} 注射液,注射用转移因子。

处方 5:血虚肝旺型取穴血海、曲池、三阴交、合谷、委中;湿热型取穴足三里、承山、血海、曲池、阴陵泉。消毒患者耳背清晰静脉,用三棱针点刺,放血 2～3 滴,两耳交替点刺。艾灸:针刺血海、曲池,出针后用艾条每穴灸 10 分钟,用温和灸法。

处方 6:电针灸并滋阴养血饮。电针取穴:第一组穴取大椎、陶道、至阳、命门、血海、足三里,第二组穴取肺俞、肝俞、脾俞、胃俞、肾俞、梁门、三阴交;艾灸取穴:神阙。中药滋阴养血饮:仙茅 15g,党参 15g,黄芪 40g,熟地黄、麦冬、当归、赤芍、丹参、白芍各 15g,首乌藤 30g,刺蒺藜 20g,苦参、防风、浮萍、地肤子各 15g。

(2)耳针

处方 1:神门、交感、肾上腺、内分泌、肺、痒点。

处方 2:双肺、神门、过敏点、内分泌。

方法为快速刺入,留针 30 分钟,每 1～2 天针 1 次,7～10 次为 1 疗程。

3. 外治法

原则是镇静止痒,控制继发感染。

(1)全身疹痒无明显继发损害者,可外用1‰石炭酸炉甘石洗剂、止痒药水、润肤药水、肤轻松乳剂、肤乐乳膏、乐肤液或百部酒100ml兑入雄黄解毒散20～30g。

(2)皮损较厚呈苔藓化者,可外用氟轻松软膏、止痒药膏或癣症熏药卷外熏。

(3)药浴或熏洗疗法,适于各型瘙痒症。处方1:楮桃叶250g,煮水洗浴;处方2:苦参15g,白鲜皮15g,百部15g,蛇床子15g,煮水洗浴。

(4)以润肤止痒酊治疗老年性皮肤瘙痒症。其配制为当归、首乌、肉苁蓉、川芎各50g,蛇床子40g,乌梢蛇40g,冰片10g,上药加入75%酒精1000ml,置于密闭容器中,浸泡1周,每日搅拌1次,1周后加入蒸馏水1000ml,浸泡3天,滤出备用,每日外搽瘙痒处2～3次。

(5)止痒汤和槿风酒联合治疗皮肤瘙痒症。止痒汤配制地肤子10g,黄柏、土槿皮、蒲公英、蛇床子、川椒、明矾各15g,苦参20g,上药加水2000ml,浸泡30分钟,煎开20分钟后,过滤,待水温后用毛巾蘸药擦洗患处30分钟。槿风酒配制:苦参、大黄、蛇床子各24g,白鲜皮36g,黄连10g,川槿皮、百部各30g,大风子仁15g,好白酒1500ml,共入容器内密封10天后,取滤液外用。

(6)用矿泉浴配合润肤止痒汤治疗皮肤瘙痒症,每日1次矿泉水全身浸浴,水温38℃,时间20分钟,同时配合内服润肤止痒汤。

(7)淀粉浴、糠浴、麦麸浴:将淀粉或谷糠、麦麸适量装在纱布缝制的袋内,加水煎沸,趁热熏洗或泡浴,也可持药袋擦洗患处,有一定止痒效果。

(8)采用高压氧综合治疗老年性皮肤瘙痒症。

(9)物理及放射疗法可用达发松高频电、共鸣火花、激光或32-磷、银贴敷(适于局限性肥厚损害)。

六、西医治疗

(一)全身治疗

1. 寻找发病原因,给予相应的治疗。

2. 避免外界刺激(包括化纤织品、羽绒制品的内衣、内裤等衣物),禁食辛辣动风腥发饮食(烟、浓茶、咖啡及鱼虾蟹等)。

3. 营养不良者应补充营养。

4. 给予镇静安神脱敏止痒药物

(1)内服或注射抗组胺类及镇静止痒药,如盐酸苯海拉明、氯苯那敏、异丙嗪、赛庚啶、布克利嗪、美喹他嗪、阿司咪唑以及安定、安宁等。

(2)瘙痒较重者,可给予钙剂静脉注射或0.25%盐酸普鲁卡因加入维生素C静脉封闭;亦可用生理盐水或复方氯化钠溶液500ml,静脉滴注。

(3)老年性瘙痒症患者可酌情给予丙酸睾酮50mg肌内注射,每周2～5次;或用苯丙酸诺龙25～50mg,每周2～3次。

(4)皮肤干燥、粗糙者,可内服或注射维生素A,每日5万U。

(5)对于由于搔抓而出现继发感染者可酌量给予抗生素治疗。

（二）局部治疗

1. 根据病情、发病季节及个体情况的不同选择合适的外用药物及其剂型，达到保护、润泽、止痒目的。如含有薄荷酚甘油洗剂，滋润与止痒性霜剂或软膏等，如 2％苯海拉明霜、硅霜等。

2. 瘙痒严重、病损局限者可以外用弱效或中效皮质类固醇霜剂或软膏，如丁酸氢化可的松软膏、哈西奈德软膏等。

七、预防与护理

1. 生活调摄应注意合理的皮肤保养，衣服宜宽大、松软，不要穿毛织品，内衣选用棉织品或丝织品。应减少洗澡的刺激，不可用碱性太强的肥皂或摩擦过多，尽量避免搔抓，浴水温度以 35～37℃为宜。被褥不宜太暖。冬季应适量涂抹润滑油膏保护皮肤。

2. 饮食调摄

（1）不吃过敏或有刺激性的食物，如鱼、虾、蟹等，应戒烟酒，不喝浓茶、咖啡，饮食宜清淡、易消化，多食新鲜蔬菜和水果。大便通畅能有效地将体内积聚的致敏物质及时排出体外。对已经证明有过敏的食品，包括同类食品均应绝对忌服。进食时要慢吞细嚼，少量多餐，多饮水，每天保持饮水量 1500～2000ml，以防缺水引起皮肤干燥而加重皮肤瘙痒。

（2）药膳治疗

①凡体质不能耐受而食入酒酪鱼腥、温热辛辣之食物，则血热内蕴，热盛生风，风盛则痒，表现为皮肤干燥瘙痒。先限于一处，继而蔓延到周身遇热尤甚，患处肌肤色红并有口干、舌红苔黄腻、脉弦滑等症状。宜食用清热凉血、祛风去湿的食物。

②患者因表虚不固而风寒外邪，乘隙而侵入由于气血虚弱，内不能疏泄，外不能透达以致郁于肌肤之间使皮肤干燥瘙痒，表现为瘙痒不绝，揩之脱屑，每遇风、寒时，病情加重但无原发皮损。患者面色无华，舌淡苔薄，脉细、弱沉。宜食用祛风散寒、补气养血之物。

3. 精神调摄避免发怒和急躁，平时可选择散步、打羽毛球、太极拳、练气功等活动。老年人的居室环境应是明亮、卫生、简洁、通风良好、温度、湿度适宜，培养种花、养金鱼、下棋等良好习惯来陶冶情操，早起早睡，不看刺激性强的影视节目，临睡前不喝浓茶与咖啡，以保证充足的睡眠。

八、经验体会及医案

（一）经验体会

1. **详细检查、审察病因** 对于皮肤瘙痒症应该详细检查、审察病因，尤其局限性瘙痒，更要注意排除局部因素所致之瘙痒，曾遇到外阴瘙痒多年，经多种方法内服治疗，外用激素、抗生素、中药药膏均未见效的患者。接诊初时，不以为然，再仔细检查，却见阴毛处驻满虱子卵，并见活动阴虱，对症治疗，一周而愈。也有肛周瘙痒症，并患有内外痔的患者，瘙痒顽固难愈，但治疗痔疮后，肛门瘙痒自然而愈。又如冬季瘙痒症，往往因为洗浴过勤、水温过高而加剧，只有纠正诱因，才能改善。一些泛发性顽固性瘙痒病人，经多药治疗，毫无改善，对于这类病人一定要详细进行内科方面的检查。原发性胆汁性肝硬化的早期可出现泛发性瘙痒，消胆胺有助于治疗胆汁郁积性瘙痒；瘙痒在癌症中少见，但是重要的先兆；霍奇金病的瘙痒发生率相当高，可达30％。对于内科疾病所致的顽固性瘙痒症，积极治疗原发病因，才能较好地改善瘙痒症状，这些都需要医生认真仔细检查,审因对症,才能奏效。

2. 辨证用药,标本同治　皮肤瘙痒症患者,虽共有瘙痒的感觉,但其根本原因不一,一味止痒未必奏效。在治疗时,尤其在应用中药时,除了应该使用止痒药物,更要辨因而施治。老年者,多为阴虚、血虚、血燥,治疗应以养血润燥为主,可用鸡血藤、何首乌、熟地黄、麦冬、玉竹、五味子,或女贞子、旱莲草、生地黄、太子参、知母等药物,以养阴润燥,再辅以祛风止痒,尤其注意不能妄为祛湿,否则越加伤阴,皮肤更加燥痒。治疗皮肤瘙痒症,多有祛风类药物,但不宜过多,以防止过于疏散,耗伤阴液,对于顽固日久者,还可加入一两味蛇蝎、蜈蚣之类搜风通络,祛风止痒。

3. 耐心解释,指导配合　耐心解释,指导配合,必要时做心理方面的疏导。许多瘙痒症,与外环境诱因有关,这需要找出诱因后,对患者解释清楚,并指导患者如何避免诱因,以及饮食适宜禁忌。配合治疗,这对治疗皮肤瘙痒症起着举足轻重的作用,一些患者长期瘙痒,焦虑不安,往往一痒就抓,恶性循环,越抓越痒。对于这些有情志方面变化的患者,除药物治疗外还要注意进行心理上的疏导,使患者配合治疗,减少搔抓,以避免加重病情。

4. 治血宜培源,健脾是关键　脾为后天之本,气血生化之源,气血来源充足,则肤有所养、痒自止。老年人的脾胃功能随着年龄的增长自然地衰退,气血化源不足,也可产生老年人的瘙痒症,此乃脾虚血瘀所致。治以培源健脾为主,补气活血为辅。

5. 久病不愈,注意活血化瘀　老年性皮肤瘙痒症是临床上常见的一种老年性皮肤病。现代医学认为,该症的发生主要是性激素分泌功能减退、皮脂腺功能低下、皮肤干燥萎缩及变性而发病,在治疗上多采用补充维生素、性激素、钙剂及抗组胺类药治疗。中医学认为,本症的发生,多与脏腑功能衰退,人体气血不足,不能濡养肌肤有关,其病理基础是以虚为本,所以在治疗上多以补虚为主。常用的代表方剂为养阴清肺汤、当归饮子、玉屏风散、归脾汤、六味地黄汤等,但用之临床,疗效并不十分满意,究其原因主要在于仅考虑到患者为老年人,其脏腑功能低下,气血不足的一面,却忽略了血瘀的存在。从老年性皮肤瘙痒症的临床表现看,经久不愈的顽固性皮肤瘙痒,其痒昼轻夜剧,部位固定,皮肤粗糙,肌肤甲错,皮损色暗、紫红、色素沉着,或皮损肥厚、变硬、结节、苔藓化,或部分患者出现脉涩、结代、舌质暗、有瘀点、瘀斑,舌下静脉曲张等,这些均为瘀血在临床上的具体表现。而血瘀发生的原因,一方面是由于老年人脏腑功能衰退,其抗御疾病的能力低下,因此外感或内伤的发病机会均明显高于青壮年,因而形成血瘀的途径亦相应增多。或气虚无力难以推动血液在脉道内正常运行而形成血瘀;或命门火衰,寒自内生,寒主收引,主凝滞寒凝则可产生血瘀;或阴津不足,而产生内热,热熬炼血使血液黏滞稠着亦可致瘀;或外来之邪侵袭机体,留恋不去,邪阻经脉,影响气血的正常运行,而形成血瘀。瘀血形成以后,使气血失去濡养肌肤的功能,而产生皮肤瘙痒。故在治疗上应以活血化瘀而止痒。但由于引起血瘀的病因是多方面的,因此在使用活血化瘀治疗时,首先应辨证审因,根据引起血瘀的不同成因而分别加以温经壮阳活血、养阴清热活血、益气活血、理气活血、养血活血、搜风活血等。应注意的是,在治疗该症用药时,尽量不用或慎用发汗解表、除风止痒之品,如荆芥、防风、麻黄、桂枝、蝉蜕、羌活、独活等,因这类药味辛发散、发汗,汗出过多能耗散阳气、损伤阴津,使瘙痒更重。而燥湿止痒之品也应慎用,如苦参、蛇床子、白鲜皮、地肤子等,因这类药苦温燥烈,用之易损伤阴津,使肌肤失润,瘙痒更甚。另外苦寒攻下之品,如龙胆草、栀子、黄连、黄柏、大黄、芒硝等,应慎用或不用,因这类药苦寒较重,易损伤脾胃及阴津阳气。在选用活血化瘀之品时,应慎用或不用破血逐瘀之品,如三棱、莪术、土鳖虫、水蛭等,因这类药物破血峻猛,易伤津耗气,使瘙痒加重。总之,老年性皮肤瘙痒症临床表现较为单一,诊断亦不困难,但用药治疗有时并不十分满意,若不辨明病因,单用止痒之品进行治疗,则效果不佳。因此在治疗该症时,应通过四诊八纲进行审证求因,标本兼顾,有的放矢地进行治疗,方能收到满意的疗效。

6. 外用中药止痒　荆芥、苍耳子、薄荷、木贼、桑叶、菊花等祛风止痒;栀子、夏枯草、黄芩、黄连、黄柏、龙胆草、苦参、紫草、金银花、蒲公英、紫花地丁、板蓝根、大青叶、蚤休、半边莲、鱼腥草、马齿苋、败酱草、白花蛇舌草、白鲜皮、地骨皮、大黄、地榆、侧柏叶、槐花、茜草、羊蹄草等清热止痒;威灵仙、秦艽、豨莶草、徐长卿、桑枝、蛇蜕、苍术、厚朴、车前子、地肤子、茵陈等祛湿止痒;附子、干姜、肉桂、细辛、花椒、艾叶等温经止痒;乳香、没药、姜黄、三棱、莪术、虎杖、王不留行、刘寄奴等活血止痒;硫黄、苦楝皮、贯众、蛇床子、蜂房、土槿皮等杀虫止痒。皮疹色红、糜烂或有感染者选用清热止痒药物;皮疹水疱、糜烂渗出,滋水淋漓者选用祛湿止痒药物;皮疹表现为苍白风团、发绀、皮温低者选用温经止痒药物;皮疹色黯、肥厚、结节、色素沉着者等选用活血止痒药物;皮肤表面寄生虫感染者选用杀虫止痒物。根据皮疹的具体情况,各类止痒药物可相互配合使用。

7. 常用药对

(1)生龙骨—煅牡蛎:龙骨和牡蛎重镇安神,用量多在30 g以上。龙骨出自《神农本草经》,其味甘、涩,性平,入心、肝、肾经,具有镇静安神、平肝潜阳的作用。牡蛎味咸,性微寒,入肝、胆、肾经,有重镇安神、潜阳补阴等作用。龙骨和牡蛎常相配伍,从张仲景的桂枝加龙骨牡蛎汤到张锡纯的镇肝熄风汤等均是龙骨牡蛎相须为用,具有镇心安神,平肝潜阳的作用。龙骨配合牡蛎,达到功效互补的奇效。牡蛎腻胃,生用容易出现腹胀等不适,脾胃不和者慎用,故常用煅牡蛎。

(2)合欢皮—远志:王冰谓:"心寂则痛痒微,心躁则痛痒甚。"治疗皮肤瘙痒,注重调心,常用合欢皮和远志。合欢皮属于养心安神佳品,现代药理研究表明,合欢皮具有双向调节作用,中低剂量的合欢皮有催眠作用,大剂量则具有抗抑郁作用,这与《神农本草经》"主安五脏,利心志,令人欢乐无忧"相符合。远志亦出自《神农本草经》,味苦、辛,性温,归心、肾、肺经,具有安神益智等作用,常用于治疗心肾不交引起的失眠多梦等疾病。合欢皮和远志共用,安神效果更佳,亦能够调节情志,减缓因为皮肤瘙痒引起的心神不宁、失眠多梦等情况,起到养心安神止痒的作用。

(3)酸枣仁—柏子仁:针对老年性皮肤瘙痒症,常酸枣仁、柏子仁共用。酸枣仁,酸甘平,入心、肝、胆经,具有宁心、补肝、生津等作用,常用于治疗虚烦不眠,津伤口渴等病症。现代药理学研究也证实,酸枣仁具有镇静催眠、镇痛效果。柏子仁甘平,归心、肾、大肠经,具有养心、润肠等作用,治疗虚烦失眠、肠燥便秘等疾病。两药合用,可以互增养心安神之功效。酸枣仁、柏子仁具有较好的养阴生津作用,对于老年人皮肤甲错、津液不足等情况,有很好的缓解作用。大便秘结的患者尤其适用。

(4)连翘—马鞭草:瘙痒甚者,患者反复挠抓,出现皮肤感染,常用连翘合马鞭草以清热解毒。《药性论》谓连翘"主通利五淋,小便不通,除心家客热",临床常用于治疗丹毒、斑疹等皮肤病。马鞭草苦、微寒,具有清热解毒、活血通络的作用,常用于治疗热毒蕴肤之疔疮等。两者合用,既能清热解毒,又能通络止痛,可缓解老年性皮肤瘙痒症患者挠抓皮肤之后出现患处的感染。现代药理研究认为,连翘果壳中含有连翘多酚具有明显的抗炎、解热和内毒素中和作用。

8. 在药理学的指导下选择中药止痒　目前针对单味中药和方剂的药理学研究体现了中

医药的进步,为中药的应用拓宽了思路,尤其在抑制变态反应、免疫调节、精神情绪调节、抗真菌等方面的中药药理研究,对瘙痒性皮肤病的治疗具有重大指导意义。现代中药药理学和传统中医药理论的结合,对于组合新方,或对古方进行新的加减,提供了新的思路。

（二）医案

医案 1 李红亮.经方合用治疗疑难杂症医案 4 则[J].新中医,2017,49(11):157-159.

王某,男,35 岁。患者以"左侧肢体活动无力 2 月余"为主诉,按"脑梗死后遗症"于 2017 年 1 月 1 日收住本院康复医学科,给予抗血小板聚集、他汀类药物应用以及中药疏肝解郁、理气活血、通络疏风等,并给予运动疗法、作业疗法、针灸、艾灸、中药熏洗等综合治疗,症状逐步改善。2017 年 2 月 7 日患者诉:胸部皮肤瘙痒难忍,影响睡眠。体查见前胸部斑片状皮损,大者 5cm×6cm,小者 2cm×3cm,无粟粒状突起,皮色微红,皮肤干燥,请皮肤科会诊不排除神经性皮炎,建议用硫黄软膏外涂。应用硫黄软膏外用 3 天,症状无好转。患者症见舌质淡白,脉细弦,辨证属风寒郁表证。治则:疏表解郁,发散风寒。方选桂枝麻黄各半汤,处方:桂枝 12g、白芍、生姜、麻黄各 9g,炙甘草、苦杏仁各 6g,大枣 4 枚。3 剂,每天 1 剂。中药煎药机浓煎,分装 2 袋,每袋 200ml,每天 2 次,口服。2017 年 2 月 11 日查房:皮损消失,皮肤正常,瘙痒已去,睡眠良好。

《伤寒论》曰:"太阳病,得之八九日,如疟状,发热恶寒,热多寒少,其人不呕,清便欲自可,一日二三度发,脉微缓者,为欲愈也;脉微而恶寒者,此阴阳俱虚,不可更发汗、更下、更吐也;面色反有热色者,未欲解也,以其不能小汗出,身必痒,宜桂枝麻黄各半汤。"

按:桂枝麻黄各半汤为桂枝汤与麻黄汤各取 1/3 的量,按 1:1 比例合方。两方为小剂组合,旨在使桂枝汤调和营卫而不留邪,麻黄汤解表发汗而不伤正,刚柔相济,剂量虽小,之所以发散邪气,扶助正气属发汗轻剂。本例患者在康复的过程中出现皮肤瘙痒,是药物或是其他原因所导致尚不清楚。中医学认为,"肺主皮毛""肺主一身之表",皮肤的病变多责之于肺。仲景用麻黄汤宣肺解表,桂枝汤调和营卫,合方小其用量名之为桂枝麻黄各半汤,为后世医家合方治病开启一大法门。老年人不明原因的皮肤瘙痒症,或选用桂枝麻黄各半汤,或选用桂枝二麻黄一汤,或选用桂枝二越婢一汤,多能应手而愈,效如桴鼓。

医案 2 钱小禾,陈丽娟,陈明达.余慧民治疗老年疾病医案 4 则[J].北京中医药,2016,35(11):1083-1084.

患者,女,68 岁,2014 年 1 月 7 日因"皮肤瘙痒 3 年"就诊。患者诉 3 年前开始血液透析,并出现皮肤瘙痒,脱屑,全身可见抓痕。使用降磷、血液灌流、血液透析滤过,均无明显改善。既往有糖尿病、皮肤病病史;舌暗,苔薄黄。左右脉俱弦细。西医诊断:尿毒症皮肤瘙痒;中医诊断:风瘙痒,肝肾血虚,风热内扰;治法:滋肝肾,养阴血,清风热。方药组成:柴胡 10g,当归 15g,生地黄 20g,白芍 15g,白蒺藜 15g,乌梢蛇 20g,黄芪 30g,山药 15g,制何首乌 15g,白鲜皮 15g,甘草 10g。10 剂,每日 1 剂,水煎服。并嘱禁食芫荽、辣椒、花椒等辛辣之品,勿用肥皂洗浴。2014 年 1 月 16 日复诊:患者诉瘙痒、皮肤干燥明显减轻。舌暗,脉弦细。上方去柴胡,加白术 12g,蝉蜕 6g,赤芍 15g,川芎 15g。5 剂。2014 年 1 月 22 日三诊:患者偶有皮肤瘙痒,尚能忍受。

按:皮肤瘙痒是尿毒症常见并发症,与血磷、甲状旁腺激素升高有关,同时与老人皮脂减少也有一定关系。患者皮肤瘙痒、脱屑,与血虚生风密切相关。方中柴胡疏肝祛风;当归、生地黄养阴生血;白芍养阴柔肝;山药养阴血,除内热;黄芪补脾肺之气,一是载药直达肌表,二是托邪外出;乌梢蛇为血肉有情之物,善祛风;白蒺藜、白鲜皮祛风止痒;何首乌养血祛风。诸药共奏养血祛风之功。复诊患者症状好转,但透邪不彻底,加用白术补气健脾,蝉蜕透疹止痒,赤芍、川芎养血活血,取"血行风自灭"之义。

医案 3 王根林,周海燕,曹译文,等.自拟润燥止痒油治疗皮肤病医案三则[J].贵阳中医学院学报,2015,37(1):68-69.

唐某,男,72 岁。2013 年 12 月 15 日初诊。主诉:腰及双下肢瘙痒 3 年余。该患者 3 年多以来经常周身皮肤瘙痒,夜间尤甚,曾用氟轻松软膏及氯苯那敏和镇静药物治疗,疗效不显。近 1 年来瘙痒症状加重,夜寐不安。刻诊:腰及双下肢皮肤干燥、脱屑,散在抓痕、血痂,部分色素加深,呈苔藓样。诊断:风瘙痒。辨证属血虚化风化燥证;治宜养血润燥,祛风止痒。嘱患者外用润燥止痒油,每日 4 次,避免饮酒及辛辣饮食,避免勤洗浴。5 天后,患者诉瘙痒减轻,查见局部皮肤干燥、脱屑减轻,血痂脱落。继用 10 天后,患者诉基本无瘙痒,夜间能安睡,皮损处皮肤趋于润泽光滑,未见明显脱屑、抓痕、血痂。

按:老年瘙痒症是老年人最常见的瘙痒性皮肤病,西医治疗主要采用抗组胺药、封闭疗法、性激素、5-HT 受体拮抗药等药物,虽然起到了一定的防治作用,但远期疗效差,且有较大的不良反应。中医学认为老年瘙痒症系年老体衰,气血不足引起,血虚则经脉塞涩,荣卫失和,肌肤失养,皮肤失去濡养,腠理不能致密,卫外功能失职,故而发病。润燥止痒油不仅养血凉血润燥,祛风止痒,而且其作用缓和,在皮肤表面可形成表浅油膜,可有效地阻止皮肤水分丢失,改善患者的皮肤屏障功能,对粗糙的皮肤有润泽作用,降低不良因素对皮肤的直接刺激。

医案 4 杨彦洁,徐志兰,付中学.黄尧洲从心论治老年性皮肤瘙痒症经验[J].世界中西医结合杂志,2018,13(8):1065-1071.

患者,男,87 岁,2017 年 11 月 12 日初诊。主诉:双下肢皮肤瘙痒 2 周。2 周前无明显诱因出现双下肢皮肤瘙痒,曾在社区医院求治,被诊断为湿疹,用外用药物后消退。1 周前因为服用人参膏(具体组成不详)出现反复瘙痒,从脚踝部发病,渐渐蔓延至小腿、腰部,睡觉前瘙痒较甚,影响休息。刻诊:双下肢皮肤干燥,可见抓痕,伴有凹陷性水肿。外院查肝、肾功能正常,平素有糖尿病史,胰岛素控制良好。下肢超声检查未见血管异常。自觉神疲乏力,食欲缺乏,舌质红苔薄白,脉沉细。辨证为血虚风燥型老年性皮肤瘙痒症,拟重镇安神利湿药物,以养心安神止痒方加减。处方:生龙骨 45 g,煅牡蛎 30 g,煅磁石 30 g,珍珠母 30 g,酸枣仁 30 g,代赭石 30 g,柏子仁 20 g,远志 15 g,夜交藤 30 g,连翘 20 g,马鞭草 15 g,茯神 30 g。7 剂,日 1 剂,浓煎分 2 次口服,晚上睡觉前喝 3/4,早晨喝 1/4。嘱其避免用过热水洗澡,每周洗澡 2 次,不可用过于刺激的洗护用品,洗完澡之后用橄榄油涂抹患处,注意保暖以及适量运动。2017 年 11 月 20 日二诊:服用上述药物后瘙痒减轻,睡眠好转,但双下肢水肿较为严重,自觉乏力。舌质淡红,苔白厚腻,脉沉细。辨证属于心血不足水泛证,用重镇安神法合益气养阴、利水之法治疗,养心安神止痒方加减。处方:生龙骨 45 g,煅牡蛎 30 g,酸枣仁 30 g,柏子仁 20 g,连翘 20 g,太子参 20 g,麦冬 10 g,五味子 10 g,葶苈子 30 g,茯苓皮 30 g,冬瓜皮 30 g。7 剂,每日 1 剂,浓煎口服。2017 年 11 月 29 日三诊:服用上药物后水肿消退,双下肢轻微瘙痒,但不影响休息,大便秘结,整体感觉良好。继用上方加厚朴 10 g,服用 15 天。2018 年 4 月 6 日,患者因头面部脂溢性角化再次复诊,皮肤瘙痒和双下肢水肿没有复发。

按:老年性皮肤瘙痒症是一种老年人常见皮肤病,严重瘙痒影响着患者的生活和工作。此例患者 87 岁高龄,因皮肤干燥出现瘙痒,以龙骨和牡蛎为君药,重镇安神,配以磁石、珍珠母、枣仁、代赭石宁心助眠为臣药,止痒效果立竿见影。连翘、马鞭草清热解毒,茯苓皮、冬瓜皮淡渗利湿。由于患者高龄心血亏虚,出现双下肢水肿,故用生脉饮合葶苈大枣泻肺汤治疗,补气泻肺顾护心血,同时起到补益心肺功能的作用。本次治疗以心为根本进行调摄,重镇安神、养心安神联合益气复脉,针对顽固瘙痒能够起到事半功倍的作用。但需注意老年人脏腑功能出现亏损,重用龙骨、牡蛎、磁石、珍珠母等药,易阻碍中焦脾胃运化以及影响胃肠蠕动,加之老年人本身体质衰弱肠道动力不足,故易出现便秘,辨证加入厚朴下气除满,燥湿化痰。

医案5 相田园,高普,宋芊,等.高普教授治疗老年性皮肤瘙痒症临床经验总结[J].世界中西医结合杂志,2015,10(12):1657-1659.

患者,男,72岁,因皮肤瘙痒3个月余,加重1周,于2014年3月就诊。刻诊:皮肤瘙痒,走窜不定,四肢较为明显;伴头晕,乏力,食少,心悸,夜眠差,便秘;舌淡苔薄,脉细弱。查体:皮肤有抓痕,未见明显出血,四肢明显,无斑丘疹,有干屑,无渗出物。实验室检查示:血常规无异常,未查出过敏源。西医诊断:老年皮肤瘙痒症。中医诊断:瘙痒(血虚生风)。患者年过七旬,气血亏虚,因失于濡养,故血虚生风。拟养血润燥,祛风止痒为法,方以养血润肤饮加减。方药组成:全当归20 g,升麻9 g,生地黄15 g,熟地黄30 g,天冬15 g,麦冬15 g,天花粉15 g,红花9 g,桃仁10 g,黄芩12 g,黄芪30 g,白芍15 g,川芎15 g,酸枣仁20 g,远志15 g,酒军6 g。水煎服,日1剂,早晚各服1次,共7剂,药渣可熬水外洗。7天后复诊时症状减轻,睡眠改善,去酸枣仁、远志;大便正常,去酒军;因气短、乏力症状明显,加入黄芪30 g,太子参30 g。继服7天。再诊时患者乏力、气短、心悸、皮肤瘙痒症状明显减轻,嘱患者内服及外洗1个月巩固疗效,后随访未诉不适。

按:皮肤瘙痒症是指无原发性皮肤损害,而以瘙痒为主要症状的皮肤感觉异常性皮肤病。与食物、药物、虫毒或其他物质过敏、侵袭或中毒所致过敏性瘙痒有别。后者因过敏源引起,临床伴有风疹团、水肿,重者可有发热等症,一般通过询问病史即可明确诊断,且化验室检查常能查出过敏源。《素问·至真要大论》中有"诸痛痒疮,皆属于心",是指心火盛引起瘙痒,属实证,在临床中却发现多为虚实夹杂,与五脏关系密切。老年皮肤瘙痒,症状虽轻,但患者很痛苦,病程往往很长,病情渐趋加重,西医治疗常用抗过敏类药物等不能有效控制症状。所以,在临床中,运用中医的辨证分型,并结合久病"多虚多瘀"的理论,在辨证施治基础上加养血活血药均可获得较好疗效,并配合外洗的药物效果更佳。同时,在日常生活中,患者应注意生活规律、适当锻炼,避免冷热刺激,穿宽松棉质内衣,保持心情舒畅,戒烟、酒、浓茶、咖啡及辛辣刺激食物等,均有助于提高临床治疗效果。

医案6 李宏红,张广德,魏子孝.魏子孝治疗糖尿病皮肤瘙痒症经验[J].辽宁中医杂志2011,38(5):840-841.

吴某,男,54岁,2010年3月24日诊。近2个月来,患者皮肤瘙痒,双足麻木明显。既往2型糖尿病史10余年,曾诊断2型糖尿病周围神经病变,目前使用胰岛素控制血糖,血糖控制情况一般。查皮肤干燥脱屑,多处搔抓痕,有血痂,双足浅感觉袜套样减退;舌胖边齿痕略黯淡红,苔薄白,脉弦略数。西医诊断:2型糖尿病,2型糖尿病周围神经病变。中医辨证:血虚风燥。治以益气养血祛风,与黄芪桂枝五物汤加减。药用:生黄芪30g,白芍30g,丹皮12g,桃仁10g,红花10g,地龙12g,桑枝15g,白蒺藜12g,白鲜皮12g,防风10g,徐长卿20g。7剂,水煎服,每日1剂。服用7剂后,患者瘙痒之症有所缓解,但局部皮肤仍有干燥、脱屑,嘱原方再进7剂。

按:糖尿病周围神经病变伴见瘙痒症者,在治疗时须兼顾控制血糖、营养神经等治疗往往瘙痒症状也可得到一定程度缓解。中医理论认为,皮肤、毛发皆属体表,与肺卫相合,若其病,治当以祛风为则。在治疗瘙痒时,注意辨清有无热象,注意养血祛风。本案病人消渴病久,存在周围神经病变等并发症,湿、热之象不甚明显,故治疗时选用药性平和之品黄芪桂枝五物汤加减。方中黄芪益气实卫;白芍养血柔肝,且不滋腻,不影响气血运行,故均重用之。将原方桂枝易桑枝以通经络,合黄芪、白芍补气养血通络;另配以丹皮、桃仁、地龙活血、通经络,白蒺藜、白鲜皮、防风、徐长卿等药物祛风止痒。另外,白芍味酸,有仿过敏煎(防风、银柴胡、乌梅、五味子)之意;地龙经现代药理研究发现有抗过敏作用,故参以用之。

医案7 李宏红,张广德,魏子孝. 魏子孝治疗糖尿病皮肤瘙痒症经验[J]. 辽宁中医杂志2011,38(5):840-841.

王某,男,64 岁,2009 年 9 月 10 日初诊。近来周身皮肤瘙痒明显,抓痕红色,有渗出,纳食、饮水一般,二便调,既往糖尿病史 8 年,4 年来消瘦明显,目前服用格列吡嗪片、阿卡波糖控制血糖。血压、血脂控制较好,尿蛋白(一);舌红,苔黄腻,脉弦。治以清热化湿,凉血祛风,犀角地黄汤合四妙散加减。药用:苍术 12g,黄柏 10g,川牛膝 12g,薏苡仁 30g,生石膏(先煎)30g,升麻 12g,大青叶 15g,紫草 12g,丹皮 12g,赤芍 15g,白蒺藜 12g,白鲜皮 15g,荆芥 10g,苦参 10g。水煎服,日 1 剂。2009 年 9 月 17 日二诊,身痒有所减轻,近查空腹血糖 6.8mmol/L,餐后血糖 10.9mmol/L,舌红,苔黄腻,脉滑。继予前法,原方去川牛膝、荆芥,加龙胆草 10g,全蝎 6g,乌梢蛇 15g。2009 年 9 月 24 日三诊,仍身痒,但程度较前明显好转,另有不得眠。余无特殊。查舌红,苔黄腻,脉沉,上方去薏苡仁,加白芍 15g,徐长卿 20g,夜交藤 15g。继服 7 剂以善后。

按:四妙散出于《丹溪心法》,方中苍术、黄柏、川牛膝、薏苡仁可清热化湿,擅治湿热下注之证;犀角地黄汤源于陈延之所撰《小品方》之芍药地黄汤,后见于北宋林亿校勘本《备急千金要方》,专为热入营血而设。魏师在治疗血热生风之证时常以生石膏、升麻、大青叶代犀角以清热凉血,此为其一特色;配以紫草、丹皮、赤芍凉血活血、和营泄热、凉血散瘀,配以白蒺藜、白鲜皮、荆芥祛风止痒,苦参渗湿止痒,全方共奏清热化湿、凉血息风止痒之效。患者再诊时痒症减轻,说明药已中的,去川牛膝、荆芥,加用龙胆草清热化湿,全蝎、乌梢蛇搜风止痒,兼以抗过敏。三诊时,诸症好转,唯有睡眠障碍,故调整处方,再去化湿之薏苡仁,加白芍以养血和血,徐长卿以祛风止痒,夜交藤以养心安神。全方立法直中病机,照顾全面,故能获效。

第三节　结节性痒疹

一、病因病机

病因不明,其发病可能与变态反应、神经精神因素、遗传过敏体质有关,其他因素如虫咬、病灶感染、胃肠道功能紊乱及内分泌障碍等也常与之有关。多认为发病机制与变态反应有关。

二、临床表现

结节性痒疹是一种较为特殊的痒疹,以剧痒、结节为特征,常见于成年女性。初起是带水肿性红色丘疹,迅速发展为半球形结节,豌豆至蚕豆大小,顶端明显角化呈疣状外观,表面粗糙,陈旧性损害常自棕红色转为暗褐色,常散在孤立分布,触之有坚实感。因剧痒搔抓,结节顶部表皮常被抓破出血或结血痂,周围常有色素沉着。好发于四肢的伸侧,尤其好发于小腿伸部,严重时面、额、胸背、腰腹等处也可发生。皮疹数目多少不等,少则几个,多到数十至上百个(图8-3)。

三、诊断依据

1. 皮损特点初起为淡红色丘疹或风团样丘疹,很快演变为半球形结节,质坚实。由于搔抓角化明显,表面粗糙呈疣状,棕褐色或暗褐色。剧烈搔抓可造成结节表面剥蚀面。病程很长,经久不愈,患处常有色素沉着及苔藓样改变。

2. 好发部位好发于四肢,尤以小腿伸侧多见。结节数目不等,多散在孤立。

3. 自觉症状剧烈瘙痒,引起剧烈搔抓。常见于成年女性。

4. 组织病理表皮明显角化过度,棘层肥厚,表皮突增宽且不规则下延。真皮浅层血管周围淋巴样细胞浸润。

四、鉴别诊断

1. **原发性皮肤淀粉样变** 淀粉样变损害为棕褐色扁平小丘疹,分布较密集,最常见于小腿胫前,组织病理可资鉴别。

2. **肥厚型扁平苔藓** 为疣状增殖的肥厚斑块,呈紫红色或紫色,上有细薄鳞屑,周围有散在的扁平丘疹,有特异的组织病理学改变。

3. **多形性日光疹** 发生于上肢的皮疹可能以棕褐色丘疹和结节为主现,但本病主要发生在日光暴露部位,很少累及下肢,发病有明显季节性。

4. **结节性类天疱疮** 好发于躯干及四肢伸侧,结节性损害发生在大疱性损害之前,水疱出现在结节上或正常皮肤上,病理与免疫病理检查可见类天疱疮的特异性变化。

5. **丘疹性荨麻疹** 多发生在春秋季节,病程短。皮损主要为风团性丘疹与丘疱疹。

五、中医特色治疗

本病治疗以清热解毒、活血化瘀、软坚散结为治则。继发感染者,需采用抗菌药物及时控制感染。

1. **湿热毒盛证**

证候:皮损结节,表面粗糙,高出皮肤,呈红色或灰褐色,自觉剧痒,搔破处有污血渗出,并有血痂,病程较短;舌质红,苔黄腻,脉滑数。

治法:清热利湿,解毒止痒。

方药:萆薢渗湿汤加减。萆薢18g,苡仁24g,黄柏12g,泽泻10g,滑石18g,通草9g,黄芩10g,知母12g,荆芥12g,防风10g,甘草6g。

加减:结节较多者,加丹参、赤芍、当归、全蝎;顽疹痒甚者,加全蝎、刺蒺藜、乌梢蛇;兼瘀血内阻者,加桃仁、红花、三棱、皂角刺。

2. **瘀血内阻证**

证候:皮损硬实呈结节性增生,表面粗糙,经久不消,皮损颜色为紫暗色;瘙痒难忍;舌暗红,脉迟涩。

治法：活血化瘀，软坚除湿。

方药：大黄䗪虫丸加减。大黄 12g，黄芩 10g，桃仁 6g，杏仁 6g，白芍 12g，生地黄 12g，虻虫 6g，水蛭 6g，刺蒺藜 6g，白鲜皮 12g，甘草 6g。

加减：结节坚硬难消者，加皂角刺、穿山甲、当归、红花；剧痒、辗转难眠者，加煅龙骨、煅牡蛎、麦冬；兼气阴两伤者，加太子参、黄芪、麦冬、玄参。

六、西医治疗

1. **口服抗组胺药、镇静安眠药和抗焦虑药** 为了减少对工作的干扰，可以在白天工作时服用无镇静作用的抗组胺药物，包括氯雷他定、依巴斯汀等。晚上临睡前口服经典抗组胺药物，如苯海拉明 25～50mg，或赛庚啶 25～50mg，每晚一次。

2. **外用药** 选用强效皮质类固醇激素制剂，可采取封包疗法，包括倍氯米松软膏，曲安西龙、DMSO 溶液局部外用等，也可以使用硬膏制剂，如肤疾宁。

3. **沙利度胺（反应停）** 每日 200mg，分 2 次口服。此药有明确的致畸作用且可引起周围神经炎，应慎用之，不宜作为首选药物，育龄妇女及孕妇禁用。

4. **其他治疗** 损害数目不多者可用醋酸曲安西龙局部注射。个别顽固皮损可以试用液氮冷冻和二氧化碳激光治疗。

七、预防与护理

1. 预防结节性痒疹的预防最可靠的办法是寻找并去除病因和诱发因素。如防止虫咬，避免局部刺激，消除感染病灶，对有胃肠功能紊乱及内分泌失调者予以纠正，加强营养，讲究卫生等。

2. 由于某些患者的皮肤瘙痒是全身疾病的表现之一，因此患有全身皮瘙痒性疾病的患者应进行必要的身体检查，以期发现内在性疾病，如糖尿病、肝肾疾病、恶性肿瘤等。

3. 治疗这类疾病时需要得到患者的配合，特别是神经性皮炎和结节性痒疹的皮肤损害直接由于患者的搔抓所致或因之加重。皮肤瘙痒-搔抓-皮损加重-瘙痒加重，恶性循环过程造成了患者病情长期不愈，治疗时应采取相应的手段力争打断这个循环，用药的目的主要在于减轻皮肤炎症和止痒，只是治疗的一部分，此外就在于患者配合，只有患者积极用药而停止搔抓皮肤，皮损才能够消退。

八、经验体会及医案

医案 1 余晖，高建忠．四神丸治疗痒疹 1 例［J］．浙江中医杂志，2018，53（11）：840.

詹某，男，55 岁。主因"身起疹伴痒 1 年"于 2016 年 11 月 12 日初诊。患者 1 年前无明显诱因身起疹，伴有瘙痒，曾接受多种中西医治疗不效来诊。就诊时患者瘙痒甚，如虫行感，口不苦，多饮，手凉，足不凉，睡眠尚可。大便每日 5：00，5：40 行 2 次，不成形。专科检查：躯干散在红色孤立性丘疹、抓痕，无水疱。唇紫，舌淡，苔黄干裂，脉沉。诊断：痒疹，证属脾肾亏虚夹血瘀，治以温肾暖脾化瘀，方用四神丸加减。处方如下：制吴茱萸 3g，肉豆蔻、陈皮各 6g，补骨脂、熟地黄、山药、桃仁、红花各 12g，炒白术、炒苍术各 15g，醋鸡内金 9g，煅龙骨、煅牡蛎各 30g，炒莱菔子 12g。7 剂，颗粒剂，日 1 剂，水冲服。二诊：服药后皮损大部分结痂，右胸部皮损消退，瘙痒减 60％，虫行感明显减轻，口不苦，多饮，手凉好转，足不凉，睡眠尚可。大便每日仍行 2

次,成形便。后背散在结痂、抓痕。唇紫较前减轻,舌淡,苔黄,脉沉。上方熟地黄、山药均改为各15g,陈皮增至9g,继服1周。三诊:唇部色淡红,皮损消退,虫行感消失,干痒,无多饮,手凉好转,大便日2次,舌淡、苔根薄黄,脉滑。升降散善后,处方如下:僵蚕12g,蝉蜕、姜黄各9g,大黄6g,炒苍术15g,乌梅3g。7剂。1周后患者来告,皮损消退,局部遗留色素沉着,无瘙痒及虫行感,临床痊愈,停药。

按:四神丸具有温肾暖脾、涩肠止泻之功,方由补骨脂、肉豆蔻、五味子、吴茱萸四味药组成,具有温肾暖脾、涩肠止泻之功,临床多用于五更泻,也有用于痛经、肺结核、遗尿、不育症、周身痛、尿频、盗汗者,但尚未见到四神丸用于皮肤病的报道。案中患者以皮肤病就诊,瘙痒甚,伴有大便日行2次,不成形。笔者跳出皮肤病的专科限制,综合分析四诊资料,考虑患者属于脾肾亏虚,使用四神丸治疗,大便恢复正常,唇部紫黯消失,1年的顽痒消失,收到了良好的效果。辨证论治是中医的精髓与灵魂,有是证用是方,往往能收到良好的效果。

医案2 周海燕,王根林,曹译文,等.王根林教授运用清热解毒法治疗皮肤病验案2则[J].中医研究,2014,27(9):46-47.

患者,男,48岁,2013年8月10日初诊。主诉:躯干、四肢泛发性丘疹、结节伴瘙痒2年。患者2年前身起丘疹、结节,伴剧烈瘙痒,曾到当地多家医院就诊,诊断为结节性痒疹,给予西药治疗后,患者诉未有明显好转,前来就诊。症见神疲乏力,形体瘦削,瘙痒剧烈,夜寐不安,躯干、四肢泛发大小不等鲜红色丘疹、结节,部分表面有脓疱、破溃、结黄脓痂,伴有基底部炎性浸润明显;舌淡红,苔白厚腻,脉滑。西医诊断:结节性痒疹继发感染。中医诊断:湿毒,证属风湿热毒聚结证。治以清热解毒为主,佐以祛风利湿。处方:紫花地丁15g,牡丹皮15g,野菊花15g,金银花10g,连翘10g,蒲公英15g,蜈蚣2条,薏苡仁15g,白芷10g,皂角刺10g,苍术10g,厚朴10g,陈皮10g。4剂,1天1剂,分3次口服。二诊:服药4天后,患者诉瘙痒感稍减轻,夜寐不安,部分脓疱结痂,丘疹、结节颜色稍减退。王师于本方中加煅龙骨(先煎)30g,珍珠母(先煎)30g,再服3剂。三诊:瘙痒感明显减轻,夜寐尚安,大便难解,脓疱消退,丘疹、结节色暗,且结节大小缩小近1/2,厚白腻苔变薄,上方去白芷,加泽泻10g,藿香10g,生大黄(后下)5g。再服5剂。四诊:夜寐尚安,大便通畅,全身皮疹色变暗,皮疹数减少,且大多数隆起结节渐与皮肤表面平齐,去大黄、金银花,加苦参10g。续服5剂后,患者多数结节消退,留有暗色红斑。

按:结节性痒疹是一种以结节为主要皮损并伴有剧烈瘙痒的慢性增生性炎症性皮肤病,好发于四肢伸侧,属中医学"痒疮"范畴。王师认为:结节性痒疹患者由于奇痒难忍,常会频繁搔抓引起感染。结合该案患者来诊时皮肤表面有脓疱、破溃、结黄脓痂,皮疹色鲜红,伴有基底炎性浸润明显,苔白厚腻,王师诊断其有感染征象,证以热毒内蕴为主。根据中医学"急则治其标,缓则治其本"的原则,王师认为当前应先控制感染,祛除毒邪,故以野菊花、金银花、连翘、蒲公英、紫花地丁清热解毒;以蜈蚣善行之性,入络攻毒息风,直捣病所;牡丹皮清热凉血;白芷、皂角刺消肿排脓;辅以薏苡仁、苍术、厚朴、陈皮燥湿行气。本方加减服用17天后,患者不仅感染得到控制,而且大多数隆起结节渐与皮肤表面平齐,标本兼顾。追溯其源,王师考虑该患者虽然感染消除,但结节触之坚硬、色红,且形体瘦削,正所谓"瘦人多火",辨证仍属热毒内蕴为主,故当患者感染控制后,续用野菊花、金银花、连翘、蒲公英、紫花地丁等清热解毒之品;同时佐以薏苡仁、苍术、厚朴等品,既可健脾和胃、利湿化痰,又可防止寒凉药伤及脾胃。二药合用,起到事半功倍之效。

医案3 曲韵,陈少君,郎娜.火针配合龙牡汤治疗结节性痒疹35例临床观察[J].中医药导报,2014,20(16):91-92.

曲韵等观察火针配合中药龙牡汤治疗结节性痒疹的临床疗效,将104例患者随机分为单纯火针组(A组)35例、火针加中药组(B组)35例及单纯中药组(C组)34例,分别接受相应治疗,8周后疗程结束时进行疗效评定。结果发现三组有效率分别为77.14%、88.57%、73.53%,三者疗效差异有统计学意义($P<0.05$)。其中B组分别与A组($P<0.05$)、C组($P<0.01$)比较差异有统计学意义,A组与C组比较差异无统计学意义($P>0.05$)。因此认为三种疗法治疗结节性痒疹均有效,其中应用火针加中药治疗疗效优于单用一种治疗方法。

按: 结节性痒疹也称结节性苔藓,是一种具有角化过度和结节的慢性瘙痒性皮肤病。本病中医文献中称为"马疥",近代医家赵炳南称本病为"顽湿聚结"。马疥之名,首见于隋代《诸病源候论·疥候》:"马疥者,皮肉隐嶙起作根,搔之不知痛。"中医学认为,本病多因体内蕴湿,兼感外邪风毒,或昆虫叮咬,毒汁内侵,湿邪风毒凝聚,经络阻隔,气血凝滞,形成结节而作痒。或妇女由于忧思郁怒,七情所伤,冲任不调,营血不足,脉络瘀阻,肌肤失养所致。现代医学对本病病因尚不清楚,可能与昆虫叮咬、消化系统障碍、内分泌障碍及肾脏疾病等有关。病程较长,往往经年累月不愈,治疗上常用抗组胺药物外用激素类药,效果均不太理想,且结节消退慢。在临床工作中发现结节性痒疹以瘙痒,甚至难以入睡为常见症状,所以治疗上以重镇安神、软坚散结为法。龙牡汤是黄尧洲教授应用镇心安神法的代表方剂,方中重用生龙骨、煅牡蛎重镇安神、软坚散结为君,珍珠母、煅磁石为臣,滋阴潜阳,兼以软坚散结,四药合用共奏镇心安神、益阴潜阳之功,心神得安,阴血得养,气血条畅,肌肤润泽;酸枣仁、合欢皮为佐,具有镇静安神之功,以助君臣之效;黄芩、连翘清热泻火、解毒燥湿,当归活血补血,以助君药。诸药合用,心神宁、气血畅、瘙痒止、结节消。火针是一种传统的治疗方法,中医学称之为燔针焠刺,具有开门祛邪、引热外出、消肿散结之效。《灵枢·官针》篇中载:"凡刺有九,以应九变……九曰焠刺,焠刺者,刺燔针则取痹也。"现代医学认为,火针的作用基于热效应能改善微循环的理论,热力通过皮肤神经的调节作用,促使皮损区微循环加快,有利于炎症和代谢物的吸收,可达到增强免疫力、消炎的作用。结节性痒疹是内外病因共同作用的结果,应用火针外治结合中药内调新颖独特,治疗效果显著,值得临床应用。

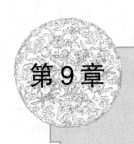

第9章

变态反应性皮肤病

第一节 湿 疹

湿疹(eczema)一词最早来源于古希腊语"ekzein",意思是"起泡"或者"煮沸"。Baer 将湿疹描述为"瘙痒性丘疱疹,急性期伴有红斑和水肿,重者可有渗出及结痂,慢性期仍保留丘疱疹的特征,主要表现为皮肤明显增厚,同时伴有苔藓化和鳞屑。"以上描述了湿疹从起病到发展,由急性到慢性的过程,揭示了湿疹各时期的基本特征。湿疹可发生于任何部位,包括头面部、耳后、颈部、背部、四肢屈侧、乳房、手部、外阴等部位,常对称分布。皮疹形态多样,急性期特征性皮疹为红色斑疹、丘疹、丘疱疹、水疱等,伴有渗出及痂皮,亚急性及慢性期则往往表现为苔藓化斑块、鳞屑及色素沉着或色素减退等。

湿疹是皮肤科的常见病,发病率非常高,往往占门诊病例的 15%～30%。国外调查显示所有类型湿疹的发病率为 18 %,其中异位性皮炎为 7 %,汗疱性湿疹和钱币性湿疹分别占 2%。近年来由于化学制品的滥用、空气环境污染、生活节奏加快、精神压力加大等因素,湿疹的发病率有上升的趋势。1999 年在英国儿童中患病率估计有 15%～20%,丹麦、澳大利亚分别占 21.3%和30.8%。有报道在近 30 年内其患病率增加了 2～10 倍。

湿疹在中医学文献中早有记载,目前已知最早并明确湿疹诊断的记载见于东汉时期张仲景所著的《金匮要略·疮痈肠痈浸淫病脉证并治》:"浸淫疮从口流向四肢者可治,从四肢流入口者不可治"。随后,随着古代医家对湿疹认识的不断深入,出现了各种不同的命名方式,其中一大类以"疮"为命名者,如《诸病源候论·浸淫疮候》中提到的"浸淫疮",是"心家有风热,发于肌肤,初生甚小,先痒后痛,而后成疮,汁出浸渍肌肉,浸淫渐阔,乃遍体以其渐渐增长,因名浸淫"。《外科启玄》把眉部湿疹叫"恋眉疮",足踝部湿疹叫"湿毒疮",曰"凡湿毒所生之疮皆在于二足胫、足踝、足背、足跟,初起而微痒,爬则水出,久而不愈"。《医宗金鉴·外科心法要诀》把鼻部湿疹叫"鼻瓷疮",记载到:"此证初生如疥,瘙痒无时,蔓延不止,抓津黄水,浸淫成片。"《薛氏医案》把头面部湿疹叫"头面疮",脐部湿疹叫"脐疮"。而《外科启玄》中提到的"胞漏疮"指的是阴囊湿疹等。在中医古籍中以"癣"命名湿疹者亦很常见,有时把"疮"和"癣"混称,把湿毒疮叫"湿癣",慢性的叫"干癣",把有形而有分泌物的称为"疮",高出皮肤如苔藓之状,无分泌物渗出的称为"癣",如《诸病源候论·疮病诸候湿癣候》中有"湿癣者亦有匡廓如虫行,浸淫赤湿、痒搔之多湿成疮,是其风毒气浅、湿多风少故为湿癣也",在干癣候中有"干癣但有轮廓,皮枯索痒,搔之白屑出是也,皆是风湿邪气客于腠理,复值寒湿与血气相搏所生,若其风毒气多湿气少,则风沉入深",故无汁为"干癣"也即是现代所说的慢性湿疹。

一、病因病机

1. 现代医学认识

现代医学认为湿疹的病因及发病机制相当复杂,涉及体内、外多种因素,主要由复杂的内外激发因子引起的一种迟发型变态反应。外源性湿疹与外源性激发因素有关,而遗传性因素的作用则是次要的;内源性湿疹并非由外源性因素或外在环境因素引起,而是由身体内在因素介导。但在某些情况下,湿疹可由外源性及内源性诱因引起。目前认为湿疹是原发于真皮的炎症过程,表皮受累仅仅是继发的,不易查出明显外因。一般认为以内因为主与外因相互作用而发病。

(1)致敏因素:可有多种过敏因素,外源性致敏因素包括食物、药物、动物皮毛、真菌、花粉、香脂类化妆品、肥皂、人造纤维等。内在致敏因子如扁桃体炎、胆囊炎、肠寄生虫病等的病原体。

(2)神经精神因素:精神紧张、失眠、过度劳累、忧郁、情绪波动、自主神经功能紊乱如出汗、血管异常反应等,均可使湿疹加重。

(3)个体素质与某些遗传因素:如遗传所致多汗、脂溢、干燥等,以及全身性疾病引起的机体变化,如消化不良、营养障碍、代谢及内分泌失调如糖尿病、月经不调等。

(4)环境因素的变化:如寒冷、高热、潮湿、干燥等都会对湿疹有影响。

2. 中医病因病机

关于湿疹的病因病机,清《杂病源流犀烛·湿病源流》做了如下总结。"湿之为病,内外因固俱有之。其由内因者,则脾土所运之湿,火盛化为湿热,水盛化为寒湿……其由外因者,则为天雨露、地泥水、人饮食与汗衣湿衫"。患者因禀赋不耐,饮食失节,或过食辛辣刺激荤腥动风之物,脾胃受损,失其健运,湿热内生,又兼外受风邪,内外两邪相搏,风湿热邪浸淫肌肤所致。不同的发展阶段具有不同的特点,急性者以湿热为主;亚急性者多与脾虚湿恋有关;慢性者则多病久耗伤阴血,血虚风燥,乃致肌肤甲错。正如隋《诸病源候论·湿癣候》记载道:"湿癣者……是其风毒气浅,湿多风少,故为湿癣也。"在干癣候中有"干癣……皆是风湿邪气客于腠理,复值寒湿与血气相搏所生。若其风毒气多,湿气少,则风沉入深,故无汁为干癣也。"的记载归纳起来,湿疮形成不外乎风、湿、热邪客于肌肤所致,其中湿癣相当于现代中医的急性湿疹,多以湿热为主;而干癣则相当于慢性湿疹多因久病耗血,以致血虚生燥生风,肌肤失养所致。

二、临床表现

1. 根据湿疹不同发展阶段,本病分为急性、亚急性和慢性三种类型,各类型皮疹表现不同。

(1)急性湿疹:本型湿疹可发生在全身任何部位,但往往较易见于头部,四肢屈侧、阴部、手足背等部位。常呈对称分布,一般为局限在某些部位,而全身泛发性湿疹甚少见。皮肤损害表现为多形性,即红斑、丘疹、丘疱疹、水疱、糜烂、渗出、结痂、脱屑等各种皮疹可互见,即在同一病变处,于同一时期内,可出现上述3～4种以上损害。患处炎症反应通常较明显,尤其中央部位更为显著,往往伴有糜烂、渗出,但病损境界不清楚,肿胀也较轻。自觉痒甚,其瘙痒程度与发病部位,个人耐受性的不同而有所差异。痒以夜间尤甚,症情厉害,可影响睡眠。还有因瘙痒而易并发细菌感染,从而引发毛囊炎、疖肿、脓疱疮、淋巴管炎、淋巴腺炎等化脓性皮肤病。急性湿疹如经妥当处置可获痊愈,但易复发。临床上也时常观察到由本型湿疹移行为亚急性或慢性湿疹(图 9-1)。

(2)亚急性湿疹:当急性湿疹炎症反应缓解、红肿、渗出明显减轻,整个病变以丘疹为主,间有轻度糜烂,少量渗液且伴有少许结痂或鳞屑、则可称之为亚急性湿疹。此期湿疹,主观痒依然存在,病程可达数周之久。倘若病情迁延不愈者,可演变成慢性湿疹;如果处理欠当,症情迅速恶化剧变,还可逆转为急性湿疹(图 9-2)。

(3)慢性湿疹:该型湿疹可以在发病伊始就呈慢性型,但多数是从急性、亚急性演变而成,还可见于急性湿疹反复在同一部位发生,最终转变成慢性湿疹。慢性湿疹好发于四肢,如手足、小腿、肘窝、腘窝等处,分布也多对称。皮损常是局限型,呈皮肤增厚、浸润彰明,往往成苔藓样变,色素沉着屡见不鲜,境界分外清晰。患者常诉说剧痒难忍,遇热或夜幕降临时尤甚。病情缠绵,经年累月难得痊愈。在此期间,如局部治疗处理欠当或饮食刺激性食物,可使慢性湿疹急性发作,这时其临床表现如同急性湿疹(图 9-3)。

2. 湿疹在不同的发病部位亦具有各自的特点。

(1)耳部湿疹:惯发在耳后皱襞处,中医称旋耳疮。皮损呈红斑、糜烂、渗出少许、结痂及皲裂,多对称分布、痒感较著、易并发感染。以儿童患者占多数。

(2)乳房湿疹:多见于女性,常在哺乳期易患此病,好发于乳头、乳晕及其周围,往往双侧同时受累。皮疹呈红斑、浸润、糜烂、渗出及结痂,有时伴皲裂。自觉痒甚,且有轻度痛感。若停止哺乳,症状可迅速改善,直至获痊愈。

(3)手部湿疹:本型最大特点是易受气候影响,多见冬天加重,而夏季缓解。常常侵犯指背,皮损表现浸润增厚较明显,可伴皲裂及脱屑。奇痒难名,往往因洗涤剂等刺激而招致病情恶化。

(4)小腿湿疹:此型临床较为常见,好发生在胫部内、外侧面,分布对称,皮疹表现与急性或慢性湿疹相同。某些患者并发静脉曲张,多在小腿下三分之一处,患处因血液回流障碍,可引起慢性瘀血,局部色素沉着颇著,有的还可发生溃疡。

(5)外阴湿疹:发生于女性外阴或男性阴囊部位,皮损呈红斑、糜烂及渗出,也可出现苔藓样变,色素沉着明显,该部湿疹由于神经分布丰富,故自觉奇痒难忍。

(6)肛门湿疹:病发于肛门处,亦可涉及附近皮肤,皮损常为浸润肥厚,湿润或少许渗出,也能引起皲裂,剧痒。

3. 除以上描述的湿疹类型外,临床上还可见到一些特殊类型的湿疹。

(1)传染性湿疹样皮炎:此病常继发于细菌性化脓性皮肤病,如中耳炎、溃疡、瘘管及褥疮等。从上述病灶中排出分泌物,而使其周围皮肤受刺激或致敏所引发的皮肤病。损害以感染病灶为中心向周围扩展和蔓延,表现为肿胀、红斑、水疱、脓疱、糜烂、渗出及结痂等。病变处可出现同形反应,即皮损与机械性损伤的形状相一致,自觉瘙痒或轻度痛感。

(2)自体敏感性湿疹:本型湿疹亦称自体敏感性皮炎常认为患者对自体内部皮肤组织所产生的物质过敏而引发。这种湿疹在发病之前,身体某处已有一个湿疹病灶或其他皮肤病。皮损呈全身泛发性对称性湿疹样变。间以小水疱或丘疱疹为主,也可出现同形反应,即皮损沿抓痕呈线状排列。此种湿疹往往在上述原发病灶急性发作 7~10 天后才致病。自觉痒甚。本病症状可随原发病灶好转而改善或消失。

(3)婴儿湿疹:本病是婴幼儿期最常见的皮肤病,多为满月后方发病。惯发于头面部,其他地方也可被波及。皮疹表现与急性或亚急性湿疹相同,时作时休,容易复发。剧痒难忍,故夜间哭闹、躁动不安,常伴有胃肠道症状,如腹泻等。目前,不少学者认为婴儿湿疹是异位性皮炎之婴儿型,但对此还有异议,理由为还有部分婴儿湿疹不是异位性皮炎,故此,提倡还可沿用婴儿湿疹之病名。

(4)钱币状湿疹:又称货币样湿疹。常发生为手背、四肢伸侧及臀部,往往对称分布,以冬秋季节多见。皮损形状似钱币,圆形或类圆形,直径 $2\sim5cm$,损害为红斑基础上出现丘疹或丘疱疹,间可见滴状糜烂及渗液。甚痒,病程呈慢性经过,对治疗反应尚好。

(5)汗疱疹:对称性地发生于手或脚的侧面,因为它发生的部位在手脚这种汗腺特别发达的地方,又以水疱为主要的表现,所以在以前一度以为它和汗腺流汗有关,而将它命名为汗疱疹。现今已经证实它和汗腺、流汗这些因素都没有关联。其临床表现为深在性小水疱,粟粒至米粒大小,略高出皮肤表面,常无红晕。对称发生于掌跖及指(趾)侧;1~2周后干涸成屑,并可反复发生,伴不同程度的灼热及瘙痒,常连续发作数年。

(6)裂纹性湿疹:表现为皮肤水分脱失、皮脂分泌减少、干燥,表面有细裂纹,类似"碎瓷"。多发于胫前区域,亦可侵及四肢、手、躯干,搔抓或摩擦后可继发表皮剥脱、红斑、水肿性斑块,严重时可泛发全身。病理表现为棘细胞间海绵状水肿,少量炎细胞浸润,呈亚急性皮炎改变。射线、营养不良、缺锌、必需脂肪酸缺乏、异位性体质、干皮病均易伴发本病。进入冬季,空气干燥、气温降低、降水减少、低湿环境和冷风通过对流加快皮肤水分脱失。老年人皮脂分泌减少,汗腺活动降低,角质形成减缓,加之长时间热水洗浴,较少使用润滑剂,易致本病发生。

三、诊断依据

湿疹的诊断不难,主要根据病史、皮损形态及病程一般可做出明确诊断。

1. **急性湿疹**　急性发病,皮损由红斑、丘疹、水疱组成。集簇成片状,因搔抓常引起糜烂、渗出、结痂和化脓等改变,边缘不清,常呈对称分布。自觉剧痒。

2. **亚急性湿疹**　病变炎症减轻、渗液减少后,病程迁延,皮损以丘疹、鳞屑和结痂为主,仅有少数丘疱疹和糜烂或有轻度浸润。

3. **慢性湿疹**　可从急性湿疹反复发作而致或开始即呈慢性;好发于面部、耳后、肘、腘窝、小腿、外阴和肛门等部位,伴剧痒;皮损较局限,肥厚浸润显著,境界清楚,多有色素沉着;病程慢性,常有急性发作。

四、鉴别诊断

根据急性期原发皮损的多形性、渗出性、瘙痒性、对称性以及慢性期皮损的浸润、肥厚等特征诊断不难。不同阶段和不同部位的湿疹需与易混淆疾病鉴别:

1. **急性湿疹需与接触性皮炎相鉴别**　后者接触史非常明显,病变局限于接触部位,皮疹多单一形态,容易起大疱,境界清楚,病程短,去除病因后,多易治愈。

2. **慢性湿疹需与神经性皮炎相鉴别**　后者多见于颈部、肘部、尾骶部,有典型的苔藓样变,无多形性皮损,无渗出表现。

3. **手足湿疹、汗疱疹易与手足癣相混淆**　后者常单侧起病,进展缓慢,可有小疱和干燥脱屑,当蔓延至手、足背出现边缘清楚的损害时,有很大诊断价值,真菌检查阳性可确诊。

五、中医特色治疗

1. 辨证治疗

(1)风湿蕴肤

证候:皮疹可发生于身体各处,但以面颊、四肢常见,其皮疹为疏松或密集性丘疹,干燥脱皮,状如糠秕,在寒冷、干燥、多风的气候条件下,可使症状明显加重或诱发。自觉燥痒不适,伴有口干舌燥,咽痒,目赤,大便秘结;脉洪、数、浮,舌质红,苔少或苔微干。

治法:散风祛湿。

代表方剂:消风散加减。

药物:荆芥 10g,苦参 8g,知母 10g,苍术 6g,羌活 8g,蝉蜕 10g,防风 10g,牛蒡子 10g,生地黄 10g,胡麻仁 10g,茯苓 10g,生石膏 10g,当归 6g。每日 1 剂,水煎服。

加减:皮疹多发于头面及双上肢者,加苍耳子,散风去湿止痒;皮疹多发于下半身者,加地肤子以清热利湿止痒。

(2)湿热蕴结

证候:证见红斑、丘疹、水疱、抓破后糜烂、渗出;伴有便干溲黄;舌质红、苔薄黄,脉滑数

治法:清热利湿。

代表方剂:萆薢渗湿汤、消风导赤散为主加减。

药物:生地黄 20g,赤茯苓 15g,黄柏 15g,黄芩 10g,木通 6g,薄荷 6g,泽泻 10g,甘草 10g,地肤子 15g,白鲜皮 30g,滑石 20g。

加减:若伴发热、口苦者,加用金银花、连翘、黄连;由于搔抓后继发感染,加紫花地丁、败酱草、大青叶;瘙痒较甚者,加蝉衣、蜂房;渗液较多,加龙胆草、薏苡仁、车前子。

(3)脾胃虚弱

证候:久病不愈,反复发作,自觉瘙痒,时轻时重,皮损干燥,覆有鳞屑,或有丘疹、水疱、糜烂、渗液等;伴面色苍白,神疲乏力,饮食减少,腹胀便溏;舌质淡,苔腻,脉细弱、沉滑。

治法:健脾除湿。

代表方剂:参苓白术散,除湿胃苓汤加减。

药物:萆薢 15g,薏苡仁 20g,赤苓 10g,白术 10g,苍术 10g,厚朴 10g,陈皮 6g,泽泻 10g,白鲜皮 30g,地肤子 15g。

加减:鳞屑较多,加用当归、生地黄、熟地黄、芍药;饮食欠佳,腹胀便溏,加扁豆、山药、砂仁、枳壳。

(4)血虚风燥

证候:病程日久,皮损轻度肥厚,浸润,干燥粗糙,伴抓痕、血痂、苔藓样变;瘙痒剧烈;舌质淡红少津,苔少,脉沉弦。

治法:滋阴养血、润燥息风止痒。

代表方剂:当归饮子,养血润肤饮加减。

药物:当归 10g,生熟地黄各 15g,黄芪 15g,白芍 10g,荆芥 10g,防风 10g,川芎 6g,白蒺藜 15g,丹参 20g,蝉衣 10g,花粉 10g,地肤子 15g,白鲜皮 15g。

加减:若皮损干燥浸润肥厚较甚,加王不留行、桃仁、红花;痒甚,加皂刺、蜂房;鳞屑较多,加沙参、麦冬、首乌;伴失眠多梦,加柏子仁、酸枣仁、茯神、夜交藤。

(5)气滞血瘀

证候:常见于疾病迁延日久,经脉疏泄失常,气血瘀滞,表现为皮肤增生肥厚,干燥脱屑,周边色素加深,皮色紫暗,瘙痒剧烈,伴平素性情急躁易怒,胸胁胀满;舌质紫黯,苔薄,脉弦而涩。

治法:理气活血化瘀,祛风止痒。

代表方剂:膈下逐瘀汤、消风散、逍遥散加减。

药物:归尾 10g,赤芍 10g,桃仁 10g,红花 10g,香附 15g,青皮 10g,陈皮 8g,木香 6g,王不留行 15g,泽兰 15g,防风 10g,蜂房 10g。

加减:鳞屑较多,加生地黄、熟地黄、沙参、麦冬等;痒甚,加刺蒺藜、乌梢蛇。

(6)肝肾阴虚

证候:皮疹泛发全身,其中以肘窝、腘窝最为明显,有的是局限型肥厚与轻度糜烂渗出交替出现,有的为扁平丘疹,高出表皮,常因剧烈发痒而搔抓,使之皮肤干燥似皮革,纹理加深,肤色暗红;舌质红或微绛,苔少或无苔,脉细数。

治法:滋肾柔肝。

代表方剂:地黄饮子加减。

药物:何首乌、熟地黄、钩藤各 12g,当归、炒白芍、茯苓、炒牡丹皮、枸杞子、泽泻、地骨皮、当归、杜仲、续断、酸枣仁各 10g,山药、薏苡仁各 15g 每日 1 剂,水煎服。

加减:阴血不足甚者加麦冬 10g,女贞子 15g;风盛瘙痒甚者加蝉衣 6g,白僵蚕 10g,全虫 6g;合并有血瘀者加桃仁 10g,红花 10g,莪术 10g;伴失眠者加生龙牡各 30g,酸枣仁 30g;大便干者加火麻仁 30g,柏子仁 15g。

2. 辨病治疗

湿疹发展过程中各阶段症状表现不同,其病机亦有改变。有些顽固性慢性湿疹,往往缠绵难愈,用常用的散风清热除湿的治疗方法往往收效不佳。按下列方法进行辨病与辨证相结合收效较好。

(1)散寒除湿法治疗顽固性钱币状湿疹,肛门湿疹,阴囊湿疹:以上三种湿疹病程日久不愈,皮疹增厚,浸润,皮棕红或灰褐色,表面粗糙,覆盖少许糠秕状鳞屑,或因搔破而结痂,部分呈苔藓样改变;舌质淡红,苔白或白微腻,脉濡、沉、细。此乃湿之为病,感之于寒,为寒所郁,寒湿伤及皮肉则为顽湿。治宜散寒燥湿,可选用苍术、乌药、防风、茯苓、炒白术、炒白芍、姜半夏、小茴香、吴茱萸、川芎、青皮等。

(2)滋阴除湿法治疗自身敏感性湿疹:自身敏感性湿疹表现在皮肤上有的是原发性湿疹,日久不愈,利湿药用之越多渗出糜烂越重,严重时还会遍布全身,浸淫流水,迁延日久不愈;自觉瘙痒剧烈;伴有低热,烦渴,手足心热,小便短少,午后病情加重;舌质红,苔少或无苔,脉细数。中医学认为凡是脾湿肺燥之人,不论是湿从外感,或者湿从内生,均能使机体内的阴中之火外达肌肤。古人将此症归纳为燥极似湿,湿极似燥,燥湿同型同病。此症治疗最为棘手,因燥湿同病,滋阴可助湿,祛湿又恐伤阴。在治疗上可选用健脾渗湿之品除湿,因为在诸除湿法中,健脾渗湿法伤阴最轻,并佐用柴胡升举脾之清气上达于肺,使肺得滋润。同时配合生地黄、白芍、牡丹皮、地骨皮等凉血养阴之品,使脾湿得清,肺燥得除,其病当愈。

(3)化瘀渗湿法治疗小腿瘀积性湿疹:本病通常是原患下肢静脉曲张处发生淤滞性紫斑,日久引起湿疹样改变;伴有下肢溃疡,皮肤乌黑,肥厚,苔藓样外观,病情缠绵难愈;舌质暗红,苔薄白或少苔,脉沉涩。此乃湿伤气血致经血不畅;淤积于体表、经络,则为疮痍。治宜化瘀渗湿,可选用桃仁、赤小豆、红花、柴胡、桂枝、青皮、赤芍、白术、当归、酒大黄、泽泻、丹参等。必要时可根据不同的情况,选用大隐静脉高位结扎抽剥,小腿浅静脉、溃疡周围交通静脉结扎等手术式疗法。

3. 其他治疗

(1)中药外治法

①湿敷法。用纱布浸药液敷于患处,使局部血管收缩,充血减轻,渗液减少而达到消炎、止痒、抑制渗出的目的。适用于急性湿疹渗液较多时,常用10%黄柏溶液。

②外洗法。用药液清洗皮损,达到清洁皮肤,消炎止痒的目的。适用于各期湿疹,无明显渗液者。用雄防汤(雄黄、防风、苦参各6g,生地榆5g,蛇床子、地榆炭、炒苍术、黄柏各3g,枯矾20g,花椒1撮)煎煮取汁外洗患处治疗急性湿疹。

③涂擦喷撒法。涂擦法是将中药研成细粉调成糊状外擦患处的方法,具有止痒保护,消炎生肌的作用,适用于亚急性湿疹;喷撒法是将中药研末直接喷撒于患处,具有止痒保护,吸收干燥的作用,适用于无明显渗液的急性或亚急性湿疹。将患处清洁后均匀喷撒青蛤散(锻蛤壳250g,煅石膏150g,青黛10g,黄柏15g,冰片10g),敷料固定,每日1次。

④熏洗坐浴法。熏洗法即利用中药煎汤趁热对患处进行熏蒸淋洗的治疗方法,坐浴法即患者直接坐于药液中边泡边洗。熏洗坐浴法可疏通经络、调和气血、燥湿杀虫,从而达到消肿、止痒、止痛的目的,多用于外阴及肛周湿疹。例如用参柏熏洗方治疗肛门湿疹。组方:苦参、黄柏、苍术、地肤子、蛇床子、白鲜皮、川椒、生大黄各30g,湿甚者加五倍子、朴硝(冲)各30g;灼热感明显者加马齿苋、生地榆各30g;既燥又痒者加防风、白芷各20g。上药加3000ml冷水煎煮后,弃渣取汤,先熏后洗。

⑤浸泡法。浸泡法是将患处直接浸泡于中药药液中,以收杀虫、止痒、收敛之功,适用于手足部湿疹。方用苦参、黄柏、蛇床子、白鲜皮、马齿苋、马鞭草各30g,加2000ml冷水煎煮后,弃渣取汤,放至室温后,将患处浸泡其中,每次15分钟,每日2～3次,4周为一疗程。

⑥雾化疗法。中药雾化疗法是利用超声波的波长短、能量集中的声能作用,将药液变成微细的雾滴,再通过接触,使药物直接作用于患处皮肤或黏膜的治疗法,具有通经活络、消肿止痒的作用。如治疗肛周湿疹,方选止痛如神汤,药用秦艽15g,黄柏、苍术、皂刺各25g,黄芩20g,泽泻、桃仁各10g。湿热盛者加马齿苋30g;肿痛明显者加茜草、赤芍各10g;偏热者加蒲公英20g;偏寒者加艾叶15g;痒甚加蝉蜕、苦参各10g,将上药加水200ml分2次浓煎,反复过滤后取药液50ml置于超声雾化理疗器中,将雾化器放在特制的中间有圆孔的座椅下,每次30分钟,每日1～2次。

⑦ 中药离子导入法。中药离子导入法是利用直流电将药物离子通过皮肤或黏膜导入人体的一种现代外治法,具有保持药效、促进血液循环、改善组织营养,以修复组织、恢复机体生理平衡的作用。治疗肛门湿疹,药用:黄柏、苦参、芒硝各30g,蛇床子、百部、荆芥、川椒、地肤子各20g,薄荷、红花各15g。将上药煎煮3次,过滤后加冰片20g,冷藏备用。治疗前嘱患者排净大便,清洁肛周,剃毛,取8cm×10cm清洁纱布垫10～12层,用药液浸湿后放入臀沟中,上置离子导入机正极铅板,并以同样纱布垫用水浸湿后放在距臀沟较远的臀部,上置负极铅板,电流强弱视患者承受能力而定。每次25min,每日1次,5天为1疗程。

(2)针灸疗法

①主穴取曲池、血海、大椎。从湿热型加风市、天枢;脾虚湿困型加足三里;阴虚内热型加

三阴交、太溪；风湿痹阻型加委中。除大椎穴外均取双侧。治疗时用 34 号 1～1.5 寸针穴，得气后配合梅花针叩刺患处。

②用梅花针弹刺法治疗各型湿疹。局部常规消毒，患者取俯卧位或端坐位，先在背部脊柱两侧背俞穴自上而下中等强度纵行弹刺，重点均匀密刺胸腰段，以皮肤潮红为度。根据辨证弹刺相应俞穴，大椎、血海、膈俞、风市为必选穴。慢性患者可在周围进行围刺。

③采用毫针刺、梅花针叩刺、艾条灸治疗慢性湿疹。主穴取曲池、合谷、足三里、血海、三阴交，配脾俞、大肠俞、三焦俞、关元穴。方法：先仰卧位，常规消毒后针曲池、合谷、足三里、血海、三阴交，中等刺激手法，留针 20 分钟。艾条悬灸关元穴，至皮肤出现红晕为度。再让患者俯卧位，毫针刺脾俞、大肠俞、三焦俞，中度刺激，留针 20 分钟。期间用艾条悬灸皮损处，至局部皮肤红晕为度。糜烂、渗液的灸至渗液面稍干为度；皮损干燥、皮肤增厚的，常规消毒后，先梅花针中度叩刺患处，然后艾条悬灸至皮损处肤色稍变浅为度。

④采用梅花针加火罐治疗顽固性湿疹。皮损局部消毒后先用梅花针叩刺，以微渗血为度，然后在叩刺局部行走罐疗法。隔日 1 次，7 次为 1 疗程。

六、西医治疗

1. 一般治疗

（1）应尽可能地寻找患者发病或诊发加重的原因，做过敏原检查，以发现可能的致敏原。

（2）尽可能避免外界不良刺激，如热水洗烫、剧烈搔抓等；尽量不穿化纤贴身内衣、皮毛制品；避免食用易致敏和刺激性食物，如海鲜、辣椒、酒。

（3）保持皮肤清洁、防止皮肤感染。

2. 局部药物治疗

（1）糖皮质激素外用制剂：该类制剂具有抗炎、抗过敏、止痒特性，现仍为湿疹治疗中的第一线基本药物。多根据患者年龄、皮损部位及程度选择不同强度的糖皮质激素。婴幼儿宜选用中、弱效，成人多使用中、强效。用于眼睑、面部和皮肤皱褶部位宜选择较弱效的糖皮质激素，以避免引起皮肤萎缩、毛细血管扩张和白内障等。用法：每日 1～2 次，必要时可用封包疗法。

（2）钙调神经磷酸酶抑制药：目前作为二线药物，用于对糖皮质激素或其他疗法反应不佳或不适宜应用糖皮质激素的 2 岁以上特应性皮炎或湿疹患者。

①他克莫司（tacrolimus，FK506）。作用机制是进入 T 淋巴细胞后与胞质蛋白 FK-BP 结合，进而与钙调神经磷酸酶结合，抑制其活性，从而阻止转录因子 NF-AT 进入细胞质，阻断白介素（IL)-2 的转录，抑制 T 淋巴细胞释放 IL-3、IL-4、粒-巨噬细胞集落刺激因子（GM-CSF）、α肿瘤坏死因子（TNF-α）等，同时抑制组胺、5-羟色胺及白三烯的释放。该药属免疫调节药，结构系大环内酯类，具有分子质量小、皮肤渗透性好的特点，适宜于外用。其软膏的浓度有0.03％和0.1％两种，分别适用于儿童及成人，每日 2 次，疗程一般为 12 周。目前尚无长期使用他克莫司较糖皮质激素类药物安全的证据。因此 Ashcroft 等认为，此药可推荐用于对糖皮质激素类制剂疗效不佳或糖皮质激素不良反应明显的患者。在关于他克莫司安全性方面的报道中，包括婴幼儿在内的相关临床试验均认为他克莫司局部应用是安全的，但近来亦患者局部使用他克莫司后发生皮肤肿瘤的报道，其确切原因尚不清楚。美国食品药品管理局（FDA）推荐该药作为二线药物用于其他治疗无效的患者，应短期间断使用，不宜用于 2 岁以下婴幼儿。

②吡美莫司(pimecrolimus)。此药为子囊素(ascomycin)衍生物,同为钙调神经磷酸酶抑制药,其作用与他克莫司有相似之处,主要抑制 T 淋巴细胞活性及 T 淋巴细胞释放的细胞因子 IL-2、IL-4、IL-5、IL-10 和 γ 干扰素(IFN-γ)等,并抑制肥大细胞及 IgE 诱导的 5-羟色胺释放。因其分子质量较大,经皮吸收较后者以及糖皮质激素类药物少,因而安全性更好。吡美莫司局部皮肤灼烧感较他克莫司低,患者容易接受。吡美莫司同样因可能存在致癌性,其适应证与他克莫司相同。

(3)抗感染外用制剂:由于细菌或真菌可通过产生超抗原的作用,诱发或加重皮炎或湿疹,在外用糖皮质激素的同时加用可有利于加快控制炎症。如 2% 莫匹罗星软膏、2% 夫西地酸乳膏、苯烯鲁铵乳膏(商品名:保英乳膏)及硝酸益/异康唑等。多与糖皮质激素合用或用糖皮质激素和抗微生物复方制剂。

(4)止痒剂:5% 多塞平霜、辣椒辣素、氟芬那酸丁酯软膏(商品名:布特)等外用均有减轻瘙痒作用。但此类药都有一定局部刺激副作用。

3. 系统用药治疗

(1)抗组胺药:如酮替芬、赛庚啶、羟嗪、苯海拉明等传统镇静性抗组胺药主要应用于晚间瘙痒者,第二代较少镇静作用的抗组胺药(西替利嗪或左西替利嗪、氯雷他定或地氯雷他定、咪唑斯汀等)具有抗过敏、抗炎作用,目前临床常用。

(2)抗微生物制剂:细菌(主要是金黄色葡萄球菌)在皮肤上繁殖,往往会加重湿疹。抗生素系统应用多用于急性炎症期,有渗出和结痂皮损是其应用的指征。临床多用大环内酯类抗生素,因其除抗感染外同时具有抗炎作用,目前认为主要是通过影响中性粒细胞及抑制 IL-8 的分泌而发挥疗效,而有利于快速缓解炎症反应。

(3)糖皮质激素:具有抗过敏、抗炎、抗增生及免疫抑制作用,起效迅速而作用肯定,对病情严重及一般治疗不能控制者,可考虑短期用药,但宜逐渐减量,以免反跳。考虑到长期应用的全身不良反应,原则上尽量不用或少用,尤其是儿童。应用时需监测不良反应。

(4)免疫抑制药:对病情严重及一般治疗不能控制者,可考虑酌情选用免疫抑制药,需密切监视不良反应。

①吗替麦考酚酯(mycophenolate mofetil,MMF)。吗替麦考酚酯商品名为骁悉,其作用机制主要是特异性抑制淋巴细胞的次黄嘌呤核苷酸脱氢酶的活性,从而抑制鸟嘌呤核苷酸的合成,抑制淋巴细胞核酸的合成及细胞的增殖,达到免疫抑制效果。MMF 同其他免疫抑制药相比,肝、肾毒性较小,骨髓抑制作用轻微,不需要进行血浆浓度的检测。常见的不良反应为胃肠道不适及中性粒细胞减少。Hartmann 和 Enk 总结了近来的相关试验结果,认为 MMF 治疗湿疹剂量常需达到每日 2g 或需与糖皮质激素类药物联用,因此不宜作为湿疹治疗的一线药物。

②环孢素(cyclosporin A,CsA)。CsA 的作用机制是对 T 辅助淋巴细胞(Th)的选择性抑制,通过干扰 Th 从而抑制依赖 T 淋巴细胞免疫反应的早期阶段,选择性抑制 IL-2 的产生和释放,最终抑制 T 淋巴细胞增殖分化为杀伤性 T 淋巴细胞。CsA 常用剂量为 2.5～5 mg/(kg・天)。考虑到 CsA 潜在的肝、肾毒性,以及引起高血压等不良反应,他克莫司较之 CsA 更安全。

(5)免疫调节药

①IFN-γ。湿疹是 Th2 细胞介导的免疫反应性疾病,表现为血清 IgE 水平升高、IL-4 及

IL-5 表达上调、IFN-γ 下调等。研究发现 IFN-γ 可抑制 IL-4 介导的 IgE 产生,诱导初始 T 淋巴细胞向 Th1 细胞分化,降低 IL-4 及 IL-5 表达,并抑制 Th2 细胞增殖。Jang 在一项随机安慰剂对照研究中,用高剂量 IFN-γ(1.5×10^6 U/m^2)治疗 21 例湿疹患者,用低剂量 IFN-γ(0.5×10^6 U/m^2)治疗 20 例湿疹患者,每周 3 次,皮下注射,共治疗 12 周。结果治疗组 SCOR 湿疹总积分明显下降($P < 0.05$),患者睡眠质量提高。Chang 和 Stevens 分析有关的临床试验,认为 IFN-γ 对于血清 IgE 水平及外周血嗜酸性粒细胞计数相对较低的湿疹患者疗效更明显,但 IFN-γ 并不能显著降低血清 IgE 水平,其原因可能与细胞因子间复杂的网络联系有关。IFN-γ 尽管安全有效,但其费用较高,且反复注射患者依从性差,故限制了其在湿疹治疗中的应用。

②静脉注射用人免疫球蛋白(IVIG)。IVIG 的作用机制可能为抑制补体介导的免疫损伤、调节细胞因子、中和毒素等,用于治疗其他药物治疗无效的严重湿疹患者。

③其他。胸腺素(胸腺因子 D)对儿童患者有较好疗效,5~15 mg,隔日一次,肌内注射。有人报道胸腺喷丁(胸腺喷丁)皮下注射取得良好效果,亦有人用胸腺喷丁肺俞穴注射取得疗效。如转移因子剂量为 3 mg,上臂内侧皮下注射,每周 1~2 次,6~10 次为一疗程;卡介苗多糖核酸注射液,1 支/次,每周 3 次肌注等。但大都为经验性治疗,缺乏大样本随机对照研究结果。其他如抗 IL-5 单克隆抗体、抗肿瘤坏死因子(TNF)-α、β 单克隆抗体,抗 IgE 单克隆抗体已在国外上市或临床试验中。

七、预防与护理

1. 生活调理

(1)尽可能追寻病因,隔绝致敏原,避免再刺激,勿接触可诱发湿疹的各项因素,如染料、汽油、油漆、花粉、碱粉、洗洁精、塑料、动物皮屑等。常见的再刺激,外源性的有搔抓、摩擦、肥皂洗、热水烫、用药不当等;内源性的有饮用浓茶、咖啡、酒类,或食用辣椒、鱼虾、甚至牛奶、鸡蛋,注意观察饮食与发病的关系。

(2)起居护理注意皮肤卫生,勤剪指甲,衣被不宜用丝、毛及化纤等制品,冬季注意皮肤清洁及润泽,可外用保湿剂,如尿素、甘油、霜剂、亲脂性溶液、软膏等,勿过度保暖。

(3)生活上避免精神紧张、过度劳累,平时保持大便通畅,睡眠充足,注意劳逸结合,进行适度的运动和锻炼以增强机体抵抗力。

(4)对于婴幼儿湿疹患者,应尽量防其搔抓及摩擦,睡眠时可以用纱布等套住患儿双手,头部可戴柔软布帽,避免继发感染,加重病情。

(5)有活动性皮损时,不宜种痘或注射预防针,并避免接触种痘者或单纯疱疹病人,以免引起牛痘样或疱疹性湿疹。

2. 饮食调理

饮食适宜清淡,忌食肥甘厚味及辛辣之品,并配合饮食疗法。

(1)薏米粥:薏米一两以常法煮粥,米熟后加入淀粉少许再煮片刻,再加入砂糖、桂花少量调匀后食用,有清热利湿,健脾和中之效。治疗婴儿湿疹。

(2)苍耳子防风红糖煎:苍耳子 60g,防风 60g,红糖 25g。将苍耳子、防风加水浓煎熬膏,加红糖,每次 2 匙,开水冲服。治疗风热型湿疹。

(3)绿豆海带汤:绿豆 30g,苡米 30g,海带 20g,水煎,加红糖适量服,每日 1~2 次。

(4)菜根汤:白菜根200g,银花20g,紫背浮萍20g,土茯苓20g,水煎,加适量红糖调服,每日1~2次。

(5)萝卜汤:新鲜白菜100g,胡萝卜100g,蜂蜜20ml。将白菜、胡萝卜洗净切碎,按2碗菜1碗水的比例,先煮开水后加菜,煮5分钟即可食用,饮汤时加入蜂蜜,每日2次。

八、经验体会及医案

1.名老中医经验

(1)赵炳南认为"湿"贯穿湿疹发病的始终,除了急性期、亚急性期的红斑、渗出、糜烂等外在表象为湿邪的皮疹外,表现为皮肤肥厚、脱屑伴有瘙痒的慢性湿疹仍旧从湿论证,治法仍以祛湿为主。在辨证施治方面,赵老将湿疹分为三个证型:①热重于湿。应用赵氏湿疹一号方——根据龙胆泻肝汤化裁而成,组方为龙胆草9g,白茅根30g,生地黄15g,大青叶15g,车前草15g,生石膏30g,黄芩9g,六一散15g。清热利湿止痒,主治急性湿疹。②湿重于热。应用赵氏湿疹二号,组方为白鲜皮30g,地肤子15g,炒苡米15g,干生地15g,茯苓皮15g,苦参9g,白术10g,陈皮9g,焦槟榔9g。健脾除湿止痒,主治亚急性或慢性湿疹。③脾虚血燥。赵氏自拟多皮饮,组方为地骨皮9g,五加皮9g,桑白皮15g,干姜皮6g,大腹皮9g,白鲜皮15g,粉丹皮9g,赤苓皮15g,鲜冬瓜皮15g,扁豆皮15g,川槿皮9g。健脾利湿,疏风和血,主治慢性湿疹。

(2)朱仁康认为湿疹的发病有内外因两方面,内因包括因脏腑功能失调引起的内风、内湿、内热,外因包括外感六邪之气而形成的外风、外湿、外热。其中内风、内湿、内热为发病的基础,为本;而外风、外湿、外热则为致病条件,为标。朱老对当代皮肤科所做的重要贡献之一,就是滋阴除湿理论的创立。朱老认为,慢性湿疹病程缠绵,反复迁延不愈,渗出日久,瘙痒剧烈,皮肤表现为干燥脱屑,皮疹肥厚,略有渗出,多因阴伤湿恋,湿邪未除,而阴液已伤,此时可用滋阴除湿法治疗。自拟滋阴除湿汤,组方:生地黄30g,玄参12g,当归12g,丹参15g,茯苓9g,泽泻9g,白鲜皮9g,蛇床子9g。功用:滋阴养血,除湿止痒。主治:慢性湿疹。

(3)张志礼认为湿疹的本源为湿邪,其次是热邪及风邪,湿热互结,日久伤阴。可将湿疹分为三个证型:热盛型、湿盛型及脾虚血燥型。热盛型用自创"石蓝草煎剂"治疗,在清热除湿汤中加入板蓝根、马齿苋、丹皮及赤芍,以清热除湿,凉血解毒;湿盛型以清脾除湿汤,除湿的同时佐以清热,以达健脾除湿,清热解毒之功效;脾虚血燥型用健脾润肤汤加减,健脾消导,养血润燥。

(4)徐宜厚对于湿疹的治疗应以治脾为主,强调脾脏的重要性,用药过程中要扶脾护脾,对于苦寒药物的应用应中病即止,同时重视脾与心、肝、肾的关系,注重脏腑功能的调和。根据湿疹不同的发病部位,考虑经络的循行特点,如乳房、耳部及外阴部位的湿疹与肝经有关,而眼睑、手足等部位则与心脾两经相关。

(5)欧阳恒在传统中医辨证或辨病基础上创造性地提出了"以色治色,以形治形,以皮治皮,以毒攻毒,寓搔意治瘙"的论治五法。依据张秉成论《华氏中藏经》,五皮散:"皆用皮者,因病在皮,以皮行皮之意",将中药药象学与直观论治结合,提出了具有特色的以皮治皮法,根据湿疹辨证地使用皮类药物,如白鲜皮、大腹皮、五加皮、茯苓皮、土槿皮、秦皮、冬瓜皮、地骨皮等,为现代皮肤科治疗湿疹皮炎类疾病提供了新的思路。

(6)禤国维认为湿疹主因机体禀赋不耐,风、湿、热邪客于肌肤,留恋肌表所致,多数迁延不愈,该病初起予清热解毒利湿治法效果尚可,后期因湿邪深入肌肤腠理之间,常规清热解毒利湿法恐难奏效,治则应以清"湿毒"立论,根据脏腑及八纲辨证,以养血、驱风、滋阴、润燥等方法治疗。自创皮肤解毒汤治疗湿疹,组方为乌梅、莪术、土茯苓、紫草、白鲜皮、地肤子、苏叶、生地黄、丹皮、防风、地龙、苦参、蝉蜕、甘草等,随证加减,取得了良好效果。

(7)艾儒棣认为湿疹的病因病机虽然复杂难辨,但终究离不开"湿",湿疹急性期重视清热解毒,以治标为主,后期则应以治本为主,认清脾失健运的根本原因,在前期清利湿热的基础上,后期理脾助运,以达到治疗目的。自拟的马齿苋汤,组方包括马齿苋、黄芩、野菊花、丹皮、龙骨、僵蚕、紫荆皮,在湿疹的不同阶段,辨证加减,取得了良好的效果。

(8)王莒生认为导致湿疹的最根本原因首先应该是"湿",其次才应是"热",湿久化热。因此,临床辨证时应抓住"湿""热"两个基本因素,以清利脏腑湿热为主,辅以祛风胜湿,临证兼以辨因,如脾失健运,脾气亏虚,可随证加健脾之薏苡仁、茯苓、砂仁等;如脾胃虚寒者,可随证加附子、细辛等;如日久伤阴,津血亏虚者,则可加首乌藤、鸡血藤、当归、地黄等养血润燥药。

(9)王玉玺认为湿疹发病应从风、湿、热三方面进行辨证,内因在湿疹的发病中起主要作用,内风责之于肝、内湿责之于脾、内火责之于心,急性期应以清热利湿兼以祛风为主,亚急性以滋阴除湿为主,同时注意健脾止痒,慢性期则以养血祛风为主。

2. 邹铭西治疗湿疹经验

邹老认为治疗湿疹应当辨证辨病相结合。按照皮疹起病缓急,湿疹分急性和慢性。急性湿疹发病急,表现为嫩红赤肿、水疱、糜烂、渗水、痒甚,此为湿热浸淫肌肤,治以清热利湿,用龙胆泻肝汤加减。若黄水淋漓,除用大量利湿药外,仍需加用清热药;如结黄痂或糜烂,仍需用祛湿药,但忌用散风药;若仅有红粟,瘙痒,日轻夜重,抓破出血,随结血痂者,此为风热,以清热凉血散风为主。慢性湿疹病程缓慢,疮形肥厚黯淡,有的干燥脱屑,此多半为脾湿。治以健脾利湿为主,用除湿胃苓汤加减。根据不同类型和部位的湿疹,治疗具有相应的特点。

(1)婴儿湿疹(胎殓疮):若头面皮肤灼红流水多,结黄痂,痒甚,治以清热利湿。方药:金银花10 g,黄芩6 g,连翘10 g,茯苓10 g,泽泻10 g,木通3 g,白鲜皮10 g。忌用散风药。

(2)面部单纯糠疹(面游风):皮肤灼红,脱屑少许,微痒,在春季多发于妇女,又称"桃花癣"。治以散风清热凉血。散风药选用:荆芥10 g,薄荷10 g,牛蒡子10 g,浮萍10 g,菊花10 g,蝉衣6 g,白蒺藜10 g。

(3)口唇湿疹:因"脾开窍于口",故属脾经,治以健脾利湿,选用:苍术10 g,白术10 g,陈皮10 g,茯苓10 g,六一散10 g,生薏苡仁10 g。

(4)睑缘湿疹:若慢性久而不愈,睑缘略肥厚,干燥脱屑少许,因"肝开窍于目",治以养血散风祛湿。养血药选用:当归10 g,白芍10 g,熟地黄10 g,何首乌10 g;散风药用:菊花10 g,浮萍10 g,荆芥10 g,牛蒡子10 g。

(5)阴囊湿疹(肾囊风),若慢性者以祛湿为主,可配合行气药,选用豨莶草10 g,秦艽10 g,海桐皮10 g,晚蚕沙10 g,青木香10 g,陈皮10 g。

(6)女阴肛周湿疹:因"肾开窍于二阴",若慢性者,治以健脾利湿,滋阴补肾,选用:熟地黄10 g,女贞子10 g,旱莲草10 g,枸杞子10 g。

(7)异位性湿疹(四弯风):自幼患湿疹,病程缠绵,时轻时重,渗水日久,顽固不愈,宜用滋阴除湿法。滋阴药选用:沙参10 g,天冬10 g,麦冬10 g,玄参10 g,石斛10 g,玉竹10 g。

(8)小腿湿疹(臁疮):伴静脉曲张者,治以健脾利湿,活血化瘀。可选用:当归尾10 g,丹参15 g,赤芍10 g,桃仁10 g,红花10 g,泽兰10 g,鬼箭羽10 g等。

邹老认为外治法治疗急性和慢性湿疹同样至关重要,需根据不同皮疹,谨慎选用药物。急性湿疹,水疱、糜烂、渗水者,用黄柏10g,马齿苋10g,生地榆10g,任选一味药,水煎湿敷;如伴有脓疱者,每味药量可达15~30g。红粟瘙痒,搔破出血者,用止痒洗剂:苯酚2ml,生石膏10g,氧化锌10g,甘油5g等,蒸馏水加至100ml,调匀外用,每日外搽4次;也可用生石膏30g,白矾10g,凉开水1杯约300ml,调匀外搽,每日4次。若水疱渗出不多,皮肤灼红赤肿,糜烂结痂者,可用青白散,青黛15g,煅石膏120g,冰片3g等共研细末,以麻油调敷,每日2次,或用湿毒膏,青黛150g,黄柏300g,煅石膏300g,炉甘石180g等,先研前两味药,再共研细末,调成30%软膏外敷。慢性湿疹,疮形肥厚色黯淡者,外用5%~10%黑豆馏油膏,或外用慢性湿疹膏:硫黄15g,雄黄10g,广丹8g,白矾5g,胆矾3g,轻粉5g,蛤粉20g,五倍子15g,煅石膏15g,共研细末,配成20%软膏;或用薄肤膏:密陀僧30g,白及10g,轻粉6g,研细末,加凡士林调成50%油膏。若干燥皲裂者,可用蓝油膏:青白散20g,凡士林80g调成药膏;外洗药有:紫背浮萍、土大黄、土槿皮、苍耳子、白蒺藜、苦参、白鲜皮、地肤子、蛇床子、石菖蒲,任选上药2~4味,水煎外洗。伴有脓疱、疖、黄水疮者,外敷金黄膏,即如意金黄散,加凡士林配成20%软膏;或用玉露膏,即芙蓉叶研细末,加凡士林配成20%软膏;或用黄连膏,即黄连粉加凡士林配成20%软膏,每日2次;细菌性湿疹可用以上任何一种膏与湿疹膏一号等量合用,外敷,每日2次。

3. 黄尧洲治疗湿疹经验

黄尧洲教授认为,湿疹虽然发病于肌肤,但与心、脾、肺等脏腑功能失调有关,同时又有风、湿、热邪郁于肌肤腠理,出现湿疹之证。本病属于本虚标实,正虚邪实,故治疗过程中要兼顾脏腑功能与外邪。在长期的临床实践中,黄尧洲教授总结出治疗本病的有效验方:生龙骨、煅牡蛎、炒苍术、黄柏、黄芩炭、地榆炭、仙鹤草、防风。方取生龙骨、煅牡蛎重镇安神、益阴潜阳,两者相须为用,心神自安;炒苍术燥湿健脾,祛风散寒;黄柏清热燥湿,泻火除蒸,解毒疗疮;防风祛风解表,从治风入手,风去疹自消;仙鹤草、黄芩炭、地榆炭均可收敛止血,从血分入手治疗,血行风自灭;诸药合用,共奏重镇安神,祛风止痒之功。随症加减:症见渗出严重者,加用茯苓皮、冬瓜皮、车前草利水消肿;口黏舌苔黄厚腻者,加连翘、黄芩清热解毒;症见瘙痒严重难忍者,加全蝎、地龙,以加强安神止痒之功;纳呆脘闷,脾气虚弱者,应加强健脾开胃之力,药用炒神曲,焦三仙等;心神不宁,失眠严重者,加用石决明、煅磁石,加强养心安神之功;大便黏腻,湿热较重者加用淡竹叶、茯苓、生薏苡仁健脾利湿清热;失眠伴便秘者加用酸枣仁,既可养心安神,又能润肠通便。

黄尧洲教授用药崇尚"专攻"理念,遣方用药多针对疾病之根本下药,所用药物也多以少而精为大法。黄尧洲老师在治病过程中,药少而精,性平味淡,很少用到重浊厚味或较大的处方,且表里同治,标本兼顾,在临床上效果颇佳。

(1)重镇为主,痒止心安:临证用药以养心安神为主,重用生龙骨以镇心安神止痒,其性味甘涩,平,入心、肝、肾、大肠经,有重镇安神,敛汗固精,止血涩肠,生肌敛疮之功效。煅牡蛎性咸、涩、微寒,归肝、肾经,有收敛固涩,制酸止痛,重镇安神,软坚散结之功效。两药相须为用,能加强镇心安神止痒之功。对睡眠欠安,易醒多梦者,临床多加用石决明、珍珠母、煅赭石等,以加强镇心安神止痒之功。北宋徐之才认为"重可镇怯,亦是沉降药,有向内而下行,有清热潜下作用。"现代医学认为痛痒属神经兴奋范畴,中医属风属火,心藏神,故用镇心安神法对痛痒有疗效。从另一方面讲,重镇安神法可以改善患者的睡眠质量,减少患者的精神焦虑,从而亦可摆脱心理障碍——湿疹的恶性循环。

（2）清热祛湿，加用二妙：黄柏、苍术为经方二妙丸的组方成分，具有清热燥湿健脾之效，可清除下焦之湿热，加强脾脏运化水湿之功，防止顽湿留恋，化火成毒，流入下焦而损伤阴血，从而治疗瘙痒顽固、反复发作、缠绵难愈的湿疹。对于湿热蕴肤证，症见皮肤潮红，瘙痒剧烈，抓痕糜烂渗出，伴神倦便溏，舌淡苔薄腻，脉弦滑，为湿热蕴阻肌肤，内不得疏泄，外不得透达，日久化热，风湿热并存，以湿为主，治宜除湿止痒，疏风清热，宜加用淡竹叶、连皮茯苓等。

（3）凉血止血，善用炭药：黄尧洲教授认为本病与"邪气客于肌肤，营卫不和，卫外失守，致血不循常道，溢出脉外，结于肌表，而发瘾疹，致痛致痒"密切相关，血溢脉外是该病的病机之一，也是治疗立论的依据之一，故常用炭类药物，如黄芩炭、地榆炭、仙鹤草凉血止血，防止血溢脉外。

（4）注重湿邪，芳香化浊：湿邪是六淫邪气之一，无处不在，且易于热邪相合，共同侵犯人体为病。湿疹反复发作，缠绵难愈，这与湿邪重浊、黏滞的特性都相关联。湿邪侵犯人体，郁于肌肤，则出现丘疹、水疱、渗液、溃疡、糜烂、结痂；湿性趋下，易侵犯人体的下部，故可出现会阴部的皮炎湿疹等。黄尧洲教授治疗湿疹时，反复强调湿邪是许多皮肤疾病的主要致病因素，同时湿邪易与热邪相合侵犯人体为病，湿邪郁久也能化热，故治疗时，在祛湿的同时，一般会加以清热之品。芳香化湿，祛风除湿，淡渗利湿，燥湿健脾，祛湿清热等祛湿方法的选择，是根据病情的不同和需要来决定的。黄尧洲教授在临证时，根据湿邪的特点，有无兼证，以及病位的深浅，选择不同的祛湿药物，临床效果颇佳。

4. 医案

医案1　张婉容．邹铭西治疗湿疹经验[J]．中国中医药现代远程教育，2011，9（6）：10-11．

患者，男，77岁，2007年12月13日初诊。主诉：全身泛发红色皮疹、红肿一年。现病史：一年前，患者无明显诱因而出现双下肢小腿红肿，散在粟粒大小红色丘疹、结节，瘙痒难耐，尤以夜间为甚，逐渐蔓延全身，发无定处，皮肤潮红；伴纳呆，精神倦怠，便干溲黄；舌红苔白，脉滑数。体格检查：一般内科检查未见异常。皮肤检查：全身泛发红肿，散在分布粟粒大小红色丘疹、结节。西医诊断：湿疹。中医诊断：湿疮。辨证：风热型。治则：清热凉血，散风止痒。方药：双花15g，连翘10g，栀子10g，生地黄30g，当归10g，防风10g，蝉蜕6g，知母15g，苦参10g，荆芥10g，白术10g，牡丹皮10g，紫草30g，水牛角（先煎）30g，白鲜皮30g，地肤子30g，7剂，水煎内服，每日1剂。另外用湿毒膏，每日涂1次。二诊：药后红肿逐渐消退，红色丘疹、结节明显减少，瘙痒大大缓解。前方去荆芥、防风加玄参15g，茯苓15g，服14剂；湿毒膏如上法外用。三诊：红肿基本消退，下肢皮损消退后留有淡褐色色素沉着，基本不痒。继服前方去水牛角，加泽泻15g，服14剂；湿毒膏如上法外用。后随访，只留下淡褐色色素沉着，基本痊愈。

医案2　付中学，曲韵．黄尧洲治疗湿疹经验[J]．世界中西医结合杂志，2016，11（2）：161-164．

患者，男，63岁，2014年9月20日初诊。主诉：全身散在多发红色斑丘疹3年，加重流水2月余。现病史：患者2011年7月食海鲜饮酒后全身出现红色斑丘疹，伴剧烈瘙痒。曾于多家医院就诊，诊断为"湿疹"，予口服盐酸西替利嗪片、湿毒清胶囊，外用炉甘石洗剂治疗，病情缓解，但仍有复发。刻诊：周身散在多发红色斑丘疹，上有渗出与少量痂皮，四肢较重，皮疹对称分布。自诉瘙痒剧烈,夜间痒甚,纳可,眠差,多梦易醒,大便调,1~2日一行;舌质暗苔黄厚腻,脉弦。专科检查:全身多发红色斑丘疹,四肢与腰腹部皮疹较多,对称分布,伴有大量渗出与少量抓痕。西医诊断:湿疹。中医诊断:湿疮。治则:镇心安神,除湿止痒。方药:生龙骨45 g,煅牡蛎30 g,炒苍术15 g,黄柏15 g,黄芩炭15 g,地榆炭15 g,仙鹤草30 g,防风15 g,茯苓皮30 g,冬瓜皮30 g。水煎服,每日1剂,14剂。二诊:服药后,渗出明显减少,瘙痒减轻,睡眠略有好转,但仍多梦。舌质暗红苔黄厚,脉弦。上方加石决明30 g,煅磁石30 g,14剂,水煎服。三诊:皮疹范围明显缩小,瘙痒进一步减轻,基本无渗出。睡眠明显好转,大便调。舌质暗淡红苔薄黄,脉弦。效不更方,继续服用上方,循方加减服用4月余,皮疹基本消退,仅余少量色素沉着,夜间睡眠安稳,舌质暗淡苔薄略黄,脉弦。随访未见复发。

医案3 陈乐君,杨彦洁,黄尧洲,等. 黄尧洲教授治疗湿疹验案两则[J]. 中国药物经济学,2014,11:86-87.

患者,女,55,岁,2014年1月21日初诊。主诉:周身皮疹1月余。现病史:近1个月周身出现红色丘疹高出于皮肤,范围逐渐扩大,皮肤痒,遇热加重,周身皮肤有抓痕,平素心烦易怒,食欲差,形体偏瘦,睡眠差,二便调。舌质淡红少苔,脉细滑。西医诊断:湿疹。中医诊断湿疮。证属肝肾不足型。治则调补肝肾、安神止痒。方药:生龙骨30g,煅牡蛎30g,柴胡10g,仙茅6g,淫羊藿10g,知母10g,黄柏10g,巴戟天10g,炒神曲10g,酸枣仁30g,合欢皮15g,首乌藤15g。水煎服,每日2次,2014年2月18日复诊,诉皮肤痒较之前减轻,皮疹范围未有扩大,睡眠质量较之前有所提高;舌质淡红少苔,脉沉细。上方去炒神曲、合欢皮、首乌藤。2014年3月25日三诊,诉皮肤瘙痒进一步减轻,仍时有发作,皮疹范围较之前缩小,未有新发丘疹,有少量鳞屑,睡眠尚可。舌质淡红苔薄白,脉细。上方加炒神曲15g。2014年4月15日四诊,周身未有新发皮疹,皮肤已基本不痒,皮损处有少许鳞屑。舌质淡红苔薄白,脉细,继用上方。停药4周及8周,电话随访,未有复发。

第二节 特应性皮炎

特应性皮炎(atopic dermatitis,AD)又称特应性湿疹、婴儿湿疹、屈侧湿疹、播散性神经性皮炎、遗传过敏性皮炎、遗传过敏性湿疹、异位性湿疹等,是一种与遗传有关的、具有产生 IgE 倾向的慢性复发性、瘙痒性、炎症性皮肤病。婴儿期、儿童期或青少年期发病居多,皮损无显著特异性,临床治疗有一定难度。1925年,Coca 采用了“特应性”这一术语,表示对食物和吸入性物质产生变态反应的遗传倾向,其表现为湿疹、哮喘及花粉症。1933年 Wise 和 Sulzberger 详细描述了本病的诊断,并命名为特应性皮炎。

纵观古籍,中医学中无“特应性皮炎”这一病名,但对特应性皮炎早有认识和记载,如根据其发病部位、发病特点及形态,与中医文献中许多病名相类似。常包括在疮、癣、风等病名之中,如“湿疮”“浸淫疮”“月蚀疮”“湿癣”“干癣”“湿毒疮”“纽扣风”“血风疮”“乳头风”“四弯风”“脐疮”“鼻䘌疮”等。《医宗金鉴·外科心法四弯风》说,“此证生在两腿弯脚弯,每月一发,形如风癣,属风邪袭入腠理而成,其痒无度,搔破津水,形如湿癣”,所描述的“四弯风”指的就是特应性皮炎。

一、病因病机

(一)现代医学认识

1. AD 的病因学

(1)遗传因素:流行病学调查显示,本病的家族遗传倾向明显,小儿发病与其父母过敏素质明显相关。多项针对新生儿的前瞻性研究表明,如果父母患有变应性疾病(如过敏性鼻炎、过敏性哮喘、特应性皮炎等),则子女患特应性皮炎的危险性增加。父母一方受累,30%~50%的儿童在 2 岁左右发病;双方均受累,其比例上升至 51%~79%;而没有家族史的儿童仅为1.3%~19%。另外,有研究发现单卵双生均发生特应性皮炎者达 89%,而在异卵双生中仅为28%。这些均提示特应性皮炎的发病有明显的遗传倾向。但是单一的遗传模式并不能解释特应性皮炎的发生,其遗传模式较为复杂,是多因素共同作用的结果。

(2)感染性因素:正常人体各部位(如皮肤、口腔、肠道、阴部等)寄生着大量的微生物,正常情况下,这些寄生物并不导致疾病的发生,然而,对于特应性皮炎患者,由于其皮肤的屏障功能受损,皮肤的微生态环境发生了变化,使得皮肤的天然免疫反应减弱,容易继发各种微生物感染,而各种微生物抗原及超抗原又可以引起或加重皮肤超敏反应,导致特应性皮炎的病情恶化。目前研究较多的致病微生物主要有以下几种:①金黄色葡萄球菌。金葡菌是体表的暂住菌群之一,健康人皮肤中的金葡菌检出率甚低,仅为 5%~30%,且主要存在于鼻前庭、腋窝、会阴、足趾擦烂区,鼻部的携带率在 10%~45%。然而,对特应性皮炎患者,其皮损部位金葡菌的检出率高达 78%~100%,尤其是急性渗出性皮损,其检出率几乎为 100%。金葡菌通过分泌多种具有超抗原特性的毒素,引起 T 细胞和巨噬细胞的激活,产生外毒素特异性 IgE 抗体升高,诱导和加剧特应性皮炎皮损的发生。②马拉色菌感染。马拉色菌是人体正常菌群之一,最常见定植于头颈部皮肤,生长于皮肤角质层,马拉色菌在特应性皮炎发病中的免疫学机制目前尚未完全阐明,推测马拉色菌通过 IgE 介导和 T 细胞介导的免疫反应导致皮肤炎症。另外,马拉色菌还能够激活补体,促使角质形成细胞释放细胞因子,所有这些效应最终都可引起瘙痒、搔抓的恶性循环,导致皮肤屏障功能的破坏及原有皮肤炎症的加剧。③白念珠菌。白念珠菌是人体正常菌群之一,多存在于正常人的口腔、胃肠道、阴道,除某些擦烂的皮肤区域外,正常皮肤很少能分离出白念珠菌,然而在部分特应性皮炎患者可以检出该菌,且重型患者的带菌率明显高于轻型者。白念珠菌参与特应性皮炎发病的具体机制目前尚不清楚,推测与IgE 介导的Ⅳ型变态反应有关。

(3)变应原:能引起特应性皮炎的变应原主要如下。

①吸入性变应原

尘螨:尘螨普遍存在于人类居住环境的尘土中,可引起人体多种过敏反应,如过敏性哮喘、过敏性鼻炎、过敏性皮肤病等,是最常见的变应原之一。尘螨提取物中含有 30 余种蛋白成分可诱导尘螨过敏患者产生 IgE 抗体,最终导致特应性皮炎患者发生过敏反应。

花粉:花粉致敏原最常攻击的靶器官为鼻和眼,引起变应性鼻炎和结膜炎,一般具有明显的季节性和地域性。花粉变应原含有多种可以致敏的物质,包括水、多糖、脂肪、蛋白质和多肽等,其中最主要的致敏成分是蛋白。花粉变应原之间存在交叉反应,同时,花粉变应原与食物包括蔬菜、水果之间亦存在交叉反应,这也就成为花粉变应原易致敏的原因之一。

真菌:真菌变应原分布广泛,常在空气中播散传播,引起过敏性鼻炎、结膜炎、过敏性哮喘及过敏性皮肤病,成为变态反应性疾病的重要致敏原之一。真菌变应原主要来自菌丝及孢子,其中孢子更为重要,可以随气流吸入人体呼吸道引起过敏反应,与花粉变应原相比,真菌来源更为广泛,地域性及季节性特点亦不如花粉显著。

②食入性变应原

1999 年国际食品法典委员会第 23 次会议公布了 8 种最常见的致敏食物:蛋、鱼、贝类、奶、花生、大豆、坚果、小麦,超过 90% 的过敏反应由以上 8 种高致敏食物引起。食物中 90% 的过敏原是蛋白质,大多数为有酸性等电点的糖蛋白,能够耐受食品加工、加热和烹调,并能抵抗肠道的消化酶作用。食物变应原具有以下特点。

任何食物都可引发变态反应,但是不同食物变态反应的强度不同,且同种食物变应原性强弱存在易感者年龄及地区的差异。如我国儿童常见的食物变应原为牛奶、鸡蛋、大豆,成人常见食物变应原为花生、坚果及海产品,而在西方国家较易引起食物变态反应的食物有可可、草莓及无花果等。

仅部分蛋白组分具有变应原性,如牛奶可诱发抗体产生的 20 多种蛋白成分中,仅酪蛋白、βLG、αLA、ByG 及 BSA 具有变应原性。

食入性变应原间有交叉反应性。不同的蛋白质可具有交叉反应性,不同的蛋白质可具有相同的抗原决定簇,是不同的变应原具有交叉反应性,如 50% 牛奶过敏者亦对羊奶过敏。

热、胃酸度增加和消化酶的存在可使大多数食物变应原性降低。

对食物的中间消化产物过敏,多于进食后 2~3 小时后出现。

③化学变应原

不少化学物质作为变应原可以诱发和加重特应性皮炎,如化妆品中的香料、色素、食物添加剂、防腐剂、香水、防晒剂、染发剂中的对苯二胺等。

④生物变应原

如动物皮屑、毛发,蚕丝中的丝胶蛋白等。

⑤虫媒变应原

包括蟑螂、蚊虫、蚂蚁、蛾类等。

以上所述各种变应原进入体内,受特异性抗原刺激后,机体可由免疫应答细胞释放大量介质或细胞因子,如 IL-4、IL-5,引起剂量相关的皮肤反应。

(4)心理因素:目前已经证实特应性皮炎和精神紧张、压力有关。精神因素可以使中枢神经系统兴奋性增强,血管收缩和汗腺分泌增强,皮肤瘙痒阈值降低,从而激发患者搔抓,反复搔抓进一步加重了特应性皮炎病情。

(5)环境因素:目前普遍认为,由于全球工业化的发展,使空气中 O_3、CO、NO_2 及 SO_2 含量明显增加,人群接触光化学污染的概率较前明显增加,从而使哮喘、过敏性鼻炎及特应性皮炎患病率明显升高。不同出生季节对特应性皮炎发病率亦有影响,认为在出生的最初几个月内机体的免疫系统逐步成熟,此时暴露环境中的季节性过敏源对机体产生致敏作用,造成了患者的发病。同时,冷、热及环境气候的急剧变化,大量出汗也可能成为 AD 恶化或诱发因素。

2. AD 的发病机制

(1)皮肤屏障异常:皮肤屏障(skin barrier)是指由角质层、脂质以及天然保湿因子(natural moisturizing factor,NMF)等构成的天然防御系统,可以有效地阻止外界化学物质和微生物等变应原穿透角质层,同时还参与了免疫活性细胞如树突状细胞的免疫调控,进而阻止后续 T

细胞介导的炎症反应。特应性皮炎是以皮肤屏障功能损害为特征,这种损害一般被认为是继发于炎症反应,特应性皮炎干燥表现与水分屏障功能减退有关。有学者提出特应性皮炎多种多样的临床表现并不能简单地用免疫异常来解释,皮肤屏障功能障碍也是致病的关键之一,二者同等重要,并互相影响制约。皮肤及黏膜屏障功能被破坏可以导致多种抗原或半抗原侵入人体,在引起免疫耐受的同时也导致了机体对非特异抗原的高反应性。反之,免疫异常导致的炎症反应又会加重屏障功能的破坏,形成"恶性循环",这是特应性皮炎及其他变态反应疾病共同发病机制。

(2)变态反应的发病机制:机体免疫调节主要包括细胞免疫和体液免疫两方面。特应性皮炎患者在细胞免疫和体液免疫的功能紊乱和调节失衡成为其发病的中心环节。

①细胞免疫。细胞免疫是机体免疫细胞发挥效应以清除异物的重要效应机制,特应性皮炎患者体内细胞免疫功能出现缺陷及紊乱,主要表现为变应原刺激后,抗原递呈细胞 IgE 负载,T 淋巴细胞异常活化,嗜酸性粒细胞聚集,肥大细胞脱颗粒,角质形成细胞凋亡等免疫细胞之间的调控紊乱及失衡。

②体液免疫。特应性皮炎患者细胞免疫紊乱的同时体液免疫也存在明显的异常,主要包括 B 细胞的异常活化、IgE 抗体的产生及血清中多种细胞因子的异常变化。其中,IgE 在特应性皮炎发病中起到至关重要的作用。

③角质形成细胞的作用。角质形成细胞通过多种途径参与特应性皮炎的发生与发展。首先,特应性皮炎患者最初皮肤屏障遭到破坏,角质形成细胞修复过程中自分泌大量的细胞因子和趋化因子,能够放大皮肤的炎症反应,角质形成细胞与浸润的炎症细胞相互作用,构成维持特应性皮炎病程进展的炎症级联反应,T 细胞分泌的细胞因子刺激活化了角质形成细胞,活化后的角质形成细胞分泌更多的细胞因子和趋化因子,反过来进一步介导了炎症细胞的迁移和活化。

④Th1/Th2 失衡。T 细胞是免疫反应中起关键作用的细胞,分为 2 个亚型:CD4$^+$ T 细胞及 CD8$^+$ T 细胞,即辅助 T 细胞(Th)及细胞毒性 T 细胞(Tc),根据细胞因子的分泌模式,CD4$^+$ T 又分为 Th1 亚群及 Th2 亚群,它们来自共同的前体细胞 Th0,Th0 的分化方向取决于局部细胞因子环境、遗传背景、病理因素以及参与 T 细胞激活的共刺激信号等因素。局部细胞因子环境是决定 Th0 细胞向 Th1 或 Th2 细胞分化的主要因素,IL-12 和 IFN-γ 诱导 Th0 细胞向 Th1 细胞分化,IL-4 可抑制 Th0 细胞向 Th1 细胞分化,促进其向 Th2 细胞分化。近来研究提示,Th2 型和 Th1 型细胞因子与特应性皮炎皮损发生关系密切,不同时期及不同程度的皮损其细胞因子表达水平有差别。比较发现,特应性皮炎非皮损区其表达 IL-4 和 IL-12 数量增多而表达 IL-5 和 IFN-γ 数均未增加;急性和慢性炎症皮损其表达 IL-4、IL-5 和 IL-13 细胞数显著高于正常人,慢性期皮损中 IL-4 和 IL-13 表达细胞数相对于急性期较少,而 IL-5 和 IFN-γ 表达细胞数增加。提示特应性皮炎不同时期,其 Th 细胞反应不一,急性期则以 Th2 为主,慢性期则 Th1 反应明显增强。因此认为,特应性皮炎发生、发展过程中,其细胞因子呈双相型表达。

⑤抗原递呈细胞的作用。抗原递呈细胞(APC)在皮肤中主要是朗格汉斯细胞(LC),在特异性 IgE 介导下,APC 将抗原递呈给 T 细胞。T 细胞激活后,可以促进特异性 B 细胞产生大量的特异性 IgE,后者又反过来促进 APC 抗原递呈功能。LC 表面的 IgE 受体(CD23)与 IgE 结合,结合后的 IgE 对特异性抗原有高亲和力的捕获功能,使 LC 也具有高效能向 Th2 呈递抗

原的性能。在特应性皮炎中 LC 还能在无抗原刺激的情况下激活 CD4$^+$ T 细胞,称为"自体固有 T 细胞反应性"。除 LC 之外,还存在一种免疫表型和超微结构均不同于其他细胞的炎症性树突状表达细胞(IDEC),可协同 LC 的功能,并作为一种前炎症细胞,与 EOS 共同介导 Th2 反应向 Th1 转化。巨噬细胞表面同样存在 IgE 受体,尤其是低亲和力 IgE 受体(FcER Ⅰ)。特异性 IgE 可以借 FcER Ⅰ 与巨噬细胞黏附,使巨噬细胞激活并释放白三烯、血小板活化因子、IL-1 和 TNF,从而促进炎症反应。

⑥细胞因子异常。根据细胞因子的分泌模式,CD4$^+$ T 可分为 Th1 亚群及 Th2 亚群,其中 Th1 细胞主要分泌 IL-2、IFN-γ、IL-12、TNF-α、TNF-β 等,称为 Th1 型细胞因子,Th2 细胞主要分泌 IL-4、IL-5、IL-6、IL-9、IL-10、IL-13 等,称为 Th2 型细胞因子。Th1 和 Th2 型细胞因子因种类不同而具有不同的功能,Th1 型细胞因子主要调节细胞免疫,激活细胞毒性 T 细胞和巨噬细胞,促进 B 细胞产生 IgG、IgA、IgM,诱导迟发型超敏反应。Th2 型细胞因子主要调节体液免疫,激活 B 细胞和嗜酸性粒细胞,促进 B 细胞产生 IgE,诱导速发型超敏反应。Th1 型和 Th2 型细胞因子相互制约,如 IFN-γ 抑制 Th2 型细胞因子的合成与分泌,IL-4 抑制 Th1 型细胞因子的合成和分泌。在特应性皮炎急性皮损中,IL-4、IL-13 等 Th2 型细胞因子呈优势表达,而慢性皮损中 IL-2、IFN-γ 等 Th1 型细胞因子呈优势表达。由此可见,特应性皮炎急性皮损主要由过敏源诱导的 Th2 型细胞因子所致,属于 Th2 模式,慢性炎症反应主要由 Th1 型细胞因子所致,属于 Th1 模式。

(3)非变态反应性发病机制:特应性皮炎通常具有血管功能失调的症状,如对机械刺激的白色划痕反应、延缓苍白现象,以及皮内注射乙酰胆碱、烟酸酯、组胺和蛋白变态反应原而没有潮红反应。有人报道注射乙酰胆碱于正常对照者,不发生延缓苍白现象,而在特应性皮炎则有 70% 有延缓苍白现象。当乙酰胆碱注射至本病患者未侵犯的皮肤,也有 48% 发生延缓苍白现象。有人认为本病发生生理学异常的基础是由于 β-肾上腺能受体功能低下。有人在特应性皮炎患者的白细胞培养中测定 cAMP 反应性,显示对 β-肾上腺能物质的反应缺陷,并证实患者的白细胞中磷酸二酯酶异构体的活化,增加了 cAMP 的水解,只是 cAMP 水平降低而不能正常地下调免疫及炎症反应。

(二)中医病因病机

早在隋唐时代就有了大量关于特应性皮炎病因病机的认识,如隋代《诸病源候论·浸淫疮》中说"浸淫疮是心家有风热,发于肌肤"。在疮病诸候中有"湿热相搏,故头面身体皆生疮,其疮初如疱,须臾生汁,热盛者,则变为脓",在涡疮候中有"涡疮者,由肤腠虚,风湿之气折于血气,结聚所生"。可以看出巢氏对本病的认识,反映出内因心家血气,外因风热湿致病的学术思想,其中突出了外因为主的发病学观点。至明清时代,随着外科学的发展,对该病的认识逐步深化在不忽视外因致病的同时,十分重视人体内在病理的变化,进而在理论上又产生了一些新的学术观点。《医宗金鉴·外科心法浸淫疮》:"此证初生如疥,瘙痒无时,蔓延不止,抓津黄水,浸淫成片,由心火脾湿受风而成",在旋耳疮中有"由胆脾湿热所致"。《外科正宗·肾囊风》"肾囊风乃肝经风湿所成",将发病部位联系起来。

现代医家延续前人的认识,概括特应性皮炎的病机,不离"风、湿、热"邪,认为特应性皮炎的发病主因先天禀赋不足,脾失健运,湿热内生,复感风湿热邪,郁于腠理而发病;或因饮食不节(洁),嗜食辛辣肥甘厚腻,伤及脾胃,脾失健运,致湿热内蕴而发;病情反复迁延日久,则耗血伤阴,致脾虚血燥,肌肤失养。因此,"风热湿阻型""脾虚湿盛型""血虚风燥型"或"阴虚血燥型"是临床常见的辨证分型方法,在此基础上,不少医家从脏腑经络角度论述特应性皮炎病机。

瞿幸等认为,特应性皮炎急性发作多责之于心,亚急性、慢性期多责之于肝、脾,并将特应性皮炎增加了肝胆湿热型和肝风湿热两型。另有从脾胃论治者,认为小儿特应性皮炎发病多由胃肠滞热而成,证属胃肠积滞。从肾辨治者,认为脾肾两亏型在慢性特应性皮炎发病中不容忽视。日本学者则从皮肤与肺相关出发,辨证特应性皮炎首先考虑肺的失调。对慢性特应性皮炎,还有学者认为,有寒湿、情志内伤所致者,强调"内虚"为其发病的先决条件,外来因素通过内在有关脏腑虚弱而发病。结合西医将特应性皮炎分为急性、亚急性、慢性三期,有学者主张在辨病时,宜做出中西医双重诊断,认为辨病为一级诊断,辨证为二级诊断,其中风热型相当于丘疹性特应性皮炎,湿热型相当于急性渗出性或合并感染性特应性皮炎,脾虚型相当于亚急性特应性皮炎,血燥型相当于慢性特应性皮炎。

二、临床表现

1. 根据特应性皮炎在不同的年龄阶段的特点,可将其人为的分为三个阶段。

(1)婴儿期:1个月左右至2周岁。

(2)儿童期:3—10岁。

(3)青年人及成人期,12—23周岁。

每个病例不一定按这三个阶段顺序发展,或缺其一、二个阶段,或二、三阶段连续发生而无缓解的无症状期。多数病例于婴儿期自愈,平均约有10%的病例移行至成人期。2岁以后发病者病程长,难治且常移行至成人期。年长患者较少见,有人统计2%~25%超过45岁。亦有报道本病于30岁左右痊愈,但亦有延续顽固而无缓解期,至50—60岁方痊愈者。

2. 根据特应性皮炎皮损的性质可将其分为急性期、亚急性期和慢性期。

(1)急性期:发作迅速,皮疹呈多形性。初起为红斑和轻度肿胀,继而出现密集的粟粒大小丘疹、丘疱疹甚至水疱。疱壁破溃后出现糜烂、渗出和结痂,皮损可相互融合,后不断向周围扩展形成新的丘疹、水疱,界限不清。急性期皮损可见于任何部位,常见于头部、手、足等暴露部位,多对称分布。

(2)亚急性期:急性期皮损迁延不愈可以进入亚急性期,表现为原有的红肿或渗出减轻,皮损以丘疹为主,可伴有少量丘疱疹和水疱,也可有糜烂和轻度浸润。

(3)慢性期:可以由急性和亚急性皮疹迁延而来,也可一开始即为慢性期皮损,特别是成人型特应性皮炎患者,表现为皮肤粗糙、抓痕、结痂、浸润肥厚、苔藓样变及色素沉着。皮损多局限,可发生于任何部位,常见于手、足、肘窝、腘窝及会阴部,多对称分布,皮损可持久不愈。

3. 根据特应性皮炎患者皮损特点可以将其分为三型。

(1)湿疹型:该型皮损形态各异,类似于临床常见的湿疹形态,可同时伴有红斑、丘疹、水疱和结痂,是婴儿期特应性皮炎最典型的表现,也是特应性皮炎的基本特征。

(2)痒疹型:初起为红色丘疹,迅速变为半球型结节,直径1~2cm,质地较为坚实,顶端常有水疱,也可明显角化,表面粗糙,由于剧烈瘙痒搔抓表面常糜烂、渗出、结痂。该型可以与湿疹型及苔藓样变型同时存在,可发展成广泛湿疹甚至红皮病。

(3)苔藓样变型:表现为境界不清的菱形斑块,皮嵴隆起,皮纹加深,鲜红色至灰色或褐色,表面发亮或有细小鳞屑。苔藓样变型皮损形成是长期搔抓所致,好发于肘窝、腘窝和颈侧,少见于面部、手背、足等部位。愈后留有色素沉着或花斑样皮肤,特别常见于深肤色皮肤(图9-4)。

4. 特应性皮炎伴发的特征和并发症有以下多种。

(1)皮肤干燥和干皮病:皮肤干燥是特应性皮炎的一项重要特征。通常人们认为患者皮肤干燥来自遗传。干燥的皮肤可能反映轻度湿疹样改变、伴发鱼鳞病或同时具有这些病变。皮肤干燥可发生在任何年龄段,婴儿较常出现小腿皮肤干性脱屑。干燥的皮肤敏感,易受外界刺激,更重要的是出现瘙痒。瘙痒是诱发产生各种症状的基础,搔抓皮肤从而引发湿疹。干燥的皮肤通常局限于四肢伸侧,但在易感性个体全身皮肤均可受累,冬季空气湿度降低时皮肤干燥更加严重,从而逐渐出现脱屑甚至裂隙形成,而反复洗涤干燥的皮肤促使皮肤的屏障功能不再完整,局部皮肤发红,出现水平裂隙,特别是老年人的下肢可以出现碎瓷样外观。因此,特应性皮炎患者皮肤应该避免经常清洗,清洗时最好使用清水或性质较温和的洗液,清洗过后可外涂保湿剂。

(2)寻常型鱼鳞病:鱼鳞病是一种角化性皮肤病,以皮肤干燥、矩形鳞屑为特征,具有多种类型。特应性皮炎患者常伴发显性寻常型鱼鳞病。婴儿于冬季仅表现为皮肤干燥、脱屑;随着年龄增长,病变趋于广泛,四肢伸侧随之出现细小的白色半透明的鳞屑,与仅出现于男性的性连锁寻常型鱼鳞病的大片褐色多角形鳞屑相比,本病的鳞屑较小,颜色较浅,且与性连锁鱼鳞病不同,本病患者在腋窝及颊部无显著脱屑,很少累及周身。随年龄的增长,病情趋于好转。

(3)毛周角化病:毛周角化病很常见,在特应性皮炎患者中更易发生且皮损更为广泛。任何年龄段均可出现小而坚硬的毛囊性丘疹、脓疱,小儿更为常见,青春期发病达高峰,之后病情趋于好转。皮损常累及上臂后侧及大腿前侧,不累及掌、跖部位。面部皮损易与痤疮相混淆,但毛周角化病皮疹小而均一,且伴有皮肤干燥、皲裂,借此可与脓疱性痤疮相鉴别。

(4)掌纹加深:特应性皮炎患者常出现手掌与大鱼际和(或)小鱼际直角交叉的线状深沟,这种现象婴儿期就可出现,随年龄的增长及皮肤炎症程度增加变得更为显著。有研究显示掌纹加深的患者往往躯体炎症更为显著且病程更长。保湿剂能软化皮肤但不能改善掌纹加深的外观。

(5)白色糠疹:白色糠疹是一种常见皮肤病,皮损为直径2～4cm的圆形或卵圆形色素减退斑,上覆少量细微鳞屑,表面可轻度隆起,边界不清。在儿童期发病,累及面部、上臂外侧和大腿,成年时往往消退。特应性皮炎合并白色糠疹常发生于特应性皮炎之后,病程数个月至2～3年不等,有的患者鳞屑全部消失后白斑可持续1年以上,与特应性皮炎病程不平行。

(6)变应性鼻炎:变应性鼻炎分为常年性变应性鼻炎和季节性变应性鼻炎,二者均与特应性皮炎密切相关。临床表现为鼻痒、喷嚏、鼻分泌物增多、鼻塞、眼痒、流泪等。常年性变应性鼻炎的致敏物主要为吸入变应原,也可为食物、药物或其他变应原。吸入变应原中包括屋内尘土、尘螨、花粉、真菌、动物皮屑、羽毛、昆虫尤其是蟑螂等。食入性变应原包括食物和口服药物。常年性变应性鼻炎诊断确立后,应设法查找致敏变应原,以利于进行特异性免疫疗法。季节性变应性鼻炎的主要致敏原为花粉,不同花粉见存在交叉变应性。明确季节性变应性鼻炎后,同样要努力确定致敏的花粉。引起变应性鼻炎的变应原很可能是引起特应性皮炎的过敏源,因此针对变应性鼻炎的治疗常能对特应性皮炎起到一定的治疗作用。

(7)支气管哮喘:是一种由多种细胞,特别是肥大细胞、嗜酸性粒细胞和T细胞参与的慢性炎症性疾病,表现为发作性喘息、气促、憋闷和咳嗽等症状,伴有不同程度的通气受限和气道反应性增强。哮喘可分为内源性和外源性两大类,其中外源性哮喘常有家庭特应性疾病史,其致敏原多为吸入性,常幼年发病,其中部分在青春期缓解,与特应性皮炎关系密切,可以与湿疹、鼻炎、药物反应同时发生或先后发病。

(8)白内障和圆锥角膜：大样本特应性皮炎患者的分析结果显示，其白内障发生率约为10％，病因尚不明确，多数患者无症状，仅通过裂隙灯检查发现。目前已报道的有2型，一种为复杂型，始于紧靠囊下区的后极，另一种是前部斑块或盾样浑浊，它们位于囊下及瞳孔区。前部斑块型最为常见，后部囊下型往往是全身性使用糖皮质激素的并发症。特应性皮炎患者较正常人更易发生白内障，尤其是全身使用糖皮质激素时，因此，需要短期控制病情需要使用糖皮质激素时应该考虑上述情况。另外，特应性皮炎患者更易发生圆锥角膜，但发病率较低，且没有发现与白内障相关。

三、诊断依据

1. Hanifin 与 Rajka 诊断标准
目前国际上常用的特应性皮炎的诊断标准为 Hanifin 与 Rajka 所制定的标准。

(1)主要特征

①瘙痒。

②典型的皮损形态和分布，成人屈侧苔藓化或条状表现，婴儿和儿童面部及伸侧受累。

③慢性或慢性复发性皮炎。

④个人或家族遗传过敏史(哮喘、过敏性鼻炎和特应性皮炎)。

(2)次要特征

①干皮症。

②鱼鳞病/掌纹症/毛囊角化症。

③即刻型(Ⅰ型)皮试反应。

④血清 IgE 增高。

⑤早年发病。

⑥皮肤感染倾向(特别是金黄色葡萄球菌和单纯疱疹)/损伤的细胞中介免疫。

⑦非特异性手足皮炎倾向。

⑧乳头湿疹。

⑨唇炎。

⑩复发性结膜炎。

⑪Danny-Morgan 眶下褶痕。

⑫锥形角膜。

⑬前囊下白内障。

⑭眶周黑晕。

⑮苍白脸/面部皮炎。

⑯白色糠疹。

⑰颈前皱褶。

⑱出汗时瘙痒。

⑲对羊毛敏感。

⑳毛周隆起。

㉑对饮食敏感。

㉒病程受环境或情绪因素影响。

㉓白色划痕/延迟发白。

凡符合上述主要特征 3 项或 3 项以上,加次要特征 3 项或 3 项以上即可诊断为特应性皮炎。

2. 康克非诊断标准

我国康克非根据国内情况对上述标准作了如下修改。

(1)主要特征

①瘙痒性、慢性、复发性皮炎,在婴儿、儿童期主要分布于面及四肢身屈侧,表现为炎性、渗出性、湿疹性皮损,青少年后主要分布于四肢屈面及(或)伸面,表现为苔藓化。

②个人或家庭中的遗传过敏史(哮喘、过敏性鼻炎、特应性皮炎)。

(2)次要特征

①遗传相关。早年发病;干皮症/鱼鳞病/掌纹症。

②免疫相关:Ⅰ型变态反应相关的:过敏性结膜炎/食物敏感/外周血嗜酸粒细胞增高/血清 IgE 增高/Ⅰ型皮试反应。

③免疫缺陷相关的。皮肤感染倾向(金黄色葡萄球菌和单纯疱疹)/损伤的细胞免疫。

④生理及(或)药物学异常相关。面色苍白/白色划痕/乙酰胆碱延迟发白;毛周隆起/非特异性手足皮炎/眶周黑晕。

凡有以上主要特征或主要特征中第 1 项加次要特征中任何 3 项者(每 1 项中任何一点)可诊断为特应性皮炎。

3. Williams 诊断标准

必须具有皮肤瘙痒史,加如下 3 条或 3 条以上:

(1)屈侧皮肤受累史,包括肘窝、腘窝、踝前或围绕颈一周(10 岁以下儿童包括颊部)。

(2)个人哮喘或花粉热病史(或一级亲属 4 岁以下儿童发生特应性皮炎史)。

(3)全身皮肤干燥史。

(4)屈侧有湿疹。

(5)2 岁前发病(适用于大于 4 岁者)。

四、鉴别诊断

1. 婴儿湿疹　特应性皮炎是慢性复发性疾病,早期表现与一般的婴儿湿疹非常相似,如面部出现对称性红斑、针头大小红色丘疹、鳞屑,严重时出现红肿、小水疱、糜烂及渗出等,常伴有很明显的瘙痒,所以很容易被误诊为一般的婴儿湿疹。但是,特应性皮炎还具有其他特点。

(1)症状比普通湿疹重:AD 皮疹相比湿疹更广泛,常常波及婴儿的头皮及耳根部,严重时躯干、四肢甚至手足背均可受累,并且随着年龄增长,颈部、双肘窝、腿窝逐渐出现典型的肥厚、苔藓样皮疹。

(2)特应性皮炎更容易复发:时轻时重,病程常持续 3 个月以上。

(3)皮肤干燥:患有特应性皮炎的婴儿皮肤异常干燥、粗糙。60%~70%患有特应性皮炎的婴儿有哮喘、过敏性鼻炎或特应性皮炎的家族史。

(4)其他:另外,患有特应性皮炎的婴儿还可能有面色苍白、眼圈发黑、鱼鳞病、弥漫性头皮屑、唇炎等表现。

2. **婴儿脂溢性皮炎** 绝大部分发生在出生后的头三个月内,主要症状是红斑及鳞屑性损害,红斑为圆形或椭圆形,可向外扩展,有时融合成环状或多环状。斑上覆盖棕黄色和头皮粘连的油腻性鳞屑。多先从头部发病,最易侵犯头顶和前头发际处等皮脂分泌多的部位,一般无全身不适,基本不痒或仅有轻微瘙痒。3~4周可痊愈。

3. **寻常性鱼鳞病** 寻常性鱼鳞病可以是特应性患者的伴随现象,然而二者发病机制完全不同。该病是一种常见的遗传性角化病,常在婴幼儿发病。手背及四肢伸侧出现淡褐至深褐色菱形或多角形鳞屑,其边缘呈游离状,对称分布。下肢尤甚。严重时可波及躯干、四肢屈侧等部位,腋窝、臀裂常不累及。头皮可有轻度糠状鳞屑。手背常见毛囊性角化丘疹,掌跖常见线状皲裂和掌纹加深。损害轻重不等,一般无自觉症状。

4. **神经性皮炎** 特应性皮炎长期搔抓后发生苔藓样改变需与神经性皮炎相鉴别。神经性皮炎好发于颈部两侧、颈部、肘窝、腘窝、骶尾部、腕部、踝部,亦见于腰背部、眼睑、四肢及外阴等部位,皮疹相对局限,无明显的屈侧受累的特点,表现为融合成片的暗褐色丘疹,肥厚、苔藓样变,干燥、有细碎脱屑。自觉症状为阵发性剧痒,夜晚尤甚,影响睡眠。目前认为精神因素是发生神经性皮炎的主要诱因,往往缺乏遗传及过敏性因素的证据。

5. **疥疮** 是由疥螨寄生于人皮肤表皮层所引起的一种慢性传染性皮肤病。疥疮好发于皮肤细嫩、皱褶部位,常从手指缝开始,1~2周内可广泛传布至上肢屈侧、肘窝、腋窝前、乳房下、下腹部、臀沟、外生殖器、大腿内上侧等处,但不侵犯头部及面部。皮损主要为红色丘疹、丘疱疹、小水疱、隧道、结节。结节常见于阴茎、阴囊、少腹等处,自觉奇痒,夜间尤甚,常影响睡眠,由于剧烈的搔抓往往引起皮肤上出现抓痕、血痂,日久皮肤出现苔藓样变或特应性皮炎样变。实验室检查:疥虫隧道内,显微镜下可发现疥虫。通过病史和实验室检查查找疥虫,可与AD相鉴别。

6. **结节性痒疹** 发生在儿童的痒疹,又称 Hebra 痒疹或早发性痒疹、轻痒疹。多在儿童期发病,皮损开始主要为红色丘疹,粟粒至绿豆大小,也可以是风团或丘疹样荨麻疹样皮疹。以后成为孤立结节性丘疹或小结节损害。由于搔抓可以出现抓痕、血痂或特应性皮炎样改变。容易与特应性皮炎的痒疹相混淆。但痒疹发病四肢伸侧为常见部位,背部、头面部等均可发生。多见于秋季,自觉症状瘙痒剧烈,但常局限于损害本身,皮疹消退后留有色素沉着。也可以反复发作。

五、中医特色治疗

(一)辨证论治

特应性皮炎又称遗传过敏性湿疹,多自婴儿期即开始发病,但由于小儿体质因素,故辨证治疗及用药与成人有所区别。

1. 婴儿及儿童期特应性皮炎

(1)湿热证

临床表现:患儿多肥胖,多发生在婴儿的头顶、眉端,严重时还会波及躯干、四肢,皮损以红斑、丘疹、水疱为主;可伴黄水浸淫、糜烂、结痂。瘙痒明显,大便干结,小便短黄;舌红,苔黄腻,脉滑数。

治疗法则:清热化湿止痒。

推荐方药:泻黄散(出自《小儿药证直诀》)加减。藿香、炒黄柏、茯苓皮、炒黄芩、生石膏、山药、防风、焦山栀、甘草梢。

加减：丘疹潮红加金银花、赤芍；伴渗出明显者加薏苡仁、土茯苓、夏枯草；大便燥结者加紫草、牛蒡子；瘙痒者加钩藤。

（2）胎热证

临床表现：患儿多瘦弱，皮损以大片红斑、丘疹为主，或覆盖鳞屑或痂皮、抓痕，瘙痒，部分合并消化不良；舌质红，苔少，脉缓滑。

治疗法则：清心导赤。

推荐方药：三心导赤散（经验方）加减。连翘心、栀子心、莲子心、生地黄、玄参、蝉衣、山药、白术、炒白芍、炒麦芽、炒谷芽、甘草、灯心草。

加减：患儿不欲饮食者，加山楂、鸡内金健脾消食。

（3）脾虚风燥证

临床表现：多见于儿童期，皮疹常在同一个部位反复发作。皮疹处粗糙，有脱屑及结痂，一般很少有渗出，但有明显的痒感，皮疹周围可见抓痕及色素沉着；常伴有纳少、乏力、口干欠津，便溏；舌红，苔白，脉弱。

治疗法则：健脾润燥，祛风止痒，益气养血。

推荐方药：补脾润燥汤（经验方）加减。黄芪、陈皮、白芍、防风、甘草、当归、丹参、鸡血藤、北沙参、山药、白扁豆、茯苓。

加减：痒甚者，加苦参、白鲜皮；烦急者，加佛手、青皮；纳少口干者，加麦冬、玉竹、石斛；皮疹反复不愈者，加赤芍、乌梢蛇。

对婴儿及儿童期的特应性皮炎在辨证治疗和应用中应注意：①小儿为纯阳之体，形气未充，气血未坚，脏腑稚嫩。应照顾小儿这一生理特点，用药轻灵，随拨随应，选用甘、淡、凉之药物。且处方药味少，分量轻；②小儿具有腑脏娇嫩、形气未充、脾常不足的生理特点，健脾消导贯穿于小儿特应性皮炎的始终；③小儿顽固性特应性皮炎的治疗，多需应用苦寒解毒泻火之品，方能取效。若遵苦寒中病即止之戒，症状稍退而停用苦寒，往往造成余热余毒滞留不去，故应坚持规律用药。

2. 成人期特应性皮炎

（1）风湿蕴肤证

临床表现：皮疹可发生于身体各处，但以面颊、四肢常见，其皮疹为疏松或密集性丘疹，干燥脱皮，状如糠秕，自觉燥痒不适。遇风加重；伴有口干舌燥，咽痒，目赤，大便秘结；舌质红，苔少或苔微干，脉数、浮、滑。

治疗法则：散风祛湿。

推荐方药：消风散加减（出自《外科正宗》）加减。荆芥、苦参、知母、苍术、羌活、蝉蜕、防风、牛蒡子、生地黄、胡麻仁、茯苓、生石膏、当归。

加减：皮疹多发于头面及双上肢者，加苍耳子，散风去湿止痒；皮疹多发于下半身者，加地肤子以清热利湿止痒。

（2）湿热互结证

临床表现：证见红斑、丘疹、水疱、抓破后糜烂、渗出；伴有便干溲黄；舌质红、苔黄腻，脉滑数。

治疗法则：清热利湿。

推荐方药：萆薢渗湿汤(《疡科心得集》)加减。萆薢、薏苡仁、黄柏、黄芩、丹皮、泽泻、滑石、通草。

加减：若伴发热、口苦者，加用金银花、连翘、黄连；由于搔抓后继发感染，加紫花地丁、败酱草、大青叶；瘙痒较甚者，加蝉衣、蜂房；渗液较多，加龙胆草、车前子。

(3)脾虚湿蕴证

临床表现：久病不愈，反复发作，自觉瘙痒，时轻时重，皮损干燥，覆有鳞屑，或有丘疹、水疱、糜烂、渗液等；伴面色苍白，神疲乏力，饮食减少，腹胀便溏；舌质淡，苔腻，脉细弱、沉滑。

治疗法则：健脾除湿。

推荐方药：除湿胃苓汤(出自《医宗金鉴》)加减。萆薢、薏苡仁、赤苓、白术、苍术、厚朴、陈皮、泽泻、白鲜皮、地肤子。

加减：鳞屑较多，加用当归、生地黄、熟地黄、芍药；饮食欠佳，腹胀便溏，加扁豆、山药、砂仁、枳壳。

(4)血虚风燥证

临床表现：病程日久，皮损轻度肥厚、浸润、干燥粗糙，伴抓痕、血痂、苔藓样变、瘙痒剧烈；舌质淡红少津，苔少，脉沉弦。

治疗法则：滋阴养血，润燥息风止痒。

推荐方药：当归饮子(出自《证治准绳》)加减。当归、生熟地黄、黄芪、白芍、荆芥、防风、川芎、白蒺藜、丹参、蝉衣、花粉、地肤子、白鲜皮。

加减：若皮损干燥浸润肥厚较甚，加王不留行、桃仁、红花；痒甚，加皂刺、蜂房；鳞屑较多，加沙参、麦冬、首乌；伴失眠多梦，加柏子仁、酸枣仁、茯神、夜交藤。

成人在辨证治疗的同时，应注意以下几点：①除根据辨证分型治疗外，亦可结合发病部位不同佐加引经药加强疗效，如病发于上(头面)可佐加牛蒡子、辛夷花；病在外阴宜加柴胡、栀子、龙胆草；病于下肢宜伍黄柏、苍术；在手用片姜黄；在足用防己。②特应性皮炎中医辨证，主要掌握三个环节和一个目标。三个环节为风、湿、热；根据皮疹及全身症状，有时以清热为主，有时以利湿为主，有时以祛风为主；一个目标是止痒，痒是一个非常重要的症状，皮损可以使皮肤发痒，由于痒而搔抓又加重皮肤损害，因此，必须采取一切措施止痒。③按局部皮损加整体综合进行辨证论治，中医皮肤病辨证论治不同于其他内科疾病，其特点在于其既有全身症状辨证，又有局部皮损辨证。将局部皮损和全身整体状况综合进行辨证论治最能反映患者的病情状态，且治疗效果优于其他的辨证方法。

(二)常用中成药

1. 四妙丸

药物组成：苍术、牛膝、黄柏(盐炒)、薏苡仁。

功能：清热利湿。

主治：湿热下注，症见足膝红肿，筋骨疼痛等。

用法用量：每次 6g，每日 2 次。

2. 龙胆泻肝丸

药物组成：龙胆、柴胡、黄芩、栀子(炒)、泽泻、木通、车前子(盐炒)、当归(酒炒)、地黄、炙甘草。

功能：清肝胆，利湿热。

主治:用于肝胆湿热,头晕目赤,耳鸣耳聋,胁痛口苦,尿赤,湿热带下。

用法用量:每次6g,每日2次。

3. 参苓白术丸

药物组成:人参、茯苓、白术(麸炒)、山药、白扁豆(炒)、莲子、薏苡仁(炒)、砂仁、桔梗、甘草。

功能:健脾、益气。

主治:用于体倦乏力,食少便溏等脾虚湿蕴证。

用法用量:每次6g,每日2次。

4. 润燥止痒胶囊

药物组成:何首乌、制何首乌、生地黄、桑叶、苦参、红活麻。

功能:养血滋阴,祛风止痒,润肠通便。

主治:用于血虚风燥所致的皮肤瘙痒,湿疹,痤疮等。

用法用量:每次2g,每日3次。

(三)中药外治法

1. 特应性皮炎急性发作期

外用药多以洗剂、湿敷剂为主,常用药物包括三黄洗剂、马齿苋煎剂、10%黄柏溶液等。

治疗方法:清热凉血,消肿止痒。

推荐方药:

(1)马齿苋合剂(出自《赵炳南临床经验集》):马齿苋、紫草、败酱草、大青叶。加水煮沸后冷却,进行湿敷。每日2次,每次20分钟。

(2)三黄洗剂(出自《中医外科学》):大黄、黄柏、黄芩、苦参。加水煮沸后冷却,进行湿敷。每日2次,每次20分钟。

2. 特应性皮炎亚急性期

多选用散剂外扑或麻油调敷,如青黛散、金黄散直接撒扑或以香油等调敷。

治疗方法:清热燥湿,收敛止痒。

推荐方药:

(1)黄连油(出自《中医外科学》):黄连、香油。外搽患处,每日2次。

(2)青黛膏(出自《中医外科学》):青黛散、凡士林。外搽患处,每日2次。

3. 特应性皮炎慢性期

外用药则选用熏洗剂、油膏、乳剂等。

治疗方法:薄肤除湿止痒。

推荐方药:

(1)湿毒膏(经验方):青黛、黄柏、枯矾。外搽患处,每日2次。

(2)薄肤止痒洗剂(经验方):透骨草、豨莶草、当归、生地黄。加水煮沸后冷却,进行湿敷。每日2次,每次30分钟。

(四)针灸疗法

1. 毫针法

(1)循经取穴

主穴:曲池、血海、委中。配穴:大陵、肩髃、曲泽。

(2)辨证取穴

主穴：以皮损局部和足太阴经腧穴为主，曲池、足三里、三阴交、阴陵泉、皮损局部。

配穴：湿热浸淫证加脾俞、水道、肺俞；脾虚湿蕴证加太白、脾俞、胃俞；血虚风燥证加膈俞、肝俞、血海；痒甚而失眠者加风池、百会、四神聪。

（3）辨病取穴

急性期：大椎、曲池、肺俞、委中、血海、足三里、三阴交、阴陵泉。

慢性期：足三里、阴陵泉、曲池、血海。

方法：虚证施补法，实证施泻法，不留针，急性发作期每日 1 次，慢性期隔日 1 次。

2. 灸法

主穴：曲池、血海。

配穴：肩髃、环跳、合谷、百会、大椎、阿是穴（奇痒处）。

方法：艾条点燃后，在穴位上施温和灸，每穴持续 5～15 分钟，每日 1 次。

3. 耳针法

取穴：肺、肾上腺、内分泌、脾、神门、相应区。

方法：每次取 3～4 穴，针后留针 30 分钟，每日 1 次。

4. 电针法

取穴：阿是穴（皮疹区）。

方法：采用毫针沿阿是穴四周各斜刺 1 针，然后将电治疗机正负极夹在针柄上，逐步加大电流，直至病人能够耐受为止，持续 20 分钟，1～2 日 1 次。

5. 梅花针

取穴：曲池、脊柱两侧、患区、合谷、足三里。

方法：脊柱两侧胸至腰区施重刺激，其他施中等刺激，2 日 1 次。

6. 穴位注射法

循经取穴：足三里、曲池（均双侧）。

经验取穴：曲池、血海（均双侧）。

局部取穴：长强。

方法：采用异丙嗪注射液或复方甘草酸注射液，针刺得气后，每穴推注药物 1ml，2 日 1 次。

（五）推拿按摩法

1. 常用手法

（1）清肺经 300 次，清大肠 100 次。

（2）以拇指指腹按揉曲池、环跳、阴陵泉穴，每穴操作 1 分钟。

（3）按揉曲池、足三里、脾俞、胃俞、三焦俞穴各 1 分钟。

（4）患儿俯卧，家长以小鱼际揉法沿脊柱两侧从肺俞开始向下，沿脾俞、胃俞、三焦俞、肾俞到八髎穴，往返治疗，时间约 5 分钟，同时以指按揉上述穴位。

（5）患儿俯卧位，家长以拇指、食、中三指捏拿膈俞穴处的肌肉 10～20 次。

2. 随证加减

（1）湿热型：常用手法加清小肠 300 次，退六腑 100 次；大拇指掐揉足三里、三阴交穴各 20 次，掐血海穴 50 次。

（2）伤乳食型：常用手法加按揉中脘穴 1 分钟；揉板门 200 次；推下七节骨 100 次。

3. 建议

本病多在1岁内起病,建议无法长期坚持药物治疗方法的小儿采用推拿按摩治疗,可将穴位、手法等操作方法教给家长,指导家长在家里为小儿坚持进行推拿按摩手法治疗。

六、西医治疗

1. 治疗原则

(1)祛除病因:尽可能寻找各种致病因子或刺激因素,并努力加以避免或清除是特应性皮炎治疗的重要环节。由于特应性皮炎是在一定遗传背景下,体内外众多复杂因子参与的炎症反应,故明确其病因并加以克服是十分困难的。目前已知,不同患者,同一患者不同时期其致病或激发因素不同,因此应有针对性选择。

(2)恢复并保护皮肤屏障:特应性皮炎治疗上同其他皮炎或湿疹综合征治疗相似,但也有其特殊性。皮肤屏障功能障碍是特应性皮炎发病的重要基础,也是各种诱发或触发因子加重皮肤炎症的条件。因此,恢复并保护皮肤屏障是特应性皮炎治疗中必须充分考虑的问题,也是成为各种疗法的重要基础。恢复皮肤屏障可以通过一些保湿剂、润肤剂来实现,也可以通过使用抗炎症的药物来改善皮肤屏障功能。值得注意的是,有些药物如外用皮质类固醇激素在抗炎症同时,对皮肤屏障有时起破坏作用,尤其是过度治疗时。因此,并非阻断炎症就一定能帮助恢复皮肤屏障。

(3)控制皮肤变应性炎症反应:特应性皮炎变应性炎症反应过程是许多治疗方法重要的靶位,控制皮肤变应性炎症是改善临床症状、缓解病情重要的手段。涉及特应性皮炎变应性炎症形成的机制是复杂的,而且随着研究的深入其对机制的认识也在不断变化,因此要合理选择,特别是选择针对性强并避免全身免疫抑制或诱发其他不良反应的药物是关键。

(4)减轻瘙痒:瘙痒是特应性皮炎突出的主观症状,也是引发皮肤炎症加重和迁延不愈的主要原因。瘙痒也严重影响患者的生活质量。因此止痒疗法在特应性皮炎治疗中显得尤为重要,特别是阻断瘙痒——搔抓循环。控制皮肤炎症反应过程是减轻瘙痒的重要措施,但一些基础治疗如保湿、避免各种刺激、合理使用镇静抗炎症介质药物等对控制瘙痒十分必要。

(5)药物治疗与心理治疗相结合:特应性皮炎严重影响患者的身心健康,而心情烦躁甚至精神异常,可以影响病情的发展,也影响治疗的依从性和疗效。在治疗特应性皮炎时,应注重心理疗法,要关心患者,告知患者病情、严重程度、预后及治疗方法的评价,避免精神紧张或焦虑,让患者面对疾病,了解病情。

(6)注意个体化治疗:特应性皮炎尽管病程较长,疾病反复发作,迁延不愈,但是一种不危及生命的良性疾病。因此在选择治疗方法时,要充分评估各种治疗的风险/效益比,防止治疗过度,并且避免因此而影响身体健康,甚至损害其他重要脏器的功能。重症或治疗反应性差的患者,更应注意此原则。治疗方法选择中,要注意循证医学提供的信息。

(7)分级治疗:特应性皮炎应遵循疾病严重程度,分级处理。其分级处理总体模式见下表。

2. 外用药物治疗

(1)糖皮质激素外用制剂:该类制剂具有抗炎、抗过敏、止痒特性,现仍为特应性皮炎治疗中的第一线基本药物。多根据患者年龄、皮损部位及程度选择不同强度的糖皮质激素。婴幼儿宜选用中、弱效,成人多使用中、强效。用于眼睑、面部和皮肤皱褶部位宜选择较弱效的糖皮质激素,以避免引起皮肤萎缩、毛细管扩张和白内障等。用法:每日1～2次,必要时可用封包疗法。本类制剂虽然在大多情况下可以有效控制症状,但是因其并不能减少其复发及其本身固有的副作用,所以使用时应注意药物的选择和配合外用润肤剂以尽量减少其副作用。此类药近年来的主要研发趋势是:高效、低全身吸收的制剂和糖皮质激素/抗微生物复方制剂。

表 9-1　特应性皮炎分期治疗细则

分期	表现	治疗
Ⅰ	无症状	皮肤护理,避免各种刺激,寻找或避免特殊的触发因子
Ⅱ	轻度,皮损局限	糖皮质激素外用和(或)钙调磷酸酶抑制药
Ⅲ	中度,皮损较广泛	口服抗组胺药,UV 照射
Ⅳ	重度	住院,过敏源评估,饮食限制,抗生素,心理评估及治疗
Ⅴ	重度,治疗抵抗	饮食限制,环境控制,PUVA 治疗
Ⅵ	极其严重,治疗抵抗	全身应用免疫抑制药包括糖皮质激素、环孢素 A、体外光化学疗法,气候疗法(dimatotherapy)

(2)钙调神经磷酸酶抑制药:目前作为二线药物,用于对糖皮质激素或其他疗法反应不佳或不适宜应用糖皮质激素的 2 岁以上特应性皮炎/特应性皮炎患者。

①他克莫司。作用机制是抑制钙调神经磷酸酶活性,从而抑制 T 淋巴细胞释放 IL-3、IL-4、粒-巨噬细胞集落刺激因子(GM-CSF)、α 肿瘤坏死因子(TNF-α)等,同时抑制组胺、5-羟色胺及白三烯的释放。该药属免疫调节药,结构系大环内酯类,具有分子质量小、皮肤渗透性好的特点,适宜于外用。其软膏的浓度有 0.03% 和 0.1% 两种,分别适用于儿童及成人,每日 2次,可连续使用 2~6 周,皮损缓解后,为减少复发,可于皮损好发部位隔日外用,维持治疗 3~6 个月。用药期间应注意合并皮肤感染部位禁用,长期使用发生皮肤感染和淋巴瘤的危险性增加。

②1% 吡美莫司。与他克莫司同为钙调神经磷酸酶抑制药,其作用主要为抑制 T 淋巴细胞活性及 T 淋巴细胞释放的细胞因子 IL-2、IL-4、IL-5、IL-10 和 γ 干扰素(INF-γ)等,并抑制肥大细胞及 IgE 诱导的 5-羟色胺释放。因其分子质量较大,经皮吸收较后者以及糖皮质激素类药物少,因而安全性更好。吡美莫司局部皮肤灼烧感较他克莫司低,患者容易接受。其适应证与他克莫司相同。

(3)抗感染外用制剂:由于细菌或真菌可通过产生超抗原的作用,诱发或加重皮炎或特应性皮炎,在外用糖皮质激素的同时加用可有利于加快控制炎症。如 2% 莫匹罗星软膏、2% 夫西地酸乳膏、苯烯鲁铵乳膏(商品名:保英乳膏)及硝酸益/异康唑等。多与糖皮质激素合用或用糖皮质激素和抗微生物复方制剂。

(4)止痒剂:5% 多塞平霜、辣椒辣素、氟芬那酸丁酯软膏(商品名:布特)等外用均有减轻瘙痒作用。但此类药都有一定局部刺激副作用。

3. 系统治疗

(1)抗组胺药:如酮替芬、赛庚啶、苯海拉明等传统镇静性抗组胺药主要应用于晚间瘙痒者,第二代较少镇静作用的抗组胺药(西替利嗪或左西替利嗪、氯雷他定或地氯雷他定、咪唑斯汀等)具有抗过敏、抗炎作用,目前临床常用。

（2）抗微生物制剂：细菌（主要是金黄色葡萄球菌）在皮肤上繁殖，往往加重特应性皮炎。抗生素系统应用多用于急性炎症期，有渗出和结痂皮损是其应用的指征。临床多用大环内酯类抗生素，因其除抗感染外同时具有抗炎作用，目前认为主要是通过影响中性粒细胞及抑制IL-8 的分泌而发挥疗效，而有利于快速缓解炎症反应。

（3）糖皮质激素：具有抗过敏、抗炎、抗增生及免疫抑制作用，起效迅速而作用肯定，对病情严重及一般治疗不能控制者，可考虑短期用药，但宜逐渐减量，以免反跳。考虑到长期应用的全身不良反应，原则上尽量不用或少用，尤其是儿童。应用时需监测不良反应。

（4）免疫抑制药：对病情严重及一般治疗不能控制者，可考虑酌情选用免疫抑制药，需密切监视不良反应。

①吗替麦考酚酯（mycophenolate mofetil，MMF）。吗替麦考酚酯商品名为骁悉，其作用机制主要是特异性抑制淋巴细胞的次黄嘌呤核苷酸脱氢酶的活性，从而抑制鸟嘌呤核苷酸的合成，抑制淋巴细胞核酸的合成及细胞的增殖，达到免疫抑制效果。MMF 同其他免疫抑制药相比，肝、肾毒性较小，骨髓抑制作用轻微，不需要进行血浆浓度的检测。常见的不良反应为胃肠道不适及中性粒细胞减少。

②环孢素（cyclosporin A，CsA）。CsA 的作用机制是对 T 辅助淋巴细胞（Th）的选择性抑制，通过干扰 Th 从而抑制依赖 T 淋巴细胞免疫反应的早期阶段，选择性抑制 IL-2 的产生和释放，最终抑制 T 淋巴细胞增殖分化为杀伤性 T 淋巴细胞。CsA 常用剂量为 2.5～5 mg/（kg·天）。CsA 治疗特应性皮炎有效，但仅适用于其他治疗无效的患者用于控制症状。考虑到 CsA 潜在的肝、肾毒性，以及引起高血压等不良反应，他克莫司较之 CsA 更安全。

（5）免疫调节药

①INF-γ。特应性皮炎是 Th2 细胞介导的免疫反应性疾病，表现为血清 IgE 水平升高、IL-4 及 IL-5 表达上调、IFN-γ 下调等。研究发现 IFN-γ 可抑制 IL-4 介导的 IgE 产生，诱导初始 T 淋巴细胞向 Th1 细胞分化，降低 IL-4 及 IL-5 表达，并抑制 Th2 细胞增殖。从临床经济学角度考虑，可以在治疗的早期阶段给予高剂量 IFN-γ，症状控制后再使用低剂量 IFN-γ。IFN-γ 尽管安全有效，但其费用较高，且反复注射患者依从性差，故限制了其在特应性皮炎治疗中的应用。

②静脉注射用人免疫球蛋白（IVIG）。IVIG 的作用机制可能为抑制补体介导的免疫损伤、调节细胞因子、中和毒素等，用于治疗其他药物治疗无效的严重特应性皮炎患者。此疗法的不良反应大多为自限性，如寒战、发热，头痛，肌肉、关节疼痛但也可发生无菌性脑膜炎，过敏反应少见，可采用氢化可的松和（或）抗组胺药控制症状。

③其他。胸腺素（胸腺因子 D）对儿童患者有较好疗效，5～15 mg 隔日一次肌注；转移因子剂量为 3 mg 上臂内侧皮下注射，每周 1～2 次，6～10 次为一疗程；卡介苗多糖核酸注射液，每次 1 支，每周 3 次肌注等。以上疗法多为经验性治疗，缺乏大样本随机对照研究结果。其他如抗 IL-5 单克隆抗体、抗肿瘤坏死因子（TNF）-α、β 单克隆抗体，抗 IgE 单克隆抗体已在国外上市或临床试验中。

4. 物理疗法

中波紫外线（UVAB）、长波紫外线（UVA）、光化学疗法（PUVA）、窄谱中波紫外线（NB-UVB，波长 311 nm）和长波紫外线 1（UVA1，波长 340～400 nm）均对特应性皮炎治疗有效。

目前认为，NB-UVB 和 UVA1 的疗效更佳，更安全。紫外线除了能增强皮肤的屏障作用，增加对外来损害的抵抗力,防止外源性物质(如酸、碱、病原体等)的侵入,同时能促进局部炎症的吸收和愈合。其中中波紫外线(290～320nm)既保留了有效波长,又避开了具有一定副作用的其他波长。NB-UVB能影响免疫功能,窄谱UVB照射皮损后使皮损中浸润T细胞减少,同时使LCs抗原呈递和活化T细胞功能受到抑制,最终抑制了Th1介导的迟发型超敏反应及接触性超敏反应等细胞免疫应答的反应;NB-UVB照射可以抑制真皮肥大细胞脱颗粒释放组胺,从而减轻慢性特应性皮炎的症状。

七、预防与护理

1. 预防

对特应性皮炎的患者健康宣教时应注意结合地域环境特点,对孕妇、哺乳母亲、婴儿的饮食、衣着、生活习惯等方面进行细致的指导。让患者及其家属了解熟悉一级预防及二级预防的重要性。

(1)特应性皮炎的一级预防:由于特应性皮炎的病因尚不完全清楚,因此难以明确地对特应性皮炎进行预防,但研究表明,注意下列因素可能减少特应性皮炎的发生。

①长期母乳喂养可有效减轻特应性皮炎的风险。

②在妊娠期和哺乳期的益生菌治疗可以延缓婴儿和儿童的发病时间。

③避免过早接触过敏源,减少环境过敏源,家中要经常注意通风,清扫屋尘,最好不要用地毯或毛织挂物,以减少灰尘。让患儿远离毛绒玩具、家中宠物,同时尽量避免喷洒杀虫剂、空气清新剂、熏香等。

④远离空气污染。

⑤避免吸烟,孕妇以及婴幼儿儿童的家中更不要有人吸烟。

(2)特应性皮炎的二级预防:特应性皮炎是在异常遗传背景下与环境复杂作用的结果,因此必须对其发病因素进行患者健康教育,使患者提高认识,积极配合治疗,避免恶性循环。

①瘙痒—搔抓循环。瘙痒是特应性皮炎的主要症状,衣物摩擦刺激、变态反应、环境温度过高、出汗、心情烦躁等都会引起或加重瘙痒,这样瘙痒—搔抓即形成了一个恶性循环。

②皮肤干燥—瘙痒循环。由于患者皮脂分泌下降,皮肤变为干燥、粗糙、细屑。皮肤痒阈下降,对各种刺激的耐受性下降,变应原也容易穿透,瘙痒的机会增加。脱屑及瘙痒往往导致患者过分清洗或热水洗烫,造成皮肤进一步干燥脱脂,形成恶性循环。

③特应性皮炎—超感染循环。金黄色葡萄球菌可以通过直接毒性作用,超抗原激活淋巴细胞或Ⅰ型变态反应加重或维持特应性皮炎皮损。

④忌口—营养失衡—免疫障碍循环。不恰当的忌口,造成营养失衡,可进一步加剧原有的免疫功能障碍。

⑤过度医治—防护功能受损—特应性皮炎循环。治疗过度,造成皮肤屏障功能进一步受损,加重特应性皮炎。

⑥心理障碍—特应性皮炎循环。AD患者多存在心理障碍,对患者的日常生活、休息均有影响,加重特应性皮炎。

2. 生活护理

(1)合理洗浴:洗澡数次隔日1次或每日1次,水温不可太热。平时要用刺激性小的洗浴用品,皮肤疾病重时不用洗浴用品。浴后要使用适当的润肤油、凡士林。

(2)避免过度出汗及过热:调整居室内相对湿度为 50%～60%,温度 25℃左右,避免突然温度变化。

(3)衣物:穿宽松纯棉衣物,不穿羊毛或化纤衣物。

(4)剪短指甲,勿搔抓,勤洗手:给患儿必要时戴棉布手套,床单干燥,避免摩擦。

3. 饮食护理

(1)饮食以清淡食物为主。

(2)充分摄取谷类、豆类食品以及海草、蔬菜类等。

(3)食物控制,虽然医学上未证实食物与 AD 的直接关系,但是某些食物确实会使瘙痒的感觉较为明显,如禽蛋、海鲜、香菇、竹笋等,平时注意总结导致患儿病情加重的各种食物因素,以便预防。经过敏原检测后证实有过敏的食物和(或)食用后明显加重症状的食物应慎食或忌食。

(4)尽量减少甜食,包括水果、果汁。

(5)食疗方

①湿热型

绿豆海带汤:绿豆 30g,海带 10g,鱼腥草 10g,白糖适量。先洗净海带、鱼腥草,将鱼腥草加适量的水煎 20 分钟,去渣取汁,然后加入绿豆、海带煮熟,加入白糖调味饮用,每天 1 剂,连服 5～7 剂。

绿豆苡仁汤:绿豆、薏苡仁各 30g,白糖适量。先煮绿豆、苡仁至烂熟,加入白糖调味,一天内分几次食完。每天 1 剂,连服 5～7 剂。

红豆苡仁汤:红豆 15g,薏苡仁 30g,玉米须(布包)15g。将三味加水适量煮熟,去玉米须,加白糖适量,分次服食。每天 1 剂,连服 7 天。

冬瓜苡仁汤:冬瓜皮、薏苡仁各 30g,车前草 15g。将三味加适量水煎煮,去渣取汁饮用。每天一次,连服 7 天。

马齿苋汁:马齿苋(鲜)250～500g,洗净切碎,加水适量,煎煮取汁饮用。每天一次,连服 7 天。

荷叶粥:粳米 50g,先以常法煮粥,待粥将熟时取鲜荷叶一张洗净,覆盖粥上,再微煮片刻,揭去荷叶,粥成淡绿色,调匀即可,食时加糖少许,可清暑热、利水湿。

银花茶:银花 25g,煎水,加糖适量饮用,可清热解毒、消肿痛、除疮毒。

②脾虚型

苡仁荸荠汤:薏苡仁 30g,荸荠 10 个。将荸荠去皮洗净,加薏仁、适量清水,煮熟加适量白糖调味服食。每天 1 剂,连服 5～7 天。

赤豆芡实饮:赤小豆、芡实各 30g,白糖适量。先将赤小豆、芡实加水煮烂熟,白糖调味,饮用。每天 1 剂,连服 7 天。

玉米须芯汤:玉米须 15g,玉米芯 30g,冰糖适量。先煎玉米须、玉米芯,去渣取汁,加冰糖调味,代茶饮用。可连服 5～7 次。

茵陈陈皮茶:茵陈、陈皮各 15g 煎水饮用,可加少许糖,有助清热利湿、理气健脾燥湿。

薏米粥:薏米 50g 以常法煮粥,米熟后加入淀粉少许再煮片刻,再加入砂糖、桂花少量调匀后食用,有清热利湿,健脾和中之效。

③血燥型

红枣扁豆粥:红枣 10 只,扁豆 30g,红糖适量。将前二味加水煮烂熟,加入红糖,服食。婴儿减量。

乌梢蛇当归玉竹汤:乌梢蛇(干)15g,当归 6g,玉竹 10g。加适量水煎汤,服食。每天 1 剂,连服 10 剂。

桑椹百合汤:桑椹、百合各 15g,大枣 5 枚,青果 6g,加水适量煎汤服用。每天 1 剂,连服 10 剂。婴幼儿减量。

总之,特应性皮炎是一种具有遗传背景、与环境因素明显相关的过敏性皮肤病,免疫功能失调也在一定程度上使患儿的病情更加复杂化。避免过度刺激,积极寻找过敏源,注意调节生活,帮助患儿树立战胜疾病的信心,对于减轻病情有重要作用。通过细致的健康知识宣讲可以明显增加患者的依从性、提高疗效,并起到积极的预防作用。

八、经验体会及医案

1. 我科治疗特应性皮炎经验体会

(1)健脾及健脾渗湿法是有效的方法,小儿具有腑脏娇嫩、形气未充、脾常不足的生理特点,健脾消导法应贯穿于小儿特应性皮炎的始终。

(2)清热祛湿是治疗急性期特应性皮炎的常用有效方法。

(3)镇心安神法对特应性皮炎有效。

(4)由于特应性皮炎有遗传倾向因素,应用传统医学方法预防复发,可以在控制病情后,再根据辨证论治选用健脾渗湿、养血祛风、镇心安神等法则进行巩固和预防性治疗,这样可减少复发。尤其对于小儿顽固性特应性皮炎,不可中病即止,应当坚持规律用药。推荐方药:龙牡汤。

(5)对于中、重度特应性皮炎患者,如无明显禁忌证,尽可能采用中药内服加外用的联合疗法,内外联合用药,可以更快地起效,减少复发率。

(6)小儿为纯阳之体,形气未充,气血未坚,脏腑稚嫩。应照顾小儿这一生理特点,用药轻灵,随拨随应,选用甘、淡、凉之药物。且处方药味少,分量轻。小儿顽固性特应性皮炎的治疗,多需应用苦寒解毒泻火之品,方能取效。若遵苦寒中病即止之戒,症状稍退而停用苦寒,往往造成余热余毒滞留不去,故应坚持规律用药。

(7)针灸治疗特应性皮炎有效,尤其对部分顽固性的特应性皮炎也有较好的效果,可以使患者的细胞免疫功能有所提高。缓解症状较快,但根治有相当难度。建议与内治结合应用,可提高疗效,减少复发。

(8)特应性皮炎多在 1 岁内起病,无法长期坚持药物治疗方法的小儿采用推拿按摩治疗,对于增强抵抗力、减少复发有一定疗效。

(9)由于皮肤屏障功能障碍和慢性炎症反应是特应性皮炎的特征,长期的临床治疗应强调预防,减少复发,控制瘙痒,减少搔抓。

(10)重视健康宣教在特应性皮炎防治中的重要意义。

2. 黄尧洲教授治疗特应性皮炎经验

黄尧洲教授认为,胎毒内蕴,邪火扰心是本病主要的病因病机。特应性皮炎的发病原因为禀赋不耐、胎毒内蕴,致使其反复发作。孕育时期母亲过食肥甘及辛辣油炸之品,助湿化热或由七情内伤,五志化火,遗热于胎儿,发为此病。"诸痛痒疮,皆属于心。"因此,脏腑辨证,当以治心为重。从整体观出发,AD 患儿,或伴过敏性鼻炎、哮喘;或伴燥热多动、夜寐不安;或伴消瘦便溏等症状,因此本病又与肺、肝、脾三脏有密切关系。在脏腑辨证中,当以从心论治为辨证核心,采用重镇安神法以治疗 AD,兼顾肺、肝、脾三脏,创立龙牡汤加减治疗 AD。在临床辨证中,黄尧洲教授主张执简驭繁,将其分为湿热蕴肤证与血虚风躁证。湿热蕴肤证,相当于急性发作期,表现为头面或四肢皮肤潮红,瘙痒剧烈,搔抓后可出现糜烂,渗出淡黄色液体,黄色痂皮,以晚间为重。血虚风燥证,相当于缓解稳定期,表现为皮损主要特征为肥厚暗淡、粗糙、皮纹加深,丘疹、结节、痂皮及鳞屑,瘙痒。临证之时,首辨证型,湿热蕴肤证使用龙牡汤加味清热利湿之品以缓急;血虚风躁型则使用龙牡汤加味重镇安神之品以止痒。再辨兼症,如鼻塞、喷嚏连连或伴咳嗽或大便干燥等症,则加用麻黄根、辛夷花、荆芥炭等。若脾胃虚弱,纳食欠佳,则加入白扁豆、炒山楂、鸡内金以助消化。若睡眠欠佳,烦躁不安,则加重重镇安神之品,如石决明、珍珠母、煅磁石、煅赭石、茯神等品。若色素沉着较重,皮肤色暗,常用加用川芎、茯苓皮以活血利湿,调节肤色。

3. 姚春海治疗 AD 经验 姚春海教授认为,特应性皮炎病因为先天禀赋不足,脾失健运,湿热内生,复感风湿热邪,郁于肌肤腠理而发,并易反复发作,缠绵不愈。久而导致脾虚血燥或血虚风燥,肌肤失养中医药治疗特应性皮炎的整体与局部结合辨证施治,可调节患者的过敏体质,在缓解病情、防止复发、维持病情长期稳定和提高患者生活质量等方面皆有良好效果,有很好的应用前景。将 AD 分为风湿蕴肤型和血虚风燥型。风湿蕴肤型皮肤潮红,瘙痒剧烈,抓痕糜烂渗出,伴神倦便溏,舌淡苔薄腻,脉弦滑,采用苦芩煎剂内服,药物组成:苦参 10g,黄芩 10g,萆薢 15g,白鲜皮 15g,地肤子 10g,防风 6g,生甘草 6g。血虚风燥型皮肤干燥肥厚,瘙痒抓痕血痂,伴食后腹胀,便秘或溏。舌质淡胖,苔白脉滑,采用参归煎剂内服,药物组成:当归 10g,玄参 8g,生地黄 10g,熟地黄 10g,丹参 15g,首乌藤 15g,白鲜皮 15g,白蒺藜 15g。苦芩煎剂功效祛风胜湿止痒,其中苦参、黄芩为君药,清热燥湿;萆薢为臣药,渗湿去浊;白鲜皮、防风、地肤子为佐药驱风止痒;生甘草为使药,清热解毒并调和诸药。参归煎剂功效养血祛风润燥,其中当归、生熟地黄共为君药,养血润燥止痒;玄参为臣,滋阴养血;丹参、首乌藤为佐药,活血养血,并佐制熟地黄过于滋腻,白鲜皮、白蒺藜祛风止痒。在临证时往往以上述两方为主,具体用药需随证加减。如皮损糜烂、渗液较多,可加茯苓、生薏苡仁、泽泻等甘淡渗湿药物;若渗液淋漓,或处暑气候,可加用藿香、佩兰、砂仁、鸡内金等;若瘙痒剧烈,影响睡眠者,可加生龙骨、生牡蛎、酸枣仁等。内服汤药的同时,针对不同皮损,采用不同外治法:对于渗出、糜烂较重的皮损,我们采用萆薢 20g,椿根皮 10g,苦参 10g,煎汤置凉湿敷或外洗;对于鳞屑较多、干燥肥厚性皮损,我们采用湿毒膏(我院院内制剂,主要成分黄柏、青黛等)外涂。

医案 1 王雄,郎娜,付中学. 黄尧洲教授从心论治特应性皮炎经验介绍[J].世界中西医结合杂志,2017,12(1),40-43.

患者,男,8 岁。2015 年 5 月 6 日初诊,来时四痒难耐,坐立不安,嘱其母亲帮其搔抓以解痒;伴晨起喷嚏连连,夜寐不安,纳可,大便偏干;舌尖红、苔微黄,脉弦微数。家长代述:出生 1 周后患湿疹,1 周岁时痊愈,3 岁时再次发病,经医院确诊为特应性皮炎。近年来逐渐加重,伴过敏性鼻炎。西医诊断:特应性皮炎、过敏性鼻炎。中医诊断:四弯风病、鼻衄。辨证:心肝火旺、湿热蕴肤证。治则:重镇安神、清热利湿。处方:龙牡汤加味,方药:生龙骨 30g,煅牡蛎 20g,骨碎补 3g,炒神曲 10g,连翘 15g,麻黄根 6g,辛夷花 6g,地肤子 15g。14 剂,水煎服,每剂取汁 30ml,每晚顿服。医嘱:凉白开水湿敷患处以止痒。二诊时,患处已无红肿、渗液,瘙痒减轻,睡眠改善,喷嚏发作减少。上方去地肤子,继服 1 个月。三诊时,诸症均已改善,时有瘙痒,上方去连翘、麻黄根、辛夷花,继服2个月。电话随访,诸症均已大减,惟余皮肤色素沉着。半年后再次随访,期间未再发作。

医案2 张芃,王萍.张志礼治疗异位性皮炎经验[J].中医杂志,1998,39(7):402-404.

患者,男,16岁,初诊日期:1997年10月7日。患者面部四肢起皮疹已15年。自1岁时开始患湿疹,时轻时重。15年来,曾多次治疗,一直未愈。来诊时面颈部皮肤粗糙、轻度脱屑,口周皮肤淡白有糠状脱屑。四肢伸屈侧均显皮肤增厚,表面有干性丘疹及散在抓痕血痂,自觉瘙痒。大便干燥,数日不行。舌质淡体胖有齿痕、苔白,脉沉缓。中医辨证:脾虚血燥,风湿蕴阻,肌肤失养。西医诊断:异位性皮炎。治予健脾消导,养血祛风,除湿止痒。处方:白术10g,枳壳10g,焦槟榔10g,焦三仙10g,当归10g,赤白芍各20g,首乌藤30g,熟大黄10g,瓜蒌15g,白鲜皮30g,苦参15g,防风10g。每日1剂,水煎服。每晚加服扑尔敏4mg,局部外用黄连膏。共服药14剂。二诊(10月28日):服药后明显减轻,大便仍干,隔日一行,面部皮肤稍光滑,四肢皮肤仍粗糙,舌质淡、仍有齿痕,脉沉缓。于前方中去熟大黄、防风,加炒莱菔子10g,川芎10g,再继续服用14剂。三诊(11月11日):皮肤明显光滑,面颈皮肤基本接近正常,自觉已不痒,饮食和二便正常。继续前方加减调理,巩固疗效。

医案3 史志欢,魏跃钢.魏跃钢治疗儿童特应性皮炎验案2则[J].吉林中医药,2013,33(9),951-952.

袁某,女,10岁,2012年9月12日初诊。患儿自幼特应性皮炎病史,期间反复发作。现因"全身大部分皮肤干燥,有散在皮疹,瘙痒,四肢屈侧见少量渗出"就诊。皮肤科检查,患者全身大部分皮肤干燥,局部可见肥厚,有色素沉着。四肢屈侧见少量丘疱疹,有少量渗出,瘙痒剧烈,形体消瘦,饮食不佳,夜寐尚安。舌质淡,苔白,脉细。西医诊断:特应性皮炎,中医诊断:四弯风(脾虚湿蕴)。治以益气健脾,养血润肤。方用健脾化湿汤加减养血润肤饮化裁,处方:苍术6g,白术6g,茯苓6g,生薏苡仁10g,炒麦芽15g,炒谷芽15g,白鲜皮6g,白花蛇舌草15g,紫丹参10g,泽泻5g,乌梢蛇6g,当归6g,夜交藤10g,陈皮3g。7剂,每日1剂,水煎,早晚温服。同时予黄芩油膏(江苏省中医院制剂室生产,成分:黄芩、凡士林)外用,每日2次。2012年9月19日二诊:患者四肢屈侧渗出明显减少,瘙痒亦见减轻,上方继服,黄芩油膏继用。2012年10月4日三诊:患者诉症状明显好转,偶有瘙痒,现精神状况较好,食欲好转,二便亦调,上方去泽泻,加川芎6g继服。并嘱患者外用丝塔芙等医用润肤之品。2012年10月26日四诊:患者自诉瘙痒已明显减轻,皮肤干燥好转,体检见皮肤皮疹已消退,躯干及双下肢仅留少量色素沉着及苔藓样变,其他无不适。

第三节　荨麻疹

荨麻疹俗称"风疹块",是由于皮肤、黏膜小血管扩张及渗透性增加而出现的一种局限性水肿反应。它是一种临床较常见的皮肤黏膜过敏性疾病。临床表现为大小不等的局限性水肿性风团。其临床特征为迅速发生与消退,退后无痕迹,伴有剧痒。严重者可伴有发热,如胃肠受累临床还可伴有腹痛、呕吐、腹泻等症状。

本病相当于中医学的"瘾疹"。根据其发病特点,中医文献中又有"痞蕾""鬼饭疙瘩""风乘疙瘩""风瘙瘾疹"等名。瘾疹首见于《素问·四时刺逆从论》,谓:"少阴有余,病皮痹瘾疹"。隋代巢元方之《诸病源候论》中不仅描述了"瘾疹"的临床表现特点,且分析了其病因病机。该书"小儿杂病候"云："小儿因汗，解脱衣裳，风入腠理，与血气相搏，结聚起相连，成瘾疹。风气止在腠理，浮浅，其势微，故不肿不痛，但成瘾疹瘙痒耳。""风病诸候下"又云："人皮肤虚，为风邪所折，则起隐轸。"在"风病诸候下"中，该书首次依据天行寒热，将本病皮损分为"赤轸"与"白轸"。在"风部诸候"中记载："汗出当风，风气搏于肌肉，与热气并，则生"痞蕾"，状如麻豆，甚者渐大，搔之成疮。"明代《疡科准绳·卷五》记载："夫人阳气外虚则多汗，汗出当风，风气搏于肌肉，与热气并，则生"痞蕾"，状如麻豆，甚者渐大，搔之成疮也。"又如清代《医宗金鉴·外科心法要诀》记载："此证俗名鬼风疙瘩。由汗出受风，或卧露乘凉，风邪多中表虚之人。初起皮肤作痒，次发扁疙瘩，形如豆瓣，堆累成片。"

清代《疡医大全》则说明了胃肠变化与本病发生的关系，而且提出了"内热生风""外风引动内风"的学术观点，并在治疗中采取"疏风、散热、托疹"之法。《外科真诠》采用内治与外治相结合。这些对后世均有指导意义。本病属风类皮肤病的范畴。

一、病因病机

(一)现代医学对病因病机的认识

1. **病因**　荨麻疹病因复杂，约 3/4 的患者不能找到原因，尤其是慢性荨麻疹，可能与以下因素有关。

(1)药物：许多药物常易引起本病，特别是青霉素。

(2)食物及食物添加剂：主要是动物蛋白性食物如鱼、虾、蟹、肉类、蛋等，植物性食物及加入食物中的颜料、调味品、防腐剂等也能引起本病。

(3)吸入物：如花粉、动物皮屑、羽毛、真菌孢子、灰尘等吸入均可发生荨麻疹。

(4)感染：各种感染因素均可引起本病，包括细菌、病毒、寄生虫等。

(5)物理因素：如机械刺激、冷、热、日光等。

(6)精神因素：如情绪波动、精神紧张、抑郁等均可诱发本病。

(7)内分泌等系统疾病：如发生在糖尿病、甲亢、月经不调、系统性红斑狼疮、肾病、胆病、白血病、淋巴瘤等。

(8)遗传因素：与某些类型如家族性寒冷性荨麻疹等有关。

(9)其他：昆虫叮咬、毒毛刺入以及接触荨麻、羊毛等。

2. **病机**　荨麻疹的发病机制主要有免疫性和非免疫性两类。

(1)免疫性荨麻疹

①Ⅰ型变态反应(IgE 介导)。急性荨麻疹。常见变应原为食物、药物、气源性变应原、微生物等。

②Ⅲ型变态反应(免疫复合物型)。荨麻疹性血管炎。

③自身免疫反应。慢性荨麻疹。

(2)非免疫性荨麻疹

①假性变态反应(组胺释放药引起)。急性荨麻疹。组胺释放药包括阿托品、吗啡、杜冷丁、阿司匹林、可待因、维生素 B_1，各种动物毒素及食物(如鱼、虾、蛋、蘑菇、草莓、李子等)，以及水杨酸、枸橼酸等食品添加剂等。

②物理性荨麻疹。慢性荨麻疹。

③病因不明。慢性特发性荨麻疹。

(二)中医对病因病机的认识

本病多因禀赋不耐，人对某些物质过敏所致。可因气血虚弱，卫气失固，或因饱食不慎，多吃鱼腥海味、辛辣刺激，或因药物、生物制品，慢性病灶感染以及昆虫叮咬，肠寄生虫，或七情交化，外界虚邪贼风侵袭等诱发。

1. **禀赋不耐** 金《儒门事亲·小儿疮丹瘾疹旧蔽》说："凡胎生血色之属，皆有蕴蓄浊恶热毒之气。有一二岁而发者，有三五岁至七八岁而作者，有年老而发丹火栗瘾疹者。"较为明确地阐明禀赋不耐是本病较为重要的病因。禀赋不耐，一旦受到过敏物质的刺激，则发为本病。

2. **外邪入侵** "风为百病之长"，引起本病之外邪，以风邪最为常见，风邪又常与寒邪或热邪相兼，搏于肌肤腠理而致本病。风热客于肌表致营卫失调，络脉盛而风团色红。风寒外袭，蕴积肌肤，腠理闭塞，络脉结聚而风团色白。此外，外邪亦包括其他诸如昆虫叮咬，接触花粉以及其他过敏物质，侵袭肌肤，腠理失常，络脉郁结，发为本病。

3. **饮食不慎** 因食鱼腥海味，辛辣醇酒等，致湿热内蕴，化热动风，"内不得疏泄，外不得透达，怫郁于皮毛腠理之间"而发病，或因饮食不洁，湿热生虫，虫积伤脾，以致湿热内生，熏蒸肌肤，发为本病。其他如服用某种药物，注射生物制品，致血热外壅，郁于肌肤也可致本病的发生。

4. **情感所伤** 精神紧张、焦虑等情志因素，可使脏腑功能失调，阴阳失衡，营卫失和而发为本病。如精神烦扰，心绪不宁，心经郁热化火，以致血热偏盛，络脉壅郁而发病。

5. **气血虚弱** 平素体虚或久病、大病，或冲任不调，以致气血虚弱，气虚则卫外不固，风邪乘虚而入，血虚则虚热生风，肌肤失常而发为本病。

总之，本病病位虽在肌腠，但常与脏腑、气血、阴阳等密切相关。

二、临床表现

常先有皮肤瘙痒，随即出现风团，呈现红或苍白色、皮肤色，少数病例亦可仅有水肿性红斑。风团的大小和形态不一，发作时间不定。风团逐渐蔓延，可相互融合成片。风团持续数分钟至数小时，少数可长至数天后消退，不留痕迹。皮疹反复或成批发生，以傍晚发作者多。由于剧痒可影响睡眠，极少病人可不痒。风团常泛发，亦可局限某处。

部分患者可伴有恶心、呕吐、头痛、头胀、腹痛、腹泻，有的还可有胸闷、不适、面色苍白、心率加速、脉搏细弱、血压下降、呼吸短促等全身症状。因急性感染等因素引起的荨麻疹可伴有高热、白细胞增高。

疾病与短期内痊愈者称急性荨麻疹(＜6周或3个月)。若反复发作达数月以上者称慢性荨麻疹。

还有一些特殊类型的荨麻疹：蛋白胨性荨麻疹(急性蛋白过敏性荨麻疹)、寒冷性荨麻疹(家族性、获得性)、热性荨麻疹、胆碱能性荨麻疹、日光性荨麻疹、压迫性荨麻疹、水源性荨麻疹、血清病性荨麻疹、人工荨麻疹(皮肤划痕症)、血管性水肿(图9-5)。

1. **儿童荨麻疹**

儿童荨麻疹多由过敏反应所致，其常见多发的可疑病因首先是食物，其次是感染。因年龄不同，饮食种类不同引起荨麻疹的原因各异，如婴儿以母乳、牛奶、奶制品喂养为主，可引发荨麻疹的原因多与牛奶及奶制品的添加剂。随着年龄增大，婴幼儿开始增加辅食，这时鸡蛋、肉松、鱼松、果汁、蔬菜、水果都可成为过敏的原因。学龄前期及学龄期儿童，往往喜欢吃零食，零食种类及正餐食品较多,因此食物过敏的机会增多,诸如果仁、鱼类、蟹、虾、花生、蛋、草莓、苹果、李子、柑橘、各种冷饮、饮料、巧克力等都有可能成为过敏原因。

2~7岁的小儿缺乏自制能力,到室外、野外、树丛及傍晚的路灯下,往往易被虫咬,或与花粉、粉尘、螨及宠物如猫和狗的皮毛等接触,它们均易成为过敏的原因。儿童期及幼儿期的小儿抵抗力偏低,容易患各种感染,因此化脓性扁桃腺炎、咽炎、肠炎、上呼吸道感染等疾病一年四季均可成为荨麻疹的诱发因素。年长儿、青少年开始对药物尤其对青霉素容易过敏引发荨麻疹。

儿童荨麻疹由药物、冷、热日晒、精神紧张等诱发,及全身性疾病伴发的荨麻疹远比成人少。

从病程看,儿童荨麻疹多为急性荨麻疹,但是随着年龄增大,儿童及青少年过敏性湿疹和哮喘加重,或服药物(如青霉素类、磺胺类药物),引发的荨麻疹,可逐渐由急性荨麻疹转变为慢性荨麻疹,成人则慢性荨麻疹、药物所致荨麻疹较儿童多。

2. 胆碱能性荨麻疹

多发生于青年期,在遇热(热饮、热水浴)、情绪激动和运动后出现。皮疹的特点为1~3mm大小的小风团,周围有红晕,多在躯干及四肢近端,剧痒,有时唯一的症状是剧痒而无风团。损害持续30~90分钟,或达数小时之久。有些患者伴有腹痛、腹泻、头痛、眩晕、流涎等。

3. 慢性荨麻疹

是一种常找不到病因的疾病,患者不定时地在身上、脸上或四肢发出一块块红肿且很痒的皮疹块,常常越抓越痒,越抓越肿。发作次数从每天数次到数天一次不等。

4. 寒冷性荨麻疹

(1)获得性寒冷性荨麻疹:为物理性荨麻疹中最常见的类型,可见于任何年龄,突然发病。皮肤在暴露于冷风、冷水等后,数分钟内局部出现瘙痒性水肿和风团,可持续30~60分钟,保暖后缓解。冷荨麻疹在数月或几年内有消退现象,有些病人通过反复增加寒冷而脱敏。寒冷激发试验可阳性。

(2)遗传性寒冷性荨麻疹:属显性遗传,女性多见。婴儿期发病,持续终身。于受冷后数小时出现泛发性风团,有烧灼感,不痒,可持续24~48小时,同时伴畏寒、发热、头痛、关节痛和白细胞增多等全身症状。被动转移试验阴性,冰块试验阴性。

5. 急性荨麻疹

急性荨麻疹是一种由多种病因引起的皮肤黏膜小血管扩张、渗透性增加的局限性水肿反应。在荨麻疹中,整个皮肤炎症系统被激活。因此,在急性荨麻疹的发病机制中,除了已明确的组胺外,其他递质也起到协同作用。

6. 蛋白胨性荨麻疹(急性蛋白胨过敏性荨麻疹)

正常情况下,食物蛋白分解的蛋白胨容易消化而不被或很少吸入血液,但在一次食量过多(过食猪肉和海鲜),同时精神激动和大量饮酒时,蛋白胨可以通过肠黏膜吸收入血而致病,出现皮肤充血发红、风团,伴头痛、乏力。病程很短,只持续1~2日,且大部分可在1~4小时内消失。属抗原抗体反应,其致病介质为组胺。

7. 日光性荨麻疹

主要表现为皮肤暴露于日光数秒至数分钟后,局部迅速出现瘙痒、红斑及风团、血管性水肿,持续1~2小时。以女性多发。

8. 皮肤划痕症

亦称人工性荨麻疹,用手搔抓或用钝器划过皮肤后,沿划痕发生条状隆起,伴有瘙痒,不久消退。可单独发生或与荨麻疹伴发。可发生于任何年龄。常无明显的发病原因,也可由药物(特别是青霉素)引起。

9. 血清病性荨麻疹

是由于药物(青霉素、呋喃唑酮等)、疫苗或异体血清引起。皮损以风团尤其是多环形风团最常见,还可有中毒性红斑、结节性红斑样表现。患者还有发热、关节疼痛、淋巴结病等血清病或血清病样反应的症状。尚可有心肾损害。属一种抗原抗体复合物反应。

10. 压迫性荨麻疹

皮肤在受到较重和较持久压迫 4~6 小时后发生,受压局部发生弥漫性境界不清的水肿性疼痛斑块,累及皮肤及皮肤组织。易发生于掌、跖和臀部,通常持续 8~12 小时。有时可伴畏寒、头痛关节痛、全身不适等。发病机制与激肽有关。

三、诊断依据

1. 损害为大小不等、形态不一的鲜红色或白色风团。

2. 突然发生,数小时后又迅速消退,一般不超过 24 小时,成批发生,有时一天反复发作多次,消退后不留痕迹。

3. 黏膜亦可受累,累及消化道可伴有腹痛和腹泻;累及喉头黏膜,则可有胸闷,呼吸困难,甚至窒息。

4. 有剧痒、烧灼或刺痛感。

5. 急性者发作数天至 1~2 周可缓解。部分病例病程常达 1~2 个月以上,变为慢性。

6. 皮肤划痕征,部分病例呈阳性反应。

7. 血液嗜酸性粒细胞数增高。

8. 其他各特殊类型荨麻疹以其临床特点作为诊断要点。

四、鉴别诊断

1. **丘疹性荨麻疹**　多见于小儿,为散在的丘疹水疱,风团样损害,顶端可有针头到豆大之水疱,散在或成簇分布。好发于四肢伸侧,躯干及臀部。一般经过数天到 1 周余,皮损可自行消退,留暂时性色素沉着斑。皮损常亦可陆续分批出现,持续一段时间。瘙痒剧烈,本病的病因比较复杂,多数认为与昆虫叮咬有关,如跳蚤、虱、螨、蠓、臭虫及蚊等。

2. **色素性荨麻疹**　风团消失后留有黄褐或棕色的色素斑,经搔抓或其他机械刺激后可再起。病理检查,破损处真皮内有大量肥大细胞浸润。

3. **多形性红斑**　损害多在手足背、颜面、耳朵等处,为红斑、水疱,呈环形或虹膜样,一时不易消退。

五、中医特色治疗

(一)辨证治疗

1. 风热证

证候:多见于急性荨麻疹,发病急,风团密集成片,其色鲜红,灼热剧痒;伴有发热咽痛,心烦口渴;舌红苔黄,脉浮数或弦数。

治则:以疏风清热止痒为主。

代表方剂:秦艽牛蒡汤加减。

处方:秦艽15g,牛蒡子10g,黄芩10g,栀子15g,生地黄15g,白鲜皮30g,海桐皮15g,丹皮10g,当归10g,生甘草6g。

加减:伴有发热、属风热炽盛者加生石膏,大便秘结者加大黄,咽红肿痛明显者加金莲花、银花,血热重者加赤芍。

2. 风寒证

证候:此证多见于寒冷性荨麻疹,风团色白,遇风遇冷皮疹加重,遇热则轻,痒甚;伴恶寒,口不渴;舌质淡胖,苔白,脉浮紧。

治则:宜疏风散寒、调和营卫。

代表方剂:麻黄汤加减,若素体虚寒,复感风邪者,可用阳和汤加减。所以在治疗时要分清是外感风寒引发,还是内寒招致风邪所致。

处方:麻黄6g,桂枝10g,芥穗10g,防风10g,生地黄15g,白鲜皮15g,当归10g,甘草6g。

3. 湿热证

证候:多见于慢性荨麻疹急性发作,表现为风团较大,融合成片,皮损灼热而痒,经久不退;常伴有胃脘胀满,腹痛腹泻,口渴;舌质暗红,苔黄腻,脉弦滑。

治则:宜清热除湿疏风健脾。

代表方剂:清脾除湿饮加减。

处方:黄芩10g,黄连10g,栀子15g,丹皮10g,茯苓10g,泽泻10g,白鲜皮30g,芥穗10g,当归10g,甘草6g。

加减:若苔厚腻、湿热重者加黄连、大黄,以湿邪困脾为主的加厚朴、白术等,痒甚者加苦参、地肤子。

4. 风湿证

证候:多见于慢性荨麻疹、人工性荨麻疹,风团成片,时隐时现,久治不愈;舌淡苔白,脉沉缓。

治则:健脾化湿,祛风止痒,调和气血。

代表方剂:多皮饮加减。

处方:茯苓皮15g,陈皮10g,冬瓜皮30g,桑白皮6g,大腹皮10g,干姜皮10g,白鲜皮30g,当归10g,甘草6g。

加减:久治不愈少苔者加地骨皮,风湿重者加五加皮,舌质红者加丹皮。

5. 气血虚证

证候:风团反复发作,迁延不已,午后或夜间和劳累时皮疹加重;伴有神疲乏力,心烦易怒,口干;舌淡少苔,脉沉细。

治则:养血益气,祛风固表。

代表方剂:当归饮子加减。

处方:当归10g,生地黄15g,白芍10g,生黄芪10g,茯苓15g,防己10g,荆芥穗10g,刺蒺藜15g,白鲜皮30g,甘草6g。

加减:气虚明显者加党参,阴虚血亏明显者加元参、熟地黄等。

6. 肠胃实热证

证候：风团出现时可伴有脘腹疼痛，神疲纳呆，大便秘结或泄泻，甚至恶心呕吐；苔黄腻，脉滑数。部分患者有肠道寄生虫。

治则：疏风解表，通腹泄热。

代表方剂：防风通圣散和茵陈蒿汤加减。

处方：茵陈20g，黄芩10g，滑石15g，栀子10g，当归10g，白芍15g，防风10g，土茯苓20g，甘草10g。

加减：便秘者，加制大黄（后下）、枳壳；腹泻者，加银花炭、炒黄芩；有肠道寄生虫病者，加乌梅、槟榔。

7. 冲任失调证

证候：常在月经前数天开始出现风团，往往随着月经的干净而消失，但在下次月经来潮时又发作；常伴有痛经或月经不调，舌质正常或色淡，苔薄，脉弦细或弦滑。

代表方剂：调摄冲任，选用四物汤和二仙汤加减。

处方：仙茅10g，仙灵脾10g，知母10g，黄柏15g，当归10g，川芎10g，生熟地黄各20g，白芍10g，益母草20g，柴胡10g，甘草6g。

加减：若月经不调，经色黯，有血块者，可加桃仁、红花、丹参等药。若肝郁气滞冲任失疏所导致者，可选用丹栀逍遥散加减。

以上为荨麻疹辨证论治的常见证型，虽有不同分型，但临床上一致认为初发、急性者多属实证，治以疏风清热或祛风散寒为主；久则慢性者多属虚证，以益气、养血、固表为主。

(二)辨病治疗

荨麻疹其成因有外因引起者，有内因引起者，也有内外因相合者。急性荨麻疹多见于风热、风湿两型，应投以疏风清热或祛风胜湿之法，易于收效。慢性荨麻疹多顽固难愈，必须仔细审证求因，方能得治。如风邪久郁未经发泄，可重用搜风药驱邪外出。又如卫外失固，遇风着冷即起，则宜固卫御风。又有既有内因，又复感风邪触发者，如饮食失宜，脾虚失运，复感外风，而致胃痛、呕吐、腹痛、便泄，应予温中健脾，理气止痛。此外又有内因血热、血瘀致病者。血热生风者，常见皮肤灼热刺痒，搔后立即掀起条痕，所谓外风引动内风，必须着重凉血清热，以息内风。血瘀之证，由于瘀血阻于经络肌腠之间，营卫不和，发为风疹块，应着重活血祛风，所谓"治风先治血，血行风自灭"。更有寒热错杂之证，又当寒热兼治。总之病情比较复杂，应当详究，审证求因，辨病与辨证相结合，方能得治。

1. 急性荨麻疹

由于风热外袭，证见风疹色红，成片，痛痒不止，重则面唇俱肿；汗出受热易起，或有咽干心烦；舌红苔薄白或薄黄，脉弦滑滞数。治以疏风清热，佐以凉血。方用消风清热饮（荆芥9g，防风9g，浮萍9g，蝉蜕9g，当归9g，赤芍9g，大青叶9g，黄芩9g）或疏风清热饮加减（荆芥9g，防风9g，牛蒡子9g，刺蒺藜9g，蝉蜕9g，生地黄15g，丹参9g，赤芍9g，炒栀子9g，黄芩9g，金银花9g，连翘9g，生甘草6g）治之。

又有风热之邪久郁，未经发散，风疹发作一二年不愈，证见疹发大片掀红，舌质红苔黄。治以搜风清热，用乌蛇驱风汤，药用（乌蛇9g，蝉蜕6g，荆芥9g，防风9g，羌活9g，白芷6g，黄连9g，黄芩9g，金银花9g，连翘9g，甘草6g）。

2. 冷激型荨麻疹

由于卫外失固,风寒外袭,营卫不和。受风着凉后,即于露出部位发病。证见风疹块色淡红或苍白;舌淡苔薄白,脉紧或缓。治以固卫和营,御风散寒。以固卫御风汤加熟附子治之。药用黄芪 9g,防风 9g,炒白术 9g,桂枝 9g,赤芍 9g,白芍 9g,生姜 3 片,大枣 7 枚,熟附子 3g。

3. 肠胃型荨麻疹

由于脾胃失健,外受风寒。证见身发风块;胃纳不振,腹痛腹胀或恶心呕吐,大便溏泻;苔白或腻,脉弦缓。治以健脾理气,祛风散寒。以健脾祛风汤(苍术 9g,陈皮 6g,茯苓 9g,泽泻 9g,荆芥 9g,羌活 9g,木香 3g,乌药 9g,生姜 3 片,大枣 5 枚)。或搜风流气饮(荆芥 9g,防风 6g,菊花 9g,白僵蚕 9g,白芷 6g,当归 9g,川芎 6g,赤芍 9g,乌药 9g,陈皮 6g)治之。

4. 人工荨麻疹(皮肤划痕症)

中医称为风瘾疹,由于心经有火,血热生风所致。一般起风块较少,每到晚间皮肤先感灼热刺痒,搔后随手起红紫条块,越搔越多,发时心中烦躁不安;舌红苔薄黄,脉弦滑滞数。治以凉血清热,消风止痒。方用凉血消风散(生地黄 30g,当归 9g,荆芥 9g,蝉蜕 6g,苦参 9g,刺蒺藜 9g,知母 9g,生石膏 30g,生甘草 6g)。

5. 慢性荨麻疹

由于瘀阻经隧,营卫之气不宣,风热或风寒相搏,证见:风疹块暗红,面色晦暗,口唇色紫,或风疹块见于腰围、表带压迫等处;舌质紫暗,脉细涩。治以活血祛风为主,方用活血祛风汤(当归尾 9g,赤芍 9g,桃仁 9g,红花 9g,荆芥 9g,蝉蜕 6g,刺蒺藜 9g,甘草 6g),或通络逐瘀汤加减(地龙 12g,皂角刺 9g,刺猬皮 9g,桃仁 9g,赤芍 9g,金银花 9g,连翘 9g。风热加金银花,连翘;风寒加麻黄、桂枝)。

(三)常用中成药

1. 防风通圣丸

药物组成:防风、荆芥穗、麻黄、桔梗、薄荷、连翘、黄芩、栀子、大黄、芒硝、石膏、白术、川芎、滑石、当归、甘草、白芍。

功能:解表通里,清热解毒。

主治:用于表里同病,气血俱实之荨麻疹等。

用法用量:口服。每次 6g,每日 2 次。

注意事项:孕妇忌服;体虚便溏者慎用。

2. 消风止痒冲剂

药物组成:防风、荆芥、蝉蜕、当归、石膏、亚麻子、地骨皮、苍术、地黄、关木通、甘草。

功能:疏风清热,除湿止痒。

主治:用于风热束表证之荨麻疹等。

用法用量:口服。每次 15～30g,每日 2 次。

3. 荨麻疹丸

药物组成:防风、白芷、亚麻子、黄芩、白鲜皮、升麻、薄荷、苦参、川芎、三颗针等。

功能:祛风清热,除湿止痒。

主治:用于风热束表证之荨麻疹等。

用法用量:口服。每次 10g,每日 2 次。

4. 银翘解毒丸

药物组成:金银花、连翘、薄荷、荆芥穗、牛蒡子、桔梗、淡竹叶、甘草。

功能:疏散风热,清热解毒。

主治:用于风热所致的急性荨麻疹。

用法用量:口服。成人每次 9g,每日 2 次。

5. 桂枝合剂

药物组成:桂枝、白芍、生姜、大枣、甘草。

功能:解肌发表,调和营卫。

主治:用于风寒所致的荨麻疹、皮肤瘙痒症等。

用法用量:口服。每次 15～20ml,每日 3 次。

注意事项:孕妇忌服;忌辛辣、生冷食物。

6. 九味羌活丸

药物组成:羌活、防风、苍术、细辛、川芎、白芷、黄芩、生地黄、甘草。

功能:辛温解表,祛风除湿,兼清里热。

主治:用于风寒所致的急性荨麻疹、湿邪所致湿疹等。

用法用量:口服。成人每次 6～9g,每日 2～3 次。

注意事项:阴虚气弱者慎用。

7. 玉屏风颗粒

药物组成:黄芪、白术、防风。

功能:益气,固表,止汗。

主治:用于表虚感受风邪所致的慢性荨麻疹等。

用法用量:口服成人每次 10ml,每日 3 次,温开水送服;儿童酌减。

注意事项:避风寒,忌生冷油腻饮食。

8. 六味地黄丸

药物组成:熟地黄、山药、山萸肉、茯苓、丹皮、泽泻。

功能:滋阴补肾。

主治:用于阴虚血热之慢性荨麻疹。

用法用量:口服。每次 6～9g,每日 2 次,温开水送下。

注意事项:忌辛辣。

9. 八珍合剂

药物组成:熟地黄、当归、白芍、川芎、人参、茯苓、白术、炙甘草、生姜、大枣。

功能:气血双补。

主治:用于气血俱虚、营卫不和之慢性荨麻疹。

用法用量:口服。每次 3.5g,每日 2 次。

10. 肤痒冲剂

药物组成:苍耳子、地肤子、川芎等。

功能:祛风活血,除湿止痒。

主治:用于风袭血瘀证之荨麻疹。

用法用量:口服。每次 4～8g,每日 3 次。开水冲服。

注意事项:消化道溃疡病患者慎用。

11. 乌蛇止痒丸

药物组成:乌蛇、当归、人参、苦参、蛇床子、苍术、防风、黄柏、丹皮、人工牛黄、蛇胆。

功能:养血祛风,燥湿清热,润燥止痒。

主治:用于血虚风燥证之荨麻疹等。

用法用量:口服。每次 60 粒,每日 2 次。白开水送下。

注意事项:过敏体质者慎用。

12. 皮肤病血毒丸

药物组成:连翘、紫草、紫荆皮、赤芍、蛇蜕等。

功能:清热解毒,凉血消肿,祛风止痒。

主治:用于血热风燥证之急性荨麻疹等。

用法用量:口服。每次 20 粒,每日 2～3 次。

(四)熏蒸法

中医学认为,荨麻疹的发病原因主要是风邪侵袭,由于卫表不固,感受风寒之邪,客于肌肤,致使营卫不和,络脉瘀结。中药熏蒸治疗本病,可使药物均匀弥散直达病所,扩张周身毛细血管,促进皮肤对药物的充分吸收,配合服用汤药内治有良好的疗效。

药浴熏蒸一般先将中药熏蒸多功能治疗机预热 30 分钟,再将药物装入药袋放入锅内加水煎煮,后将仓内气体温度达 30℃时协助患者坐入仓内。调节座椅高度将头部暴露在仓外,关好仓门,进行熏蒸治疗。根据患者的耐受能力调节温度,治疗温度设定为 36～43℃。时间为每次 20～30 分钟,每 1～2 日熏蒸 1 次,10 次 1 疗程,1 疗程结束后间隔 3～5 天行第 2 疗程。有心血管疾病、体质虚弱者慎用。妇女在怀孕期、经期禁用。由于熏蒸时大量出汗,放熏蒸前患者应多饮水,熏蒸后不宜立即外出,防止昏厥和感冒。

1. 治疗用方一 防风 20 g,艾叶 20 g,苦参 30 g,荆芥 20 g,白鲜皮 20 g,蛇床子 20 g,乌蛇 30 g。

本方药以清热燥湿、祛风止痒为主要组方原则,方中防风辛、微温、甘,不燥偏润,本品浮而升,为祛风圣药,与荆芥同用具有祛风解表止痒之功效;白鲜皮归脾、胃经,可除胃肠道之湿热;艾叶温经散寒;苦参燥湿止痒;乌蛇祛风邪,引诸药达皮肤腠理。采用熏蒸疗法,使药物作用与物理作用相结合,既可增强人体免疫功能,又能促进血液循环及新陈代谢,使风疹邪毒随汗而解,达到调和营卫、祛风止痒之功效。

2. 治疗用方二 羌活、荆芥、防风各 15g,益母草、丹皮、白鲜皮、赤芍、苦参各 30g,川芎 20g。

本方药以疏风解表,祛风凉血活血通络为主要组方原则,方中荆芥辛,微温。归肺、肝经,本品能祛风解表,透散邪气,宣通壅结,与防风、羌活配伍加强祛风散寒之功效。白鲜皮、苦参能燥湿祛风止痒。丹皮、赤芍能清热凉血,活血祛瘀。益母草能清热解毒以消肿。川芎辛,温,能活血行气,祛风止痛,为血中之气药,具通达气血功效,助诸药通达肌肤腠理之间发挥药效。

(五)针灸治疗

1. 针法 对顽固荨麻疹患者采用针刺强刺激及留针的方法,留针 20 分钟,每日 1 次,10 次为 1 个疗程,疗程间休息 3 天。手法:除血燥生风者用补法外,其他均用泻法。以风池、曲池、合谷、血海、三阴交为主,风疹块在腰部以上针风池、曲池、合谷;腰部以下针血海、三阴交;

疹块散在全身配风市、大椎、大肠俞。风寒证加风池、列缺;风热证加孔最、大杼;气血两虚加关元、气海、中极;冲任不调加伏兔、三阴交;胃肠积热者加泻中脘、足三里,伴腹痛者配天枢穴。

2. **针罐结合法**　慢性荨麻疹患者多由平素体弱,气血不足或因久病,气血耗伤,血虚生风,气虚卫外不固,风邪乘虚侵袭人体所致,近期研究表明,背部和神阙拔罐可扶正祛风,益气固表,调理脏腑,有着较好的疗效。根据病人的不同病情在以针刺风池、曲池、合谷、血海、三阴交为主的情况下选择在针刺穴位上拔罐或沿经络循行走罐。

3. **针刺放血结合法**　对于急性、热性荨麻疹患者,采用刺血拔罐的方法可加强疏通壅滞之气血的作用,同时给邪气以出路,使邪气随血而出,故见效神速。在起针之后用三棱针点刺挤出血液数滴,后拔罐 10 分钟。毫针针刺每日 1 次,刺络放血隔日 1 次,10 天为 1 个疗程。

4. **灸法**　取穴合谷、阳池、曲池、行间、足三里、血海、三阴交,将鲜生姜片贴在穴位上,每穴灸 3~5 壮,每日 1 次。适用于慢性荨麻疹或寒冷性荨麻疹。

5. **耳针**　耳部相应敏感点,取肺、荨麻区、神门、内分泌、肾上腺等。根据辨证或病位取穴相应反射区穴位 6~7 个。以酸、胀、痛并有发热感为度。单侧贴压,双耳交替,4~7 天更换1 次。

六、西医治疗

本病的根本治疗是去除病因,如不能去除应减少促进发病的因素,特别是物理性荨麻疹时,同时避免加重皮肤血管扩张的种种因素。

1. **抗组胺药**　抗组胺药中的第一代有扑尔敏、苯海拉明、赛庚啶、安泰乐等;第二代的如阿司咪唑(息斯敏)、特非那定、西替利嗪、左旋西替利嗪、氯雷他定、地氯雷他定、咪唑斯汀等。可根据病情予以选择,如遇急性荨麻疹甚至喉头水肿时,可临时应用肌内注射异丙嗪治疗。

2. **糖皮质激素**　为荨麻疹治疗的二线药物,一般用于严重急性荨麻疹、荨麻疹性血管炎、压力性荨麻疹对抗组胺药无效时,静脉滴注或口服。或因皮疹急骤而广泛或喉头水肿、呼吸困难者,可皮下或肌内注射 0.1% 肾上腺素 0.3~0.5ml,同时静滴氢化可的松或地塞米松。

3. **降低血管壁通透性的药物**　如维生素 C、维生素 P、钙剂,常与抗组胺药同用。

4. **抗生素**　由感染因素引起者可选用适当的抗生素。

5. **其他**　喉头水肿出现窒息者,可行气管切开。

七、预防与护理

1. **生活调护**

(1)慎戒接触可诱发荨麻疹的各种因素:如化学刺激物、吸入物(花粉、屋尘、动物皮屑、汽油、油漆、杀虫喷雾剂、农药、煤气等)。

(2)注意气候变化增减衣物:如因冷热刺激而发病者,不宜过分避免,相反宜逐步接触,渐渐延长时间以求适应。

(3)有寄生虫感染者应驱虫治疗:对药物有过敏反应者,用药时应尽量避免使用。若不能避免时可考虑结合抗组胺药同时使用。

(4)注意卫生:避免昆虫叮蜇。

2. **饮食调护**

荨麻疹患者应忌食辛辣酒类。对某些食物特别是蛋白质类食物,如鱼虾、蟹、牛肉、牛奶、蘑菇、竹笋及其他海味宜忌食,若曾有过敏者应禁食。对"发物"的研究:古代文献中对发物的记载多者大于60种,少者也在10种左右。近来有人对180例过敏性皮肤病患者做皮内试验的结果显示,对食物过敏者大于25%,排在前6位的过敏食物依次为海鱼、虾、蟹、辣椒、羊肉、牛奶等。

慢性荨麻疹患者可选用药膳疗法,通常以祛风、养血活血、补肺补肾为主。可以用作饮食治疗的药物与食物有蝉蜕、菊花、赤芍、红花、紫苏、乌梅、山楂、木瓜、党参、黄芪、当归、茯苓、怀山药、莲子、虫草、蛤蚧、糯米、猪胰、蜂蜜、鼋鱼、竹丝鸡、鹌鹑等。常用食疗方如下。

(1)风寒型食疗菜谱

①生姜桂枝粥。生姜10片,桂枝(研末)3g,粳米50g,红糖30g,煮稀粥食,每日1～2次。

②防风苏叶猪瘦肉汤。防风15g,苏叶10g,白鲜皮15g,猪瘦肉30g,生姜5片。将前3味中药用干净纱布包裹和猪瘦肉、生姜一起煮汤,熟时去药包裹,饮汤吃猪瘦肉。

③韭菜甘草饮。韭菜150g,甘草10g。韭菜洗净切断与甘草同入锅中,加水适量煎煮20分钟,弃渣取汁。每日2次,每次1剂。可行气理血,主治风寒型荨麻疹,遇寒尤剧者。(高汉森.疾病饮食疗法.广州:广东科学技术出版社,1993:230.)

(2)风热型食疗菜谱

①芋头茎煲猪排骨。芋头茎50g,猪排骨100g,将芋头茎洗净切块,猪排骨洗净切块,同放砂锅中加水适量文火煲熟食,每日2次。

②冬瓜芥菜汤。冬瓜200g,芥菜30g,白菜根30g,芫荽5株,水煎,熟时加适量红糖调匀,即可饮汤服用。

③醋糖姜汤。醋半碗,红糖100g,生姜30g,醋、红糖与切成细丝的生姜同放入砂锅内煮沸10分钟,去渣,每服1小杯,加温水和服,每日2～3次。

④荸荠清凉散。荸荠200g,鲜薄荷叶10g,白糖10g。荸荠洗净去皮切碎搅汁,鲜薄荷叶加白糖捣烂,放荸荠汁中加水至200ml,频饮。可凉血祛风止痒。主治荨麻疹属血热者,皮疹红色,灼热瘙痒,口干心烦,发热,舌红苔薄。(冷方南,等.中华临床药膳食疗学.北京:人民卫生出版社,1993,659.)

(3)气血两虚型食疗菜谱

①归芪防风猪瘦肉汤。当归20g,黄芪20g,防风10g,猪瘦肉60g,将前3味中药用干净纱布包裹,与猪瘦肉一起炖熟,饮汤食猪瘦肉。

②红枣山药汤。大红枣10枚,山药250g。同烧汤服食,每日1剂,连用1～2周。可健脾利湿,养血祛风。主治荨麻疹伴气血不足,面色不华,周身乏力,纳少便溏者。(夏翔,等.家庭食养食补食疗全书.沈阳:辽宁科学技术出版社,1999,578.)

3. 精神调护

应尽量避免精神刺激和过度劳累,因精神刺激和过劳均可导致荨麻疹的反复发作。平素患者的朋友与家人应尽量开导患者,以免患者产生抑郁情绪。患者亦应注意培养积极乐观的人生观,工作上注意劳逸结合。

八、经验体会及医案

1. 赵炳南治疗荨麻疹经验

中医皮肤科泰斗赵炳南教授一生学验俱丰,在研究继承历代名家诊疗经验的基础上,结合自己长期临床实践经验,通过大量病例,总结出了许多疗效显著的经验方。

(1)多皮饮:五加皮、干姜皮、陈皮、冬瓜皮、茯苓皮、大腹皮、扁豆皮、白鲜皮、牡丹皮、地骨皮、桑白皮、浮萍、当归。

多皮饮主要是针对顽固性慢性荨麻疹经常复发者,其功用是以健脾除湿治本为主,佐以和血疏风而止痒。方中五加皮配干姜皮、陈皮能除风湿散寒理气;冬瓜皮、茯苓皮、大腹皮、扁豆皮利水健脾除湿消肿;白鲜皮、牡丹皮、地骨皮可清热凉血,又有"治风先治血,血行风自灭"之意;桑白皮除肺热消肿利水;复以浮萍散风解表于腠理;当归养血入血分,此二药沟通表里,调和阴阳气血。寒邪较重者,可重用干姜皮、陈皮;热邪较重者,可重用牡丹皮、地骨皮、桑白皮;湿邪较重者,可重用冬瓜皮、茯苓皮、大腹皮、扁豆皮;风邪较重者,可重用五加皮或加防风。多皮饮对慢性荨麻疹具有较好临床疗效。方中用了十余种皮类中药,意于以皮达皮,以皮行皮。

(2)五皮五藤饮组成:牡丹皮、白鲜皮、地骨皮、桑白皮、海桐皮、夜交藤、钩藤、海风藤、青风藤、天仙藤。

此方也是主要针对慢性荨麻疹,是将多皮饮与调和阴阳基本方进行了有机的结合而成。方中牡丹皮清热凉血解毒、活血散瘀消肿,使血热清而不妄行,血流畅而不留瘀;白鲜皮清热燥湿、祛风止痒,是治疗皮肤病之要药;地骨皮具清热凉血,退虚热之功;桑白皮清肺热,肺主皮毛,能使药力直达病所;海桐皮祛风湿,通经络,杀虫;夜交藤养血安神,通络祛风,善止夜间皮肤瘙痒;钩藤清肝与心包之火,即清血分之热,解血分之毒,轻清透热,达邪外出,以杜疹源;青风藤、海风藤既可祛风止痒燥湿,又可温通经络气血;天仙藤属马兜铃科,考虑到此药现已少用,可选用与其功用相近的鸡血藤代替,鸡血藤既可祛风止痒燥湿,又可活血舒筋、去瘀生新、流利经脉。综观全方,皮藤相合,共奏祛风胜湿、清热解毒、通络和血之功。本方不寒不热,比较平和,加入热药中可治寒疾,加入寒药中可疗热证。

2. 朱良春治疗顽固荨麻疹经验

(1)顽固荨疹散:朱良春先生治疗顽固荨麻疹,审证属风热久郁营分,反复发作多年,缠绵不愈者,自拟"顽固荨疹散"。药用:赤芍、荆芥、炙僵蚕、炙乌梢蛇、徐长卿各10g,白鲜皮、地肤子各15g,蝉衣、乌梅、生甘草各6g。此为发作时汤剂,水煎服,每日1剂。方中荆芥、赤芍怯风凉营,蝉衣质轻性浮,达表驱风,味甘性寒,气清凉散,更有以皮行皮之功。但经验证明,蝉衣用于止痒,安眠,搜透风热,必须捣细入汤剂,故蝉衣用于散剂,其功效更著。加地骨皮亦意取以皮行皮,且地骨皮清热凉血,降泻肺中伏火,甘寒养阴,乃清肝肾虚热,即所谓热淫于内,泻以甘寒也。方中赤芍去血中之热,加地骨皮去气中之热,地骨皮走表又走里之药,清肺热,导气火,亦引皮肤水气顺流而下,不嫌燥烈伤津,破耗正气,则与桑皮异曲同工。方中用白鲜皮、地肤子,亦取其善走皮肤,以皮行皮,祛风燥湿,清热解毒,白鲜皮确能通行经隧脉络,地肤子利小便,清湿热,去肤中积热,除皮肤外湿痒,益精强阴,除虚热。徐长卿祛风止痒,活血解毒,乃抗过敏之首选良药,方中乌梅亦取抗过敏之意。

(2)升麻鳖甲汤:朱良春先生治疗顽固荨麻疹审属阴血虚,肝风痰瘀久郁,午后夜间瘙痒较剧者,妙用"升麻鳖甲汤",疗效卓著。金匮方"升麻鳖甲汤"[药用:升麻18g,当归15g,川椒5g,生甘草10g,炙鳖甲30g,雄黄3~5g(经验剂量)],仲圣用治阳毒、面赤、身斑如锦纹,方意为解毒杀菌,通络散结,由表透外之方。升麻解百毒,能周转经脉,故又名周麻,与鳖甲同用,则深入阴分,透出阳分。当归养血,甘草调中,乃祛邪不忘扶正,蜀椒、雄黄意取杀菌解毒,搜泻肝风,消化痰涎久积。雄黄为硫化砷,杀菌化痰有独特功效;蜀椒当是川椒而非胡椒,川椒炒有汗,川人夏令常用以佐餐,谓可解毒解暑,雄黄镇降,川椒麻涩。取此方养血滋阴、活血通络、散结外透、化痰解毒之用,治疗肝风、痰瘀、毒邪久客皮毛腠理之间而发风瘙痒之风疹块即顽固荨麻疹颇为合拍,盖此证多营虚为本,瘀热不散,风热相搏为标,因此,治疗须以养血滋阴为主,通络活血,搜泻肝风,消化痰涎为辅。《本草纲目》谓雄黄可治风痒,与川椒相伍,搜泻肝风,其辛散峻猛之性相得益彰,可迅速消除客留皮里膜外之风邪、瘀热、痰毒、湿浊。尤其是搜风止痒之力功胜虫类药,乃速战速决之妙药也,但须中病即止,一般最多使用10剂,以免除不良反应。

3. 黄尧洲治疗慢性荨麻疹经验

黄尧洲教授认为,慢性荨麻疹常先有瘙痒,随即出现风团,呈鲜红或苍白色、皮肤色,或伴有水肿性红斑等临床表现,属于中医学"瘾疹""赤疹""白疹""风湿疙瘩""风疹块""风瘙瘾疹""鬼风疙瘩""游风""痞风"等疾病范畴。多因先天禀赋不足,脏腑功能失调,饮食不节,复感外淫风邪所致。慢性荨麻疹的发病虽然与五脏六腑都有关系,但所关主要脏器为心和肺。因慢性荨麻疹虽有诸多表现,但以瘙痒和风团为主。《黄帝内经》有云:"诸湿肿痒,皆属于心。"人体感到瘙痒与心有极大的关系,瘙痒甚会导致心神不宁,睡卧不安,而睡卧不安又会加重瘙痒;风团的出现多与风邪有关。故治疗慢性荨麻疹要以重镇安神,祛风止痒为主。黄尧洲教授在长期的临床过程中,综合以上治疗思路,形成治疗本病的有效验方:生龙骨、煅牡蛎、仙鹤草、侧柏炭、地榆炭、防风、羌活、川芎、麻黄根等。方取生龙骨、煅牡蛎重镇安神、益阴潜阳,两者相须为用,心神自安;防风祛风解表、羌活祛风胜湿、川芎行气祛风、麻黄根敛汗固表,四药皆从治风入手,风去疹自消;仙鹤草、侧柏炭、地榆炭均可收敛止血,从血分入手治疗,血行风自灭。诸药合用,共奏重镇安神、祛风止痒之功。随症加减:素体虚弱,伴发过敏性鼻炎者,常加辛夷;症见全身燥热者,加用茜草凉血止血,止血溢而化陈瘀;遇热则发者,加用夏枯草;口黏舌苔黄厚腻者,加连翘、黄芩清热解毒;纳呆脘闷,脾气虚弱者,应加强健脾开胃之力,药用炒神曲、焦三仙等;心神不宁,失眠严重者,加用石决明、煅磁石,加强养心安神之功。黄尧洲教授结合现代医学"荨麻疹是皮肤黏膜的小血管反应性扩张及通透性增加而产生的一种局限性水肿反应"的理论,认为调节和改善血管功能,减少和控制炎性渗出是治疗荨麻疹的关键,重用生龙骨、煅牡蛎亦是考虑到二者具有稳定血管、减少渗出的药理作用,达到治疗荨麻疹的作用。

4. 我科治疗荨麻疹经验体会

(1)首当分清急与慢:急性荨麻疹经数日至数周可消退,原因较易追查,去除病因后,容易消退。风邪是其最主要的外因,常兼挟寒、热、湿邪;亦有因饮食不当致肠胃湿热者。临床辨证以实证、热证为主。单用中药治疗常可取得较好的疗效。治疗当以疏风止痒为主,分别配以辛凉解表、辛温解表、散寒除湿、清热凉血、清热通腑导滞之药。常用方剂有银翘散、清热消风散、麻黄连翘赤小豆汤、桂枝汤、麻桂各半汤、九味羌活汤、凉血消风散、犀角地黄汤、黄连解毒汤、枳实导滞丸、防风通圣丸、健脾丸、保和丸等。需要注意的是,中医药对急性荨麻疹的抗过敏、抗炎作用不及西药迅速,对轻、中型急性荨麻疹可用中医药治疗,但对急性发作的重症荨麻疹则宜中西医结合治疗。目前中医药在荨麻疹的急症处理方面欠缺优势。

慢性荨麻疹反复发作,常年不愈,病因复杂,难以查明,其病因多与肺脾肝肾功能失调,复又外感邪气有关。中医辨证以虚证、瘀证、虚实夹杂证为多。因症在外,病在内,故治法应兼顾内外,以调理脏腑为主,兼祛外邪。一般在慢性荨麻疹急性发作时,多采用中西医结合治疗,以迅速控制症状,当症状缓解后,可逐步酌情减少西药用量至停用,此后继续服用中药治疗,直至临床痊愈,疗程通常在2~3个月以上。在预防减少慢性荨麻疹的复发率方面,中医药具有明显优势。荨麻疹的复发与患者的免疫功能失调有关,中医药通过辨证施治可调节机体的免疫功能,从而减少其复发。常用方剂有益气养血、散寒固表的补中益气汤、玉屏风散;益气养血、祛风止痒的八珍汤、当归饮子、四物消风散等;调补肝肾、养血息风的六味地黄丸、一贯煎、二甲汤等;活血化瘀、祛风止痒的活血祛风汤、血府逐瘀汤、桃红四物汤等;调摄冲任的二至丸、举元煎、丹栀逍遥丸等。

(2)辨证要抓主证:荨麻疹的主证是风团和瘙痒。风团是邪郁肌表,营卫失和的表现,邪气不同,体质不同,风团颜色不一,发作时间亦有不同。风团宣浮者多为外风所致;淡红或潮红者多为邪热,多见于蕴毒体质或血虚体质;白色者多为寒邪引起,多见于气虚、阳虚体质;紫红或暗红色多为营血瘀滞或热毒炽盛,常见于血瘀体质和蕴毒体质;于夜间发作者,多为血虚体质;于日间发作者多为蕴毒体质。瘙痒是邪郁肌表,气血不和,欲通不通的表现,因邪气性质不同,患者体质不同,其瘙痒表现亦有不同。风邪所为,其疹痒剧烈,遇风加剧或复发,往往见于气虚、阳虚和血虚体质;寒邪所致,其疹痒得热则减,遇寒加剧,亦往往见于气虚、阳虚和血虚体质;气郁者,其瘙痒则随情志的变化而变化;血瘀者,每多见于妇女冲任不调者。

(3)合理应用疏风药和活血通络药:“风为百病之长”,荨麻疹的病因多与风邪有关,风邪既可直接导致营卫不和,又可影响脏腑功能而导致营卫的生成和运行障碍。在荨麻疹的治疗中,使用疏风药的目的有以下三点。①同治内外之风。荨麻疹发生后,不论是内风还是外风,或二者兼而有之,均可使用疏风药。②畅行气血。据报道,“疏风药物不仅能疏散风邪,而且具有畅行气血的作用”,可以促使病变组织的修复与吸收。③疏风止痒。痒是一种自觉症状,中医学认为其发生是风在肌肉中,如《病源》云:“风气客于肌中,则令肌肉虚……虚则邪气往来,故肉痒也。”使用疏风药可使风邪外出,则痒自止。常用的疏风药有荆芥、防风、蝉衣、浮萍、薄荷、桑叶、白蒺藜等。

根据“治风先治血,血行风自灭”的观点,治疗荨麻疹时当用活血祛风止痒之法,尤其对于久治不愈者,在辨证的基础上选加一些活血之品,往往可收到意想不到的效果。现代药理研究表明活血化瘀药能有效改善机体免疫功能,改善微循环,降低毛细血管通透性,具有良好的抗炎、抗过敏作用。常用的活血通络药中,热证可选赤芍、丹参、茜草、豨莶草等;寒证可选威灵仙、乌梢蛇;虚证可选当归、川芎、鸡血藤;实证选用桃仁、红花、三棱、莪术、益母草等。

(4)体质因素,重在调整:体质因素一是指体质特征有强弱的不同,这与人体的脏腑气血功能变化有着密切的关系,成为人体发病的内在因素;二是指中医所说的禀赋不耐,主要是机体对接触或食入某些物质不能耐受,而出现气血阴阳失调的病理变化。在一部分荨麻疹的患者中,有时很难找到真正的诱因,即使找到了如尘螨、花粉、灰尘等,但也无法脱离这种环境,所以只有改善和调整患者体质的特异性,提高机体对环境的适应能力,才能减少复发。

(5)脏腑因素,不能忽视:荨麻疹发生于皮肤,发病的部位在肌表营卫,但其发病原因与脏腑的功能失调也有密切的关系,尤其是慢性荨麻疹。“肺主气,外合皮毛;脾主运化,外应肌肉”,若肺脾气虚,则营卫不足,肌肤皮毛失于温煦滋养,易感风邪,可致本病。肝藏血,主疏泄,因情志不遂,精神紧张,而肝郁不舒,气血失和,风邪内伏,可发本病。日久可影响脾胃的运化功能,导致气血两虚,脏腑功能失调,外邪易侵,而发本病。所以在治疗上要注意辨别脏腑的虚实,调整脏腑气血功能,以提高本病的辨治水平。

5. 医案

医案 1 曲韵,付中学. 黄尧洲治疗慢性荨麻疹经验[J]. 世界中西医结合杂志,2015,10

(7):916-918.

患者,女,35岁,主诉:全身反复出现风团8年,加重1个月余。现病史:患者2006年3月不明原因周身出现红色风团,瘙痒时轻时重。曾于多家医院就诊,诊断为"荨麻疹",予口服氯雷他定分散片治疗,病情好转。后每次发病自服抗过敏药氯雷他定或西替利嗪后缓解。现周身出现红色、形状不规则的风团数十个,时轻时重,皮疹约数小时至1天自行消退。纳可,眠差,多梦,大便略干,月经调。体格检查:全身多发红色风团,受压部位如内衣、腰带处明显,腰腹部散在抓痕及结痂;舌淡红苔薄白,脉细弦。西医诊断:慢性荨麻疹。中医诊断:瘾疹。治则:安神止痒,凉血祛风。方药:生龙骨45g,煅牡蛎30g,仙鹤草30g,侧柏炭15g,地榆炭15g,防风10g,羌活15g,川芎15g,麻黄根6g。水煎服,每日1剂,14剂。二诊:服药后,瘙痒减轻,风团明显减少,发作后12小时内基本消退,睡眠亦有好转。舌质淡红苔薄黄,脉细。上方加连翘15g,14剂,水煎服。三诊:瘙痒进一步减轻,风团数量明显减少,且颜色变淡。睡眠好转,大便调。舌质淡红苔薄白,脉细。继用上方。三诊方加减服用2个月余,基本无新发风团,夜间睡眠安稳,舌质淡红苔薄白,脉细。随访未见复发。

医案2 杨彦洁,黄尧洲,张贺,等. 黄尧洲教授治疗慢性荨麻疹经验二则[J]. 陕西中医, 2013,34(7):908-909.

患者,男,25岁,初诊时间2012年6月11日。主诉:全身反复发生红色风团半年。现病史:近半年来躯干和四肢瘙痒,遇热加重,搔抓后即起红色风团,如条索状,高出皮面,甚则融合成斑片,奇痒难忍,退后不留痕迹,平素喜冷饮,大便黏腻。皮科检查:躯干可见条索状抓痕,高出皮面,散在出血点,无糜烂渗出。舌质红苔黄腻,脉滑。西医诊断:慢性荨麻疹。中医诊断:瘾疹,湿热蕴结型。治则:安神止痒、清热除湿。方药:生龙骨、煅牡蛎各30g,麻黄根6g,连翘、仙鹤草、侧柏炭、大蓟、小蓟各15g,防风、生石膏、知母各10g。水煎服,每日2次。6月18日复诊,诉瘙痒减轻,搔抓后风团面积缩小颜色转淡,夜能入睡,舌红苔黄,脉滑。嘱其继用上方。7月2日三诊,诉瘙痒进一步减轻,搔抓后皮损明显减少,基本不高出皮面,颜色淡红。舌淡红苔黄,脉滑。原方减去生石膏。7月30日四诊,偶皮肤瘙痒,搔抓后可见淡红色抓痕,基本无风团,约半小时消退。大便通畅,夜间睡眠安稳,舌淡红苔薄黄,脉滑。停药后4周及8周电话随访,无复发。

医案3 杨彦洁,黄尧洲,张贺,等. 黄尧洲教授治疗慢性荨麻疹经验二则[J]. 陕西中医, 2013,34(7):908-909.

患者,女,25岁,初诊时间2012年8月1日。主诉:全身反复出现风团3年,加重2周。现病史:患者2009年6月不明原因周身出现红色风团,瘙痒时轻时重,搔抓不能缓解。在外院诊断"荨麻疹",予口服盐酸西替利嗪片治疗,病情好转。之后每次发疹自服抗过敏药西替利嗪或氯雷他定后缓解。今年7月中旬复发,周身出现红色风团有30余个,时轻时重,皮疹12~24小时自行消退,多在夜间发作,现每晚服用盐酸西替利嗪10mg才能入睡。皮损每于月经前后加重,纳可,眠差,平素易疲乏,月经量少色淡。皮科检查:周身可见淡红色风团,四肢及肩颈部散在抓痕及血痂。舌质淡红苔薄白,脉细。西医诊断:慢性荨麻疹。中医诊断:瘾疹,血虚风燥型。治则:安神止痒、活血祛风。方药:生龙骨、煅牡蛎各30g,麻黄根6g,仙鹤草、侧柏炭、大蓟、小蓟各15g,防风、当归、川芎各10g。水煎服,每日2次。西替利嗪改为每晚5mg。8月8日复诊,诉瘙痒减轻,风团10余个,每晚发作后晨起基本可消退,近两晚均未服用西药,睡眠好转。舌质淡红苔薄白,脉细。嘱其停用西替利嗪,上方加生黄芪10g。8月22日三诊,诉瘙痒进一步减轻,风团数量明显减少,6~10个。睡眠好,乏力症状改善,经期皮损无明显加重。舌质淡红苔薄白,脉细。继用上方。9月12日四诊,基本无新发风团,夜间睡眠安稳,舌质淡红苔薄白,脉细。停药后4周及8周电话随访,无复发。

第四节　接触性皮炎

接触性皮炎是指身体接触外源性刺激物后,如化纤衣着、化妆品、药物等,发生的急性或慢性炎性反应。其临床特点为在接触部位发生边缘鲜明的损害,轻者为水肿性红斑,较重者有丘疹、水疱甚至大疱,更严重者则可有表皮松解甚至坏死。

接触性皮炎在中医学文献中一般是以接触的物质不同而命名,如因漆刺激而引发者,称"漆疮";因贴膏药引发者,称"膏药风";接触马桶引发者,称"马桶癣";接触纽扣引发者,称"纽扣风";婴幼儿因尿、屎刺激和淹渍臀部引发者,称"湮尻疮";因麦芒刺入皮肤引发者,称"麦疥";因接触米谷粮食中的虱螨引发者,称"谷痒症";因沾染含有毒虫的鸭禽牛畜粪便污染的水引发者,称"鸭怪";养鸡者因接触虫毒引发者,称"鸡癫毒";因接触草类植物沾染毒邪而引发者,称"草毒";因接触猪粪肥而引发者,称"猪粪毒";因手脚沾染粪便内毒邪而引发者,称"粪块毒";还有粉花疮、狐狸刺等称谓。其中,以漆疮论述最多,又称"漆咬疮""漆毒""漆痱子"。

一、病因病机

(一)现代医学认识

1. 现代医学认为接触性皮炎的引起病因,生活接触、职业暴露和外用药物是主要的接触方式。引起接触性皮炎的接触物质有许多种类,可分为化学性、植物性和动物性三大类。

(1)化学性的接触物:金属制品与化工原料包括镍盐、铬酸盐、柏油、对苯胺、甲醛等;某些外用药:汞溴红、清凉油、中药药膏、正红花油、磺胺制剂、抗生素软膏、橡皮膏及某些合成药内的赋形剂、防腐剂、抗氧化剂等;化妆品包括香料、香脂、染发液、唇膏、剃须膏、油彩等,尤其染发液中的对苯二胺有较强的致敏性;农药如敌敌畏、乐果等杀虫剂;其他化工制品如橡胶、塑料、化纤制品、洗衣粉、洗涤剂等。

(2)植物性的接触物:包括漆树、生漆、荨麻、除虫剂等。

(3)动物性的接触物:包括动物的皮、毛和羽毛;斑蝥、毛虫、隐翅虫等动物的毒素。

(4)空气中的接触物:如屋尘、螨类、昆虫、花粉、真菌、兽毛、蚕丝等变应原。

(5)日光等物理性接触物。

2. 根据发病机制分为原发性刺激反应和接触性致敏反应两大类。

(1)原发性刺激反应:可导致急性原发性刺激性皮炎和累积性原发性刺激性皮炎。前者的接触物本身具有强烈刺激性或毒性,任何人接触该物质均可发生皮炎,如接触强酸、强碱等化学物质所引起的皮炎。后者的接触物为弱刺激性,在长期反复的接触刺激后发病,避免接触刺激可短期内症状缓解,如接触洗衣粉、洗涤剂和有机溶剂等引起的皮炎。

(2)接触性致敏反应:为典型的迟发型变态反应,致敏过程分为初次反应阶段(诱导期)和二次反应阶段(激发期)。接触物通常为半抗原,本身并无刺激性或毒性,大多数人接触后不发病,仅有少数人在接触后经过一定时间的潜伏期,在接触部位的皮肤、黏膜发生变态反应性炎症。初次接触某种变应原物质后,经4~25天潜伏期(平均7~8天)使机体先致敏,再次接触该物质后可在 24～48 小时内产生明显的炎症反应。有些光敏物质接触后需经日光照射而致敏。光敏性和光毒性接触性皮炎可在局部应用某些化学物质再经光线照射后才会发生，这些化学物质（光毒剂）充当光敏物使皮肤对光照产生过度反应，常引起光敏性接触性皮炎的物质有须后液、防晒霜和外用磺胺药。香水、煤焦油、补骨脂素和制造过程中使用的各种油剂常可引起光毒性接触性皮炎，全身给药引起光敏反应时，必须区分是光过敏性还是光毒性接触性皮炎。

过敏性接触性皮炎病人可能会对使用数年的物质或用于治疗皮肤病的药物产生过敏反应。朗格汉斯细胞（一种表皮细胞的年幼亚群）吞噬致敏原并将其传递至 T 淋巴细胞，从角化细胞和朗格汉斯细胞释放的细胞因子也可促进过敏的发生，病人的致敏过程可从 6～10 天（较强致敏原如毒常青藤）到数年（较弱致敏原）不等，当再次接触该致敏原时，瘙痒和皮炎可在 4～12 小时内出现。

（二）中医病因病机

中医学认为本病病因病机总因禀赋不耐，接触某种物质，使毒邪侵入皮肤，郁而化热，邪热与气血相搏而发为本病，或毒邪直接入侵致病。

1. 禀赋不耐　先天禀赋不耐，其肌肤腠理不密，接触致敏物质，既而发病。《外科正宗》中说："漆疮：由来自异，漆乃辛热火象有毒之物，人之皮毛腠理不密，故感其毒"。其主要特点是，某个人对此敏感，而多数人对此无妨。如《诸病源候论·漆疮候》中说："漆疮候：漆有毒，人有禀性畏漆，但见漆，便中其毒。……亦有性自耐者，终日烧煮，竟不为害也"。

2. 毒邪入侵　毒毛毒汁等从肌肤侵入，入于营血，或侵蚀筋脉，再及脏腑，进而中毒发病。且多发于夏秋季节，男女老少皆可发病。如《诸病源候论·杂毒诸候》中介绍蝎伤时说："此虫五月六月毒最盛，云有八节九节者弥甚。蜇人毒势流行，多至牵引四支皆痛，过一周时始定"。介绍蜈蚣之毒伤，更是确切，说："此则百足虫也，虽复有毒，而不甚蜇人。人误触之者，故时有中其毒"。《外科正宗·恶虫叮咬》对恶虫的叮咬方式，也有详尽的阐述："恶虫乃各禀阴阳毒种而生。见之者勿触其恶，且如蜈蚣用钳，蝎蜂有尾，恶蛇以舌蜇人，自出有意附毒害人，必自知其恶也。凡有所伤，各寻类而推治"。

3. 外感六淫　六淫致本病，以火热为主，常兼挟风邪、湿邪，如《外科正宗》中说："漆乃辛热火象有毒之物，人之皮毛腠理不密，故感其毒"，明确指出漆疮是火热之邪所致。《洞天奥旨·漆疮》中说："漆疮者闻生漆之气而生疮者，盖漆之气本无大毒，以漆能收湿，人之肺经偶有微湿，而漆气侵之则肺气敛藏，……而皮肤眃起发痒矣"，指出闻漆气而发病，与湿邪有关。《外科启玄·湮尻疮》中指出："月子乳孩，蹦缚手足、颐下、颊肢窝、脚丫内湿热之气，常皆湮烂成疮，系乳母看顾不到所致"，可见湮尻疮是由于湿热秽浊蕴蒸，肌肤擦烂而成疮。

二、临床表现

1. 一般临床特征

接触性皮炎的皮损形态一般较单一，以红斑为主，也可以在此基础上发生水疱、渗出结痂等反应，其大小、形状与接触物范围基本一致。其严重程度取决于接触物种类、性质及其浓度、接触时间长短、接触部位和面积大小，以及机体对刺激物的反应程度。皮损发生部位与接触相关刺激物有关，例如头部皮损常与接触染发剂有关；面部皮损常与接触化妆品有关；足部皮损可由足部接触某些过敏源如塑料、橡胶鞋等引起。皮损形态与接触方式有关，如橡胶拖鞋过敏者,皮损可呈拖鞋形分布。接触物若是气体、粉尘,病变多发生在身体暴露部位,如手背、面部、颈部等,皮炎境界不清。有时由于搔抓,将接触物带至全身其他部位,如外阴、腰部等,也可发生类似的皮炎(图9-6)。机体若处于高度敏感状态,皮损不仅限于接触部位,范围可很广,甚至泛发全身。轻者自觉瘙痒,重者灼痛或胀痛。全身反应有发热、畏寒、头痛、恶心及呕吐等。病程长短不一,如果病因去除,单纯的红斑在数天内消退,水疱干枯。水疱和大疱可发生破溃,渗出和结痂,如果炎症消退则有鳞屑,有时皮肤会发生暂时性增厚。继续与致病因子接触或出现并发症(如受到刺激或外用药过敏,表皮剥脱,感染)可使皮炎持久存在。病程有自限性。祛除病因后,经适当治疗1~2周可痊愈,但如再次接触致敏原,可再发作,反复接触,反复发作。如处理不当,可发展为亚急性或慢性炎症,局部呈苔藓样病变。

根据病程长短,可以分为急性、亚急性和慢性接触性皮炎。急性接触性皮炎起病较急,皮损表现为轻重不等、限于接触部位的境界清楚的红斑、丘疹、丘疱疹,严重时红肿明显,并可出现水疱和大疱,内容液清亮,水疱破后可形成糜烂面,偶尔发生组织坏死。亚急性和慢性接触性皮炎是由于接触物的刺激性较弱浓度较低,皮损开始可呈亚急性表现,为轻度红斑、丘疹,境界不清楚;或由于长期反复接触后发病,局部呈慢性湿疹样改变,皮损轻度增生及苔藓样变,如洗涤剂引起的手部接触性皮炎。

2. 特殊类型的接触性皮炎

(1)婴幼儿尿布皮炎:是由于尿布粗糙、不干净或大小便后未及时更换尿布所致。表现为婴幼儿臀部、外阴、股部等尿布区出现红斑、丘疹、丘疱疹及糜烂,有时局部可以合并细菌或念珠菌感染。

(2)马桶皮炎:主要由马桶垫圈上的油漆或塑料引起。表现为臀部接触马桶部位出现一圈红斑,皮损表现极为典型。

(3)舌舔皮炎:好发于秋、冬等干燥季节,主要见于儿童。因经常用舌舔口唇及口周围皮肤,在口周出现一圈红斑、脱皮及放射状小裂口。

(4)芒果皮炎:主要由芒果汁刺激所致。表现为吃芒果后,口周皮肤出现红斑、丘疹及脱皮,伴有瘙痒或轻度疼痛。此外,西红柿汁、菜汤及口水等也可刺激口周皮肤而出现皮炎。

(5)面部接触性皮炎(FCD):是指颜面部位皮肤接触外界环境物质后通过直接刺激或者间接变态反应而发生炎症性疾病,表现为面部红斑、水肿、丘疹及灼热、瘙痒等临床表现。常见的FCD包括以下几种亚型。

①化妆品皮炎。化妆品皮炎占FCD比例最高,分为面部原发刺激性皮炎及变态反应性皮炎。前者多因化妆品质量不合格,如偏酸、偏碱、工艺粗糙或腐败变质等直接刺激皮肤所致;后者多因皮肤对化妆品中的芳香化合物、对苯二胺等发生Ⅳ型变态反应引起,并且在临床上更为常见。

②空气传播的接触性皮炎。某些微粒物质或化学气体可以飘浮在空气中,通过空气传播到颜面部位,作为抗原或半抗原引起接触性皮炎。

季节接触性皮炎:本病是季节性反复发作,由花粉引起的面部及颈部接触性皮炎。好发于春秋季节,女性多见。其发病机制可能是花粉抗原引起IgE介导的延迟型接触过敏,这些患者花粉抗原斑贴试验阳性,血清中总IgE及特异性IgE升高。有些季节接触性皮炎可能是真菌引起,在湿热的雨季,空气中有大量的真菌孢子及菌丝,可以引起过敏性哮喘及鼻炎,有时也可引起FCD。

吸入性变应原引起的 FCD:空气吸入性抗原是一大类变应原,有屋尘、螨类、昆虫、花粉、真菌、兽毛、蚕丝等变应原。这些变应原多认为与外源性哮喘及过敏性鼻炎等疾病有关。近年来发现一些 FCD 患者用吸入性变应原皮内试验,可出现阳性结果,应用特异性变应原脱敏治疗,多数患者获得较好的疗效。

挥发性化学气体引起 FCD:多同时累及其他暴露部位。询问患者职业及生产车间等状况,可获得有价值的信息,有时对确诊有帮助。必要时用适当浓度的可疑物质进行斑贴试验。

③面部光线性皮肤病

日晒伤:由强烈日光照射引起,多在夏季发病,有日晒史,面部皮肤红肿甚至水疱。

光感性皮炎:如泥螺日光皮炎、植物日光皮炎;外用光感性化妆品或内服光感性药物引起,如四环素、噻嗪类及磺胺类等。

其他:烟酸缺乏病及红斑狼疮等疾病在日光照射后使病情加重,该类疾病有相对特异的皮损或伴有全身其他损害。

④外用药物引起的接触性皮炎,外用制剂引起的 FCD。含有甲硝唑、氯霉素、百菌清等药物外用治疗颜面部皮肤病时,引起接触性皮炎。

三、诊断依据

1. 有接触某种外界物质的病史。经一定的潜伏期发病(首次接触者多经 4～5 日及至 20 日的潜伏期,再次接触则多在 24 小时内发病)。一般急性发病,于接触部位出现皮疹。

2. 皮损的轻重与致敏物或刺激物质的强弱、作用时间的长短、接触面积大小以及机体的敏感性有关。皮疹表现为不同程度的急性皮炎。从红斑、肿胀,以至丘疹、水疱,较严重者可出现大疱。皮疹多为单一形态。继发皮疹可有糜烂、渗液、结痂、鳞屑等。皮疹边界清楚,一般局限于接触部位。但如发生于组织疏松的部位(如眼睑、包皮、阴囊等处),则常表现为红色的局限性水肿,而无明显边界。另外,如患者反应强烈者,则皮疹不仅局限于接触部位,还可播散到身体其他部位。自觉不同程度的瘙痒、灼热感,严重者可有疼痛。一般无全身症状,严重者可伴有发热畏寒、全身不适、头痛、恶心呕吐等全身症状。

3. 去除病因(致敏物质)后不再接触,本病一般很快(多为 1～2 周)可以痊愈。若再接触则可复发。长期接触反复发作者,可演变成亚急性或慢性损害,表现为局部浸润、肥厚,甚至苔藓样变等。

4. 变应性接触性皮炎,接触物斑贴试验常呈阳性。

该病病因复杂。如果能根据病史、职业、发病季节全身疾病等临床特点,尤其根据原物斑贴试验、标准斑贴试验、皮内试验及光斑贴验等,多数患者可以明确病因诊断。另外在寻找 FCD 的病因时,容易忽视空气中的吸入抗原如屋尘、螨类等的致敏作用,在季节性 FCD 病因中,除了花粉的致敏作用外,还有真菌的致敏作用。因为季节性皮炎经过特异性抗原脱敏治疗,多数患者可以治愈,应当引起重视。

四、鉴别诊断

1. **颜面丹毒** 红肿明显,境界清楚,伴有寒战、高热、头痛等全身症状。白细胞总数明显增多。

2. **急性湿疹** 皮疹有红斑、丘疹、糜烂、滋水等。对称性发作,有转为亚急性和慢性湿疹的倾向。

3. **植物日光性皮炎** 常服食过灰菜、紫云英等,无接触史,经过日晒后发病,发疹多局限于曝光部位,全身症状轻微。

五、中医特色治疗

1. 辨证治疗

(1)热毒夹湿型

证候:病情较重,肌肤焮红成片,肿胀,瘙痒无度,搔之细疹随手而起。皮疹密集,形似麻疹,触之碍手,皮损以肘部、腕部、颜面较多,迅速在红斑上起水疱,小者如粟米、黄豆大小,大者如樱桃,疱壁厚而紧张,搔破后津水浸淫,干则结黄痂;伴头痛,身热,胃纳欠佳,呕恶不适,大便干结;舌质红,苔黄,脉滑数。

治法:清热解毒利湿。

代表方剂:化斑解毒汤加减。

药物:生石膏 30g,升麻 10g,连翘 15g,牛蒡子 10g,人中黄 10g,黄连 10g,知母 10g,玄参、紫草各 10g,板蓝根 15g,白鲜皮 10g,防风 10g,蝉衣 6g,甘草 6g。

加减:热毒重者加水牛角 30g,银花 15g;水肿明显者加通草 10g,滑石 30g,冬瓜皮 10g;纳呆者加苍术、陈皮;头痛发热者加生石膏、桑叶、野菊花;湿盛者加泽泻、猪苓、茵陈;食欲不振者加陈皮、苍术、大麦芽;大便干结者加生川军。

(2)风热壅盛型

证候:症见手腕、指缝、手背、手臂、颜面肌肤剧烈瘙痒,皮肤焮红肿胀,可见密集红色丘疹,但不起水疱,少数患者皮肤瘙痒,起风团;舌淡红,苔薄白,脉数。

治法:清热疏风,调和营卫。

代表方剂:清热疏风饮加减。

药物:防风 10g,荆芥 10g,蝉衣 6g,鱼腥草 15g,银花 15g,生地黄 15g,紫草 10g,赤芍 10g,竹叶 6g,土茯苓 15g,甘草 6g,白鲜皮 15g。

加减:伴有毒火盛的加石膏、苦参;伴痒甚的加蜈蚣;血瘀明显加丹参;血虚加何首乌。

(3)风燥血瘀型

证候:病变后期,接触过敏物部位皮肤暗红,色素加深,表面粗糙,脱屑,苔藓样变,剧烈瘙痒;舌质暗红,苔薄微黄,脉弦。

治法:祛风润燥、化瘀止痒。

代表方剂:当归饮子加减。

药物:当归 10g,川芎 10g,首乌 15g,荆芥 10g,白蒺藜 10g,防风 10g,僵蚕 10g,乌梢蛇 15g,麦冬 10g,玉竹 10g,鸡血藤 15g,赤芍 10g,白鲜皮 15g,甘草 6g。

加减:皮损潮红、水肿加茯苓皮、丹皮;痒甚加珍珠母、灵磁石;发于面部加菊花;发于躯干、四肢加地肤子、白鲜皮。

2. 辨病治疗

接触性皮炎由于接触物质的不同和接触部位的不同,常常有不同的临床表现,亦可表现为不同的毒性反应。在治疗时应辨病与辨证相结合,必要时内外合治,中西医结合治疗,特殊病症特殊治疗。

(1)染发剂所致的接触性皮炎：常用清热解毒汤，处方：荆芥、蝉蜕、白鲜皮、生地黄、银花、蒲公英、连翘、生甘草。局部焮红、血热明显加赤芍、丹皮；局部红肿水疱密集加茯苓、泽泻、黄芩。

(2)漆性皮炎：皮疹表现辨证论治，以丘疹为主选药，处方：荆芥、防风、生地黄、知母、木通、牛蒡子、当归、苍术、苦参、浮萍、石膏、蝉衣、甘草，并用鲜玉米须挤汁擦洗；出现糜烂渗出时选药黄连、黄柏、黄芩、木通、焦三仙、蛇床子、蒲公英、连翘、土茯苓、生薏仁、滑石、甘草，并用马齿苋捣烂外敷；丘疹并有糜烂渗出时选药白鲜皮、金银花、连翘、蒲公英、当归、苦参、川芎、牛蒡子、浮萍、荆芥、防风、羌活、独活、蝉衣、甘草，并用药渣煎汤外洗后加扑青黛散。

(3)尿布皮炎：俗称臀红，多发生于2～3个月的婴儿臀部、阴部及股内侧，是一种常见的婴幼儿接触性皮炎。由于婴儿尿布未能及时更换，或在尿布外加用塑料布、油布等物，使婴儿臀部皮肤持续处于尿液浸渍中，皮肤表面的产氨菌将尿液中的尿素分解成氨，刺激薄嫩的皮肤而发生尿布皮炎。另外，洗涤不净，残留的肥皂直接接触皮肤也均可促成皮炎。临床常见在尿布部位发生边界清楚的大片红斑、丘疹或糜烂渗液，甚至继发细菌或念珠菌感染，严重病例，特别是营养不良慢性腹泻的婴儿，可发生皮肤溃疡。防治原则如下：①加强护理。尿布宜勤换洗。尿布要用吸水性强的柔软棉质布料或旧棉布衬衣制作，禁用塑料布、油布包裹。勤用温水清洗臀部，并扑以婴儿爽身粉，保持局部干燥清洁。②局部治疗。局部仅有红斑、丘疹者可用温开水轻拭后扑婴儿爽身粉，有糜烂时以油剂外用为宜，如氧化油或紫草油；如渗液较多时可用3％硼酸溶液湿敷；有继发感染者可用0.2％利凡诺溶液湿敷，同时可内服抗生素治疗。

(4)口涎皮炎：又称流涎皮炎，是由于某些原因引起婴幼儿口水增多、流出，而发生在口周的一种接触性皮炎。婴儿或儿童由于喂养不合理，造成口涎经常增多而导致皮炎发生。婴儿或儿童经常张口哭嚷，口涎流出增多，由口周至颏部，使皮肤经常处于潮湿状态，日久引起局部刺激，产生皮炎。有的儿童常感唇部干燥不适，反复以口涎使之湿润，因而越舔越干，越干越舔，形成恶性循环。久而久之，在口唇、口周形成一圈边界清楚的红斑鳞屑性损害，局部干燥皲裂，引起疼痛或不适感。需针对病因进行防治，如定时喂养、进餐，不吃或少吃零食。培养儿童有规律生活、学习和玩耍，使儿童精神愉快，口水就会减少。有舔口唇习惯的儿童，应教育使之改正。药物治疗可用润泽剂，或氢化可的松霜每日2次，短期外用治疗。

3. 其他治疗

(1)中成药治疗

①龙胆泻肝丸。每次6～9g，每日2次。适用于热毒湿蕴型接触性皮炎。

②清解片。每次5片，每日3次。适用于湿毒血热型接触性皮炎。

③清热消炎片。每次3～6片，每日3次。适用于急性期接触性皮炎伴有感染者。

④三黄片。每次3片，每日3次。适用于湿毒血热型接触性皮炎。

(2)外治法

①皮疹有糜烂渗液者，可选用5％硼酸溶液、1％硫酸镁、0.1％明矾溶液、醋酸铝溶液作冷湿敷，合并感染者可用1∶5000～10 000的高锰酸钾冷湿敷。

②皮疹无糜烂渗液者可用上述方法治疗，或外擦炉甘石洗剂。

③皮疹呈慢性湿疹样皮炎者，可用肾上腺皮质激素类软膏，如醋酸氢化可的松软膏、醋酸氟氢可的松软膏、醋酸地塞米松软膏、去炎松软膏或肤轻松软膏等。

④潮红：丘疹为主者，可用三黄洗剂、炉甘石洗剂，外擦，或和青黛散冷开水调敷，每日4～

5 次。肿胀糜烂渗液较多者,可用蒲公英 60g,桑叶、生甘草各 15g,水煎待冷后湿敷。并可用 10%黄柏溶液,生理盐水,3%硼酸水湿敷。糜烂结痂者可用青黛膏,或清凉膏外擦每日 3～4 次。瘙痒者可用栗树叶洗剂、黑子脱镁洗剂。

(3)针灸疗法

①体针

处方 1:在治疗此病中的取穴原则是循经取穴加局部取穴。如面部皮炎取印堂、太阳、四白、颊车、承浆配合谷;头部皮炎取风池、百会、前顶、头维配足三里或委中;耳部皮炎取完骨,耳门配中渚;背部皮炎取相关的背俞穴配委中;手部皮炎取曲池、支沟、合谷透劳宫;臀部皮炎取次髎、承扶、中极配三阴交;四肢发疹本着同样原则取穴。皮肤红肿、起疱、糜烂无感染部位均可进针。方法:每日 1～2 次,每次 20～30 分钟,取泻法或平补平泻。疗效:皮炎早期、单纯充血性红斑针刺后可立即消退,对潮红、肿胀、密集水疱、浸润糜烂者,针后立即减轻,连针 3～5 次,一般均可受益。对于反复发作、屡治不愈的慢性期,针灸的临床疗效也很显著。

处方 2:取神门(双)、血海(双)。第 1,2 次治疗先取双足经井穴及耳尖放血,然后用毫针取穴用泻法,血海针感下传,留针 30 分钟,每隔 10 分钟行针 1 次。并加取耳穴神门、心。每日 1 次,5 天为 1 疗程。首次针刺得气后即感有凉感往足部下传,瘙痒顿减。两个疗程后除偶有痒感外,红肿消退未见反复,无糜烂,唯暗褐色硬结犹存。

处方 3:针刺大椎、曲池、神门、委中、血海、阿是穴的方法治疗接触性皮炎。操作以泻法为主,中强刺激,阿是穴在皮损区周围沿皮下从四边向中心进射。在阿是穴用艾条熏灸局部,每次 20～30 分钟,使皮色发红,表皮发热,每日 1 次。同时用耳针在肺、肾上腺、神门、耳尖、皮损相应部位每日或隔日针刺 1 次,留针 1 小时,亦可埋皮内针或王不留行子等耳穴贴压。耳尖穴以毫针点刺放血 1～2 滴。

②艾灸疗法。在头部皮炎区取风池、风门、手三里、合谷;顶部皮炎取风门、天宗、外关;背部皮炎取风门、脾俞、合谷;前臂皮炎取手三里、合谷;足部皮炎取三阴交、外丘、厉兑。方法:应用艾卷或艾壮。艾卷每穴 3～5 分钟。艾壮如谷粒大,依次 5～7 壮。每日一次。有皮疹或红肿部位不宜用艾灸。

③电针疗法。在病变附近取穴。方法:电压 10V、电流 5mA 之电脉冲,接通刺激 30 分钟,隔日一次。轻者 2～3 次治疗,较重者一周内取得明显进步。

④火针治疗

处方 1:先在患部覆以纱布,以每分钟 60 次的速度反复透过纱布直刺患部不同点。一般治疗后局部皮损逐渐结痂,至痊愈。

处方 2:火针治疗虫咬皮炎,运用消毒后的火针在酒精灯上烧红后迅速刺入皮炎周缘及较重部位,隔日 1 次,治疗期间保持局部皮肤干燥,3 次即愈。

⑤梅花针。治疗化妆品皮炎,因洗面乳、美容霜、洗发护剂、染发剂、腋部除臭剂导致的化妆品皮炎,取手阳明大肠经阳溪至曲池、手少阳三焦经支沟至天井、手太阳小肠经阳谷至小海、足阳明胃经解溪至足三里、足少阳胆经阳辅至阳陵泉、足太阳膀胱经昆仑至委中。沿针区各经穴起止方向,执梅花针有节奏地叩打,以潮红为度,用艾条灸大椎、足三里、涌泉,以患者觉面部冒微汗为度,最后以抗生素软膏轻抹之以防感染,隔日 1 次,5 次为 1 个疗程。

⑥耳穴埋针。以肺、神门、内分泌、腮腺为第一组,以肺、大肠、肾上腺及相应病变部位为第二组,小儿患者可仅取肺、神门,如痒甚心烦失眠可加心、小肠等穴。每次取单侧耳上的 3～5

穴,2~7天取针,可同时或间隔1~2天再在对侧耳上取穴。每埋针一次为一疗程。

六、西医治疗

接触性皮炎的治疗原则为寻找并去除致敏原,避免再次接触及积极对症处理。

1. **一般治疗** 当皮炎发生后,要避免搔抓和热水烫洗。如接触物为毒性物质,应立即用大量清水冲洗接触物。避免食用辛辣刺激性食物。如与职业有关,应调换工种。光过敏或光毒性接触性皮炎的病人应避免接触光敏物或避免光照射,接触性皮炎愈后应尽量避免再次接触各种刺激物和致敏原,以防复发。

2. **全身治疗** 视病情轻重,内服抗组胺药物、维生素C,静脉注射10%葡萄糖酸钙溶液。对皮疹广泛或合并有发热等其他症状时,可短期选用糖皮质激素(如泼尼松60mg/d)(如果不是反指征),连服7~14天。强的松的剂量可以每3~4天减少10~20mg。合并感染者可加用适宜的抗生素。

(1)抗组胺药:可选用苯海拉明25~50mg,扑尔敏4~8mg,每日3~4次口服。或息斯敏10mg,每日1次口服,可并用维生素C 100~200mg每日3~4次口服。

(2)钙剂:可口服钙片,肌注维丁胶性钙、静脉注射10%葡萄糖酸钙。

(3)肾上腺皮质激素:皮损广泛而严重时,可配合使用泼尼松10~20mg,每日3~4次,口服。或地塞米松10~20mg,加入5%葡萄糖液500ml中,静滴,每日1次。

(4)利尿药:对伴发全身皮疹,水肿严重者,可配合服用双氢克尿塞25mg,每日2~3次,连服2~3天,有利于消肿。

3. **局部治疗** 可按急性、亚急性和慢性皮炎的治疗原则处理。

(1)急性期:红肿明显,选用炉甘石洗剂外擦;糜烂渗液时用3%硼酸溶液或1:8000高锰酸钾液冷湿敷。采用溶液湿敷时,每日2~3次,每次15~30分钟,至渗液停止结束。湿敷面积不宜过大。大疱每日可抽液3次,但疱壁不能去除。对有糜烂渗出者不宜外用软膏制剂,以防软膏中的油脂阻止水分蒸发,阻碍散热,使局部皮损湿度增高、渗出增加。

(2)亚急性期:有少量渗出时用湿敷剂或糖皮质激素糊剂、氧化锌油;无渗液时用糖皮质激素霜剂等;有感染时加用抗生素,如新霉素、莫匹罗星。外用药膏一般每日2~3次。

(3)慢性期:选用糖皮质激素软膏。

七、预防与护理

预防的首要原则是去除病因,远离致敏原。

1. **生活调护** 接触性皮炎,即使炎症反应很轻,皮肤屏障功能也已经受到破坏,故局部外用营养保护性的药物和抗感染药物是必要的。轻度的皮炎使用保护霜便可痊愈,如因春季干燥多风造成的面部轻度脱屑性淡红斑,用硅霜就能有效。值得注意的是,一般在临床症状明显改善以后,皮肤的屏障功能在数周后才能恢复。应根据皮损状态选用对患者皮肤无刺激的药物治疗,并避免使用一切可能对皮肤有刺激的治疗措施,如用花椒水或辣椒水来止痒是不合适的。在皮损渗出期,忌用红外灯照射,若皮损渗出停止,局部出现干裂时,使用红外灯理疗就不合适,可加速皮肤水分蒸发,反而加重皮炎。对病人来说,过多盲目地清洗和用热水烫都会让皮炎加重。有的接触性皮炎会发展成慢性,经久不愈,这多是由于环境中的刺激因素及变应原不能完全去除及其皮肤屏障功能破坏导致。对于理发师、护士、园艺师和家庭主妇中发生的手部皮炎,若不主动停止工作,很难痊愈,需避免一切可能的加重因素,如使用碱性小的香皂,使用一些保护性乳膏,避免皮肤干裂等。

2. 饮食调护 忌食辛辣及油炸食物,特别是发病期。平时要吃得清淡,忌吃易引起过敏的食物,如酒、海鲜等,多吃新鲜蔬菜或水果。

3. 精神调护 精神要愉快,生活要有规律,不要过度劳累。适当锻炼,选择适合自己的一些活动,如爬山、散步、跳舞等,提高免疫功能,改善体质,不生病或少生病,提高生活质量。

4. 食疗方

(1)绿豆冰糖汤

组成:绿豆200g,冰糖适量。

用法:将生绿豆200g洗净,放入锅中煨至开花,加入冰糖,连汤带豆食,每日早晚各服1次。

功效:清热解毒,清暑利水。

主治:适用于漆疮。暑热烦渴,下肢水肿,泄泻,疮疡肿毒,以及接触性皮炎等症。

(2)芥菜汤

组成:芥菜适量。

用法:将芥菜洗净,切碎后入锅加水适量煎汤。菜汤待温后,洗患处,1日数次。

功效:宣肺豁痰。

主治:油漆过敏性皮炎。

八、经验体会及医案

1. 化妆品接触性皮炎,当以预防为主 据临床研究资料统计所示,在化妆品皮炎中营养保护类占45.60%,疗效类占25.60%,调色类占26.40%,以染发剂居多。其次为外用药物类所占比例较高为26.56%,就临床表现而言染发剂引起者多为丘疹、水疱、糜烂、渗出,且病程较长,这与致敏原长期存在尤其是洗头时反复接触有关,这就提示我们在治疗时除了立即停止使用染发剂外彻底清除污染发也是至关重要的。化妆品的成分很复杂,其中包括香料、防腐剂、乳化剂、防晒剂、抗氧化剂、对苯二胺等,据临床报道,其斑贴试验阳性率为90.4%,其中香料混合物、对苯二胺阳性率较高。化妆品皮炎抗原筛选结果,防腐剂阳性率最高,其次为香料。化妆品皮炎的致敏原不一定是单一的,也可能是混合的,这就提示我们选用化妆品时宜用无香料、无色的单纯霜膏剂。染发剂的化学成分主要为对苯二胺、氯化钴及硫酸镍等,这些化学物质均是致敏原,斑贴试验显示绝大部分患者呈多元致敏,因此染发前应先做斑贴试验,48~72小时无瘙痒、红斑等反应方可使用。金属饰品类多为合金制品,尤其是皮带扣引起的脐周皮炎,绝大多数为接触金属镍所致,因此应尽量避免其与皮肤接触。由此可见在选择化妆品、金属饰品时要倍加小心,尤其是过敏体质者更应谨慎,防患于未然,尽量避免再次接触,防止再发。

2. 先天禀赋不足为一种特殊的致病因素 在皮肤病中常可见到,轻则局限一处,较重则皮肤暴肿,更重则皮肤层层剥脱,甚则致命。接触致敏就是其中一类,一旦接触某些物质,其中尤以油漆为甚,有的近距离嗅到气味引起,有因穿着某些染色化纤织物而起。主要特点是某个人对此敏感,而多数人却无碍。

3. 顾护脾胃 中医认为脾主湿,主运化,包括运化水谷和运化水液。脾的功能正常,则保证水液在体内的正常吸收、传输、布散。《脾胃论·脾胃盛衰论》中说："百病皆出脾胃衰而生也"，即是强调脾胃虚弱在发病过程中的重要性。饮食失节、贪食生冷，或因情志所伤、肝旺侮脾，以致脾虚而脾失健运，水湿停滞化热，湿热内生不得泄，加之外遇邪毒，浸淫肌肤成疮。肺主皮毛，主燥，肺经阴伤血燥则皮毛粗糙，如狐尿刺，毛发干枯易落、红斑角化等症。

4. 中医认为虫毒伤害属于不内外因，所涉范围亦广 大致可分为三类，一类为小则如蚊子、臭虫、跳蚤、蠓虫叮咬，仅发瘙痒；稍重则如黄蜂、蝎子、蜈蚣蜇伤，皮肤肿痛，不久可退。二类为肉眼可见的寄生虫类。三类为肉眼不可见的虫毒所致。六淫中的风、火、湿邪亦可侵袭机体发为本病。《素问·生气通天论》中说："风者，百病之始也"，风为六淫之首，百病之长，在皮肤疾病中占重要地位。风邪外袭，有隙必乘，风气常与他邪相兼，搏于皮毛腠理之间，若卫气不固，则外风易袭。火与热同源，火为热之甚，热为火之渐，热甚则化火化毒。火性上炎，多发于头面诸处。火为阳邪，发病暴速，蔓延极快，皮色鲜红。湿邪黏腻难化，缠绵难祛，其伤人不但与季节有关，而且与生活、工作、环境有关。三邪既可单独入侵，亦可相兼结合为病。总之，接触性皮炎以禀赋不足，脾、肺等脏腑功能失调，外毒侵袭，致使皮肤局部火毒、湿毒壅盛为主要病机，治疗应以清热祛湿、凉血解毒、活血化瘀、健脾利湿为法则，兼顾表里内外、标本、整体与局部。

医案1 王维德．漆疮治验二则[J]．四川中医，1986，6，49.

患者，女，36岁。初诊时间：1985年5月8日。自诉4天前在亲戚家接触生漆，昨日起全身发痒，自服扑尔敏、维生素C共三次，今晨起颜面浮肿，面部、双上肢及胸腹部起片状红斑，痒痛交作。头痛心烦，口微渴，不多饮。诊见：烦躁不安，不断搔抓，颜面高度浮肿，皮肤光亮，手背变厚粗糙，眼睑肿胀，双上肢及胸腹部有散在红斑及小水疱，灼热作痒，皮疹边界清楚；口中秽臭，便干溲赤；舌红少津，苔薄黄，脉浮数有力。体温37.3℃。辨证漆疮。治则：清热解毒为主，佐以疏风止痒。方药：黄连解毒汤合消风散加减：黄连6g，黄芩9g，黄柏9g，银花藤30g，野菊花10g，荆芥10g，防风6g，牛蒡子12g，蛇床子15g，蝉衣3g，生地黄15g，苦参10g，木通9g，甘草3g。每日一剂，分三次服。药渣煎水洗患处，日数次。服上方一剂后，全身斑疹明显消退，瘙痒减轻，肿胀渐消，头痛，烦恼若失。服完二剂后颜面开始脱皮，诸证全部消除，自行停药。

医案2 熊河辉，王子雄，是娴．"凉血五花汤"治疗红斑性皮肤病验案3则[J]．江苏中医药，2019，51（2），63-64.

黄某某，男，17岁，运动员。2015年6月19日初诊。主诉：头面及肩背部红斑伴痒痛2天。患者自诉2天前水中训练后头面、肩背等暴露部位出现红斑、丘疹，感灼热及瘙痒，但未进行特殊处理。第二天原有症状加重，故至医院求治。刻诊：头面部、胸背部及双上肢等暴露部位水肿性红斑，密集分布的丘疹、丘疱疹，灼热及瘙痒，境界清晰；身热不扬，纳差，口干，小便短赤，精神欠佳；舌红、苔黄白腻，脉濡数。中医诊断：日晒疮；西医诊断：日光性皮炎。辨证属暑湿热毒证，治以清暑利湿、凉血消斑，方选清暑汤合凉血五花汤加减。处方：连翘10g，天花粉10g，滑石（包）30g，甘草5g，车前草10g，泽泻10g，银花10g，红花10g，鸡冠花10g，凌霄花10g，玫瑰花10g，藿香10g，佩兰10g，青蒿10g。7剂。水煎服，每日1剂。外用炉甘石洗剂，每日3次。6月27日复诊：头面部、胸背部及双上肢皮疹已基本痊愈，唯有少量细糠状鳞屑，无其他不适。

第五节　激素依赖性皮炎

激素依赖性皮炎亦称酒渣样皮炎,是经外用糖皮质激素后原发皮肤疾病消失,但停用糖皮质激素后又出现炎性皮损,需反复使用糖皮质激素以控制症状并逐渐加重的一种皮炎。以皮肤弥漫性红斑、毛细血管扩张、针尖样脓疱、皲裂、脱屑、色素异常为特征。由于现在化妆品中激素的滥用和人们对外貌的重视,面部激素依赖性皮炎的就诊率较其他部位更高。属于中医学"药毒"范畴。

一、病因病机

现代医学认为,本病是因长期反复多次使用皮质类固醇类激素,皮肤对该药有依赖性,可出现类似肾上腺皮质功能亢进综合征,表现为向心性肥胖,满月脸,痤疮,多毛,易感染,并有用药后反跳现象等。

中医学认为,本病多因湿热内蕴,外受风湿热毒邪,诸邪搏结,蕴结于肌肤,肌肤腠理开合失司而致;风气盛往来于肌肤故剧痒,乱用或多用药物致毒邪内陷,故皮疹对药物依赖,予以治疗则病情缓解或消失,但属于治标不治本。故停药后湿热毒邪外泻,皮疹复发,红肿热痛更重。

二、临床表现

1. 有 1 个月以上糖皮质激素用药史。

2. 患者常先有某些面部皮肤病如痤疮、脂溢性皮炎、单纯糠疹湿疹、光敏性皮炎、化妆品皮炎等,长期持续或间断反复外用糖皮质激素制剂或者含有此类激素的化妆品,使面部皮肤出现不同程度的红斑、肿胀、干燥、细薄鳞屑。患者自觉皮肤瘙痒,烧灼样疼痛,紧绷感。上述症状遇热加重,遇冷减轻(图 9-7)。

3. 病程较长者还可出现毛细血管扩张、皮肤萎缩、变薄、毛囊性丘疹、脓疱、痤疮样或酒渣鼻样皮疹。

4. 本病可发生于任何年龄,以中青年女性为多。

5. 好发于面部,偶见于手足皮肤。

6. 停药后,原发病反跳加重。

三、诊断依据

1. 患者长期反复外用糖皮质激素超过 1 个月。

2. 皮疹多见于面颈部。

3. 原发皮肤病已愈,外用激素治疗部位出现红斑,可伴毛细血管扩张、丘疹,脱屑、干燥、皲裂。

4. 外用糖皮质激素类软膏,症状可短期减轻,停药后皮疹加重,反复应用糖皮质激素类软膏,症状逐渐加剧。

5. 患者自觉灼热、刺痛,伴瘙痒。

四、鉴别诊断

1. **化妆品皮炎** 好发于成年女性,有明确的化妆品接触史,皮损一般局限于接触部位如面颈部。皮疹多样,有红斑、丘疹、水疱、水肿、糜烂、鳞屑、色素沉着等。患者自觉皮损处瘙痒、灼热、疼痛。化妆品斑贴试验阳性。

2. **酒渣鼻** 无长期使用糖皮质激素软膏的病史,停用此类药膏亦无反跳加重,眶周、眼部可有相应皮损及损害。

3. **脂溢性皮炎** 多发生在成人,偶见于新生儿。典型皮损为黄红色斑片上覆有油腻鳞屑,常从头部开始,逐渐累及面部、前胸后背,自觉瘙痒。

4. **光敏性皮炎** 多见于 50 岁以上的老年男性,多见于室外工作者,大多数患者病史漫长。皮肤暴露部位和非暴露部位均有皮损,但总是在夏天更重,在暴露部位皮疹更多。

5. **痤疮** 好发于青春期男女,是毛囊皮脂腺的慢性炎症。常见于面部,也可发生于胸背部,可见与毛囊一致的丘疹、黑头或白头粉刺、脓疱,可与之鉴别。

6. **神经性皮炎** 见于成人,好发于颈后、项背、眼睑和肘后等皮肤摩擦部位。皮损有丘疹、苔藓样变,呈正常肤色或淡红色,伴明显瘙痒。

7. **药物性皮炎** 病前有用药史,发病急骤,有一定潜伏期,皮疹对称,泛发,颜色鲜艳,皮损类型多样,停药后逐步好转,无反跳加重现象。

五、中医特色治疗

1. 辨证治疗

(1)火热湿毒型

临床表现:红斑、丘疹、肿胀、毛细血管扩张、灼痛、瘙痒,皮疹化脓;舌质红绛,苔黄,脉洪数。

治法:清热解毒,凉血化斑。

方药:清瘟败毒散合五味消毒饮加减。水牛角(先煎)30g,柴胡 12g,丹皮 12g,麦冬 12g,生地黄 15g,蒲公英 10g,紫花地丁 10g,银花 10g,连翘 10g,龙胆草 5g,甘草 6g。

加减:瘙痒甚者,加刺蒺藜、地肤子、防风、荆芥、蝉衣;瘀热重,斑色紫者,加丹参、紫草、赤芍;发热重者,加生石膏、知母、地骨皮。

(2)血虚风燥型

临床表现:皮损暗红、干燥,毛细血管扩张,色素沉着或色素减退;或瘙痒,或伴眩晕、失眠;舌淡、苔薄白,脉细。

治法:养血祛风、润肤止痒。

方药:当归饮子加减治疗,方中当归 15g,丹参 30g,白芍 15g,何首乌 15g,防风 10g,荆芥 10g,刺蒺藜 15g,熟地黄 15g。

加减:伴眩晕耳鸣、腰膝酸痛、月经量多者加女贞子、墨旱莲、桑寄生等;瘙痒剧烈,伴心烦、失眠者加生龙骨、煅牡蛎、珍珠母。

(3)气阴两虚型

临床表现:热毒型经治疗后,疹子暗红,或淡红,皮肤表面干燥,脱屑,紧缩,瘙痒;神疲乏力;舌边尖红,苔少或无苔,脉细数。

治法:养阴生津,兼清余热。

方药:沙参麦冬汤加减。沙参 30g,麦冬 30g,黄芩 12g,青蒿 10g,生地黄 15g,白鲜皮 12g,地骨皮 12g,白菊花 10g,茜草 10g,甘草 6g。

加减:气虚甚者,加太子参、黄芪、白术、茯苓;挟瘀者,加丹参、红花、当归、白芍;余热退者,去掉黄芩、白鲜皮、青蒿,加党参、茯苓、白术健脾益气,补土固本。

2. 中药外治法

(1)湿敷:白芷、白鲜皮、茯苓、杏仁、苦参、野菊花各 15g,煎水熏洗或湿敷,每日 1～2 次。

(2)外搽:黄柏、黄连、滑石、冰片,共研细末,用麻油或凡士林调匀外搽,每日 1～2 次。

(3)中药倒模:用黄瓜洗面奶清洁皮肤,再用按摩膏按摩局部皮肤,清洗后,颠倒散用开水调成糊状,凉后外敷在面部,用蒸气熏蒸 30～60 分钟后清洗干净,隔日 1 次。

3. 针灸治疗

多用泻法清热解毒,祛风盛湿,兼以调和气血、调理脏腑功能。

(1)针刺治疗:吴中朝针灸疗法侧重补气养血、调理脏腑、祛风盛湿,针刺主穴膈俞、血海、中脘、足三里,补法;暴发期加尺泽、肺俞,顽固期加心俞、肝俞,缓解期加肾俞。暴发期及顽固期应重点使用刺络放血法,暴发期可选风门、外关、曲池等穴,顽固期根据部位辨经选穴。

(2)穴位埋线:取肺俞、风门、大椎、足三里、血海、曲池、阴陵泉、阿是穴穴位埋线,每隔两周埋线 1 次,治疗 8 周。

(3)耳针:取面颊、外鼻穴各放血数滴,以毫针刺神门、交感、肝、内分泌、肾上腺、皮质下并留针 30 分钟,双耳交替进行,每 2 日 1 次,治疗 15 天。

4. 火针

以火针点刺丘疹、毛细血管扩张处,以使气血流通、汗孔开阖有度,予热、毒等瘀滞之邪以出路。

六、西医治疗

目前对激素依赖性皮炎主要是采取逐渐递减糖皮质激素的强度、用量,再配合抗菌消炎、抗过敏的药物治疗,直到全部撤除糖皮质激素,治疗过程需要 1～2 年的时间。

1. 心理治疗 帮助患者改掉应用糖皮质激素的心理依赖,患者应充分认识到糖皮质激素的作用及不良反应,目前对激素依赖性皮炎尚无理想疗法,治疗原则为局部保护和安抚,更重要的是皮肤的自我更新作用。但由于表皮通过时间较长,加上糖皮质激素可引起表皮营养障碍,本病恢复较慢,不可追求速效而滥用糖皮质激素。

2. 替代疗法 对病程长、停药后反应剧烈的患者,通过改用糖皮质激素剂型或减少糖皮质激素使用频率等方法减轻对糖皮质激素的依赖进而逐步撤停糖皮质激素,直至戒断。

3. 抗感染治疗钙调神经磷酸酶抑制药 他克莫司软膏已被证实可以抑制 T 淋巴细胞活化,阻止活化 T 淋巴细胞核转录因子的去磷酸化和易位。此外,他克莫司可以抑制皮肤肥大细胞和嗜碱性粒细胞内已合成介质的释放,下调朗格汉斯细胞表面受体的表达,可以代替糖皮质激素起到抗炎作用,有助于逆转外用糖皮质激素引起的副作用如皮肤萎缩,同时帮助恢复皮肤的屏障功能,治疗激素依赖性皮炎效果确切。最常见的不良反应是局部用药的皮肤有灼烧感,主要出现在开始治疗的早期。故目前认为,在撤停糖皮质激素的初期,可采用弱效糖皮质激素与他克莫司软膏联合使用,他克莫司可改善糖皮质激素引起的皮肤萎缩,糖皮质激素可减少他克莫司的刺激反应,两药联合可提高疗效。

4. 改善皮肤屏障功能 激素依赖性皮炎时皮肤屏障功能被破坏,外用棕榈酸、胆固醇、神经酰胺的混合物明显改善由糖皮质激素引起的渗透屏障功能损害恢复角质层的完整性。尿囊素及天然保湿剂玻璃酸钠,可抑制皮肤过度角化,保持皮肤弹性及柔韧性,从而软化、滋润皮肤。维生素C可影响角质形成细胞分化,以上均能促进正常皮肤屏障功能的恢复。

5. 细菌感染合并使用抗生素 因糖皮质激素的免疫抑制作用,可使局部毛囊发生感染和原发毛囊炎加重,可使用莫匹罗星等外用抗生素软膏。

6. 冷湿敷 冷湿敷具有消炎、消肿、收敛作用,可直接或间接提高面部水分含量,滋润皮肤,消除干燥,祛皱,减轻患者局部灼热不适等症状,同时通过收缩血管,减轻炎性反应,改善面部红斑状况使皮疹得以消退或改善。

7. 系统性用药 由于激素依赖性皮炎皮肤敏感性增高,很容易引起皮肤过敏,瘙痒严重并且激素依赖性皮炎的原发病往往是过敏性皮肤病,所以可口服抗组胺药物治疗皮肤的变态反应,同时有一定的止痒作用。羟氯喹可减低皮肤对紫外线的敏感性,抑制补体的活性,从而降低补体依赖的抗原抗体反应,具有一定的抗炎作用。另外,雷公藤总苷、复方甘草酸苷等也可酌情使用。

七、预防与护理

1. 首先要向患者宣传,皮质类固醇类药物不能滥用和长期使用,要彻底治愈就要停止使用本类药。开始1周患者感到痛苦,随后会逐渐改善。

2. 增强患者的自信心和减少恐惧感。告诉患者,恢复需要时间和视皮肤损伤的程度而定。停用或撤换激素过程中,可出现症状反跳或加重,使患者治疗失去信心。故治疗开始时向病人介绍本病常识,使其充分了解该病,减少病人的恐惧,增强治疗信心。同时还应向患者交代治疗时间,需1～2周症状才可能逐渐减轻,皮肤萎缩和毛细血管扩张需1～2年才能逐渐好转,使患者有长期治疗的思想准备,以取得患者的信任和配合。同时行原发病的病因治疗。

3. 少食辛辣刺激之品,多食新鲜水果、蔬菜。

八、经验体会及医案

医案1 熊河辉,王子雄,是娴."凉血五花汤"治疗红斑性皮肤病验案3则[J].江苏中医药,2019,51(2),63-64.

患者,女,37岁,职员。2016年3月20日初诊。主诉:面部红斑、脱屑伴瘙痒反复2年,加重1周。患者自诉其面部常年使用化妆品或护肤品(具体不详),2年前面部开始出现红斑、丘疹及瘙痒等症,自认为皮肤过敏,自行外用"皮炎平"后病情明显缓解。此后面部常反复出现红斑、丘疹等症,每次均用激素类外用药治疗。近1周病情明显较前严重,外用相关药物后不能缓解,故前来求治。刻诊:面部红斑、丘疹、丘脓疱疹、干燥脱屑,毛细血管扩张明显,皮肤紧绷,有灼热及瘙痒感,遇热加重明显;口干;舌红苔薄黄,脉弦数。中医诊断:面游风;西医诊断:糖皮质激素依赖性皮炎。辨证属血热毒蕴,治以清热凉血、解毒消斑,方予凉血五花汤加减。处方:红花10g,玫瑰花10g,凌霄花10g,鸡冠花10g,银花10g,连翘15g,生地黄25g,赤芍10g,丹皮10g,紫丹参15g,黄芩10g,生甘草5g,青蒿10g,石膏(先煎)30g,知母10g。7剂。水煎服,每日1剂。每日予生理盐水冷湿敷(具体方法:生理盐水浸湿纱布后拧干,以不滴水为度,外敷,每次 15～20 分钟,每日 1～2 次),并嘱暂停使用外用药物及化妆品、护肤品。3 月 27 日二诊:面部红斑色变淡,丘疹及丘脓疱疹明显减少,轻度瘙痒,无灼热感,毛细血管扩张仍明显,舌红、苔薄黄,脉弦。前方去石膏、知母,加鸡血藤 15g,14 剂。4 月 11 日三诊:面部红斑色明显变淡,基本无丘疹及丘脓疱疹,无脱屑,无灼热及瘙痒感,毛细血管扩张明显缓解;舌偏红、苔薄,脉弦。处方:玫瑰花 10g,凌霄花 10g,鸡冠花 10g,红花 10g,忍冬藤 15g,鸡血藤 15g,赤芍 10g,丹皮 10g,生地黄 15g,紫丹参 10g,川芎 10g,黄芩 10g,甘草 3g。后经三诊方加减调治 1 个月,5 月 15 日诊时,患者面部无红斑,无明显毛细血管扩张。

医案 2 廉凤霞,高如宏,杨占录. 高如宏教授从"热因热用"治疗面部糖皮质激素依赖性皮炎经验的探析[J]. 时珍国医国药,2019,30(1):199-200.

患者,女,51 岁,主因" 面部潮红、丘疹 2 个月",于 2016 年 6 月 20 日初诊。患者自诉 2 个月前面部皮肤出现红斑、丘疹,自觉瘙痒,患者在药店购买皮康王软膏外擦,瘙痒好转。其后每当面部皮疹瘙痒时即用此药膏,不间断使用半年后患者面颊部出现红斑,丘疹,边界清,自觉干燥、紧绷,瘙痒明显。刻诊:面颊、额头部皮肤出现红斑,红斑基础上可见红色丘疹,面色黧黄,唇色青紫,双面颊、前额部弥漫性水肿性红斑,伴毛细血管扩张、干燥脱屑、触之灼热;舌体胖大,呈青紫色,舌边有齿痕,苔白润水滑,脉沉细。诊断:糖皮质激素依赖性皮炎(阴寒内盛,虚阳上越)。予白通汤加味治疗。方用黑附片(先煎)9g,干姜 6g,炙甘草 10g,桔梗 10g,茯苓 15g,红花 10g,丹参 15g,生白术 15g,鬼箭羽 12g,葱白 3 段。7 剂,水煎服,每日 1 剂。嘱患者禁用激素类药膏,外用橄榄油擦。6 月 27 日复诊,患者面部水肿性红斑、紧绷感、烧灼感均明显减轻,自觉肢冷,乏力,便溏,舌质青紫,边齿痕,瘀点,舌苔湿润,脉沉迟。方用知柏地黄汤加味,方药如下:盐黄柏 6g,盐知母 6g,熟地黄 24g,炒山药 12g,山茱萸 12g,茯苓 12g,泽泻 12g,牡丹皮 12g,肉桂(后下)3g,益母草 30g,丹参 30g,旱莲草 30g,女贞子 15g,服上方 7 剂后,皮疹基本消退。

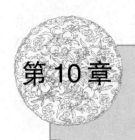

第10章

结缔组织病

第一节 红斑狼疮

红斑狼疮是一种可累及皮肤和全身多脏器的自身免疫性疾病。中医称之为红蝴蝶疮。临床常见类型为盘状红斑狼疮和系统性红斑狼疮。其特点是：盘状红斑狼疮好发于面颊部，主要表现为皮肤损害，多为慢性局限性；系统性红斑狼疮除有皮肤损害外，常同时累及全身多系统、多脏器，病变呈进行性经过，预后较差。多见于15—40岁女性。

在中医文献尚未查到相似的病名，根据其症状一般认为属于"鬼脸疮""日晒疮""发斑""痹症""水肿""心悸"等病的范畴。

一、病因病机

1. 现代医学认识

病因尚未完全明了，目前认为与下列因素有关。

（1）遗传因素：SLE患者的一级或二级亲属中，0.4%～5%可罹患本病或其他自身免疫性疾病，比一般人群高数百倍；同卵双生子SLE共患率（24%～69%）较异卵双生子（2%～9%）明显增高。本病可能为多基因疾病，近年来已发现几十个位点与SLE易感性有关，如1q31、4p16-p15.2、6p21-p11、16q13、12q24等。此外，红斑狼疮HLA多态性存在明显相关性。

（2）性激素：本病多见于育龄期女性，妊娠可诱发或加重SLE，而终止妊娠后本病往往可缓解；动物实验表明雌激素使NZB/NZW小鼠病情加剧，而雄激素则可缓解其病情。

（3）环境因素：紫外线可诱发或加重本病，可能与紫外线使表皮细胞DNA发生改变，诱发机体产生抗DNA抗体有关；另外紫外线照射还可使某些抗原（如Ro/SSA抗原）由细胞内迁移到细胞表面，后者与自身抗体结合并促发免疫反应。某些感染（如链球菌、EB病毒等）也可诱发或加重本病。此外寒冷、外伤、精神创伤等可促使本病的发生，高脂、高热量饮食可明显加重自身免疫性疾病小鼠的心血管及肾脏损害。

红斑狼疮的发病机制与免疫异常有关，可能是具有遗传素质的个体在各种因素的作用下免疫功能发生紊乱，导致T细胞调节功能障碍，抑制性T细胞功能受损，而B淋巴细胞功能亢进，产生多种自身抗体引起免疫损伤。LE患者血清中最有代表性的自身抗体为抗核抗体（ANA），其他自身抗体多达几十种，如抗双链DNA（dsDNA）抗体、抗可提取性核抗原（ENA）抗体，包括U_1RNP、Sm、Ro/SSA、La/SSB等。上述自身抗体与自身抗原形成的免疫复合物可介导免疫反应发生（Ⅲ型变态反应），造成相应组织或脏器的损伤和功能异常，临床上可出现血管炎、肾小球肾炎等损害；此外本病的发生还涉及Ⅱ型和Ⅳ型变态反应，产生诸如粒细胞减少、血小板减少、溶血性贫血以及淋巴细胞浸润等损害。

2. 中医学认识

红蝴蝶疮的发病总由先天禀赋不足，肝肾亏虚而成。因肝主藏血，肾主藏精，精血不足，虚火上炎；兼因腠理不密，日光暴晒，外热入侵，热毒入里，二热相搏，瘀阻脉络，内伤于脏腑，外伤于肌肤而发病。

热毒蕴结肌肤，上泛头面，则面生盘状红蝴蝶疮；热毒内传脏腑，瘀阻于肌肉、关节，则发系统性红蝴蝶疮。在系统红蝴蝶疮病程中，或因热毒炽盛，燔灼营血，阻隔经络，则可引起急性发作，而见高热，肌肉酸楚，关节疼痛；或邪热渐退，则又多表现为低热、疲乏、唇干舌红、盗汗等阴虚火旺、肝肾不足证候；或因肝气郁结，久而化火，而致气血凝滞；或因病久气血两虚，而致心阳不足；但病程后期，每多阴损及阳，累及于脾，以致脾肾两虚，水湿泛滥，膀胱气化失权，而见便溏溲少，四肢清冷，下肢甚至全身浮肿等症。在整个发病过程中，热毒炽盛之证可相继或反复出现，甚或表现为热毒内陷，热盛动风。

（1）热毒蕴结肌肤，内传脏腑：因肝主藏血，肾主藏精，精血不足，虚火上炎；兼因腠理不密，日光暴晒，外热入侵，热毒入里，二热相搏，瘀阻脉络，内伤于脏腑，外伤于肌肤而发病热毒蕴结肌肤，上泛头面，则面生盘状红斑狼疮；热毒内传脏腑，瘀阻于肌肉、关节，则发系统性红斑狼疮。在系统性红斑狼疮病程中，或因热毒炽盛，燔灼营血，阻隔经络，则可急性发作而见高热、肌肉酸楚、关节疼痛。

（2）邪热炽盛，伤及阴液：邪热渐退，则又多表现为低热、疲乏、唇干舌红、自汗等阴虚火旺、肝肾不足证候。

（3）肝气郁结，久而化火：致气血凝滞，郁结肌肤而成。

（4）病久气血两虚：致心阳不足；但病程后期，多阴损及阳，累及于脾，以致脾肾两虚，水湿泛滥，膀胱气化失权而见便溏溲少，四肢清冷，下肢甚至全身浮肿等症。

本病病情常虚实互见，变化多端。六淫侵袭、劳倦内伤、七情郁结、妊娠分娩、日光暴晒、内服药物，都可成为发病的诱因。

二、临床表现

1. 盘状红蝴蝶疮　多见于20—40岁的女性，男女之比约1:3，家族中可有相同患者。皮损好发于面部，尤以两颊、鼻部为著，其次为头项、两耳、眼睑、额角，亦可发于手背、指侧、唇红部、肩胛部等处。初为针尖至黄豆大小或更大微高起的鲜红或桃红色斑，呈圆形或不规则型。境界清楚，边缘略高起，中央轻度萎缩，形如盘状，表面覆有灰褐色的粘着性鳞屑，鳞屑下有角质栓，嵌入毛囊口内，毛囊口多开放，犹如筛孔，皮损周围有色素沉着，伴毛细血管扩张。两颊部和鼻部的皮损可相互融合，呈蝶形外观。黏膜亦可累及，主要发生在唇部，表现除鳞屑红斑外，甚至可发生糜烂、溃疡。一般无自觉症状，进展时或日光暴晒后，可有轻度瘙痒感，少数患者可有低热、乏力及关节痛等全身症状。部分患者的皮损可同时或相继在颜面、头皮、手背、足跖等多处部位发生，此称之为播散性盘状红蝴蝶疮（图10-1）。

本病呈慢性经过，患部对日光敏感，春夏加重，入冬减轻，病程中不破溃，亦难自愈，消退后遗留浅在性瘢痕。先天禀赋不足的盘状红蝴蝶疮患者，有1%～5%可转变为系统性红蝴蝶疮或继发皮肤癌变。

2. 系统性红蝴蝶疮 多见于青年及中年女性,男女之比约为1:10。

本病早期表现多种多样,症状多不明显,初起可单个器官受累,或多个系统同时被侵犯。常表现为不规则发热,关节疼痛,食欲减退,伴体重减轻,皮肤红斑等。

(1)皮肤、黏膜损害:约80%的患者出现对称性的皮损,典型者在开始时与盘状红蝴蝶疮皮损相似,在两颊和鼻部出现蝶形水肿性红斑,为不规则形,色鲜红或紫红,边界清楚或模糊,有时可见鳞屑,病情缓解时红斑消退,留有棕色色素沉着,较少出现萎缩现象。皮损发生在指甲周围皮肤及甲下者,常为出血性紫红色斑片,高热时红肿光亮,时隐时现;发生在口唇者,则为下唇部红斑性唇炎的表现。皮损严重者,可有全身泛发性多形性红斑、紫红斑、水疱等,口腔、外阴黏膜有糜烂,头发可逐渐稀疏或脱落。手部遇冷时有雷诺现象,常为本病的早期表现(图10-2)。

(2)全身症状

①发热。一般都有不规则发热,多数呈低热,急性活动期出现高热,甚至可达40~41℃。

②关节、肌肉疼痛。约90%的患者有关节及肌肉疼痛,关节疼痛可侵犯四肢大小关节,多为游走性,软组织可有肿胀,但很少发生积液和潮红。

③肾脏损害。几乎所有的系统性红蝴蝶疮皆累及肾脏,但有临床表现的约占75%,肾脏损害为较早的、常见的、重要的内脏损害,可见到各种肾炎的表现,早期尿中有蛋白、管型和红白细胞,后期肾功能损害可出现尿毒症、肾病综合征表现。

④心血管系统病变。约有1/3的病人有心血管系统的病变,以心包炎、心肌炎、心包积液较为常见。有时伴发血栓性静脉炎、血栓闭塞性脉管炎。

⑤呼吸系统病变。主要表现为胸膜炎和间质性肺炎,出现呼吸功能障碍。

⑥消化系统病变。约有40%患者有恶心呕吐、腹痛腹泻、便血等消化道症状。约30%的病人有肝脏损害,呈慢性肝炎样表现。

⑦神经系统病变。神经系统症状多见于后期,可表现为各种精神、神经症状,如抑郁失眠、精神分裂症样改变,严重者可出现抽搐、症状性癫痫。

⑧其他病变。可累及淋巴系统,表现为局部或全身淋巴结肿大,质软无压痛。累及造血系统见贫血、全血细胞减少。另外,约有20%病例有眼底病变,如视盘水肿、视网膜病变。

三、实验室检查

1. 一般检查

血常规呈中度贫血,约56%的患者白细胞及血小板减少,血沉加快,尿中有蛋白及红、白细胞和管型,蛋白电泳白蛋白减少,γ球蛋白、α_2球蛋白增多,血球蛋白比倒置。

2. 免疫学检查

(1)狼疮细胞阳性率在60%左右,但特异性低。

(2)抗核抗体检查,阳性率在90%以上,其中抗双链DNA抗体特异性高,阳性率为95%,效价与病情轻重成正比。其他如抗Sm抗体、抗SS-A抗体、抗SS-B抗体阳性率为30%左右。

(3)补体及免疫复合物检查,循环免疫复合物升高,血清总补体及C3、C4均降低,尤以C3下降显著。

(4)狼疮带试验检查,用直接荧光免疫法在患者皮肤和真皮连接处检查,可见免疫球蛋白和补体沉积,呈颗粒状、球状或线条状排列的黄绿色荧光带,在系统性红蝴蝶疮的正常皮肤暴露部位阳性率为 $50\%\sim70\%$,皮损部位高达 90% 以上,诊断意义较大。

四、诊断依据

1. 盘状红斑狼疮

(1)皮损好发于面颊、眉弓、耳郭、手背等曝光部位。

(2)典型皮损为境界清楚的紫红色丘疹或斑块,表面有黏着性鳞屑,鳞屑下方有角栓,一般愈后留下色素减退的萎缩性瘢痕,严重的瘢痕可引起毁容,在头皮则可引起萎缩性脱发。

(3)有不同程度瘙痒和烧灼感。

(4)皮肤病理检查有基底细胞液化变性,真皮血管和附件周围灶性淋巴细胞浸润,狼疮带试验阳性确诊。

2. 系统性红斑狼疮

相继或同时出现下述症状 4 项以上,即可诊断。

(1)颧颊部红斑。

(2)盘状红斑。

(3)光敏感。

(4)口腔溃疡。

(5)非侵蚀性关节炎。

(6)浆膜炎:胸膜炎和(或)心包炎。

(7)肾脏损害:持续尿蛋白>0.5g/24h 或>(+++),或有红细胞、血红蛋白、颗粒管型或混合型管型。

(8)神经受累:抽搐或出现神经精神障碍症状,排除药物或代谢紊乱所致。

(9)血液系统受累:溶血性贫血伴网织红细胞增多,或白细胞$<4.0\times10^9$/L,或淋巴细胞$<1.5\times10^9$/L,或血小板$<100\times10^9$/L。

(10)免疫学异常:红斑狼疮细胞(LE 细胞)阳性,或抗 dsDNA 抗体增高,或抗 Sm 抗体阳性,或梅毒血清实验假阳性。

(11)ANA 阳性:排除药物性狼疮引起。

五、鉴别诊断

1. **皮肌炎** 多从面部开始;皮损以双眼睑为中心的紫蓝色水肿性红斑,多发生肌炎症状明显;肌酶、尿肌酸含量异常。

2. **风湿性关节炎** 关节肿痛明显,可出现风湿结节;无系统性红蝴蝶疮特有的皮肤改变,对光线不敏感;抗风湿因子大多为阳性;红斑狼疮细胞及抗核抗体检查阴性。

3. **类风湿关节炎** 关节疼痛,可有关节畸形;无红斑狼疮特有的皮损;类风湿因子大多呈阳性;狼疮细胞检查多呈阴性。

六、中医特色治疗

1. 内治法

(1)辨证论治

①热毒炽盛证

证候:相当于系统性红蝴蝶疮急性活动期。面部蝶形红斑,色鲜艳,皮肤紫斑,关节肌肉疼痛;伴高热,烦躁口渴,抽搐,大便干结,小便短赤;舌红绛,苔黄腻,脉洪数或细数。

治法:清热凉血,化斑解毒。

方药:犀角地黄汤合黄连解毒汤加减。高热神昏者,加安宫牛黄丸,或服紫雪丹、至宝丹。

②阴虚火旺证

证候:斑疹暗红,关节痛,足跟痛;伴有不规则发热或持续性低热,手足心热,心烦失眠,疲乏无力,自汗盗汗,面浮肿,月经量少或闭经;舌红,苔薄,脉细数。

治法:滋阴降火。

方药:六味地黄丸合大补阴丸、清骨散加减。

③脾肾阳虚证

证候:眼睑、下肢浮肿,胸胁胀满,尿少或尿闭,面色无华;腰膝酸软,面热肢冷,口干不渴;舌淡胖,苔少,脉沉细。

治法:温肾助阳,健脾利水。

方药:附桂八味丸合真武汤加减。

④脾虚肝旺证

证候:皮肤紫斑;胸胁胀满,腹胀纳呆,头昏头痛,耳鸣失眠,月经不调或闭经;舌紫暗或有瘀斑,脉细弦。

治法:健脾清肝。

方药:四君子汤合丹栀逍遥散加减。

⑤气滞血瘀证

证候:多见于盘状局限型及亚急性皮肤型红蝴蝶疮。红斑暗滞,角质栓形成及皮肤萎缩;伴倦怠乏力;舌黯红,苔白或光面舌,脉沉细涩。

治法:疏肝理气,活血化瘀。

方药:逍遥散合血府逐瘀汤加减。

(2)中成药

①昆明山海棠片。每片50mg,每次2~4片,口服,每天3次;

②雷公藤多苷片。按每天每千克体重1~1.2mg,分2~3次口服;

③青蒿浸膏片。每片0.3g,每天30~45片,分2~3次口服;

④复方金荞片。每片0.6g,每天16~24片,分3次口服;

⑤火把花根片。每片0.18g,每天12~15片,分3次口服。

2. 外治法

皮损处可外用黄连膏、清凉膏、化毒散膏等。

3. 针灸疗法

(1)体针疗法:本病是一种系统性疾病,体针疗法只能根据具体情况,有针对性地解决某一问题时选用,或可采用针刺来改善免疫状态,取穴命门、阳关、身柱、灵台、太冲、曲池、百会、足三里等。

(2)耳针法:参照病变部位,检测阳性反应点,对症选穴针刺,亦可埋针。

七、西医治疗

1. 盘状红斑狼疮

患者应避免日晒,外出时应遮光。

(1)外用药物治疗:可外用糖皮质激素,顽固皮损可用糖皮质激素皮损内注射。

(2)内用药物治疗:用于皮损较广泛或伴有全身症状者。可选用如下药物。

①抗疟药。有防光及抗炎、免疫抑制作用,对多数患者有效。常用氯喹 250～500mg/日,分 1～2 次口服,或羟氯喹 200mg/日,分 2 次口服,一般连用 3～4 周;

②沙利度胺。50～75mg/日,分 2～3 次口服;

③糖皮质激素。用于病情严重或单用抗疟药疗效不理想的患者,一般用小剂量泼尼松 15～30mg/日治疗,病情好转后缓慢减量。

2. 系统性红斑狼疮

应向患者解释病情,使其对疾病有正确认识,积极配合医师,坚持正规治疗。避免暴晒和劳累,女性患者应避免妊娠。治疗以内用药物为主。常用药物如下。

(1)糖皮质激素:是治疗 SLE 的主要药物。普通患者可用泼尼松 0.5～1mg/(kg·日),狼疮性肾炎和狼疮性脑病患者需加大剂量,常用泼尼松 100～200mg/日,或甲基泼尼松龙冲击疗法(0.5～1.0g/日静滴,连续 3 天),病情控制后缓慢减量以免病情反跳,一般需维持数年甚至更长时间。

(2)免疫抑制药:用于重症或不宜用大剂量糖皮质激素者,特别是狼疮性肾炎患者。常用环磷酰胺、硫唑嘌呤、环孢素、他克莫司、霉酚酸酯等,雷公藤总苷也有一定疗效。

(3)其他:静滴免疫球蛋白可用于重症 SLE,氯喹和羟氯喹可用于治疗光敏感,非甾体类抗炎药可用于关节炎的治疗,血浆置换、血液透析和造血干细胞移植等也可试用。

八、预防与护理

1. 树立乐观情绪,正确对待疾病,建立战胜疾病的信心,生活规律化,注意劳逸结合,适当休息,预防感染。

2. 避免日光和紫外线照射。

3. 注意营养,忌食酒类和刺激性食品。水肿时应限制钠盐。

4. 避免劳累,注意保暖,急性期应卧床休息。患者应节育,活动期避免妊娠。

九、经验体会及医案

1. 名医经验

(1)朱仁康经验(摘自《朱仁康临床经验集》)

朱老将红斑狼疮分为五型,现分述如下。

①毒热型。相当于急性及亚急性期。证属:毒热入于营血,血热络损,血溢成斑。治则大剂凉营清热,消斑解毒。方剂:犀角地黄汤合化斑汤加味。药用:广犀角末(冲)6g,丹皮 9g,赤芍 9g,鲜生地黄 30g,生石膏 30g,知母 9g,生甘草 6g,玄参 12g,银花 30g,连翘 9g,鲜茅芦根各 30g,紫草 15g。加减:舌苔黄加川连 6g,黄芩 9g;舌绛苔光加麦冬 9g,天花粉 9g。

②虚热型。多见于亚急性期,病情尚有波动。证属:阴虚内热,水亏火旺。治则:滋肾养

阴、凉血清热。方剂:知柏地黄汤加减。药用:生地黄30g,丹皮9g,茯苓9g,泽泻9g,知母9g,川柏9g,玄参12g,玉竹9g,女贞子9g,旱莲草9g。

③心伤型。检查心电图有异常,或见心肌炎、心膜炎、心包炎等。证属:内伤心气,气血两虚。治则:养心安神,气血双补。方剂:养心汤加减。药用:白人参(先煎)3g,黄芪15～30g,丹参15g,炒白术6g,熟地黄12g,当归9g,茯苓9g,五味子9g,远志9g,酸枣仁12g,浮小麦15g,炙甘草9g。

④阳虚型。检查肾功能不正常,尿中有蛋白、颗粒管型等。证属:病久损伤脾肾,脾肾阳虚。或因久热阴损及阳,而致阴阳俱虚,气血两亏。治则:温肾壮阳,健脾利水。药用:黄芪15g,茯苓9g,山药9g,炒白术9g,菟丝子9g,鹿角胶9g,怀牛膝9g,川断9g,仙灵脾9g,巴戟天9g,胡芦巴9g,车前子6g。加减:如见阴阳俱虚之证,加龟甲、知母、黄柏之类。肾虚不能固摄则尿频,去车前子、牛膝,加以固摄之品,如桑螵蛸9g,五味子9g。

⑤肝郁型。盘状红斑狼疮多属于此型。证属:损伤肝脾,气滞血瘀。治则:舒肝和脾。方剂:逍遥散加减。药用:当归9g,赤白芍各9g,丹参12g,陈皮6g,柴胡6g,茯苓9g,郁金9g,延胡9g,川楝子9g。加减:肝脾肿大,体实者酌加三棱、莪术。脸生红斑可加茜草、红花、紫草活血化瘀。妇女月经失调,可加月季花、玫瑰花之类。

(2)褚国维经验(摘自《国医大师褚国维》)

褚国维教授治疗系统性红斑狼疮有丰富的临床经验,有以下几点。

①病机以肾虚为本,辨证与辨病相结合。本病发病无论外感、内伤,或饮食劳欲情志所诱,诸多因素必本于机体正气亏虚,肾元不足。本病虽以肾虚为本,但常见诸多毒瘀标实之象。而毒瘀痹阻的标实之象,或多或少,或隐或现,或以为主,或以兼夹,本虚标实,变化多端,局部致皮肤、肌肉、关节受累,甚则心肝脾肺肾五脏六腑俱损,临床表现复杂,病情反复迁延,故临床辨证须明辨虚实、主次,要抓主要矛盾,宜辨病与辨证相结合。首先运用西医学检验手段,对本病进行确诊,然后再运用中医四诊八纲进行辨证分型施治。

②补肾阴,标本兼治,宜药治食疗并重。养阴的含义有补阴、清热、生津、润燥4个方面,其常选用生地黄、麦冬、玄参、何首乌、石斛、炙龟甲、玉节甲、枸杞子、南沙参、北沙参、太子参、芦根、知母等滋肾补阴,养血柔肝之品以固其本,喜用六味地黄丸、杞菊地黄丸、左归丸、大补阴液、沙参麦冬汤等方。选用松软可口的食物,尤其须选用新鲜、营养丰富、容易消化的食物,如海洋生物,包括牡蛎、乌贼、短鞘章鱼、食用蛤、海参、鱼鳔等,此类食物,具有滋阴养血、补肾益精功效,含有大量的大分子胶原蛋白以及肌红蛋白、胱氨酸等营养物质,易于人体的吸收与利用。某些食用真菌类,新鲜水果及蔬菜,也由于鲜美可口、富含人类所需的多种物质也可选用。总之,食谱不宜太简单,营养成分要均衡,不必毫无根据地忌口。

③实事求是,强调防治结合;重疗效,提倡中西并举。目前激素和免疫抑制药等是治疗SLE有效的方法,但长期大剂量应用有一定的不良反应,有时甚至大于其治疗作用。故主张在疾病初期,病情活动期,有高热、关节痛、斑疹等,以激素治疗为主,迅速给药,保护重要脏器,同时采用清热解毒凉血护阴的中药。病情控制后,以中药为主,调节整体阴阳气血及脏腑功能,增强免疫力。辨证的基础上常选用具有激素及免疫抑制作用的中药,如人参、黄芪、党参、甘草、肉桂、鹿茸、冬虫夏草、杜仲、补骨脂、白花蛇舌草、穿心莲、延胡索、法半夏、雷公藤及火把花根等。

2. 医案

(1)赵炳南医案(摘自《赵炳南临床经验集》)

王某,女,45岁,病历号:877676,初诊日期1972年2月22日。患者自1971年12月份开始不断发热,时高时低一直不退,过1个多月后在面部发现红斑,后经某医院检查血中找到狼疮细胞,确诊为系统性红斑性狼疮,给泼尼松治疗,稍有控制,但不能戒量,稍戒量症状即加重。目前虽然每日服用泼尼松30mg,仍有低热,自觉全身乏力,手足心发热,自汗,关节酸痛,头晕,遂来我院门诊治疗。检查:体温37.5℃,面部有典型蝶形红斑,肝脾(一),心脏(一),白细胞计数4800/mm³,血沉24mm/小时。西医诊断:系统性红斑性狼疮。脉象:沉细无力舌象:苔白腻,舌质淡。中医辨证:阴血虚亏,毒热未清。立法:养阴补血,凉血解毒。方药:黄芪50g,黄精25g,鸡血藤50g,秦艽50g,乌梢蛇10g,丹参50g,莲子心20g,玉竹15g,白人参10g,白芍25g,当归25g,女贞子50g,熟地黄50g,川连10g。按上方曾加减使用过冬虫夏草、漏芦、枸杞子、山萸肉等,1个月以后,关节疼痛渐止,低热渐退,自汗已止,唯自觉仍有头晕。在上方基础上曾加减使用茺蔚子15g,钩藤15g,川芎15g等药连服7剂,头晕亦明显减轻。1973年1月25日复查白细胞计数6500/mm³,血沉14mm/小时。服药三个月后,泼尼松每日口服5mg,病情稳定,门诊继续观察。1974年已恢复半日工作。

(2)禤国维医案

梁某,女,22岁。初诊:2009年12月28日。

主诉:因面部、双手足红斑、丘疹伴疼痛4个月来诊。现病史:患者于今年8月左手指指尖出现红斑、丘疹,自觉疼痛。随后双手手指及手背出现类似皮疹,指尖较为密集,自觉疼痛,1个月前出现四肢关节疼痛,晨起明显。3周前,患者面部、前胸及右足踇趾出现红斑、丘疹,自觉疼痛。2周前,患者就诊当地医院,考虑为真菌性皮肤病,予抗真菌外用药物治疗,经治疗,病情无缓解。近日患者出现颈部淋巴结肿大疼痛。刻诊:神清,精神尚可,低热,双面颊、前胸、双手足散见红斑、丘疹;自觉疼痛,双肩关节、膝关节疼痛,晨起明显,时有腰酸痛;口干,纳可,眠一般,二便调;舌淡红,苔薄黄,脉细。专科检查:双面颊、前胸、双手足散见红斑、丘疹。双面颊、前胸散在绿豆至黄豆大小浸润性红斑、丘疹。双手及右踇趾见散在暗红色斑疹,双手指皮疹较为密集。未见口腔溃疡,无明显网状青斑,雷诺征(一)。理化检查:2009年12月20日查白细胞:3.39×10⁹/L,中性粒细胞0.336,淋巴细胞0.54,单粒细胞0.121,中性粒细胞1.14×10⁹/L,红细胞5.76×10⁹/L。尿常规:白细胞(+),蛋白(+),潜血(+)。血沉:21mm/小时。自免12项ANA(+),颗粒型,1:320,抗SSA(+),抗Sm(+),抗U1-RNP(+)。风湿3项无异常。中医诊断:红蝴蝶疮(阴虚内热)。西医诊断:系统性红斑狼疮。治则治法:滋阴清热,活血通络。中药处方:六味地黄丸加减。泽泻15g,生地黄15g,苡米30g,丹皮15g,山萸肉15g,赤芍20g,鱼腥草10g,土茯苓30g,首乌藤15g,鸡血藤15g,秦艽15g,甘草5g。其他治疗:泼尼松,30mg,口服,每日1次;碳酸钙维D₃片,0.6g,口服,每日1次;盐酸雷尼替丁胶囊,0.15g,口服,每日1次;滋阴狼疮胶囊5粒,口服,每日3次。

二诊:2010年1月4日。双面颊、前胸、双手足皮疹转淡。无发热,精神可,双面颊、前胸、双手足皮疹转淡,手足皮疹疼痛减轻。双肩关节、膝关节疼痛缓解。口干,纳眠可,二便调。舌淡红,苔薄黄,脉细。中药处方:六味地黄丸加减。生地黄15g,丹皮15g,秦艽15g,山萸肉15g,泽泻15g,首乌藤15g,赤芍20g,鸡血藤15g,甘草5g,地骨皮15g,青蒿10g,玄参15g。其他治疗:泼尼松,30mg,口服,每日1次;碳酸钙维D₃片,0.6g,口服,每日1次;盐酸雷尼替丁胶囊,0.15g,口服,每日 1 次;滋阴狼疮胶囊,5 粒,口服,每日 3 次。

三诊:2010 年 1 月 18 日。双面颊、前胸、双手足皮疹进一步转淡。无发热,双面颊、前胸、双手皮疹进一步转淡,手足皮疹轻微疼痛。口干缓解,纳眠可,二便调。舌淡红,苔薄黄,脉细。复查:补体 C3,0.74g,总补体 CH_{50} 17U/ml;尿常规、血常规未见明显异常。中药处方:六味地黄丸加减。生地黄 15g,丹皮 15g,山萸肉 15g,泽泻 15g,太子参 15g,赤芍 20g,鸡血藤 15g,秦艽 15g,甘草 5g,地骨皮 15g,青蒿 10g,玄参 15g,芡实 15g。其他治疗:泼尼松,30mg,口服,每日 1 次;碳酸钙维 D_3 片,0.6g,口服,每日 1 次;盐酸雷尼替丁胶囊,0.15g,口服,每日 1 次;滋阴狼疮胶囊 5 粒,口服,每日 3 次。

四诊:2010 年 2 月 1 日。双面颊、前胸、双手足皮疹转暗。无发热,双面颊、前胸、双手足皮疹转暗,手足皮疹无疼痛。无口干,无腰痛,纳眠可,二便调。舌淡红,苔薄黄,脉细。中药处方:六味地黄丸加减。泽泻 15g,生地黄 15g,丹皮 15g,山萸肉 15g,太子参 15g,赤芍 20g,鸡血藤 15g,秦艽 15g,甘草 5g,地骨皮 15g,青蒿 10g,玄参 15g,芡实 15g,薄盖灵芝 15g。其他治疗:泼尼松,30mg,口服,每日 1 次;碳酸钙维 D_3 片,0.6g,口服,每日 1 次;盐酸雷尼替丁胶囊,0.15g,口服,每日 1 次;滋阴狼疮胶囊,5 粒,口服,每日 3 次。

第二节 皮肌炎

皮肌炎是一种以皮肤和肌肉的炎症为主要表现的结缔组织病。以眼睑有水肿、紫红色斑片,肌肉乏力、酸痛、肿胀、触痛,并伴有毛细血管扩张,皮肤异色样改变等症状为临床特征。病因不明,近年来将本病归于自身免疫性疾病,另外如病毒感染,对肿瘤的变态反应等。成人和儿童均可发病,女性多见。中医称之为肌痹。《素问·长刺节论》中曾有"病在肌肤,肌肤尽痛,名曰肌痹,伤于寒湿"之说。隋代医家巢元方在《诸病源候论》一书中,对痹证病状、病因病机进行了阐述:"风湿痹病三状,或皮肤顽厚,或肌肉酸痛,…… 内血气虚则受风湿,而成此病。久不瘥,入于经络,搏于阳经,亦变令身体手足不随。"

一、病因病机

1. 现代医学认识
病因和发病机制尚不清楚,可能与以下因素有关。

(1)遗传:HLA-DR3、HLA-DR52 等阳性者皮肌炎发病率较高。

(2)感染:儿童皮肌炎患者血清中抗柯萨奇病毒抗体滴度较高,多发性肌炎患者常有鼠弓形虫 IgM 型抗体,且抗弓形虫治疗有效。部分成人患者可能与 EB 病毒感染有关。

(3)恶性肿瘤:皮肌炎患者伴发恶性肿瘤的频率远远高于正常人群,常见的肿瘤有肺癌、胃癌、乳腺癌、女性生殖道癌、鼻咽癌等。恶性肿瘤有效治疗后,皮肌炎往往可缓解。

(4)免疫异常:在皮肤和肌肉损害中,可见血管周围有 $CD4^+$ T 淋巴细胞浸润,血管壁有 IgG 或 IgM 沉积,部分患者有自身抗体如抗 Jo-1 抗体(组氨酰 tRNA 合成酶抗体)、PL-7 抗体(苏氨酰 tRNA 合成酶抗体)等,免疫抑制疗法有效。

2. 中医学认识
中医学认为本病多因寒湿之邪侵于肌肤,阴寒偏盛,不能温煦肌肤;或因七情内伤,郁久化热生毒,致使阴阳气血失衡,气机不畅,瘀阻经络,正不胜邪,毒邪犯脏。

(1)外感热毒之邪由气分侵及营血,气营两燔,热毒炽盛,损伤血络,气血运营不畅,患者出现典型皮疹,疹色鲜红,迅即遍及颜面或前胸部。

(2)毒热之邪灼津耗液,不能营养肌肉筋骨,出现肌肉肿胀、乏力,关节酸痛不利等症状。湿热之邪侵犯人体,阻遏脾阳,脾气不升,胃气不降,脾胃之经积热不去,蒸腾外发,脾主肌肉四肢,故见肌肉疼痛乏力,关节红肿。

(3)湿邪侵犯肺卫,肺气郁闭,卫气不宣,寒凝气滞,痹于肌肉、筋骨、关节,肌肉酸痛无力。

(4)病久气血瘀阻,营运不畅,滞于经络,瘀而不通,不通则痛,故肌肉疼痛如锥刺,且固定不移,痛而拒按。疾病日久,患者体虚,血络瘀阻,四肢百骸失去气血水谷精微供养,久而则造成肌肉萎缩,筋脉拘挛,四肢无力,手不能持,足不能行。病久迁延,进一步影响五脏六腑功能,出现各种变证。

二、临床表现

本病发病多数缓慢,少数呈急性或亚急性发病,部分患者发病前可有前驱症状,如发热、咽喉肿痛、神疲乏力、消瘦、肌肉酸痛、关节疼痛等症状,以及有雷诺征和不典型的红斑。

1. 皮肤损害

(1)双上眼睑紫红色水肿性红斑(Heliotrope征):具有特征性,此外面部、头皮、前胸V字区等曝光部位也可有红斑(图10-3)。

(2)Gottron丘疹:即指指关节、掌指关节伸侧的扁平紫红色丘疹,表面附着糠状鳞屑,约见于1/3患者(图10-4)。

(3)皮肤异色症(poikeloderma):在同一部位同时存在色素沉着、点状色素脱失、点状角化、毛细血管扩张等,自觉瘙痒,多见于面、颈和躯干部。

其他表现还可有甲皱襞发红、毛细血管迂曲扩张,甲小皮角化、光敏感、血管炎性损害、脱发等。部分患者(特别是儿童患者)可在皮肤、皮下组织、关节附近发生软组织钙化。

2. 肌肉症状

表现为受累肌群的无力、疼痛和压痛。主要累及四肢近端肌群、肩胛间肌群、颈部和咽喉部肌群,出现相应临床表现如双上肢上举困难、握力下降、站立和行走困难、平卧时抬头困难、吞咽困难、发音困难等;严重时可累及呼吸肌和心肌,出现呼吸困难、心率加快、心电图改变甚至心力衰竭;急性期由于肌肉炎症、变性而引起肌无力、肿胀,有自发痛和压痛。

3. 恶性肿瘤

皮肌炎患者恶性肿瘤发生率高,为5%～30%,特别是40岁以上者发生率更高。各种恶性肿瘤均可发生,女性患者以乳腺癌、卵巢癌多见,其他还可见胃癌、肺癌、肝癌、鼻咽癌、淋巴瘤等,我国报道的皮肌炎并发的恶性肿瘤70%为鼻咽癌。部分患者恶性肿瘤有效控制后皮肌炎可获缓解。

4. 其他表现

可有不规则发热、消瘦、贫血、关节炎等。间质性肺炎是皮肌炎常见并发症,关节肿胀类似于风湿性关节炎,肾脏损害少见,个别患者可有雷诺现象。

三、实验室检查

1. 血清肌酶　95%以上患者急性期有肌酸激酶(CK)、乳酸脱氢酶(LDH)、醛缩酶(ALD)

等肌酶的升高,其中 CK 和 ALD 的特异性较高。肌酶升高可早于肌炎,LDH 升高持续时间较长,有效治疗后肌酶可逐渐下降。

2. **肌电图**　取疼痛和压痛明显的肌肉进行检查,主要表现为肌源性损害。

3. **其他**　血清肌红蛋白在肌炎患者中可迅速升高,可先于 CK 出现,有助于肌炎的早期诊断。尿肌酸排出增加,常常超过 0.2g/日;少数患者 ANA、Jo-1 抗体、PL-7 抗体、丙氨酰 tRNA 合成酶(PL-12)抗体阳性;其他尚可有血沉加快、贫血、白细胞升高、C 反应蛋白阳性等。

四、诊断依据

1. 本病好发于青年女性。
2. 典型皮损。
3. 四肢和颈部肌肉无力。
4. 血清酶升高。
5. 肌电图呈肌源性损害。

五、鉴别诊断

1. **系统性红斑狼疮**　面部多有典型的蝶形红斑,有多脏器损害,肾脏损害较多且重,无肌肉症状,24 小时尿肌酸正常。

2. **系统性硬皮病**　早期症状多见于肢端,雷诺征多见,皮肤实质性肿胀,蜡样光泽,后期皮肤明显硬化、萎缩,肌肉症状不明显,无眼睑水肿性紫红斑,24 小时尿肌酸正常。

3. **风湿性多肌痛证**　通常发生在 40 岁以上,上肢近端发生弥漫性疼痛,较下肢为多,伴全身乏力。患者不能说出疼痛来自肌肉还是关节,无肌无力症状。由于肢体失用可有轻度消瘦,血清 CPK 值正常,肌电图正常或轻度肌病性变化。

六、中医特色治疗

1. **内治法**
(1)辨证论治
①寒湿证
主症:病程缓慢,皮肤有暗红斑块、肿胀;全身肌肉疼痛,酸软无力,疲乏气短;舌淡、苔薄白,脉沉缓或沉细。
治法:温经散寒,活血通络。
方药:温经通络汤加减。
药物:黄芪、党参、白术、山药、茯苓补中益气,丹参、鸡血藤、鬼箭羽活血化瘀通络,乌蛇、秦艽祛风除湿,解毒通络;桂枝温化寒湿。红斑不退时,加鸡冠花、凌霄花。
②毒热证
主症:发病急,皮损呈紫红色斑,有水肿,伴高热;肌肉疼痛无力,胸闷食少;舌质红绛,舌苔黄厚,脉数。
治法:清营解毒,活血止痛。
方药:解毒清营汤(生玳瑁、金银花、连翘、生地黄、丹皮、赤芍、黄连、白茅根、生薏仁、茯苓、元胡、川楝子)合普济消毒饮加减。

药物:生玳瑁、金银花、连翘、生地黄、丹皮、白茅根、玄参、黄芩、黄连、大青叶、紫草、茯苓等。

③气血两虚证

主症:病程长,皮损暗红或不明显,消瘦,疲乏无力;倦怠头晕,食少纳差,睡眠不好,便溏腹胀;舌淡体胖,少苔,脉沉细。

治法:调和阴阳,益气养血通络。

方药:八珍汤加减。

药物:人参或党参、茯苓、炒白术、陈皮、黄芪、当归、熟地黄、丹参、川芎、赤芍、三棱、莪术、桃仁、红花、甘草等。

(2)中成药

①雷公藤多苷片。用于糖皮质激素效果不佳或减量中加用,60mg/日,每日3次口服,或昆明山海棠,每次3片,每日3次,口服。

②亦可根据不同情况选择使用中成药,如人参归脾丸、人参健脾丸、补中益气丸、滋补肝肾丸、秦艽丸等。

2. 外治法

(1)一般皮损无需特殊的用药。

(2)按摩、推拿、针刺疗法、水疗、电疗等在缓解期应用,对恢复肌肉功能有一定疗效,以防止肌肉萎缩和挛缩。

七、西医治疗

1. 内用药物治疗

(1)糖皮质激素:根据病情选择用量,轻症患者可用泼尼松30~40mg/日,重症者可用60~80mg/日,危重患者可用冲击疗法,病情控制后逐渐减量,维持量为10~15mg/日,疗程可达数年。

(2)免疫抑制药:常与激素联用,雷公藤总苷也有一定疗效。

(3)其他:可口服氯喹或羟氯喹,少数重症患者可静滴免疫球蛋白或血浆置换。蛋白同化剂(如苯丙酸诺龙)对肌力恢复有一定作用;儿童皮肌炎及怀疑与感染相关者,宜配合抗感染治疗;转移因子、胸腺素等可调节机体免疫功能,增强抵抗力。

2. 外用药物治疗 外出时可外用遮光剂,皮损部位可外用糖皮质激素制剂等。多数患者经过适当治疗可痊愈或缓解,有恶性肿瘤、肺纤维化和心脏受累的患者疗效较差。

八、预防与护理

1. 急性期应卧床休息,病情不严重应适当活动。

2. 给予高蛋白和维生素含量多的饮食。

3. 患者平时应避免寒冷,注意预防并积极治疗上呼吸道感染或其他感染。

4. 避免阳光照射。

5. 40岁以上患者应进行全身检查确定有无恶性肿瘤,若未发现肿瘤,也应3至6个月定期随访。

九、经验体会及医案

1. 名医经验

（1）禤国维经验（摘自《国医大师禤国维》）

禤国维禤老认为皮肌炎与《诸病源候论·虚劳风痹不随候》中所述"风寒湿之气合为痹,病在于阴,其人苦筋骨痿枯,身体疼痛,此为痿痹之病"有相似之处。其病机主要为:热毒炽盛、气血两燔;脾肾阳虚、卫阳不固;风寒湿之邪侵袭肌肤,阻滞经络,气血运行不畅;脾虚致肌肉无力、四肢不举。临床上主要按以下三型辨证论治。

①热毒炽盛型。多见于急性期,皮紫红肿胀;肌肉、关节疼痛,无力,伴胸闷、口渴;舌质红,苔黄厚,脉弦数。治法:清热解毒,活血止痛。以普济消毒饮合清败毒饮加减治疗。

②脾虚寒湿型。多见于缓解期,皮疹为暗红斑块;肌肉疼痛无力,纳呆便溏;舌淡,苔白,脉沉缓。治法:健脾利湿,活血止痛。以四君子汤加减治疗。

③肾阳不足型。多见于慢性期,肤色暗红带紫,肌肉萎缩,关节疼痛,肢端发绀发凉;自汗怕冷,面色白;舌淡,苔白,脉沉细。治法:温肾壮阳。以右归丸加减治疗。

禤老认为,皮肌炎是一种慢性难治性的自身免疫性疾病,治疗应根据病情的轻重、缓急和病程的早期后期不同而采用相应的中医、西医或中西医结合治疗措施。一般早期、急性期中医治疗应以清热解毒祛邪为主;后期、慢性期应以益气补脾扶正为主。中医学认为脾主肌肉,脾为后天之本,气血化生之源,所以中医补脾法应贯穿皮肌炎的整个治疗过程中,尤其发病后期病情重者应温补脾阳,大补气血,可大剂量应用北芪、党参、白术、熟地黄、当归、川芎等,必要时选用人参(高丽参)。另外在发病后期常常脾虚及肾,导致脾肾两虚,病人表现为全身肌肉明显萎缩,活动受限,腰膝酸软,气短乏力,舌淡无华,脉沉细无力,此时应脾肾双补,用十全大补汤和右归丸加减。同时配合理疗针灸、理疗等方法治疗。

对于皮肌炎重症病人宜中西医结合治疗,在中医辨证施治的同时,配合应用类固醇激素和免疫抑制药。类固醇激素的治疗剂量及用药时间长短,应根据临床及血清肌酶决定,泼尼松一般常用量是每天每千克体重 1mg,待病情稳定后逐渐减量,最后以每天 15mg,坚持 1 年以上,如果病情加重,血清肌酶显著升高,肌无力症状明显,开始出现吞咽和呼吸受影响,可用甲基泼尼松龙冲击治疗,每天静脉滴注甲基泼尼松龙 1g,连续 3 天,长期大量应用类固醇激素要注意其不良反应,特别是当肌酶正常,但以下肢肌无力为主的肌无力得不到改善时,应考虑可能有激素性肌病,可适当减少激素用量及补钾。实践证明,中西医结合治疗可以较快控制病情,减少皮质激素带来的不良反应,提高病人的生存质量。

（2）徐宜厚经验（《摘自徐宜厚皮肤病临床经验辑要》）

徐老从扶脾论治疗皮肌炎,取得较为满意的疗效。

①护脾阴以解毒。《不居集》说:"扶脾即所以保肺;保肺即所以扶脾。"提示凡肺胃阴津在被温热之毒灼伤时,当以清补为宜。证见发病较急,间歇性发热,食欲不振,口渴不多饮,咽喉疼痛;自觉肌肉酸痛无力,重者肢体软瘫,不能翻身活动,眼睑呈淡紫红色浮肿;舌质红绛,苔薄黄微干,脉虚大数。系由风温热毒,侵袭肺胃,邪气充斥于表,则肌肤燔热、红肿、酸痛;津液内耗,元气虚怯,故软瘫无力。治宜护脾阴以解毒。

②补脾阳以通痹。脾运则分输五脏,荣润四肢。大抵脾胃虚弱,内则腐熟无能,失其生化之源,从而成为虚损的重要因素;外则可致寒湿诸邪,阻滞脉络,诱发痹证。诚如《景岳全书》所

说:"痹者,闭也。以血气为邪所闭,不得通行而病也。"对于因脾阳亏虚,痹阻不通的皮肌炎,当甘温补脾与散寒通痹同用,方可获得气旺血行、痹通肤软之效。

③益元气以振痿。元气主要指先天的肾气,后天之本的脾气。脾肾两脏之虚,气是一虚俱虚,一损俱损的互相关系。因此,《冯氏锦囊秘录》出:"虚为百病之由,治虚为去病之要"的学术观点,对于指导期皮肌炎的治疗是很有意义的。当然,在具体施治的过程中,要审酌脾肾的盛衰,因肾虚而脾尚健者,补肾而勿伤脾;因脾虚而虚候,扶脾为主,尽量做到助其互生互化,防止滥施妄补之弊。

2. 医案

(1)禤国维医案(摘自《国医大师禤国维》)

李某,男,54岁。初诊:2012年4月26日。主诉:因全身反复出现红斑、瘙痒伴肌肉酸痛数月来诊。现病史:患者数月前全身反复出现红斑、瘙痒伴肌肉酸痛,夜间加重,伴皮肤干燥、肌肉萎缩,乏力,口腔溃疡,曾多次诊疗,行皮肤活检术确诊为皮肌炎,现为求中医治疗,到我院门诊就诊。刻诊:全身多处红斑、瘙痒,皮肤干燥,肌肉酸痛、萎缩,乏力,口腔溃疡,额部和上眼睑水肿性红斑和皮肤异色样变;纳眠可,二便调;舌尖红,苔薄白,脉细。专科检查:全身多处红斑,皮肤干燥,肌肉萎缩,口腔溃疡,额部和上眼睑水肿性红斑和皮肤异色样变。理化检查:2009年12月14日查ANA阳性(1∶100),肌酶、肌红蛋白、尿常规正常,血常规基本无异常。中医诊断:肌痹(脾肾不足)。西医诊断:皮肌炎。治则治法:补肾健脾。中药处方:六味地黄丸加减。木棉花15g,川加皮15g,防风15g,薄盖灵芝15g,熟地黄15g,苡米20g,生地黄30g,山萸肉20g,丹皮15g,茯苓20g,鸡血藤20g,山药20g,黄芪60g,甘草5g,芡实20g。其他治疗:滋阴狼疮胶囊,5粒,口服,每日3次;修疡口服液,1支口服,每日3次。

二诊:皮损好转,仍有肌肉萎缩,口腔溃疡。药后好转,肌肉酸痛减轻。舌淡红,苔微黄腻,脉弦。中药处方:药后好转,肌肉酸痛减轻为邪有去路,药后仍有肌肉萎缩,口腔溃疡,鸡血藤加量以养血活血。川加皮15g,防风15g,薄盖灵芝15g,木棉花15g,苡米20g 生地黄30g,熟地黄15g,山萸肉20g,丹皮15g,茯苓20g,鸡血藤20g,山药20g,黄芪60g,甘草5g,芡实20g。其他治疗:滋阴狼疮胶囊,5粒,口服,每日3次;薄芝片,3支,口服,每日2次。

三诊:皮损好转,颜色变淡。药后好转,下蹲稍困难。舌淡红,苔微黄,脉弦。理化检查:近期查血常规、尿常规、ANA谱、补体、肌红蛋白未见异常,CK:19U/L。中药处方:药后好转,下蹲困难,易木棉花为白术以补气健脾以营养肌肉。继续治疗。白术10g,川加皮15g,防风15g,薄盖灵芝15g,苡米20g,生地黄30g,熟地黄15g,山萸肉20g,丹皮15g 茯苓20g,鸡血藤20g,山药20g,黄芪60g,甘草5g,芡实20g。其他治疗:滋阴狼疮胶囊,5粒,口服,每日3次;薄芝片,3支,口服,每日2次。

四诊:皮损好转,颜色变淡。药后好转,仍有下蹲困难。口干。舌淡红,苔微黄,脉弦。中药处方:药后好转,口干,加石斛以养阴生津。白术15g,川加皮15g,防风15g,薄盖灵芝15g,熟地黄15g,苡米20g,生地黄30g,山萸肉20g,丹皮15g,茯苓20g,鸡血藤30g,山药20g,芡实20g,甘草5g,黄芪60g,石斛15g。其他治疗:滋阴狼疮胶囊,5粒,口服,每日3次;薄芝片,3支,口服,每日2次。

五诊:皮损明显好转,红斑基本消退,颜色变淡。药后明显好转,无明显不适。舌淡红,苔白,脉弦。药后明显改善为气血充足,经络畅通,肌肉得养。继续服药:白术15g,杜仲15g,防风15g,薄盖灵芝15g,苡米20g,生地黄30g,石斛20g,山萸肉20g,丹皮15g,茯苓20g,鸡血藤

20g,山药20g,黄芪60g,甘草5g,芡实20g。其他治疗:滋阴狼疮胶囊,5粒,口服,每日3次;薄芝片,3支,口服每日2次。

(2)徐宜厚医案(摘自《徐宜厚皮肤病临床经验辑要》)

曾某,女,54岁。1980年7月18日初诊。患者发热,肌肉酸痛,眼睑紫红色浮肿达2月余,某院确诊:皮肌炎。口服过激素、氯喹和金刚藤糖浆等,病情未控制,由家人背来我科门诊。检查:体温39.5℃;下肢肌肉酸痛,软弱难以站立,双眼睑呈淡紫红色水肿;食欲不振,时有汗出,头昏,口干饮之不多,舌质绛红,苔薄黄微干,脉虚细数。血红蛋白101g/L(10.1g/dl),红细胞3.75×10^{12}/L(375万),白细胞7.4×10^9/L(7400),中性0.76(76%),淋巴0.34(34%),血沉28mm/h;谷氨酸-丙酮转氨酶140U;尿肌酸1824μm/24h(240mg/24h)。

四诊合参,证属温热化毒,耗阴损液。治宜护脾阴以解毒,用益胃汤加减。处方:南、北沙参各12g,石斛15g,玄参10g,生地炭、银花炭、山药各15g,红花6g,凌霄花、防风各10g,浮萍6g,丹参30g,紫草10g。20剂药后,眼睑红肿褪色见淡,肌肉酸痛亦有减轻,在家人的帮助下,可以下床站立一会。此后按原方酌加黄芪、茯苓、紫菀、玉竹、熟地黄、炒白芍、生苡仁、龟甲胶、五加皮、炙甘草之类清金、补精、养血之品。先后共服180余剂,眼睑浮肿消退,肌肉酸痛见愈。1982年2月份追访,患者已能从事轻微家务劳动。

第三节 硬 皮 病

硬皮病是一种以皮肤和内脏组织胶原纤维进行性硬化为特征的结缔组织病,女性多见,男女患病率之比约1:3。可分为局限性和系统性两型,前者局限于皮肤,后者常可侵及肺、心、肾、胃肠等器官,病程呈慢性经过。本病在中医文献中早有记载,如宋吴彦夔著《传信适用方》记述"人发寒热不止,经数日后四肢坚如石,以物击之似钟磬,日渐瘦恶。"似西医学之硬皮病。本病属中学"皮痹"之范畴。

一、病因病机

1. **现代医学认识** 病因和发病机制尚不清楚。局限性硬皮病可能与遗传、外伤或感染有关,主要累及皮肤。系统性硬皮病可能与自身免疫和血管病变有关,患者血清中可检测到多种自身抗体如抗Scl-70抗体、抗着丝点抗体等。硬皮病的发病机制可能为在致病因子作用下真皮及内脏器官成纤维细胞活化,合成过多胶原,导致皮肤或内脏器官的纤维化。

2. **中医学认识** 外受寒湿之邪,由络而入,以致经络阻隔,气滞血瘀;或素有脾肾阳虚,气血两虚,卫外不固,风寒湿邪乘虚而入,凝于经络,阻于皮肤肌肉之间,以致营卫不和,气滞血瘀。病久可产生肺脾气虚、心阳不振或心脉痹阻及阴阳两虚之证。

二、临床表现

根据病变范围及有无系统受累可分为局限性硬皮病和系统性硬皮病两型。

(一)局限性硬皮病

主要侵犯皮肤某一局部,病程缓慢,儿童和成人均可罹患,有斑状硬皮病和线状硬皮病两型。

1. **斑状硬皮病** 又称硬斑病,躯干部多见。皮损可单发或多发,开始为圆形、椭圆或不规则形淡红色水肿性斑片,钱币大小或更大,稍高出皮面,经久不退,逐渐扩大并硬化,数月后红色变淡,周围可有紫红色晕,中央略凹陷而呈蜡黄色或象牙色泽,表面干燥、无汗,毳毛逐渐消失,触之皮革样硬度。病变可持续数年至数十年,数年后皮损硬度可减轻,局部变薄、萎缩,留有轻度色素沉着。因其病变较表浅,不累及筋膜,故一般不影响肢体功能(图10-5)。

2. **线状硬皮病** 多累及儿童和青少年。皮损常沿单侧肢体呈线状或带状分布,初发时常为一带状红斑,发展迅速,早期即发生硬化,可累及皮肤、皮下组织、肌肉和筋膜,最终硬化并固定于下方的组织而致严重畸形,运动受限或引起肢体挛缩及骨发育障碍;在额部和头皮处可表现为单侧皮肤、皮下组织和颅骨的萎缩,呈刀劈状,可伴脱发,称刀砍状硬皮病(图10-6)。

(二)系统性硬皮病

为累及皮肤和内脏多系统多器官的硬皮病,多累及中青年女性。临床分为肢端型和弥漫型两型,其中肢端型占95%左右,病程缓慢。

1. **前驱症状** 如雷诺现象、关节痛、不规则发热、体重减轻等。其中雷诺现象有特征性,往往为首发症状,表现为双手出现阵发性苍白、发冷、麻木,后变青紫,再转为潮红。由雷诺现象到发生皮肤硬化时间从几年至十余年不等。

2. **皮肤黏膜损害** 面部和双手最先受累,病程可分为水肿期、硬化期和萎缩期。初期皮肤有浮肿发紧感,随后进入硬化期,表现为皮肤变硬、变紧,不易捏起,表面呈蜡样光泽,进一步发展可逐渐累及前臂、上臂、腹部,影响肢体活动、呼吸运动等。口、咽部黏膜可干燥萎缩。

典型手部表现为手指硬化如腊肠样或呈爪形,指端皮肤可发生坏死和溃疡,不易愈合,久之手指末节吸收变短,有时可有软组织钙化。典型面部表现为面部皱纹消失、表情丧失呈假面具样,鼻尖似鹰嘴状,口唇变薄,口周皮肤皱褶呈放射状沟纹,张口受限;面部弥漫性色素沉着,发际部色素减退的基础上出现毛囊性色素岛,还可出现点状毛细血管扩张。

3. **血管损害** 表现为血管(特别是动脉)内膜增生、管腔狭窄,对寒冷及情绪刺激的舒缩反应异常。

4. **骨关节和肌肉损害** 可表现为指、腕、膝和踝关节发生对称性疼痛、肿胀和僵硬;近端肌无力和肌痛,晚期可出现肌肉萎缩;骨受累表现为骨质吸收,出现牙齿松动等。

5. **内脏损害** 半数以上患者可累及消化道,表现为吞咽困难、胃肠蠕动减弱、吸收不良和脂肪泻等;约2/3患者肺部受累,出现间质性肺炎和肺纤维化等多种病变,常为系统性硬皮病的主要死因;心脏受累可引起心电图异常、心功能不全等;肾脏受累时可出现高血压、蛋白尿、血尿、尿毒症等;其他尚有末梢神经炎、多汗、贫血等。

CREST综合征为肢端型硬皮病的一种特殊类型,由下列五种临床表现组成:皮肤钙化(calcinosis cutis)、雷诺现象(Raynaud's phenomenon)、食管功能异常(esophageal dysmotility)、肢端硬化(sclerodactyly)和毛细血管扩张(telangiectasia),此型患者较少发生肾脏和肺部损害,预后较好。

弥漫型硬皮病占系统性硬皮病的5%,一开始即为全身弥漫性硬化,无雷诺现象及肢端硬化,病情进展迅速,常在2年内发生全身皮肤和内脏广泛硬化,预后较差(图10-7)。

三、实验室检查

1. 局限型硬皮病一般无实验室检查异常,少数播散性硬斑病可有嗜酸性粒细胞升高。

2. 系统性硬皮病有多种实验室检查异常,可有贫血、血沉加快、尿蛋白阳性等。90%患者ANA阳性(多为核仁型),抗Scl-70抗体阳性率约20%,多见于肺部受累者;伴发雷诺现象者

多可检测到抗 U_1RNP 抗体;抗着丝点抗体为 CREST 综合征的标志性抗体。

3. 可有 γ 球蛋白升高、类风湿因子阳性、冷球蛋白阳性、补体下降等免疫学异常。

四、诊断依据

1. 可发生于任何年龄,但青、中年女性为多见。

2. 皮损好发于头面、四肢、躯干。

3. 特征性皮损。

4. 系统损害。

5. 实验室检查。

五、鉴别诊断

1. **斑萎缩** 和局限型硬皮病相鉴别。斑萎缩早期损害为大小不一,呈皮色或青白色,微凹或隆起,表面起皱,触之不硬。

2. **萎缩性硬化性苔藓** 和局限型硬皮病相鉴别。萎缩性硬化性苔藓皮损为淡紫色发亮的扁平丘疹,大小不一,常聚集分布,但不互相融合,表面有毛囊角质栓,有时发生水疱,逐渐出现皮肤萎缩。

3. **成人硬肿病** 和系统性硬皮病相鉴别。成人硬肿病皮损多从头颈部开始向肩背部发展,真皮深层肿胀和僵硬。局部无色素沉着,亦无萎缩及毛发脱落等表现,有自愈倾向。

4. **混合结缔组织病** 和系统性硬皮病相鉴别。混合结缔组织病患者具有系统性红斑狼疮、硬皮病、皮肌炎或多发性肌炎等病的混合表现,包括雷诺现象,面、手非凹陷性浮肿,手指呈腊肠状肿胀,发热,非破坏性多关节炎,肌无力或肌痛等症状。浸出性核抗原和RNP的抗体均可呈高滴度阳性反应。

六、中医特色治疗

1. **内治法**

(1)辨证论治

①寒湿阻滞证

主症:多见于局限性硬皮病,摸之坚硬,蜡样光泽,手捏不起,渐有萎缩;舌质淡或暗,苔薄白,脉沉缓或迟。

治法:温经散寒,通络化瘀。

代表方剂:独活寄生汤合当归四逆汤加减。

药物:炮姜、桂枝、独活、秦艽、丹参、当归、川芎、桃仁、鸡血藤、鬼箭羽、红花、青皮、陈皮等。形寒肢冷、腰膝酸软加附片、肉桂、鹿角胶;乏力、头晕加黄芪、党参、茯苓。

②脾肾阳虚证

主症:初起皮损处水肿,逐渐变硬萎缩;自觉乏力,畏寒肢冷,关节痛甚至活动受限,腹胀纳呆,大便溏泻,月经不调或停经;舌淡胖嫩或边有齿痕,脉沉伏。

治法:温阳健脾,益肾填精。

代表方剂:肾气丸和阳和汤加减。

药物:附子、肉桂、桂枝、干姜、熟地黄、山萸肉、当归、山药、寄生、杜仲、鹿角胶、仙茅、仙灵脾等。咳嗽、痰白泡沫加麻黄、白芥子;下肢水肿加茯苓、车前子或合五皮饮化裁;四肢、关节疼痛加羌胡、独活、威灵仙;心悸、气喘加人参、麦冬、五味子;头晕、自汗加黄芪、炒白术;瘙痒加乌梢蛇,舌紫有瘀点、雷诺现象明显加丹参、三棱、莪术。

(2)中成药:人参健脾丸、人参归脾丸、大黄䗪虫丸、阳和丸、当归丸、八珍丸均可选择使用。

2. 外治法

(1)大黄、桂枝、川芎、细辛、苏木、红花、肉桂等各20～45g,水煎浸泡或熏洗患肢手足,每次20～40分钟,保持药温,每日1～2次,1个月为1疗程。

(2)伸筋草30g,透骨草30g,艾叶15g,乳香6g,没药6g,煎水热洗。

(3)威灵仙60g,蜀羊泉40g,石菖蒲30g,艾叶、独活、羌活、千年健各20g,红花15g,食醋500ml,加水2500～3000ml,煎汁盛盆或桶内,趁热熏洗患处,每日1～2次,6～8次为一疗程。用于局限型硬皮病的治疗。

3. 针灸疗法

(1)体针疗法:取曲池、足三里、中脘、大椎、气海、肾俞、脾俞、肺俞等穴位。

(2)梅花针疗法:在患处轻轻敲打,每日1次。

(3)耳针疗法:取耳、肺、枕、内分泌、肾上腺、肝、脾、脑点。

七、西医治疗

斑状硬皮病早期皮损可用抗感染药物如青霉素静滴,晚期皮损可用糖皮质激素皮损内注射,也可外用中、强效糖皮质激素。带状硬皮病尚无有效治疗方法。

系统性硬皮病患者应注意休息、保暖、进食高营养食物,适当运动,防止外伤。

1. 内用药物治疗 糖皮质激素早期使用有肯定疗效,能改善关节症状,减轻皮肤水肿、硬化及全身症状,特别在雷诺现象及早期水肿炎症期效果较好,一般用泼尼松20～40mg/日,病情控制后递减。秋水仙碱对减轻皮肤硬化、缓解动脉痉挛有一定疗效,成人剂量为0.5～1.5mg/日;D-青霉胺可抑制胶原分子之间的交联,成人初始剂量为250mg/日,每2～4周后增加100mg,最大剂量为1000mg/日,维持量为300～600mg/日;雷诺现象明显者可选低分子葡聚糖500ml/日,静滴,妥拉唑啉25mg/日,口服及血管舒缓素10～20U/日,口服。此外还可用抗栓酶、前列腺素 E_1、6-氨基己酸及尿激酶等。

2. 外用药物治疗 手指溃疡需局部清创、油纱布包扎,可同时外用抗生素等;伴疼痛的钙化结节可行外科切除。

八、预防与护理

1. 在坚持药物治疗的同时,要保持豁达开朗的精神状态,避免精神紧张和情绪波动。

2. 注意劳逸结合,不能过度劳累。

3. 防止冷冻和外伤。

4. 少食寒凉之品,多食补益之品。饮食宜清淡,忌食烟酒及辛辣刺激性食物。

九、经验体会及医案

1. 名医经验

(1)朱仁康朱老认为硬皮病属于中医学痹症范畴,古有"皮痹"之称。其发病机制,内因为气血两虚,肾阳不足,卫外失固;外因为风寒湿邪乘虚而入,阻于经络肌表血脉之间。痹者闭也,阻塞不通,气血痹着,运行不利,营卫失和,而致皮肤顽硬,形如制革,关节屈伸不利,手僵足挺,重则状如尸蜡。阳气不能达于肢末则发绀,筋失所养则口不能开阖。在治疗上朱老强调,应从痹症的角度来考虑,以治痹症的主方独活寄生汤化裁。常用当归、川芎、丹参、赤芍、红花活血祛瘀;独活、寄生、防己祛风除湿;鸡血藤、伸筋草、牛膝、桑枝通行经络;地骨皮以皮行皮。肢端发绀发凉,重用温补肾阳之品,如巴戟天、仙茅、仙灵脾、胡芦巴、菟丝子等可选用。后期病情稳定,或现萎缩,治宜补气活血、温经通络,前方加用太子参、黄芪、熟地黄、熟附、桂枝之类。

(2)赵炳南赵老认为本病多为脾肾阳虚,卫外不固,腠理不密,风寒之邪乘隙外侵,阻于皮肤肌肉,以致经络阻隔,气血凝滞,营卫不和,而痹塞不通。所以称之为"皮痹疽"。脾主肌肉,主运化水谷之精微,以营养肌肉、四肢,若脾运失职,则肌肉失养,卫外不固,腠理不密,则易感受外邪而得病。本病的治疗,多以健脾助阳、温经通络,佐以软坚为法。

(3)禤国维禤老认为,本病属中医学的"皮痹""皮痹阻"等范畴。它以皮肤浮肿,继之皮肤变硬、萎缩为主要症状,属五体痹之一。外感风寒湿邪是本病主要病因,先天禀赋不足或情志失调、饮食劳倦是发病的内在因素。外邪侵袭、痰浊瘀血及气血阴阳不足,皮肤之经络瘀阻,皮肤失养是皮痹的基本病机。涉及的脏腑主要是肺、脾、肾三脏。初起多肺、脾阳虚,兼风、寒、湿邪痹阻经脉;中后期多脾、肾阳虚,寒凝血瘀,肌肤失养。治疗上予通经活络、活血化瘀及温补肺脾肾为法。禤老常选用当归四逆汤和阳和汤化裁进行治疗,收效满意。常用方为:北芪20g,当归10g,熟地黄15g,白芥子5g,鸡血藤20g,丹参20g,甘草10g,白芍15g,炙麻黄5g,积雪草15g,鹿角胶(烊服)10g,薄盖灵芝10g。若脾虚夹湿者,加茯苓15g,白术10g,以健力量;关节僵硬疼痛者,加威灵仙15g,防风15g,桂枝10g,乳香5g,没药5g,以活血通痹止痛;若气虚体弱者,加重黄芪至30~60g,人参6g,黄精30g以益气补虚;若阳虚内寒甚者,加附子6g,肉桂3g,炮姜6g,以温阳散寒。在以上辨证论治方中,禤老常加入一味积雪草,积雪草又名崩大碗、落得打。味苦、辛,性寒,归肝、脾、肾经。功能清热利湿,解毒消肿,诸症跌打损伤、湿热黄疸、中暑腹泻、尿频涩痛、热疖疮毒、咽喉肿痛、湿疹肤痒等症。南方地区盛夏至立秋,气候炎热潮湿,民间常选用此类药煲汤服用,有很好的清热下火作用。但现代药理研究发现,此药中含有一种成分积雪草苷,能抑制胶原纤维,具有抑制纤维组织增生的作用,可促进皮肤生长并有抑制皮肤溃疡,亦可镇静安定。常用于治疗肺病、肝病、肾病的纤维化,黄疸型肝炎,肾炎蛋白尿,以及硬皮病和皮肌炎。禤老衷中参西,指出崩大碗能促进真皮层中胶原蛋白形成,又能防止皮肤水肿,使皮肤柔软、光滑、有弹性。故常用于治疗硬皮病肿胀期,有比较好的效果。但需要注意的是,若一次服用剂量过大,会引起眩晕,一般以15~30g为宜,大剂量一般不超过60g。

2. 医案

(1)朱仁康医案

①王某,女,34岁,门诊病历1974年10月30日初诊。主诉:左小腿屈侧皮肤发硬1年。现病史:1年前,先从左大腿屈侧上端1/3处皮肤肿胀,后向小腿至足踝部伸展,呈带状,皮肤发紧发硬。平卧时,躯体转侧不利,伴有腰痛,日常行走不便,影响工作。检查:从左大腿屈侧上端起,伸向足踝部有50cm×10cm大小皮肤硬化光泽之损害,捏之皮肤发紧,不能上提,大腿屈伸困难,皮肤未见萎缩。脉细滑,舌质红,苔白腻。中医诊断:皮痹。西医诊断:限局型硬皮病。证属:风湿着于肤腠,气血痹滞所致。治则:祛风除湿,通络和血。药用:独活9g,当归9g,

赤芍 9g,桑寄生 9g,桂枝 9g,杜仲 9g,川断 9g,狗脊 9g,地骨皮 9g,红花 9g,仙灵脾 9g,仙茅 9g,水煎服,每日 1 剂,2 煎分服。

二诊:(1974 年 12 月 3 日)服上方 30 剂后,左下腿硬化皮损渐见软化,但仍见腰痛,转身不利,肢倦无力。脉弦细,苔薄布。治拟益气活血,补肾扶腰。药用:当归 9g,川芎 6g,党参 9g,赤白芍各 9g,红花 9g,地骨皮 9g,川断 9g,狗脊 9g,怀牛膝 9g,水煎服,隔日 1 剂,2 煎分服。

三诊:(1975 年 1 月 3 日)较前改善,但仍感下肢乏力,宗前方加苍术 9g,五加皮 9g 以健脾益气,仍隔日服 1 剂。

四诊:(1975 年 1 月 19 日)皮肤渐见软化,从二诊方中加桃仁 9g,伸筋草 9g,水煎服,隔日 1 剂。

五诊:(1975 年 2 月 14 日):腰痛已瘥,已能半日工作。左小腿屈侧皮损软化,已趋正常,局部色素加深,脉细弦,舌净。拟方:当归 9g,川芎 9g,赤芍 9g,地骨皮 9g,红花 9g,伸筋草 9g,鸡血藤 30g,怀牛膝 9g,杜仲 9g,川断 9g,水煎服,隔日 1 剂。

六诊:(1975 年 4 月 17 日):左下腿原有皮损除足踝上角有小块约 3cm×3cm 大小皮肤稍见硬化外,大部分已恢复正常,局部留有色素沉着。嘱继服前方以竟全功。

②石某,女性,27 岁,病历号 71733,初诊日期:1964 年 4 月 25 日住院治疗。

主诉:脸面、肢端皮肤发硬,发绀 5 年。现病史:1958 年第 1 胎足月顺产后,约经半年,当时适居东北,气候寒冷,双手指关节肿胀,但未见紫。1960 年每遇寒冷肢端即现发绀,握拳时不能紧握且肢端皮肤亦见发硬。1962 年指端皮肤发硬,扣衣扣时亦觉困难,且脸部皮肤发紧,伴有轻度浮肿。1963 年第 2 胎分娩后,病情加重,脸部皮肤发硬缺乏表情,尤以脸下半部为明显。当时某医院诊断:肢端性硬皮病,雷诺征。经用青霉素、普鲁卡因、维生素 B$_{12}$、EDTA 等药治疗,未见明显改善。入院时检查:脸面部皮肤紧张、发硬、光泽、失去弹性,举眉时前额尚见皮肤皱纹,鼻及双颊下面部肌肉活动受限,脸部缺乏表情,上唇变薄但尚可闭口,耳去皮肤亦现紧硬,双手握拳不紧,双手背、前臂、上臂伸侧发硬不能捏起、有蜡样光泽;脉沉细,舌质淡,苔净。西医诊断:弥漫性硬皮病。中医诊断:皮痹。证属:风寒湿之邪,阻于经络,以致痹滞不行;营卫失和,阳气虚不能达于四末,以致肢端凉而发紫,脸面手臂等皮肤发硬。治则:温经通络,和营活血。药用:桂枝 9g,干姜 3g,白芥子 3g,炒白术 9g,羌独活各 9g,桑寄生 9g,防风己各 9g,伸筋草 9g,桑枝 15g,丹参 9g,炒赤芍 9g,怀牛膝 9g。后以上述基本方加减,如当归、鸡血藤、连翘、桃仁等。住院 3 个月,服药 80 余剂。同时外用桂枝 30g,松节 30g,炒赤芍 15g,细辛 9g,桑枝梗 30g,煎水 2000ml 乘热浸渍患处,1 日 2 次,每次 20 分钟。出院时病情已有好转,笑时脸部皱纹增多、加深,且较前自然。双前臂及手背部皮肤亦较前软润,双手握力正常,能从事正常工作。1974 年复查,皮肤已基本变软,参加工厂工作已多年。

(2)张志礼医案

肖某,女,50 岁,1998 年 5 月 6 日初诊。病史:患者近 2 年来,左侧髂部时有发痒、发红,但未引起注意,今年 3 月局部出现大片的淡紫红色斑片,边界清楚,皮纹消失,触之略硬,某医院诊为“限局性硬皮病”,给予局部封闭注射,外用红花油效不显,患者自觉症状缺乏,平日易怒,腹胀,月经后错,量少,有块,乏力。诊查:左侧髂部可见 9cm×5cm 大小的片状萎缩发硬的硬化斑,中央部有散在小片象牙白斑,周围皮肤正常,境界清楚;舌质暗,苔白,脉弦细。西医诊断:限局性硬皮病。中医诊断:皮痹。辨证:脾气不足,经络阻隔,气血瘀滞。治法:健脾益气,温经通络,活血软坚。处方:黄芪 15g,党参 15g,白术 10g,茯苓 15g,丹参 15g,赤芍 15g,红花

10g,川芎 10g,熟地黄 15g,鸡血藤 30g,白芥子 10g,桂枝 10g,夏枯草 15g,木香 10g,枳壳 10g。二诊:服上方 14 剂,皮损色转淡,尤以中心象牙白色为明显,是服前方 28 剂。三诊:服上方 28 剂,局部皮损明显变软,色泽淡粉,表皮已明显可以提起,症获显效。前方去夏枯草,加女贞子 15g,旱莲草 15g。以补肝肾,扶正气,后连续服用此方 2 月余,局部皮损基本柔软,肤色正常,已能见到皮纹。

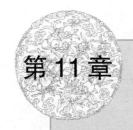

第11章

血管炎性皮肤病

第一节 变应性皮肤血管炎

变应性皮肤血管炎是一种主要累及真皮浅层小血管及毛细血管的过敏性、炎症性皮肤病，皮损多形性，病程慢性，常反复发作。本病好发于双下肢，特别是小腿及踝部，常有明显的皮肤损害，如丘疹、斑丘疹、紫癜、瘀斑、结节、溃疡等，可伴有发热、乏力、关节痛。变应性皮肤血管炎为一组异质性管炎，这类血管炎为对感染、药物或其他内源性、外源性抗原发生超敏反应，病理表现为累及毛细血管后微静脉炎症和纤维蛋白样坏死，可有系统损害。中医称之为"瘀血流注"。

一、病因病机

1. 现代医学认识

本病病因不明，感染、药物、恶性肿瘤和自身免疫性疾病在体内都可产生免疫复合物而引起本病。发病与Ⅲ型变态反应关系密切。链球菌和流感病毒可作为抗原诱导机体产生相应抗体，形成循环免疫复合物，由于下肢血流的液体静脉压高，易使血循环中的免疫复合物沉积于小血管壁和毛细血管壁而导致血管炎形成。

2. 中医学认识

中医学认为本病多由脏腑蕴热于内，寒湿侵袭于外，热与寒湿相互蕴结，脉络痹阻或筋脉瘀结，致使冲脉失养，阳气不能下达，气血凝滞所引起。

（1）热毒聚结：湿热内蕴，外感风邪，风湿热日久化毒，热毒聚结，外阻肌肤血络，内窜脏腑经络。

（2）气滞血瘀：脾经湿热内蕴，外感风邪，风湿热三邪杂至，痹阻脉络，引起气血瘀滞或湿热毒邪侵及机体日久，耗伤正气，气虚无以行血，致血液疲滞，经络受阻发为本病。

（3）寒阻脉络：寒湿之邪外客肌肤，寒湿凝滞，阻塞脉道，引起气血凝滞或病久损气伤阳，阳虚寒凝，或无力运行水液而致水湿停滞而成。

（4）阴虚血热：阴虚火旺，虚火内炽，血热妄行而成。

（5）湿热阻络：外感湿热之邪或过食醇酒厚味辛辣食物，使脾胃湿热内生，湿热下注，络道阻塞，气血凝滞，皮肤产生结节、风团、丘疹、紫癜，甚至坏死。

二、临床表现

1. **皮肤型** 常呈急性发病,在接触某种致病因素后迅速出现各种皮疹,皮损典型者为多形性,最常见的是可触性紫癜(压之不褪色的红色丘疹)、荨麻疹,或环状多形红斑样损害、斑丘疹、青斑样及环状皮损、结节、瘀斑、水疱或大疱、脓疱、坏死、溃疡,皮损直径数厘米不等。最常侵犯小腿,但偶可累及臀部、上肢、双足、踝部、躯干和面部,特别是病情较重的患者,常伴小腿和踝部水肿。

患者常见瘙痒或烧灼感,少数为疼痛,可只经历一次发作,或在数月或数年后经常复发。皮损常间歇发生,每次持续1～4周,间隔时期不规则(图11-1)。

2. **系统型** 系统损害以肾小球肾炎常见,亦可见肾病综合征。可有蛋白尿、血尿,甚至肾功能不全,其他有腹痛和胃肠出血,也可引起肺炎、中枢或末梢神经炎等广泛的系统性病变。有全身症状,如发热、体重减轻、肌痛、关节痛。

3. **伴发疾病**

(1)感染性疾病:肝炎、流感、HIV感染、麻风病、结核。

(2)内脏疾病:炎性肠病、系统性红斑狼疮、混合结缔组织病、结节病、类风湿关节炎、白塞综合征、过敏性紫癜、冷球蛋白血症、Y-球蛋白病。

(3)肿瘤:淋巴瘤、骨髓瘤、肺癌、白血病、乳腺癌。

三、实验室检查

可有血沉加快、血小板减少、贫血、高球蛋白血症及补体下降、类风湿因子阳性等表现。

1. **组织病理** 主要为真皮小血管和毛细血管炎症。典型变化有毛细血管扩张、内皮细胞肿胀、管腔变窄、闭塞、血栓形成、管壁有纤维蛋白样变性或坏死,血管壁及其周围有中性粒细胞浸润,可见白细胞破碎及核尘和红细胞外渗等。

2. **免疫病理** 直接免疫荧光显示早期皮损血管壁有免疫球蛋白(IgG为主)和C3沉积。

四、诊断依据

1. 发病年龄＞16岁。

2. 发病前服药史。

3. 隆起性紫癜,压之不褪色。

4. 斑丘疹(一处或多处皮肤大小不等、扁平、突出皮表的)。

5. 皮肤活检示微动脉或微静脉血管壁或血管外周有中性粒细胞浸润。

以上5项中具备3项或3项以上者即可诊断变应性血管炎。

五、鉴别诊断

1. **过敏性紫癜** 多发生于儿童及青年,两下肢皮损形态较单一,以紫癜和瘀斑为主,尿中可出现蛋白尿和红细胞,组织病理血管炎以真皮乳头及浅层为主,一般不侵及皮下组织的小血管。

2. **丘疹坏死性结核疹** 慢性病程,皮损多在四肢关节伸侧,有丘疹、丘疱疹、溃疡、结痂、愈后有凹陷性褐色瘢痕,全身症状及前驱症状不明显。

六、中医特色治疗

1. 内治法

（1）辨证论治

①热毒壅盛

主症：发热急促，下肢、躯干广泛紫癜性丘疹、斑丘疹和坏死性溃疡，颜色鲜红或紫红；自觉灼热疼痛，伴发热、乏力或咯血、便血，口干喜冷饮；舌红苔黄厚干，脉数。

治法：清热凉血解毒。

方药：犀角地黄汤加减。

药物：水牛角（先煎）30g，生地30g，丹皮15g，玄参15g，黄连15g，连翘10g，淡竹叶10g，紫草15g，板蓝根15g，穿山甲5g，皂刺3g，甘草6g。

加减：咯血加白茅根20g，小蓟10g以凉血止血；便血明显者加槐花炭15g，地榆炭15g以收敛止血。

②气滞血瘀

主症：皮疹呈结节性块状物，皮损处有麻木刺痛或窜痛感；舌暗红，苔薄，脉涩。

治法：行气活血化瘀。

方药：苏脉饮加减。

药物：丹参30g，鸡血藤30g，忍冬藤30g，红花10g，黄芪30g，黄精30g，猫爪草10g，玄参15g，海藻10g，橘络10g。

加减：结节严重伴疼痛者加玄参20g，浙贝母12g以清热散结；瘢痕严重者加丹参至50g以加强活血化瘀之功。

③寒阻脉络

主症：皮疹为紫斑性丘疹、斑丘疹，皮损处有麻木感，大便溏，舌淡，苔白腻而润，脉沉迟。

治法：温经散寒通络。

方药：阳和汤加减。

药物：熟地15g，鹿角霜10g，肉桂3g，炮姜3g，白芥子10g，麻黄5g，附子10g，鸡血藤30g，地龙10g，牛膝15g，甘草6g。

加减：皮损麻木者加丹参15g，赤芍10g以凉血活血；大便溏薄者加石菖蒲10g，木香10g以行气理湿。

④阴虚血热

主症：皮疹反复发作，皮肤可见色素沉着斑和萎缩性瘢痕；口干心烦，失眠多梦，大便秘结；舌红少苔，脉细数。

治法：养阴清热。

方药：生脉饮加减。

药物：太子参20g，麦冬15g，五味子12g，生地30g，玄参15g，淡竹叶10g，石斛12g，丹皮12g，茯苓15g，甘草6g。

加减：大便秘结者加当归12g，大黄8g，以泻热润肠；口干明显者加天花粉12g；失眠多梦严重者加合欢皮15g，夜交藤10g。

⑤湿热阻络

主症：皮疹分布以双下肢为主，在紫色斑丘疹的基础上伴发水疱、溃疡，发热，关节胀痛，大便稀烂不畅，小便短赤；舌红苔黄，脉濡数或滑数。

治法：清热利湿，解毒通络。

方药：四妙散加减。

药物：黄柏 10g，苍术 15g，牛膝 15g，薏苡仁 30g，土茯苓 20g，白芍 15g，泽泻 10g，汉防己 10g，生地 15g，银花 15g，白花蛇舌草 20g，甘草 6g。

加减：小便短赤者加赤小豆 15g，淡竹叶 10g 以清热利湿；关节胀痛者加独活 10g，羌活 10g 以通痹止痛。

（2）中成药

①复方丹参片、三七片口服适合于气滞血瘀型。

②雷公藤多苷片，成人剂量按体重每千克 1～1.5mg 治疗也有一定效果。

③清开灵胶囊或颗粒，适合热毒壅盛型。

④六味地黄丸口服，适合于阴虚血热型。

⑤四妙丸口服，适合于湿热阻络型。

⑥龙胆泻肝胶囊或丸口服，适合于湿热阻络型。

2. 外治法

（1）紫癜性丘疹、风团：外涂 1％三黄洗剂，每日 1～3 次。

（2）坏死性溃疡：外涂生肌膏，每日 2 次。

3. 针灸疗法

（1）体针疗法：取穴足三里、三阴交、承山、血海等穴，急性期可用泻法，中强刺激，慢性期宜用补法，每日或隔日一次。

（2）耳针疗法：取肾上腺、皮质下及交感等穴，或找敏感点，中强刺激。

七、西医治疗

1. 一般治疗　急性期应卧床休息，抬高患肢。积极寻找并去除致病因素，包括停用可疑致敏药物，及时查找慢性感染灶，抗感染治疗。治疗基础疾病和原发疾病。

2. 一线治疗　抗组胺药、非甾体抗炎药、秋水仙碱（0.6mg，2～3 次/日）、羟基氯喹、氨苯砜（50～200mg/日）。

3. 二线治疗　系统性糖皮质激素（20～60mg/日，分 3～4 次口服）、环磷酰胺 2～3mg/（kg·日）、硫唑嘌呤 2～3mg/（kg·日）、环孢素、静脉滴注丙种球蛋白、血浆置换术。

4. 三线治疗　肿瘤坏死因子拮抗药（TNF-α 拮抗药），尤其英夫利昔单抗（Infliximab）和依那西昔（Etanercept），对皮肤小血管性血管炎有效。

八、预防与护理

1. 寻找病因，注意可疑的致敏药物和感染病灶。

2. 急性期主要卧床休息，抬高患肢。

3. 忌辛辣、海鲜、醇酒之物。补充多种维生素。

九、经验体会及医案

1. 名医经验

（1）奚九一经验

奚老认为本病当责之于阳气虚弱，以脾肾阳虚为主，在阳虚的基础上致"邪"，因邪（致病因子）致瘀（色素、斑丘疹、结节、肿块），导致皮肤损伤（白色萎缩、溃疡坏死）。"虚""邪""瘀""损"构成疾病发生的病理环节，其中虚是本因，邪是标，瘀是变，损是果。本病的致病之邪可分为风邪、寒邪、热邪和湿邪，病证性质表现为局部湿热瘀毒。本病患者多因阳气虚弱、肺卫不固，致寒湿袭表；或脾胃素虚，饮食生冷，寒从中生；或生活劳倦，肾阳亏虚，寒由内生；或寒邪直中少阴，损伤阳气。上述因素均可导致气不化水，水湿内停，聚湿为痰，痰湿或留着肌肤，或内陷脏腑，进而郁遏化热，致痰、湿、热胶结，日久成毒，溃脓成腐。

奚老治疗变应性皮肤血管炎，在分期辨治的同时，重视辨证及药物应用的随证加减变化。阳虚寒凝，症见肢冷、神疲乏力、舌淡、苔薄、脉细者，治宜温经散寒化痰，方用阳和汤加减；兼有气血亏虚，症见面色少华、爪甲色淡、肢冷痛者，治宜温经养血通脉，方用当归四逆汤加减。局部辨证为热毒，症见皮肤红斑皮疹、溃脓质稠、条索红肿者，常用清热解毒之白鹤方（白英、白花蛇舌草、仙鹤草等），同时结合外治，一般予云南白药与 0.5%甲硝唑液调敷，或用新癀片与米醋调涂。局部作痒者，可酌用荆芥、防风、蝉衣以祛风止痒；局部灼热者，可加用生地黄、地榆、石膏、知母、牡丹皮、水牛角片以清热凉血；有分泌物渗出者，可选用茵陈、山栀、苦参、黄柏、苍术以清热利湿；肉芽色淡者，可选用黄芪、党参以补脾益气；合并系统性血管炎，伴有关节痛者，可加徐长卿、金雀根、忍冬藤清热通络；伴有发热者，可加柴胡、黄芩、青蒿以清热。

（2）张池金经验

张池金老师认为在变应性血管炎的发病过程中多为风热、热毒或血热为患，热灼血络，营阴受灼，气血不畅，脉络瘀而凝滞而致病，分为风热挟湿型和血热挟瘀型，治疗中主要强调以清热疏风、化湿通络和清热凉血、活血化瘀为主。张老师在临床上擅用藤类药物，如鸡血藤、忍冬藤、夜交藤等，因藤类药物具有通经活络、活血等功效的共性，可以克制湿邪的重浊、黏腻缠绵之性。本病主要多为湿热之邪侵袭，多发生在下肢部位，湿邪性重浊黏腻，有向下的趋势，所以，同时运用药性有向下趋势的药物。如虎杖、川牛膝、泽泻等药物。

2. 医案

（1）奚九一医案

汪某，女，50岁。初诊日期：2007年9月28日。患者全身皮肤散见红斑、皮疹两年，局部反复溃疡伴渗出，后遗皮肤多发白斑；有乳房小叶增生史半年，慢性咽喉炎疼痛有作梗感3年余。刻诊：胸背部、两乳房下缘多发红斑、结节、丘疹，部分溃破作痛，有脓汁少许，质稀薄，每次发作5～7天结痂；下半身皮肤时发青斑或苍点；畏寒，口渴喜温饮；舌淡、苔薄白腻，脉细数。诊断：变应性皮肤血管炎（多形性皮损），慢性咽喉炎，乳腺小叶增生；辨证：痰热瘀结生风；治法：扶阳养血祛风。处方：淡附片（先煎）15g，炙麻黄10g，细辛6g，射干6g，炙甘草10g，鹿角片15g，熟地黄30g，大枣7枚，阿胶9g，白芥子10g。每日1剂，水煎，早晚分服。二诊（10月19日）：红斑减退，创面均已愈合；慢性咽炎、乳腺小叶增生、畏寒均已减轻；舌淡、苔白腻厚，脉细数。前方附子量增至20g。三诊（11月16日）：胸背结节已消失，但咽喉作梗感仍有。前方附子量增至30g。四诊（12月14日）：咽喉作梗感消除。附子改为6g。患者以前方加减巩固治疗2个月,疾病无复发。

(2)张池金医案

2010年6月16日初诊。男,45岁,职员。经诊断系变应性皮肤血管炎4～5年,双下肢及足背部皮疹有渗出、结痂、坏死、红斑、红色丘疹,小腿肿胀;苔黄腻,脉滑数,大便日行一次。证属风热挟湿型,治以清热疏风、化湿通络。给予四妙勇安汤加减如下:银花15g,银花藤15g,元参15g,赤芍15g,丹皮10g,生地15g,黄柏6g,苍术10g,川牛膝15g,白花蛇舌草15g,木瓜10g,鬼箭羽10g,墨旱莲20g,虎杖10g,泽泻10g,丹参15g,生甘草10g,僵蚕10g,郁金10g,地骨皮15g。外用医院自制地榆油外涂患处。1周后复诊。6月26日二诊:双下肢及足背部皮疹渗出、结痂、坏死情况略有好转,红斑减轻,丘疹消退,肿胀感减轻;苔黄,脉滑数,大便日行两次。上方基础上加防己6g,白茅根20g,茜草10g。外用仍继续使用地榆油。7月3日三诊:双下肢肿胀减轻,渗出减少,结痂坏死情况明显减轻,双下肢色素沉着减轻;苔薄黄,脉数,大便日行两次,上方基础上减去黄柏、墨旱莲,加桃仁10g,鸡血藤20g。7月10日四诊:双下肢褐色色素沉着变浅,大部分皮疹消失,久站肿胀加重,苔白腻,脉弦,大便日行两次。方药在上方的基础上去白茅根,加杜仲10g,红花6g。7月17日五诊:双下肢及足背部皮肤呈淡褐色,唯踝部有少量结痂,下肢肿胀已消;苔薄黄,脉浮,大便日行两次,上方去虎杖、泽泻,加白薇10g,天花粉15g。7月24日六诊:足背部皮肤淡褐色,无渗出,双下肢结痂完全消失;苔薄黄,脉弦,大便日行两次,方药以上方为基础去杜仲、桃仁,加连翘10g,茵陈20g。7月31日复查:双下肢及足背部皮肤淡褐色,结痂完全消退,足部及踝部皮肤干净无其他皮损,苔薄白,脉弦,大便日行两次,根据上述情况调整药方:去防己、连翘、元参,加合欢皮15g,杜仲10g,桃仁6g。嘱患者复诊,1周后复查基本痊愈,嘱继续服用清热化湿通络功效的药物以巩固现状,两周后患者来查,无需继续服药,随访至今未复发。

第二节　白塞病

白塞病又称白塞综合征,是一种以血管炎为病理基础的多系统疾病。口腔溃疡常为首发症状,相继出现外生殖器溃疡和眼部损害,同时可伴有结节性红斑等皮肤病变,亦可累及心脏、肺、胃肠道等内脏器官。本病为慢性疾病,病程较长,反复发作。本病与中医学文献中记载的"狐惑"症类似,如汉代《金匮要略》中记载"狐惑之为病,状如伤寒,默默欲眠,目不得闭,卧起不安,蚀于喉为惑,蚀于阴者为狐。"

一、病因病机

1. 现代医学认识

本病为免疫异常性疾病,与病毒、链球菌及结核菌等感染因素引起的过敏有关,部分患者有遗传易感性。患者血清中有抗口腔黏膜自身抗体,血清中该抗体形成的免疫复合物阳性率可达60%,与病情活动有关;皮损血管壁(特别是细静脉)有IgM、IgG,免疫复合物和C3沉积;中性粒细胞趋化性显著增高、功能亢进。

2. 中医学认识

本病多因肝、脾、肾俱不足,湿热蕴毒,循经走窜而发病。

(1)肝肾阴虚:素体阴虚失于调治;或劳倦内伤,精血暗耗;或伤寒误治,汗下太过,津液亡失,均可致肝肾阴虚,虚火妄动,上灼口眼,下蚀阴部而致病。

(2)肝脾湿热:郁怒伤肝,七情化火;或脾失运化,湿浊内生,郁久化热,湿热互结,蕴结于肝脾,不得透泄,充斥上下,循经走窜于口咽、二阴、眼目、四肢等处而发病。

(3)脾肾阳虚:久病阳虚,或阴损及阳,或过服苦寒,中阳受损而致脾肾阳虚,清阳不升,湿浊内停,阴寒内盛,上不能濡养口眼,下则寒湿流渍二阴而发病。

二、临床表现

1. **口腔溃疡** 发生率98%,复发性口腔溃疡(每年至少发作3次)是诊断的必要条件。多为首发表现,好发于舌、颊黏膜、牙龈及腭等处。皮损呈圆形或椭圆形疼痛性溃疡,直径2~10mm,境界清楚,中心为淡黄色坏死性基底,周围为鲜红色晕。一般持续1~2周后消失,不留瘢痕,但亦有持续数周并遗留瘢痕者(图11-2)。

2. **眼部损害** 发生率50%。主要表现为虹膜睫状体炎、前房积脓、结膜炎和角膜炎,重者可发生脉络膜炎、视神经乳头炎、视神经萎缩及玻璃体病变,可导致青光眼、白内障和失明。

3. **生殖器溃疡** 发生率80%。好发于龟头、阴道、阴唇和尿道口,也见于阴囊、肛周和会阴等处。损害与口腔溃疡类似,但发生次数较少,数目亦少(图11-3)。

4. **皮肤损害** 发生率为60%~80%。皮损类型较复杂,常见的有:①结节性红斑样皮损。好发于下肢(尤以小腿),皮损为多个蚕豆至胡桃大小的皮下结节,呈淡红、暗红或紫色,自觉疼痛和压痛,一般1个月左右消失,但新皮损可不断出现,极少破溃。②毛囊炎样皮损。见于头面、胸背、下肢、阴部等处,皮损为丘脓疱疹,周围红晕较宽,皮损多少不一,可反复出现,细菌培养阴性,抗生素治疗无效。③同形反应。用生理盐水皮内注射、无菌针头皮内刺入及静脉穿刺等均可在受刺部位于24小时左右出现毛囊炎样皮损或脓疱,48小时左右最明显,以后逐渐消退,此种反应阳性者达40%~70%,有诊断价值。

口腔溃疡、眼部损害、生殖器溃疡及皮肤损害可先后发生,少数患者无眼部损害称为不全型。

5. **其他系统表现** 还可出现关节、胃肠道、肺、心、肾、附睾及中枢神经系统等病变。

三、实验室检查

1. 可有贫血、白细胞增多、血沉加快、γ球蛋白增加,部分患者C反应蛋白及类风湿因子阳性,血清黏蛋白及血浆铜蓝蛋白增加,有些患者可检出抗口腔黏膜自身抗体,细胞免疫功能降低。

2. 组织病理基本病变为血管炎。口腔及皮肤损害早期常表现白细胞破碎性血管炎,后期为淋巴细胞性血管炎,可累及毛细血管、细小静脉及少数细动脉,其中静脉病变更显著。急性渗出性病变表现为血管内皮细胞肿胀,管腔充血及血栓形成,管壁纤维蛋白样变性,管周中性粒细胞浸润和红细胞外渗。

四、诊断依据

本病主要根据复发性口腔溃疡,同时存在以下四点中的两点即可诊断:①复发性生殖器溃疡;②眼部损害;③皮肤损害;④针刺反应阳性。

五、鉴别诊断

1. **阿弗他口炎** 阿弗他口炎溃疡较多且深,引起唾液增多,局部淋巴结肿大。好发于上唇内侧、颊部、舌缘,也可侵入软腭和咽部。初发损害为粟粒大小的红斑或小丘疹,易成溃疡,基底柔软无硬结,数目不定,疼痛,愈后不留瘢痕。病程为7~14天。

2. **急性女阴溃疡** 好发于青年女性,发病急剧,损害为溃疡、坏疽,分泌物中有革兰阳性粗大杆菌,并发下肢结节性红斑及滤泡性口腔炎,自觉灼热、瘙痒、剧痛。分坏疽型、下疳型和粟粒型。

六、中医特色治疗

1. **内治法**

(1)辨证论治

①肝肾阴虚证

主症:口腔、外阴不长期溃疡,反复发作,双眼发红,视力减退,下肢出现红斑结节;头昏目眩,手足心热;舌质红,舌苔薄白,脉沉弦细。

治法:滋补肝肾,清热除湿。

方药:解毒养阴汤加减。

药物:南北沙参、元参、生地炭、花粉、枸杞子、丹皮、石斛、菟丝子、泽泻、山茱萸、苦参、黄柏。

加减:小腿结节红斑者,加牛膝、赤芍、夏枯草;外阴溃疡持久不愈者,加生黄芪、白蔹;腰膝酸软者,加菟丝子、韭子。

②肝脾湿热证

主症:口腔溃疡及眼部疾病已愈,唯阴部有数块大小不等的溃疡,表面颜色暗淡,有少量脓性分泌物,外阴红肿疼痛,行走困难;咽干,口苦;舌体胖、质微红,苔白,脉沉迟。

治法:除湿清热解毒。

方药:龙胆泻肝汤合泻黄散加减。

药物:龙胆草、栀子、黄芩、柴胡、黄连、生石膏、生地、藿香、泽泻、丹皮。

加减:目赤肿痛者,加杭菊花、千里光;口腔溃疡甚,加穿心莲、淡竹叶;阴部溃疡甚,加黄柏、土茯苓;关节痛甚,加秦艽、银花藤。

③脾肾阳虚证

主症:长期反复出现口腔、阴部溃疡,平塌凹陷,覆有灰白色苔膜,此起彼伏,缠绵难愈;目涩昏蒙,甚或失明,皮肤暗红色斑块;伴面目、肢体浮肿,神志恍惚,腰膝冷痛,五更泄泻;舌质淡胖,苔白滑,脉沉细。

治法:温补脾肾,活血通络。

方药:附子理中汤合四君子汤加减。

药物:附子、肉桂、补骨脂、丹参、益智仁、黄精、党参、茯苓、白术、赤小豆、女贞子、黄柏、蜈蚣。

加减:关节疼痛者,加威灵仙、淫羊藿。

(2)中成药

①龙胆泻肝丸。

②知柏地黄丸。

③金匮肾气丸、四君子颗粒、复方丹参片。

2. 外治法

(1)口腔溃疡可外用冰硼散、喉风散、锡类散、珠黄散。

(2)生殖器溃疡可用苦参 30g,黄柏 15g,土茯苓 30g,地榆 20g,白矾 15g,蛇床子 15g,煎水洗浴患处,再外涂青黛膏或黄连膏,每日 1 次。亦可用生肌散或海浮散换药,每日 1 次。

(3)眼部出现目赤肿痛者,可用千里光眼液、鱼腥草眼液滴眼。

3. 针灸疗法

(1)体针疗法:取穴合谷、内关、少冲、风池、足三里,关节疼痛按部位循经取穴,施平补平泻法,留针 20～30 分钟,每日 1 次。

(2)耳针疗法:取穴肝、脾、肾、神门、皮质下,口腔溃疡配口、咽;外阴溃疡配外生殖器、内分泌;眼部病变取眼。每次 3～5 穴,每日 1 次或埋针。

七、西医治疗

1. 局部治疗

(1)糖皮质激素:外用 0.1%曲安西龙,溃疡可局部注射曲安西龙乙酸酯,5mg/cm² 皮损下注射。

(2)四环素:250mg 胶囊的药物溶于约 5ml 的水中,含于口中约 2 分钟,然后吞下,每日 4 次。氯己定漱口 1～2 次,生殖器溃疡可用 0.1%依沙吖啶清洁。

2. 系统治疗

(1)非甾体抗炎药物:对皮肤、生殖器溃疡疼痛、关节痛,可用布洛芬 0.4～0.6g,每日 3 次,或吲哚美辛 25mg,每日 3 次。

(2)糖皮质激素:一般用泼尼松 30～60mg/日,病情控制后减量维持。严重病例,可采用甲泼尼松龙冲击疗法(1g/日,连续 3 日)。

(3)秋水仙碱:0.5mg,每日 2～3 次,连用 1～2 个月。对皮肤黏膜损害、关节炎、眼部病变有效。

(4)免疫抑制药:环磷酰胺、硫唑嘌呤、环孢素、甲氨蝶呤亦可选用。

(5)改善微循环:①血栓性静脉炎可用低分子右旋糖酐、复方丹参注射液、阿司匹林、双嘧达莫等;②己雌二醇、苯乙双胍及口服链激酶和司坦唑醇(康力龙、吡唑甲氢龙),用于血栓性静脉炎及血纤维蛋白溶解活性降低者。

(6)生物制剂:英夫利昔单抗、依那西普亦可选用。

(7)其他:①沙利度胺,对口腔、生殖器溃疡疗效较好。②氨苯砜,对皮肤黏膜损害有效,但 G-6-PD 缺乏者禁用。③抗结核治疗,PPD 试验阳性可应用。④免疫调节药,转移因子、胸腺素均可使用。

八、预防与护理

1. 注意适当休息,生活起居要规律化,积极参加户外锻炼,保持精神愉快,心情舒畅。

2. 宜清淡营养饮食,忌烟酒及辛辣发物。

3. 注意口腔清洁,可常用玄麦柑橘等药煎汁含于口腔内,刷牙时不宜太猛,以防损伤黏膜,外阴宜经常清洗。并保持干燥。

九、经验体会及医案

1. 名医经验

(1)赵炳南 赵老认为,白塞综合征相当于狐惑,但不能按照《金匮要略》中用清热化湿解毒的甘草泻心汤主治。本病主要是由于脾肾阴虚、湿热蕴毒所致,更由于每个人的体质不同,症状特点也不同,所以必须要抓住本症的病理实质,结合每个人的特点辨证论治。赵老医生紧紧抓住肝肾阴虚、湿热蕴毒的病理实质而辨证施治,内服方药以肝肾阴虚为主,兼健脾利湿清热解毒为辅,外用药物中,口腔溃疡常用西瓜霜、锡类散、珠黄散或用冰片二分、人工牛黄粉二分、珍珠一分,共研极细末外敷;会阴部溃疡用洗药方,蛇床子五钱、当归尾五钱、威灵仙五钱、土大黄五钱、苦参五钱、老葱头七个,水煎外洗或用1‰黄连素溶液冲洗;脓性分泌物较多有坏死组织者,可外用紫色疽疮膏 3g,川连粉 1g,青黛粉 0.5g,用凡士林调至 10g,直接外用或制成油纱条外敷;坏死组织已脱落,为促进疮面愈合,可用黄连面 1g,青黛面 1g,乳香面 1g,或加珍珠粉0.5~1g,用凡士林调至 10g,直接外用或做成油纱条外敷。

(2)钟嘉熙经验 段红妍. 钟嘉熙教授运用伏气温病理论治疗白塞综合征经验介绍.新中医,2012,44(3):161-162.

钟教授根据本病之病因病机,制定了以滋阴清热、入络搜邪为主的治疗大法。临床主要分急性期、缓解期治疗。

①急性期。根据“冬伤于寒,春必病温”的伏气温病理论,钟教授指出,本阶段乃邪热内伏,阻滞脉络,化瘀化毒,耗伤营血所致。且因岭南地区气候湿热,内外之气相合,侵袭人体。故辨证为湿热内聚,郁久化火。治疗以祛湿清热降火为法,以清泄少阳、分消湿热为主,方选蒿芩清胆汤加减。处方:青蒿(后下)10g,黄芩、秦艽、木瓜各 15g,大青叶 20g,板蓝根、滑石、薏苡仁各 30g,半夏、竹茹各 12g,甘草 6g。每天 1 剂,水煎服(下同)。如症见小便不利、热象明显,伴有手足心热、心烦者,方选导赤散、丹栀逍遥散加减,可加入大青叶、青天葵等清热药;若有明显的发热烦渴、大便秘结等一派气分热盛之征象者,治以清气除烦、通腑泻浊为主,方选白虎汤配合承气汤加减,加入救必应、大青叶、蒲公英等;若合并有眼部病变者,可适量加清肝明目之品。钟教授指出,急性期运用滋阴降火药物治疗可以减轻激素的不良反应,同时也可预防激素撤减综合征发生。

②缓解期。钟教授认为,此期病邪伏里,正气未复,伤阴较重,证属邪伏阴络。治疗当以入络搜邪、养阴退热为主,方选青蒿鳖甲汤加减。临证时适当配合清热祛瘀、补益肝肾之品,如赤芍、紫草、玄参、牡丹皮、青天葵等。缓解期患者的临床表现各不相同。关节疼痛、屈伸不利为主,舌暗红、少苔者,证属邪伏阴络。治宜养阴退热,方用青蒿鳖甲汤加减。处方:青蒿(后下)、牡丹皮、秦艽各 10g,鳖甲(先煎)30g,加祛瘀通络之品如乌梢蛇、全蝎、络石藤、石楠藤、威灵仙等。发热或偶有低热,关节轻度酸痛,毛发脱落,月经不调或闭经,眼干目涩,头晕耳鸣,小便色黄、大便较干,舌红少津、苔薄黄,脉细数者,证属邪伏阴络、肝肾阴虚。治宜滋养肝肾,用杞菊地黄汤合二至丸加减。处方:枸杞子、女贞子、山茱萸、玄参、菊花、茯苓、旱莲草各 15g,生地黄20g,鳖甲(先煎)30g。神疲乏力,四肢浮肿,腹胀,腰膝酸软,口干咽燥,尿少,舌淡、苔白,脉弦细数者,证属脾肾湿困。治宜化湿健脾固肾,方用五皮饮加减。处方:玉米须、芡实、金樱子、茯

苓各 30g,大腹皮、桑白皮、菟丝子各 15g,女贞子 10g,甘草 6g。养阴喜用女贞子、旱莲草、生地黄、玄参等养阴透邪之品,如湿热阻于经络者可加秦艽、威灵仙;血热郁阻者可加茜草、藕节凉血止血;湿热重者可加土茯苓、草薢祛湿热。

钟教授在临证中还十分注重内外合治,根据病情特点,灵活运用喉风散局部吹敷;金银花、甘草等煎汤漱口;野菊花、地肤子、苦参等煎汤坐浴熏洗。除了药物治疗外,还强调注意口腔卫生和饮食调护,多吃蔬菜、水果,少吃烧烤油炸和油腻食物,不吃辛辣及热性食品,如辣椒、生葱、生姜、大蒜、烟、酒、羊肉等,忌劳累。

2. 医案

(1)赵炳南医案

①白某,男,39 岁,简易病历,初诊日期 1972 年 10 月 9 日。

主诉:口腔、生殖器、双眼溃疡,反复发作八九年。现病史:1963 年初开始口腔溃疡,三四个月以后龟头部出现溃疡,12 月底双眼发红,视力减退,同时下肢起红斑结节。经住某医院检查确诊为白塞病。用激素治疗 3 个月以后,症状有所缓解,但溃疡从未完全愈合,激素每日仍用 30~60mg。出院后于 1971 年 2 月突然双目失明,口腔、生殖器溃烂,下肢不断出现红斑结节,病情加重。经治疗近年余,视力稍有恢复,右眼视力 0.02,左眼仅能见手动,溃疡仍时轻时重从未愈合过。1972 年 10 月 9 日来我院门诊。

检查:口腔黏膜及舌面均有不规则圆形小溃疡,阴茎近龟头部散在小溃疡,总计 10 余个,小腿散在多个红斑结节。右眼视力 0.3,左眼视力 0.02。脉象:沉弦细。舌象:舌苔薄白,舌质红。西医诊断:白塞综合征。中医辨证:肝肾阴虚,湿热漫延(狐惑)。立法:养阴补肝肾,清热除湿毒。方药:北沙参 50g,玄参 50g,生地炭 25g,花粉 25g,枸杞子 15g,粉丹皮 20g,耳环石斛 15g,菟丝子 15g,泽泻 15g,山萸肉 15g,黄芪 25g,苦参 15g。10 月 16 日服上方 10 剂后,口腔、生殖器溃疡大部分愈合,个别未愈合者也较前变浅,自诉视物较前清楚,红斑大部分消退。脉沉细缓,舌质微红,苔薄白按前方加减。南北沙参 50g,玄参 50g,石斛 15g,枸杞子 15g,生地炭 15g,丹参 25g,粉丹皮 15g,黄芪 25g,山萸肉 15g,菟丝子 15g,泽泻 15g,二冬 20g。10 月 30 日上方服 10 剂后,口腔、生殖器部溃疡已全部愈合,视力有所恢复,下肢红斑结节消失。用赤小豆 50g(水浸发芽风干),全当归 100g,共研细末冲服,每次 10g,每日 2 次。另外养阴清肺膏 15g,日 1 次。地黄丸每次 10~15g,日 1 次。石斛夜光丸每次 1 丸,日 1~2 次。11 月 18 日近半月余,未再出现新的溃疡,激素已由每日 60mg 减少至每日 15mg。继续服用前药。12 月 1 日激素已戒至每日 5mg 量,仍无新生溃疡,左眼视力由 0.02 提高到 0.1,右眼视力由 0.3 提高到 0.5。

②叶某,女,21 岁,未婚,住院号 533745,住院日期:1965 年 7 月 20 日。

主诉:会阴部溃疡已四五年之久。

现病史:5 年前时值夏日,外出劳动后面肿、眼鼻、口腔先后出现大小不等的溃疡,自觉疼痛,会阴部也有疼痛,经检查发现也有溃疡,住某医院服用激素治疗痊愈。2 年后又发作,以后每年都发作,逐渐加重。最近 1 年来虽经中西药治疗,溃疡一直未完全愈合,转我院住院治疗。过去史:既往有贫血病史,近 1 个月来伴有发热身倦无力、食纳不佳、大便干燥等。家族史:母亲有类似病史。

检查:体温 38℃,发育营养良好。内科检查未见明显异常。口腔溃疡基本愈合,会阴部左侧大阴唇偏下方呈蚕食状溃疡,左侧小阴唇全部蚀烂,右侧小阴唇内侧面有数个大头针帽大小溃疡,表面颜色暗淡,有少量脓性分泌物,尿道口红肿,阴蒂水肿,整个溃疡面积有 5.5cm×

3.5cm 大小，自觉剧痛，行走困难，两眼结合膜充血。化验：血色素 12.4g，红细胞计数 40 60 000/mm³，白细胞计数、尿、便均正常。脉象沉缓，舌苔白腻，舌质淡。西医诊断：白塞综合征。中医辨证：湿毒下注。立法：清热解毒，健脾除湿。方药：黄柏 20g，土茯苓 25g，茵陈 15，茯苓 25g，炒白术 20g，泽泻 15g，车前子 20g，炒薏苡仁 25g，女贞子 15g，当归 15g，白芍 15g，苍术 10g，厚朴 10g，陈皮 10g。局部先用 1‰黄连溶液冲洗后，外用川连 2g，青黛面 1g，紫色疽疮膏 7，香腊软膏 17g 调匀，制成纱条外敷。7 月 30 日按上法内、外兼治，药后第三天体温即恢复正常。药后 10 天一般情况良好，外阴部溃疡面开始缩小，表面清洁。上方生白术、生薏苡仁、生黄柏均改为炒用。8 月 23 日一般情况良好，外阴部溃疡面 90％已愈合。治法同前。9 月 4 日会阴部溃疡面已大部愈合。7 日会阴部溃疡面已基本愈合，改服除湿丸。9 月 12 日痊愈出院。

（2）张志礼医案

刘某，女，28 岁，1990 年 6 月 7 日初诊。

病史：11 年前始口腔、外阴溃疡，经常多发，并逐渐出现腹胀腹痛、腹泻稀便，每日十余次。曾被诊为"慢性肠炎"，并因肠穿孔多次手术。3 年前确诊为"贝赫切特综合征"，予服泼尼松每日 30mg，病情时轻时重，一直未愈。自觉乏力，食欲不振，畏寒肢冷，大便溏泻，白带清稀而多，近半年又出现五更泄泻，腹中隐痛。诊查：面色苍白，消瘦，口腔及咽部黏膜可见绿豆大浅溃疡，大、小阴唇间烂溃疡 3 处；舌淡苔白有齿痕，脉沉细。西医诊断：贝赫切特综合征（白塞病）。中医诊断：狐惑病。辨证：脾肾阳虚，气血失和。治法：健脾益肾，中和气血。处方：黄芪 15g，党参 15g，白术 10g，茯苓 15g，木香 10g，陈皮 10g，扁豆 10g，厚朴 10g，藿香 10g，苡米 30g，黄连 10g，黄柏 10g，附子 6g，仙灵脾 10g，诃子 10g。水煎服，每日 1 剂。

二诊：服上方 14 剂，腹痛已过，五更泄好转。前方去诃子皮、黄柏、陈皮、厚朴，加女贞子 30g，菟丝子 15g，车前子 15g，沙参 15g。又服 1 个月，症状基本消失。溃疡面缩小，此后曾随症加减过枳壳、元参、元胡、军炭，治疗 4 个月，病情稳定，溃疡愈合，激素已停用。带人参健脾丸、八珍益母丸回原籍调理。

三诊：1991 年 7 月 4 日又来诊，诉近 2 周病情突然加重，头昏头重如裹，口苦咽干，胸腹胀满，眼、鼻、口腔及外阴先后出现大小不等的溃疡，外阴红肿疼痛，行走困难。诊查：体温 37.9℃，眼结膜充血，小片浅糜烂，口鼻腔黏膜散布数个溃疡，周围充血；会阴部大小阴唇有数个绿豆大溃疡，表面有脓性分泌物，尿道口及阴蒂红肿；舌质淡，苔白腻脉滑数。辨证：脾湿蕴结，湿热下注上蒸。治法：清脾除湿，清热解毒。处方：生白术 10g，生枳壳 10g，生苡米 30g，萆薢 10g，苦参 15g，车前子、车前草各 15g，泽泻 15g，茵陈 10g，土茯苓 30g，生黄柏 10g，赤小豆 30g，锦灯笼 10g，双花 10g，连翘 10g，板蓝根 30g。水煎服，每日 1 剂。局部先用 1‰黄连液冲洗后外用氯氧油。

四诊：按上法内、外兼治 10 天后体温恢复正常，外阴部溃疡面开始缩小，脓性分泌物减少。上方生白术、生苡米、生枳壳、生黄柏改为炒用，去双花、连翘、板蓝根、茵陈，加黄芪 10g，党参 10g，茯苓 15g，按一诊治法巩固治疗，2 个月后临床痊愈。

第三节　急性发热性嗜中性皮病

本病是一种少见的综合征，其主要特点是发热、血液内白细胞及中性粒细胞增多，以四肢、颈面部突然出现疼痛性红色结节或斑块为临床特征。中医学文献中未查到有关本病的明确记载。类似于"丹"的范畴。

一、病因病机

1. 现代医学认识

一般认为系感染或其他因素所致的变态反应，主要为Ⅲ型。患者于发病前1～2周有上呼吸道感染史，亦与白血病、肿瘤、结缔组织病和光照、外伤等有关。本病是中性粒细胞被白介素-1(1L-1)激活，以及Sweet综合征是由细胞因子介导的、对包括细菌、病毒、药物和恶性肿瘤在内不同种类抗原的炎症反应。偶尔可见血管壁中有免疫复合物。有认为本病是白细胞碎裂性血管炎的轻型，但也有认为其血管炎是继发的。

2. 中医学认识

本病由内蕴湿热，外感毒邪，湿热毒邪相搏，郁留肌肤而发病。

(1)风热伤肺：风热之邪侵袭肺卫，肺卫不宣，久郁化毒，毒波及营血而发。伴有发热。

(2)湿热内蕴：脾失健运，水湿内停，复感外邪，两邪相搏，郁于肌肤而成。

二、临床表现

1. **发病特征**　发病多为30—60岁，女性多于男性，皮损可见于身体各部，但最常见于面部、上肢(尤其是手背和手指)、头颈。如果不治疗，皮疹将在5～12周消退，但有高达30%的患者会有复发。

2. **皮肤损害**　皮疹呈鲜红色，可为多形性，早期皮损常为红斑丘疹，很快增大形成斑块。可呈环状或弧形，可见单个或多个皮损，不对称分布。丘疹和斑块表面有假水疱(紧张性水肿使其外观似水疱形成)，似乳头状或山脉起伏状，斑块通常与脓疱伴发。与白血病相关皮损可出现大疱。亦可类似坏疽性脓皮病，损害有剧烈触痛。口疮样的口腔黏膜溃疡不常见。下肢皮损深达脂膜层，类似脂膜炎或结节性红斑(图11-4)。

3. **皮肤外表现**　发热、上呼吸道感染或流感样症状，肌痛，关节炎，眼结膜炎，巩膜外层炎，相关恶性肿瘤，如急性白血病，泌尿生殖道肿瘤等。

4. 临床分型

(1)特发型：又称典型Sweet综合征。多见于女性，初发年龄为30—60岁，多与上呼吸道或胃肠道感染、炎性肠病及妊娠有关。

(2)药物型：一旦停用相关的药物，症状可自发地改善。

(3)复发型：约30%的患者复发，复发常见于伴癌症的患者，常常是肿瘤复发的表现。

(4)副肿瘤型：有10%～20%可伴发恶性肿瘤，主要为血液系统肿瘤，伴随肿瘤的切除Sweet综合征的症状缓解。

三、实验室检查

1. 白细胞计数增多(60%)或中性粒细胞增多(70%)，红细胞沉降率常增快(90%)，抗"O"可增高。可有蛋白尿、血尿、管型尿或肾功能异常。

2. 组织病理显示早期真皮中上部有密集性或围管性中性粒细胞为主的浸润、核尘、毛细血管扩张，晚期以嗜酸性粒细胞、淋巴细胞及组织细胞等为主的围管性浸润。皮损直接免疫荧光检查在基底膜可有 IgM、IgG、C3 沉积,白细胞碎裂、核尘,但缺少其他血管炎的表现,一般血管壁并无纤维素沉积和中性粒细胞。

四、诊断依据

1. **主要标准**:①很快发生的典型皮损;②组织病理特征。

2. **次要标准**:①感染的前驱症状;②伴有发热、关节痛、结膜炎或潜在的恶性肿瘤;③白细胞增多;④系统性糖皮质激素治疗有效,抗生素治疗无效。

具备以上两条主要标准和两条次要标准时可确诊。

五、鉴别诊断

1. **多形红斑** 临床特征为发病急骤,红斑、丘疹、水疱形态各异,且常累及口腔、二阴,重者有严重的黏膜和内脏损害。多发于青壮年男女,尤以青年女性多见,好发于春秋季,易复发。

2. **荨麻疹** 临床特征为皮肤出现红色或苍白色风团,发无定处,时隐时现,瘙痒无度,骤起骤消,消退后不留任何痕迹。男女老幼均可发病。急性者发病较快,消退迅速;慢性者反复发作,常达数月或数年之久。

3. **结节性红斑** 临床特征为好发于小腿伸侧的散在性皮下结节和红色斑块,有压痛。春秋季好发,多见于中青年女性。

六、中医特色治疗

1. **内治法**

(1)热毒型

主症:皮疹色红,境界清楚,触之疼痛,伴发热、咽痛及全身不适;白细胞计数及中性粒细胞均增多;舌质红绛,苔少或微黄,脉弦滑微数。

治法:清热凉血,除湿解毒。

方药:龙胆泻肝汤加减。

药物:白茅根 30g,生地皮 10g,龙胆草 10g,丹参 10g,白鲜皮 15,车前子 10g,连翘 10g,金银花 10g,大青叶 10g,黄芩 10g。

加减:白茅根、生地、丹皮、龙胆草、丹参清热凉血;白鲜皮、车前子除湿利水,金银花、连翘、大青叶、黄芩清热毒。高热者,加羚羊角粉或犀角粉;伤阴明显者,加南北沙元参、太子参。

(2)湿热型

主症:皮损反复发作,低热或不发热,白细胞计数可正常;舌质淡、体胖,边齿痕,苔白,脉沉缓。

治法:除湿解毒,活血通络。

方药:金银花 15g,连翘 15g,青叶 30g,板蓝根 20g,野菊花 15g,茯苓 15g,猪苓 10g,泽泻 10g,红花 10g,鸡血藤 30g,丹参 15g,川芎 7g,车前草 20g。

方解:金银花、连翘、大青叶、板蓝根、菊花清热解毒;茯苓、猪苓、泽泻、车前草除湿利水;红花、丹参、鸡血藤活血通络;川芎活血行气兼引药上行。

2. **外治法**

马齿苋、龙葵、龙胆草水煎湿敷。

七、西医治疗

治疗基础疾病,排除白血病。糖皮质激素有良效,口服泼尼松后皮损在数天内消失,开始30～40mg/日,病情控制后逐渐减量至停药,疗程为4～6周,停药不宜过早,以免复发。也可应用非甾体抗炎药;氨苯砜100mg/日;10％碘化钾溶液5～10ml,每日3次;雷公藤1～1.5mg/(kg·日),秋水仙碱1.5mg/日,环孢素、沙利度胺(25mg,每日2次),氯法明(200mg/日,连续4周)等内服。

八、预防与护理

1. 寻找并去除可能的致病因素。
2. 注意冷暖得当,衣被应时,起居有节,避免过度劳累。

九、经验体会及医案

1. 名医经验

徐宜厚徐老认为急性发热性嗜中性皮病是以发热、皮肤疼痛性斑块及结节,血液中中性粒白细胞增多为特征的一组少见皮肤病。病程慢性,且可复发。中医学视其皮肤损害,将其纳入"丹"的范畴。凡"丹"皆与火毒关系密切。一般而论,若火重于毒,病变迅速,伴有壮热,甚至神昏谵语,治宜泻火护心;若毒重于火,则以皮肤红斑为主,伴有灼热刺痛,治宜解毒凉血。

2. 医案

徐宜厚医案

胡某,女性,28岁,2005年6月12日初诊。

半年前,在四肢和面颊发现多个斑丘疹,伴有发热、关节肌肉酸痛。自疑为患有红斑狼疮,曾入院治疗。经过多种检查,排除红斑狼疮,确诊为急性发热性嗜中性皮病,给予肾上腺糖皮质激素类药物治疗。两周后体温正常,皮损减轻。10天前因为外感而诱发,导致皮损加重,肌肉关节疼痛。检查:面颊左侧可见两块形如5分硬币大小的黯红色斑疹,边缘隆起,中央消退,状如环形。右颈部和手背也有数处类似损害,伴有发热(体温:38.7℃),关节肌肉酸痛,口干咽痛;脉象浮数,舌质红,苔薄黄。证属风热之邪,骤袭肺胃,郁而不宣,遂化为毒。毒热波及营血,导致血热扑肤。治宜清宣肺胃,解毒退斑。方用银翘散、犀角地黄汤合裁。金银花、紫草、生地黄、秦艽、炒丹皮、玳瑁(先煎)、连翘、五加皮各10g,炒牛蒡子、防风、荆芥各6g,水牛角粉、绿豆衣各15g。

二诊:5天后复诊,体温正常,关节肌肉酸痛略有缓解,斑疹损害稍有减轻。予上方去防风、荆芥、牛蒡子,加金莲花6g,老鹳草、鬼箭羽各10g。

三诊:服上方1周后,头痛和关节、肌肉疼痛基本控制,但其斑疹消退缓慢,改用凉血化瘀,通络退斑。方用凉血五花汤加减:五加皮、生地炭、银花炭各12g,金莲花、凌霄、鸡冠花、炒槐花、炒丹皮、紫草、茜草各10g,豨莶草6g;另用西红花(绍兴酒浸泡)1.5g,另煎取汁,随药汁服下。按方治疗3周后,斑疹损害基本消退,关节、肌肉酸痛也明显控制。嘱其口服三七胶囊(田三七焙干研细末,过筛100目,装入0.5g胶囊中),1日3次,每次3粒,以善其后。

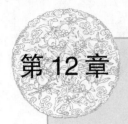

第12章

脉管性皮肤病

第一节 色素性紫癜性皮肤病

色素性紫癜性皮肤病是一组病因不明的毛细血管炎,包括进行性色素性紫癜性皮肤病、毛细血管扩张性环状紫癜及色素性紫癜性苔藓样皮炎。中医学文献中记载的"血风疮""血疳疮""血疳"等与本病相类似。古代文献对本病的论述,始见于《外科真诠》曰"血风疮生于两胫内外臁,上至膝,下至踝骨。乃风热、湿热、血热交感而成。"《医宗金鉴·外科心法要诀》记载"此证由风热闭塞腠理而成。形如紫疥,痛痒时作。"

一、病因病机

1. 现代医学认识

病因不明,有些药物(如维生素 B_1、卡波麻、非那西丁、阿斯芬林及甲丙氨酯)可导致色素性紫癜性皮病。通过毛细血管镜发现胡椒粉样改变是由于末梢毛细血管圆顶部分动脉瘤样扩张引起,毛细血管继发性破裂可导致紫癜。巨噬细胞吞噬外漏的红细胞导致含铁血黄素堆积。真皮浸润细胞大多数是 Leu-1 阳性 T 细胞和朗格汉斯细胞,提示是一种细胞介导的免疫反应。未发现免疫复合物沉积。

2. 中医学认识

本病由风、热、瘀阻于肌肤所致。

(1)内有蕴热,外受风邪,风热闭塞腠理发于肌肤。

(2)郁久化火,火损血络,血不循经,溢于脉外,瘀血凝滞。

(3)日久营血亏损,生风化燥,肌肤失养所致。

二、临床表现

1. 进行性色素性紫癜性皮病

常对称发生于成年男性的胫前区。皮损初起为群集性针尖大红色瘀点,后密集成片并逐渐向外扩展,中心部转变为棕褐色,但新瘀点不断发生,散在于陈旧皮损内或其边缘,呈辣椒粉样斑点,皮损数目不等。常无自觉症状,有时可伴轻度瘙痒。病程慢性,持续数年后可自行缓解(图 12-1)。

2. 毛细血管扩张性环状紫癜

常对称发生于女性胫前区。皮损初起为紫红色环状斑疹，直径 1～3cm，边缘毛细血管扩张明显，出现点状、针尖大红色瘀点，后皮损中央部逐渐消退，周边扩大呈环状、半环状或同心圆样外观，颜色可呈棕褐、紫褐或黄褐色。皮损可自然消退，但其边缘可再发新疹，反复迁延数年(图 12-2)。

3. 色素性紫癜性苔藓样皮炎

常对称发生于 40－60 岁男性的胫前区，亦可累及大腿、躯干及上肢。皮损为细小铁锈色苔藓样丘疹，伴紫癜样损害，可融合成境界不清的斑片或斑块。有不同程度瘙痒。病程常持续数月至数年(图 12-3)。

三、实验室检查

1. 组织病理　本组病理组织变化相似，表现为真皮毛细血管内皮细胞肿胀，管周红细胞外渗，含铁血黄素沉着。

2. 免疫病理　直接免疫荧光显示真皮乳头血管壁有 C3、C1q、纤维蛋白和免疫球蛋白沉积。

四、诊断依据

根据临床表现诊断不难。进行性色素性紫癜性皮肤病含铁血黄素沉积显著；毛细血管扩张性环状紫癜以毛细血管扩张呈环状为主；色素性紫癜性苔藓样皮炎以炎症明显，出现苔藓样变为特征。

五、鉴别诊断

1. 过敏性紫癜　儿童多见，多对称性分布于下肢，分批反复出现可触及性紫癜，并可伴有腹痛、关节痛、血尿等症状。

2. 淤积性皮炎　多发生于小腿下 1/3 处及两踝附近，以色素沉着、皮肤粗糙为主，伴静脉曲张或慢性溃疡。

六、中医特色治疗

1. 内治法

(1)辨证论治

①血热证

主症：皮疹急骤发作，为颜色较红的苔藓样丘疹、斑疹及斑丘疹；伴口干舌燥，心烦易怒；舌质红，苔黄，脉弦数。

治法：凉血清热，活血清斑。

方药：凉血五根汤加减。

药物：生地、紫草根、茜草根、板蓝根、丹皮、赤芍、白芍、鸡血藤、川芎、当归、丝瓜络、木瓜、牛膝。

②血瘀证

主症：病程较长，反复发作，皮疹主要以棕褐色斑疹或铁锈色丘疹为主；舌质暗红，苔薄，脉涩。

治法:理气活血,化瘀通络。

方药:桃红四物汤加减。

药物:桃仁、红花、当归、赤芍、生地、苏木、丹皮、丹参、荆芥、防风、苦参、牛膝、甘草等。

③血虚证

主症:病情反复,皮疹粗糙、肥厚、干燥脱屑;瘙痒,口干舌燥,便秘;舌质红,苔少,脉细弱。

治法:养血活血润燥。

方药:当归饮子加减。

药物:当归、白芍、川芎、生地、蒺藜、防风、荆芥、首乌、黄芪、炙甘草、牛膝、丝瓜络、玄参等。

(2)中成药

①西黄丸 3g。每日 2 次口服。适用于血热证。

②润肤丸 6g。每日 2 次口服。适用于血虚证。

2. 外治法

(1)初期可选用透骨草、仙鹤草、蒲公英、大黄各 30g,黄柏、泽兰各 15g,石菖蒲、杜鹃花各 10g,煎水外洗,每日 2～3 次。

(2)皮疹粗糙、苔藓样变者,可用云茯苓 60g,寒水石粉 10g,冰片粉 3g,混匀,用去皮之鲜芦荟蘸药粉外搽,每日 1～2 次。

(3)皮疹瘙痒明显者,可用苍耳秧、楮桃叶各 150g,煎水外洗。

3. 针灸疗法

耳针疗法:取肾上腺、皮质下、内分泌等穴,可用强刺激手法,两耳交替,每日 1～2 次。

七、西医治疗

治疗效果常不满意。可静滴或口服维生素 C、口服抗组胺药和复方芦丁等,系统应用糖皮质激素可在短期内见效,但减量时或停药后易复发;局部可外用糖皮质激素类霜剂或软膏等。

八、预防与护理

1. 避免长时间站立和行走,抬高患肢。

2. 忌食辛辣鱼腥发物,多食富含维生素的水果、蔬菜。

九、经验体会及医案

1. 名医经验

(1)周耀庭经验 赵海燕,等.周耀庭治疗色素性紫癜性皮肤病经验.北京中医药,2013,32 (1):31-32.

周教授强调正确认识色素性紫癜性皮肤病的病因病机至关重要,是治疗本病的关键。周教授认为本病为多病因致病,与风、湿、毒、热、瘀皆密切相关。周教授对本病的中医辨证是湿热毒内蕴,外感风邪,挟有血瘀。治以散风利湿、凉血解毒、活血化瘀为法,3 个主要方法中以利湿、化瘀为主,用大连翘饮加减化裁。方中防风、浮萍、秦艽散风利湿;黄芩、苍术、黄柏清热燥湿;连翘、泽兰、泽泻清热利湿解毒;生地、玄参、大青叶、紫草凉血解毒;赤芍、丹皮凉血止血;桃仁、红花活血化瘀。以上药物为周教授治疗本病的基本方剂,诸药配伍,共奏散风利湿、凉血解毒、活血化瘀之功。临证之时,随症加减,灵活化裁,若湿热偏重,常配伍苦参、皂角刺;若血瘀较重,斑色紫暗无光泽,常配伍五灵脂、制乳香、制没药;若皮肤瘙痒严重,常配伍白鲜皮、地肤子;若瘙痒严重伴有脱屑,常加入蛇蜕;若大便不畅,常配伍大黄炭;若伴有小便赤涩热痛,常配伍萹蓄、石韦、金钱草;若疹斑反复发作,疹出频繁,常配伍水牛角;若肝肾阴虚,伴有下肢酸软,常配伍续断、牛膝、首乌等。

(2)陈可平经验　北京中医药大学李芸芸.中西医对色素性紫癜性皮病的探讨及导师临床经验总结

陈师认为色素性紫癜性皮肤病病名虽有"血风疮""血瘙""血疳"等不同病名,实统属中医学"紫癜"范畴。外因为风邪、热邪、湿邪或单独侵袭肌表,或相合郁于理,扰于血分,内不得通,外不得泄,发为紫癜;或因饮食不节,酿生湿热,湿热蕴蒸,灼伤血络,血不循常道,溢于脉外,呈现紫斑、紫点;或因体质素虚,或久病大病气血亏虚,气虚不能摄血,血溢脉外,留而成瘀;血虚不能荣养肌肤,致使血溢脉外,肌肤失养,皮肤干燥粗糙,瘙痒剧烈,或伴脱屑。认为色素性紫癜性皮肤病分为血热妄行证、血瘀阻络证、气血亏虚证。

总结陈师多年治疗色素性紫癜性皮肤病的临床经验,治疗以清热凉血、活血化瘀为主,兼顾气血,注意随证灵活加减,认为血瘀是本病关键的病理因素,注重驱邪与扶正相结合,审证求因。根据经验采用清热凉血、益气活血化瘀之法为总则,兼顾全身症状,综合舌脉辨证治疗,临床上拟用金银花、鸡内金、草河车、桑白皮、益母草、马齿苋、水蛭、麦冬、焦三仙、凌霄花、茯苓、冬瓜皮等药物组成治疗色素性紫癜性皮肤病的基本方,其中金银花、凌霄花清热解毒,草河车、马齿苋清热解毒兼调节免疫,共为君药;茯苓、焦三仙、鸡内金、冬瓜皮健益脾气,冬瓜皮兼利水消肿;益母草凉血活血,水蛭活血化瘀,共为臣药;麦冬滋阴润燥,濡养肌肤,兼制寒凉药伤及阴分,为佐药;桑白皮以皮达皮,兼以引经,诸药合用,共奏清热凉血、活血消斑。理气通络功效,临床应根据具体情况进行辨证论治,随证灵活加减。

2. 医案

(1)顾伯华医案

尚某,女,44岁。1974年5月15日初诊。因子宫肌瘤于1973年7月做子宫摘除术,2个月后,在左小腿发现细小红色点子,并未介意,以后增多,扩大,始觉瘙痒,蔓延到胸背、四肢。院外确诊色素性紫癜性苔藓样皮炎。检查:两下肢呈片状分布的紫癜,中心色沉,四周有米粒大小棕红色光滑丘疹,皮纹增深,有苔藓化倾向,压之不褪色,上覆少量鳞屑,苔薄黄舌尖有刺,脉弦数,素有大便干结,3～5日一行。阴虚有热,迫血妄行。拟养阴清热,凉血止血。生地黄、蒲公英各30g,玄参、土大黄、生槐花、川牛膝各9g,花粉、侧柏叶各12g,水牛角(先煎)15g,生甘草3g。1周后,大便通畅,瘙痒减轻,皮损由鲜红转暗红,拟前方加益气养血之品,上方去蒲公英、川牛膝,加党参、当归、阿胶(烊化冲)各9g。2周后,皮损大部分逐渐隐退,又服12个月痊愈。为巩固疗效,给服当归片,1日2次,1次5片;苁蓉片,1日2次,1次5片。曾有小复发,再服上方仍有效。1年后随访,未复发。

(2)张志礼医案

周某,女,57岁,1992年5月8日初诊。病史:近2年双下肢尤其双小腿渐出现暗红色针尖大小的小丘疹,瘙痒,指压不褪色,逐渐增多并扩散融合成片,色泽变暗,上有轻度脱屑。曾诊为"色素性紫癜性苔藓样皮炎",经中西药物治疗(不详)后,皮疹部分消退但又不断有新疹出现,逐渐加重,遍及双下肢。自觉下肢沉重,午后肿胀无力。诊查:双小腿弥漫暗红色针尖大紫瘢样皮疹,其间杂以棕红色斑点及融合成片的暗紫色斑块,指压不褪色。踝部及足背轻度肿胀,呈非凹陷性。舌质暗红,苔薄白,脉弦滑。辨证:内有蕴热,入于血分,热伤经络,溢于脉外。治以清热凉血,活血消斑。处方:紫草根、茜草根、生地黄、丹参、赤白芍、鸡血藤各15g,板蓝根、白茅根、白鲜皮各30g,牡丹皮、当归、红花、木瓜、牛膝各10g。黄连膏、化毒散膏混匀外用。二诊:上方服7剂,双下肢皮疹明显变淡,瘙痒减轻。再服14剂,色素变淡,瘙痒缓解,肿胀明显消退,仅遗留轻度色素沉着斑,临床治愈。

第二节 静脉曲张综合征

静脉曲张综合征是由下肢静脉曲张、淤积性皮炎和静脉曲张性小腿溃疡而组成。多由于局部血液循环障碍,好发于小腿,常为单侧发生。中医文献记载为"臁疮"。《医宗金鉴·外科心法要诀》臁疮记载:"此证生在两胫内外臁骨,外臁属足三阳经,湿热结聚,早治易于见效,内臁属三阴,由湿臁血分虚热而成,更兼臁骨皮肉浇薄,难得见效,极其绵缠,初发先痒后痛,红肿成片,破津紫水"。

一、病因病机

1. 现代医学认识

本病与遗传因素有关,长期站立或重体力劳动者发病率较高,另外还与性激素、年龄、肥胖等有关。任何使髂静脉内压增高的情况如妊娠、腹腔或盆腔巨大肿瘤等均可引起。静脉高压可导致静脉扩张、瓣膜反流、瓣膜功能损害以及静脉壁改变,由静脉高压引起的毛细血管高压可导致毛细血管渗漏,组织水肿。这些损伤均可以引起炎症反应,炎症反应对静脉病变的发生发展起重要作用,最终导致皮肤改变,静脉性溃疡。

2. 中医学认识

中医对本病的病因认为是湿热毒之证。多因湿热下注,经络阻滞,瘀血凝集,气血不通,肌肤失养,日久溃破成疮。

二、临床表现

小腿及踝部水肿,局部充血及红细胞的渗出使小腿发生色素沉着,变成淡褐色或深褐色。局部发生湿疹样的改变,自觉发痒,脱屑,肥厚,继之有苔藓样变,有时可以表现为急性湿疹样变化。称为淤积性皮炎(也称淤积性湿疹)。

轻微的外伤容易引起难以愈合溃疡,称为静脉曲张溃疡(臁疮),此溃疡多为发生在小腿下部三分之一处,尤其常见于内侧面,溃疡面积大小不等,溃疡面上有暗红色,紫红色的肉芽组织,其上覆有发臭的脓液。疼痛往往较轻。溃疡周围可有湿疹样的改变(图12-4)。

三、诊断依据

本病有显著性静脉曲张,多发生于下肢,局部有色素沉着肥厚等湿疹样改变,或有慢性溃疡。

四、鉴别诊断

1. **血栓闭塞性脉管炎**　主要发生在下肢尤其是左侧下肢,偶见发生于上肢。有间歇性肢体疼痛与行走困难,活动时加重,足背动脉搏动减弱或消失,发生坏疽,压迫试验与肢体位者试验阳性可助诊断。

2. **硬红斑**　多见于青年女性,常与身体其他部位结核并发。结核菌素试验呈阳性,但皮损处很少分离到结核杆菌。初起为豌豆大小的数个皮下结节,多对称发生于小腿下部屈侧,数周后结节逐渐增大,皮肤略微高起,呈暗红色,浸润明显,界限不清,固定而硬。

五、中医特色治疗

1. **内治法**

(1)辨证论治

①湿毒热盛证

主症:患肢肿胀,溃疡面覆有黄色分泌物,肉芽紫暗,周围皮肤微红;舌质微红,苔白或黄,或数。

治法:清热解毒,利湿通络。

方药:蒲公英、连翘、忍冬藤、赤小豆、黄柏、防己、牛膝、赤芍、归尾。

加减:疼痛明显加川楝子、元胡;局部紫暗,瘀血明显加鸡血藤、红花;腐肉不脱者加丹参、炒山甲、皂刺;分泌物多者加泽泻、云苓。

②气血虚亏证

主症:患者浮肿,疮面不鲜,肉芽灰白色,肢凉;舌质淡或有瘀斑,苔薄白,脉沉细无力。

治法:益气养血,活血通络。

方药:党参、白术、茯苓、泽泻、白芥子、干姜、牛膝、木瓜、防己、桂枝、鸡血藤。

加减:下肢浮肿明显者加黄芪、怀山药、扁豆;疮口周围色白不敛,肉芽晦暗者,加肉桂。

(2)中成药

①连翘败毒丸。

②大黄䗪虫丸。

③参苓白术丸。

④八珍丸。

2. **外治法**

(1)早期:鲜马齿苋或白菜帮捣烂调如意金黄散、化毒散外用。

(2)慢性溃疡:提毒散、紫色疽疮膏外用。

(3)疮面久不收口,肉芽晦暗,疮口不敛:以三棱针点刺疮口周围(以出血为度)撒以琥珀粉,外用紫色疽疮膏。

六、西医治疗

1. **一般疗法**　避免长期站立,睡眠和坐位时抬高患肢休息,可减轻充血和疼痛。有溃疡的患者应卧床休息。应用弹性绷带或穿弹力长袜可促进静脉回流。含高蛋白和丰富维生素 C 的饮食有助于溃疡的愈合。

2. **全身疗法** 大剂量维生素 E 和维生素 P 可促使溃疡愈合。若血浆锌浓度降低时,应给予硫酸锌或葡萄糖酸锌可加速溃疡愈合。合并有细菌感染,应给予足量的抗生素治疗。血栓形成是静脉功能不全的常见原因,因此可用抗凝药物治疗。

3. **局部疗法** 静脉曲张性溃疡患者有渗液、肿胀时,可用稀释的 Burrow 溶液做冷湿敷。局部可用抗生素溶液,如 0.1%新霉素溶液,1%间苯二酚溶液或 1:5000 呋喃西林溶液冲洗。还可应用抗生素软膏和海绵橡皮压敷,再绑以弹性绷带,或以无菌纱布绷带从足部绑至膝下,每 1~2 天更换 1 次。

4. **物理疗法** 溃疡创面可用紫外线、氦氖激光或小剂量 X 线照射促进愈合。

5. **手术疗法** 对静脉曲张若保守治疗无效,而深静脉侧支循环良好时,可于浅静脉内注射硬化剂以使其栓塞,或行外科手术切除。大隐静脉高位结扎抽剥及小腿曲张浅静脉点状切除术仍是经典的术式,还有一些新的方法也在使用,如曲张静脉点式抽剥术或剥脱术、曲张浅静脉电凝法、曲张浅静脉经皮环形缝扎术、激光血管腔内闭塞术、TreVex 透光旋切术、射频血管腔内闭合术等。但这些手术的基本原则并未改变,即利用隐静脉的轴性抽剥或闭塞阻止浅静脉反流,以及曲张浅静脉的切除或闭塞,以达到消除静脉高压来源和曲张浅静脉的目的。静脉功能不全或淤积性皮炎一旦发生,应穿弹性长袜或使用适当的绷带,可于交通静脉间注射硬化剂,然后再使用坚实绷带数周,可使部分病例治疗获得成功。广泛性溃疡和治疗效果甚慢者应施行静脉曲张手术及植皮。

七、预防与护理

1. 避免久站、久坐或长时间行走。
2. 睡眠和坐位时抬高患肢休息,可减轻充血和疼痛。

八、经验体会及医案

1. 名医经验

奚九一奚老认为,本病多在静脉曲张的基础上,局部免疫力下降,在受到损伤和感染时,伤及皮肤,引起经久不愈的溃疡。本病常伴发血栓性浅表静脉炎,出现条索状红肿疼痛;多伴真菌感染,容易造成局部过敏状态而引起湿疹。因而奚老将上述病症称为静脉曲张炎变综合征。由于风湿瘀热胶结不解,加之病久正虚,因而导致臁疮缠绵难愈。其病程可分 3 期:急性期为湿热风毒邪盛阶段,治疗以祛邪为先;好转缓解期为正虚邪留阶段,祛邪扶正相结合,注意祛邪药中病即止;恢复稳定期为气虚阶段,以补气为主,可佐活血利湿药,以巩固疗效,防止再次感染。

2. 医案

(1)奚九一医案

吴某,男,77 岁,1999 年 9 月 9 日初诊。患者左足踝皮肤溃烂 2 周余,溃烂呈虫蛀样,有脂水渗出,左小腿皮肤灼热疼痛作痒,疮周皮肤鳞屑较多。全身泛发皮疹作痒。手足甲癣(+),两下肢静脉曲张。拟诊:静脉曲张炎变综合征,湿热夹风为患,拟祛风湿清热法,祛邪为先。处方:①内服方。荆芥、防风各 12g,茵陈 15g,栀子 15g,徐长卿 30g,苦参 15g,生石膏(先煎)100g,浮萍 10g,紫草 30g,生甘草 15g。水煎,内服,14 剂。②外洗方。一枝黄花 30g,半边莲 30g,地骨皮 30g,明矾 12g。水煎,外洗,14 剂。③六一散 50g,外敷疮面。9 月 23 日复诊,诸症减退,左足溃疡渐愈,已无渗水,原内服方减去生石膏继服,外用方药同前。10 月 7 日再诊,症已痊愈。

(2)唐汉钧医案

王某,男,64 岁,2002 年 11 月 2 日初诊。患者 10 年前开始左小腿静脉曲张,自今年初左下肢时有痛痒、肿胀、经搔抓后左小腿内侧溃破、流水、久不收口。曾先后就诊于多所医院,迁延未愈,痛苦不堪,至来诊时已治疗 10 个月余。近日局部肿痛加剧,自觉乏力,纳差,二便尚调。检查:左小腿静脉曲张,散布瘀点、瘀斑及色素沉着。左小腿肿胀、呈凹陷性水肿;左小腿下 1/3 处内踝上方有约 4cm×3cm 溃疡面,肉芽暗淡,覆盖淡绿色脓性分泌物(脓液培养为铜绿假单胞菌、大肠埃希菌合并感染),溃疡边缘皮色紫暗,外周稍红肿;舌暗红、苔黄腻,脉弦滑。西医诊断:小腿静脉曲张性溃疡。中医诊断:臁疮,证属湿热下注,兼感毒邪,治宜清热除湿解毒,健脾利水消肿。处方:萆薢、苦参、防己、泽兰各 12g,薏苡仁、金银花、忍冬藤、鹿衔草各 15g,黄芪、丹参、土茯苓各 30g,赤芍、红花、丝瓜络各 9g。每天 1 剂,水煎服。同时外用中药湿敷,处方:一枝黄花、葎草、马齿苋、黄连、重楼各 30g。煎汤取汁约 1000ml,待温浸洗湿敷患处,然后局部创面撒敷九一丹,外敷红油膏纱布,以提脓祛腐,每天换药 1 次。二诊:经上法治疗 7 天后,局部分泌物减少,中心肉芽组织色转红润(脓液培养为大肠埃希菌感染),皮肤边缘色粉白,下肢肿胀渐消。继服上方 14 剂,局部仍外用中药湿敷,仅用红油膏纱布外敷。三诊:服上方 21 剂后,局部溃疡明显变浅,但周围皮肤色泽仍为紫暗,触之肢凉,舌质暗有瘀斑、苔白腻,脉沉细无力。患者年老体衰,脾肾阳虚,寒湿凝滞,经脉闭阻。治以温经通络、益气活血为主,兼补脾肾。处方:桃仁、红花、黄柏各 10g,薏苡仁、忍冬藤、赤小豆、防己各 12g,泽兰、淫羊藿、桂枝、白芥子各 9g,鸡血藤、黄芪各 30g,当归 15g,红枣 20g,甘草 6g。7 剂。四诊:患肢较前转温,肉芽鲜活(脓液培养为无细菌感染),房表浅、面积缩小为 3cm×2cm,分泌物明显减少。效不更方,继服 14 剂。外用药改为复黄生肌愈疮油乳剂纱布外敷,每天换药 1 次。五诊:患者在当地医院继服上方治疗月余,溃疡愈合。嘱其间将小腿垫高,展起用高弹力绷带缠裹下肢,并适当加强运动。

第三节 雷 诺 病

雷诺病是一种肢端小动脉痉挛性皮肤病。其临床特征为肢端突然出现苍白、发绀和潮红,并伴有发冷、麻木刺痛等自觉症状。一般呈阵发性,可持续数分钟至 1 小时左右。寒冷、情绪激动是常见的诱因,多见于女性青年。本病属中医学"血虚寒厥""四肢逆冷"的范畴。中医文献《素问·举痛论》云:"寒气入经而稽迟,泣而不行,客于脉外则血少,客于脉中则血不通"。在《诸病源候论·虚劳四肢逆冷候》记载:"经脉所行皆起于手足,虚劳则血气衰损,不能温其四肢,故四肢逆冷也。"

一、病因病机

1. 现代医学认识

(1)相关因素:肢端动脉痉挛的病因有以下几种。①寒冷刺激、情绪波动、精神紧张。②女性,月经期加重,可能与性腺功能有关。③交感神经功能紊乱,亢奋状态,用交感神经阻滞药可以缓解症状。④遗传因素。⑤免疫功能异常,5-羟色胺释放增加、血小板聚集和活性增加、组胺减少、前列腺素平衡失调所致。⑥药物,β肾上腺素能神经阻滞药,尼古丁。⑦潜在疾病,如结缔组织病,系统性硬皮病85%、红斑狼疮35%。

(2)其他:血管 α_2 交感神经受体活性增强、内皮细胞受损、可产生降钙素基因相关肽的神经的缺陷或特定的体温调节中枢紊乱都可能与发病有关。

酪氨酸激酶引起的酪氨酸磷酸化程度增加是雷诺现象中血管遇冷后收缩的机制。雷诺病/雷诺现象和系统性硬化症患者中可发现血管收缩药内皮素-1水平的升高。

2. 中医学认识

本病系因脾肾阳虚、外因寒邪侵袭而发。血运行失畅,寒邪外侵,营卫失和,寒邪阻于经脉,血瘀络道,不能温煦肢末所致。

(1)气虚寒盛:由于禀赋不足,素体阳虚,感受寒凉,气虚不能御寒,寒邪浸淫脉络。闭阻气血,阳气不能外达四末。

(2)阳虚寒凝:脾肾阳虚,阳虚则外寒,四肢为阳气之本,阳虚则四肢失于阳气之温煦,阳虚则阴盛,阴寒之邪凝滞所致肢端脉络闭阻。

(3)气滞血瘀:由于情绪激动,心气急,肝气郁,而致脉流不畅,情志郁结,血脉瘀滞而致肢端出现持续性青紫、发凉、胀痛、麻木,遇寒凉更甚。

(4)瘀血蕴结,毒邪化热:由于肢端络脉痹阻,日久不愈,蕴郁化热,热聚生毒,热腐肌肉,故指趾肿胀、疼痛、灼热,热盛肌腐则肢端发生溃疡,甚或发生局部坏疽。

二、临床表现

皮损为患部皮肤苍白,僵硬屈伸不利,不久即发绀,呈深红色或青紫色,重者指(趾)甲亦可发绀,继则潮红、暗红、肿胀,然后恢复正常。其症状得暖后可以消失,遇冷则使症状发生或加剧。好发于手足,尤以手指多见,少数累及鼻尖、耳郭。自觉发冷、麻木、刺痛,无全身不适,或有怕冷、乏力等症状,一般持续数分钟至1小时左右恢复正常,但反复发作。重者持续时间较长,频繁发作,可至指(趾)端营养障碍、硬化、溃疡甚至坏疽(图12-5)。

三、诊断依据

1. 多见于青年女性,高发于暴露寒冷后,通常为双侧性,最常累及肢端尤其指(趾)尖,冬季加重。

2. 约2/3的患者有特征性三相肤色改变。

(1)苍白:由于肢端小动脉和细动脉痉挛,局部温度降低、麻木、刺痛及僵硬感。

(2)青紫:小动脉和细动脉痉挛解除,但细小经脉仍处于痉挛状态,血流缓慢或淤积。

(3)充血:细动脉、毛细血管和细静脉反应性扩张充血,局部有灼热感。

3. 雷诺现象可每天发作或间隔长时间后发作。

4. 可发生坏疽、肢端溃疡。

5. 诊断有疑问时,可将患部浸入 4℃ 水中 1 分钟或降低身体核心温度,常可导致雷诺现象。

四、鉴别诊断

1. 红斑肢痛症 红斑肢痛症无性别差异,喜冷怕热,其特征是红斑、灼热、疼痛、无苍白、发绀和潮红。

2. **血栓闭塞性脉管炎** 多见于男性青年,常侵犯一侧下肢,足背动脉搏动减弱或消失。

3. **肢端青紫症** 持续性肢端弥漫性青紫,无苍白、潮红等。

五、中医特色治疗

1. 内治法

(1)辨证论治

①气虚寒盛证

主症:四肢末端皮色苍白、青紫、发凉、麻木,苍白时间长于青紫时间;伴有肢端胀痛,气短懒言,神疲乏力;舌质淡,边有齿痕,苔薄白,脉细弱无力。

治法:益气温经,散寒通脉。

方药:黄芪桂枝五物汤加减。

药物:炙黄芪、桂枝、白芍、当归、鸡血藤、生姜、大枣、丹参等。

加减:关节肿痛加威灵仙、防己、桑枝,上肢疼痛加片姜黄,下肢疼痛加川牛膝。

②阳虚寒凝证

主症:遇寒则肢端冰冷,苍白如蜡状,握摄无力,肿胀麻木,精神萎靡,面色不华,畏寒喜暖,脘腹胀满;舌体胖大,舌质淡,苔白,脉沉细。

治法:温补脾肾,散寒通脉。

方药:右归丸加减。

药物:熟地黄、山药、山茱萸、枸杞子、鹿角胶、菟丝子、杜仲、当归、肉桂、制附子、白芥子、炮姜、细辛、甘草等。

加减:肤色青紫者加丹参、桃仁、红花等活血化瘀之品以通血脉;关节肿痛明显者加防风、桑枝、虎杖、老鹳草、络石藤以除湿宣痹通络消肿;腹胀加木香、炒白术、枳实以温脾理气;阳气衰微加人参,以大补元气。

③气滞血瘀证

主症:肢端脉络瘀血较甚,持续时间较长,肢端出现持续性青紫、发凉、胀痛、麻木,遇寒冷更甚;胁肋胀痛,心烦易怒,情绪不稳定或猜疑抑郁;舌紫暗或瘀斑,脉沉迟或沉涩。

治法:养心疏肝,理气活血。

方药:养心汤和柴胡疏肝散加减。

药物:制黄芪、茯苓、当归、川芎、半夏、柏子仁、炒枣仁、远志、五味子、人参、肉桂、柴胡、炙香附、生白芍、枳壳、红花、桃仁、炙甘草。

加减:血瘀严重,长时间不缓解者加刘寄奴、水蛭、路路通、干姜等活血温通之剂,肢端肿胀疼痛加威灵仙、防己、老鹳草,肉桂改用桂枝、生薏苡仁、木瓜等。

④瘀血蕴结,毒邪化热证

主症:指趾肿胀、疼痛、灼热,热盛肌腐则肢端发生溃疡,甚或发生局部坏疽,发红肿胀,皮肤破溃,夜间疼痛难忍。溲赤便结,舌红绛苔黄腻,脉弦滑或弦细数。

治法:清热解毒,活血通络。

方药:四妙勇安汤加减。

药物:金银花、连翘、公英、地丁、玄参、当归、川芎、生甘草、生黄芪。

加减:疼痛剧烈加乳香、没药、延胡索活血止痛;瘀血严重者加桃仁、红花、水蛭、虻虫、大黄,气虚加太子参、西洋参补气凉血。

(2)中成药

阳和丸、养血荣筋丸、八珍丸、回阳通络丸根据辨证选用。

2. 外治法

红灵酒外搽。

3. 针灸疗法

取穴合谷、曲池、内关、太冲、臂中、足三里、三阴交、极泉。施补法,留针20分钟,每日1次,10次为1个疗程。

六、西医治疗

1. 一般治疗　注意保暖、戒烟,避免各种精神和局部创伤。

2. 扩血管治疗

(1)α受体拮抗药:妥拉唑啉 25mg,每日 3 次;酚妥拉明 25～100mg,每日 4 次;酚苄明10mg,每日 2 次。

(2)其他扩血管药物:烟酸 50～100mg,每日 3 次;硝苯地平 5～20mg,每日 3 次;利舍平0.25mg,每日 2～3 次;酮色林 10mg,每日 3 次。

3. 改善微循环　可选用低分子右旋糖酐、脉络宁,丹参、双嘧达莫、维生素 E 等。

4. 局部治疗　外用血管扩张药,如 2% 硝酸甘油软膏,如有溃疡形成应用抗生素软膏。

5. 手术治疗　药物治疗效差者行颈或腰交感神经切除术。

七、预防与护理

1. 冬季注意保暖,防止受凉。

2. 戒烟。

3. 平时保持心情舒畅,避免过分激动。

八、经验体会及医案

1. 名医经验

朱仁康朱老认为,雷诺征往往继发于其他疾病如血栓闭塞性脉管炎、闭塞性动脉硬化、硬皮病等,当其于寒冷受冻、情绪激动时,肢端就出现苍白、发凉、发绀、麻刺、疼痛等感觉,往往阵发性发作。朱老认为此系阳气微,不能达于四末,以致四肢逆冷、苍白、发绀,气血失调,麻痛交作。治以温经散寒、通络和营,可用当归四逆汤加减治之。

2. 医案

(1)岳美中医案(引自:《岳美中医案集》)

朱某,女性,已婚,病历号 27144,吉林省人,于 1959 年 3 月 1 日来院诊治。自诉于 1958 年12 月发现两手发紧,麻木,厥冷,抽搐,发绀,3 个月前两手指尖发白,继而青紫,麻木,放入热水中则痛,诊断为雷诺现象,经中西医药及针刺疗法均未效。至 12 月,右手示指末指锤发现血瘀青紫小点,逐渐扩大如豆粒,日久不消,最后破溃,溃后日久,稍见分泌物,创面青紫,现已 2 个月,经外敷药物治疗不效。诊其两脉细弱,舌尖红,两侧有白腻苔,双手置于冷水中经 5 分钟后指锤变暗,10 分钟后指锤即现发绀,15 分钟后发绀更加明显,尤以中指为甚。余无其他阳性体征,投以仲景当归四逆汤以通阳和营。当归 9g,细辛 3g,通草 15g,白芍 6g,炙甘草 4.5g,桂枝 6g,大枣 5 枚。服药 3 剂至 1 月 28 日手指遇冷则青紫如前。唯左脉现紧象,前方加吴茱萸 4.5g,生姜 6g,同时针刺足趾相应部位出血,至 2 月 9 日,前方共服 16 剂指锤发绀大为减退,右手示指创口愈合,舌两侧之苔渐退。脉稍见有力。至 3 月 6 日,前方又服 17 剂,手指创口愈合未发,指锤入冷水试验疼痛减轻,脉已渐大,舌两侧白腻苔已不甚明显。唯于晨起口干,右侧腰痛。原方当归、芍药各加 3g,又服 6 剂停药观察,于 1962 年 12 月 3 日随访,云入冬后又犯,手指坏疽未复发。

(2)朱仁康医案

葛某,女,40 岁,病历号 215814,初诊日期:1967 年 8 月 22 日。

主诉:四肢末端发凉、发麻 3 年。现病史:3 年来四肢末端经常发凉、发麻,以两手手指为重,时而苍白,时而发绀,冬季尤甚,手指疼痛。既往史:患迁延性肝炎 8 年。检查:四肢末端发凉、发绀,尤以指端明显;脉沉细,苔薄黄腻。西医诊断:雷诺征。证属:阳气不达于肢末,气血不荣。治则:温经散寒,通络和营。药用:当归 30g,黄芪 30g,桂枝 15g,红花 12g,川芎 6g,细辛 6g,炙乳香、炙没药各 9g,甘草 15g,5 剂,水煎服。

二诊:(8 月 29 日)药后指痛减轻,发凉亦减。近因外感风邪,全身泛发风团。前方去细辛、川芎、乳香、没药,加荆芥 9g,羌活 9g,地龙 9g,5 剂。

三诊:(9 月 4 日)服药 5 剂后风团少起,前方加鸡血藤 15g,以后从前方加减,病情逐渐减轻。患者于 1967 年底回海南岛,给予丸药方。当归 90g,桂枝 60g,黄芪 30g,红花 60g,干地龙 60g,赤芍 90g,甘草 30g,炙乳没各 30g,研末,炼蜜为丸,每丸 6g,每日早晚各服 1 丸。1 年后来信,称症状已轻,后以当归四逆汤改成水丸续服,以竟全功。

第四节　红斑肢痛症

红斑肢痛症是一种少见的动脉性疾病,是以患肢末端阵发性血管扩张、烧灼样瘙痒为特点的疾病,肢端阵发性皮肤潮红、皮温增高和灼痛为其临床特征。中医称红斑肢痛症为"血痹",本病首见于《金匮要略·血痹虚劳病脉并治第六》,"血痹从何得之? 师曰:夫尊荣人骨弱肌肤盛,重困疲劳汗出。卧不时动摇,加被微风,遂得之,但以脉自微涩,在寸口关上小紧,宜针引阳气,令脉和紧去则愈,寸口关上微,尺中小紧,外证身体不仁。如风痹状,黄芪桂枝五物汤主之。"《诸病源候论·血痹候》中记载:"血痹者,由体虚邪入于阴经故也。血为阴,邪入于血而痹,故为血痹也,其状形体如被微风所吹,此由忧乐之人,骨弱肌肤盛。因疲劳汗出。卧不静动工摇,为风邪所侵也。"《疡医大全》曰:"夫人脚板中色红如火,不可落地……此病乃用热药……火毒聚于脚心而不散,故经岁经年不愈也。"

一、病因病机

1. 现代医学认识

本病为常染色体显性遗传,定位于第 2 号染色体长臂,SCN9A 突变,该基因编码感觉神经和交感神经元的电压依赖性 Na^+ 通道蛋白 α 亚单位。

(1)原发性:与患者前列腺素代谢异常,致皮肤红斑和痛觉过敏有关,另外,还涉及血管活性物质,如5-羟色胺的释放,导致血小板聚集和血栓形成。

(2)继发性:可继发于多种疾病,如真性红细胞增多症、血小板增多的骨髓增生性疾病、高血压、红斑狼疮、多发性硬化、周围神经炎、痛风、糖尿病、梅毒、呼吸道痘病毒感染、类风湿关节炎、冷球蛋白血症、重金属中毒等。

2. 中医学认识

中医认为本病主要是由于以下几种原因所致。

(1)脾失健运,湿热内生,蕴久生毒化热,湿热下注,致使气机凝滞不通而发病。

(2)因情志过激,五志化火,血分有热,脉络阻隔,气血失和,不能通达。

(3)内因体虚,腠理空疏,外受风寒湿邪侵袭,寒湿郁而化火,风热和而相煽,风因火而动,湿被热而蒸,故使气血运行不畅,经脉阻滞,不能通达,留着四肢,致气血失和所致。

二、临床表现

原发性者多发生在幼年,男性多于女性,有家族史和几代发病史,继发性者发生于40岁及40岁以上成人,男女均可发病。

病变常累及两侧手足(尤其是原发性),尤以两足最常见,亦可累及面、耳,一些患者仅发生于单一肢体的一部分(见于继发性者)。症状可由局部加热、周围环境温度升高、运动、发热、久站、肢体下垂而激发,症状可突发或逐渐发生,患者往往在晚间入睡时足部在被褥内温暖后发生剧痛,患处皮肤潮红、肿胀、局部灼热,伴出汗,自觉灼痛或跳痛;严重者哭闹不安,触之局部温度增高,脉跳有力,常呈阵发性发作,每次可持续数分钟、数小时不等,偶可长达数日;冷却患处如浸入冰水中,或踩于冷地砖上、用电扇吹、抬高患肢、口服小剂量阿司匹林(尤其是继发于血小板增多者)可缓解或停止发作。营养性变化如溃疡和坏疽主要发生于继发性者,而原发性者少见。亦可因长期浸入冷水中导致皮肤浸渍、感染、不易愈合的溃疡以及坏死(图12-6)。患者有动脉粥样硬化和真性红细胞增多症者预后不佳。病情严重者亦可丧失劳动能力。

三、诊断依据

1. 高温和运动或肢体下垂等可诱发本病,发作的临界温度为32~36℃,高于36℃疼痛发作,低于32℃疼痛缓解。

2. 受累的手足发红或发绀、灼热,局部温度升高。

3. 尖锐刺痛、叮咬痛或抽搐痛,可持续数分钟至数小时。

4. 受累肢体动脉搏动通常正常。本病可持续数年,可致残疾。

5. 当出现本病特有的三联征(发红或发绀、局部温度升高及疼痛)时,诊断不难。

四、鉴别诊断

1. **雷诺病** 好发于手指,指端皮肤阵发性出现苍白、青紫,继而潮红,然后恢复正常。足趾较少累及。

2. **血栓闭塞性脉管炎** 多见于青壮年男性,好发于下肢,常发于一侧肢体,足背动脉搏动减弱或消失。

3. **肢端发绀症** 常发生于手指及足背,呈弥漫性青紫色,局部温度降低,遇冷即发或加重,通温热则减轻,主要见于青年女性。

4. 丹毒　多发于颜面和腿部,发病前常有畏寒发热、头痛、呕吐等全身症状,患部皮肤红肿灼热,或有水疱,边界清楚,白细胞及嗜中性粒细胞增多。

五、中医特色治疗

1. 内治法

(1)辨证论治

①湿热蕴结证

主症:发病缓急不定,患肢灼热疼痛,沉重微肿,酸胀麻木,遇热加重;或伴有胸闷、纳呆、便溏、周身困倦乏力;舌质红,苔黄或黄腻,脉滑数。

治法:清热利湿,活血通络。

方药:龙胆泻肝汤加减。

药物:龙胆草6g,黄芩9g,栀子9g,泽泻12g,车前子9g,当归3g,生地9g,柴胡6g,生甘草6g。

方解:龙胆草上泻肝胆实火,下清下焦湿热,为君药;黄芩、栀子苦寒泻火;泽泻、车前子清热利湿,使湿热从水道排出;生地、当归滋阴养血;柴胡引诸药入肝胆;甘草调和诸药。

加减:下肢痛甚者加牛膝10g,木瓜12g以消肿通络;胸闷纳呆、周身困倦者加木香10g,砂仁12g以行气醒脾。

②火毒搏结证

主症:肢端阵发性血管扩张,皮肤红肿,自觉疼痛剧烈,局部肤温升高,在肢体下垂、行走、遇热时加重,遇冷则减轻;口渴、便秘、尿黄;舌质红或红绛,苔黄,脉洪数。

治法:清热解毒,活血通络。

方药:金银花90g,玄参90g,当归30g,甘草15g,牛膝15g,黄柏10g,生地30g。

方解:重用银花清热解毒为主;玄参泻火解毒,当归活血散瘀,甘草配银花加强清热解毒之效;生地养阴清热;黄柏清热泻火解毒;牛膝引药下行。

加减:口干乏津者加沙参12g,石斛10g,天花粉15g养阴生津;大便秘结不通者加大黄10g,枳实12g泻腑通便。

③气滞血瘀证

主症:发病缓慢而病程较长,四肢红灼剧痛,神疲烦躁;舌质紫暗或有瘀点,舌下青筋,脉沉细数涩。

治法:行气活血,化瘀通络。

方药:桃红四物汤加减。

药物:归尾15g,生地15g,川芎10g,白芍12g,桃仁10g,红花6g,秦艽10g,生芪15g,甘草6g。

方解:归尾、川芎,白芍养血活血;桃仁红花入血分而逐瘀行血;生地养阴清热;秦艽通络止痛;生芪益气清热;甘草调和诸药。

加减:气滞者加木香12g,延胡索10g以疏肝理气;下肢痛者加牛膝10g,木瓜12g,杜仲15g,以引药下行,通络止痛;上肢痛者加桑枝10g,姜黄12g,海风藤10g,以引药入经,疏风止痛。

(2)中成药

龙胆泻肝丸、血塞通片、六味地黄丸、复方丹参片根据辨证应用。

2. **外治法**

(1)患处红肿、胀痛,状如油煎,可选用当归、红花、乳香、没药、透骨草、紫草根各 30g,煎水待冷后,浸泡患处,每天 1 次。

(2)局部皮肤鲜红、灼热及剧痛,可用玉露散以冷开水调成糊状,外敷患处,每天 1 次。

(3)如意金黄散外敷患处,每日 1 次。

(4)患处胀痛,状如油煎,可选用新鲜芙蓉叶或马齿苋适量,洗净捣烂如泥,加蜜糖少许调敷患处,或用马齿苋煎水调如意散,敷贴患处。

3. **针灸疗法**

(1)针刺疗法

①邻近取穴:针刺患肢趾间穴,放血少许,配穴用足三里,施补法,隔日 1 次。

②温针灸:主穴取三阴交、太谷、太冲;配穴:内庭、行间、解溪,丘墟、中封、侠溪,偶尔发于手部者加刺曲池、合谷、阳谷、外关、阳池。手法用施泻法,体质虚弱者施平补平泻法。留针 15 分钟,并在针柄上燃烧拇指大小艾绒一团,隔日 1 次,连续 7 次为 1 个疗程。

③快针法:取三阴交(双)、昆仑(双)快速进针,提插捻转,待出现较强针感后即出针。

④刺血法:75％酒精消毒足趾端,左手捏紧被刺趾端,右手持三棱针或肌注针头刺趾尖端或井穴,挤 1～2 滴血,每日 1 次。若首次治疗后症状不减者,加刺患肢足三里,刺时首先使针感传递到足部或足趾,然后用透天凉手法泻 3～4 次即可出针。

(2)耳针疗法:取肝、皮质下、内分泌、交感等穴,局部严格消毒后,针刺上穴,留针 15～30 分钟,隔日 1 次,有良好的止痛作用。

六、西医治疗

1. 急性发作时,抬高患肢、休息、冷敷可缓解症状。
2. 治疗潜在疾病,对继发于骨髓增生症者,抗凝药如肝素、阿司匹林能缓解症状。
3. 阿司匹林抑制前列腺素的合成和血小板的黏附,一次口服 0.5g 可预防疼痛发作数天。
4. 神经节阻滞、交感神经切除都有效果。
5. 泼尼松、放血疗法、甲基麦角酰胺(2mg,每日 3 次)和生物反馈疗法效果不定。

七、预防与护理

1. 避免各种诱发因素,尽可能对体内潜在疾病加以治疗。
2. 避免过暖,防止发作,发作时可用冷水湿数,以缓解症状。
3. 保持精神乐观和情绪稳定,避免长期内服偏湿热性的药物或食物,勿吸烟、饮酒。
4. 急性发作期应卧床休息,抬高患肢。
5. 穿透气的鞋子,忌食辛辣、醇酒之品。

八、经验体会及医案

1. **名医经验**

(1)黄振鸣经验

黄氏认为本病是由肝失疏泄,气机郁阻,湿热下注所致。采用羚羊骨汤加减治疗本病,意在泻肝经实火,利水湿通络。并认为羚羊骨有相当于现代医学的解热止痛药的作用,止痛效果极佳;桑枝、地骨皮、金银花藤清热通络止痛;土茯苓、绵茵陈、薏苡仁除肝经湿热;威灵仙性急善走,通经活络。全方达泻火除湿,通络止痛之功。

(2)崔公让经验[李静静,等. 应用崔公让"从瘀论治"观点治疗红斑性肢痛症. 光明中医,2016,31(12):1800-1801.]

崔公让老师通过临床观察和治疗经验总结,从现代医学病因病理学角度上,认为继发于肢体缺血性疾病的红斑肢痛症可能与血管腔变窄和交感神经调节血管舒缩功能降低有关。从中医角度,崔老师认为此病乃本虚标实,既有瘀、湿、热为患之标,更有脾肾阳虚、心脉瘀阻之本。肢体缺血性疾病多见于中老年人,年迈或是久病,脾胃受损致脾胃虚弱,气血生成及健运不足,日久伤及肾阳,或脾肾阳虚,无力运行气血,气血运行不畅,则致血脉瘀阻,"不通则痛",患者肢体疼痛、发冷、麻木、皮色发白、发绀等证皆是从"瘀"而来,由此可见本病的病机特点可总结为"脾肾阳虚、心脉瘀阻。"崔公让老师将"从瘀论治"的理论运用于临床治疗中,采用"活血化瘀通络"与"温阳化瘀通络"相结合的方法治疗肢体缺血性继发性红斑性肢痛症。

临床上崔老师将继发性肢痛症分为两型。①湿热瘀阻。四肢末端发作性灼热疼痛,重着,肢体皮肤潮红,肢端肿胀,触之疼痛难忍,皮温偏高,遇热加重,伴口苦纳呆,便溏,舌质红、苔黄腻,脉滑数。治宜清热凉血,利湿化瘀,以三物黄芩汤加减:柴胡、当归、牡丹皮、藿香、佩兰、菊花、大黄、甘草为主方。②阳虚血瘀。肢端疼痛,遇热遇冷均加重,夜间疼痛剧烈,难以入眠,皮色潮红或暗红,足底苍白略凉,发作期间肢体偶有麻木感。舌质淡或有瘀斑,苔薄白,脉弦细。治以健脾益肾,活血化瘀为法,以三物黄芩汤加柴胡、牡丹皮、当归、制附片、麻黄、白术、甘草等为主方。三物黄芩汤以黄芩、苦参、生地黄、柴胡、当归、牡丹皮、甘草等药为基础。黄芩苦寒清热燥湿,泻火解毒为君药,苦参清热燥湿,生地黄清热凉血,柴胡芳香疏泄,与黄芩合用可清泻郁热,调畅气机,三者共为臣药。当归养血活血,牡丹皮凉血活血,共为佐药,甘草调和诸药,而为使药。诸药合用,共奏清热凉血,活血化瘀之效。对于湿热瘀阻型的患者,崔老师常在基础方上加上藿香、佩兰之品来健脾化湿。阳虚血瘀型常用制附片补火助阳,赤芍化瘀止痛,同时合用麻黄、细辛、白术以温阳散寒、通络止痛。

2. 医案

(1)赵炳南医案(引自《赵炳南临床经验集》)

刘某,男,11岁。1971年7月12日初诊。

春天始觉双下肢怕热,喜露在外,灼热,疼痛逐渐加重。就诊时,双手出现红斑,灼热,疼痛难忍,每天因痛而昏厥2~3次。脉滑数,舌质紫红,无苔。证属疹后余毒未清,湿热下注,经络阻隔而成红斑性肢痛症。治宜清热解毒,活血内托止痛。药用金银花、蒲公英各15g;紫花地丁、花粉、鬼箭羽各10g,白芷、木瓜、炒穿山甲各4.5g,赤芍、炒皂角刺各6g,乳香、没药各3g。西黄丸,1日2次,1次3g。外用马齿苋煎水调如意金黄散,敷贴患处。

1周后,疼痛缓解,未再发生痛厥现象。足跟有脓液流出,肿渐消,继服西黄丸、六神丸、蟾酥丸。4天后,足部角化厚皮开始脱落,停用凉水泡脚;又过14天,疼痛基本缓解,服活血解毒丸、活血消炎丸,连续治疗月余,肤红见退,疼痛基本缓解而愈。

(2)黄振鸣医案(引自《奇难杂症》)

施某,女,45岁。初诊:1981年4月12日。

病史:患者左脚内踝及跖趾灼热刺痛5个多月。5个月前因穿着不合适的鞋远行探亲,路崎岖不平,脚受摩擦,回来后便觉左脚内踝及跖趾阵发性灼热刺痛,呈进行性加剧,日夜痛楚,尤以夜睡被褥盖足时痛甚难忍,每呻吟不止,须置于冷水中方能暂时缓解,白天发作常影响工作。经某医院按末梢神经炎治疗未取效,而转笔者医院治疗。

检查:表情痛苦,舌红,苔黄腻,脉弦数。血压、心肺正常,肝脾未扪及,膝反射正常,左足内踝及足跖皮肤紧张、灼热、潮红、稍肿胀。化验:血常规正常。

辨证:肝经气郁,湿热下注。治法:清肝泻火,利水化湿,通络止痛。处方:羚羊骨汤加减。羚羊骨(先煎)18g,水牛角(先煎)30g,土地骨皮30g,桑枝30g,绵茵陈30g,土茯苓30g,薏苡仁30g,金银花藤18g,威灵仙18g。水煎服,7剂。外治:患部敷通气膏,每日1次。复诊:1981年4月19日。药后疼痛明显减轻,但睡前用温水洗脚又诱发疼痛,较前为轻。药合病机,守方再服。外治法同前。经服上方4剂及外治,症状消失。随访1年未再复发。

第13章

红斑丘疹鳞屑性皮肤病

第一节 银 屑 病

银屑病是一种常见的慢性复发性炎症性皮肤病,典型皮损为鳞屑性红斑,好发于暴露部位,如头部、四肢、前胸、后背等部位,一般分为寻常型、脓疱型、关节病型以及红皮病型四种类型。寻常型银屑病是临床最为多见的一型,由于其皮损顽固,反复发作,常常对患者的身心健康以及生活质量造成不同程度的负面影响。银屑病的患病率在世界各地有明显不同,不同人群的患病率差异很大(0～11.8%)。美国 1996 年报道的患病率为 2.6%,1984 年全国银屑病科研协作组选取 23 个省、市、自治区的 49 个调查点进行统计,总患病率为 0.123%。2010 年国内学者对 6 个不同地域城市的银屑病流行病学调查结果显示,银屑病的患病率为 0.47%。

祖国医学记载的"干癣""顽癣""松皮癣""白疕""白疕风""蛇风""白壳疮"等病与该病有一定的相关性。与银屑病相关的内容首见于隋代的《诸病源候论》:"干癣,但有匡郭,皮枯索,痒,搔之白屑出是也。"这是祖国医学关于本病的最早记载。《外科大成》首次提出"白疕"的病名,"白疕,肤如疹疥,色白而痒,搔起白,俗呼蛇风。由风邪客于皮肤,血燥不能荣养所致。宜搜风顺气丸、神应养真丹加白蛇之类"。从该书对"白疕"临床表现的描述来看,与现代医学的银屑病基本一致。明清以后,包括现代很多医家,对"白疕"的认识又多有发挥。如著名皮肤病专家赵炳南将寻常型银屑病分血热、血燥、血瘀三型论治,血热型治以清热凉血活血,血燥型治以养血滋阴润燥,血瘀型治以活血化瘀行气。朱仁康则认为"血分有热"是银屑病发病的主要病因,分血热风燥和血虚风燥论治。

一、病因病机

1. 现代医学认识

银屑病的确切病因尚未清楚。目前认为,银屑病是遗传因素与环境因素等多种因素相互作用的多基因遗传病,免疫介导是其主要发生机制。

(1)遗传因素:银屑病具有明显的遗传倾向,遗传因素在其发病中的作用已得到公认。国外银屑病家族史阳性率一般为 10%～90%,大多在 30% 左右,国内报道银屑病家族史阳性率为 15%～20%。

(2)环境因素:环境因素在诱发银屑病中起重要作用。最易促发或加重银屑病的因素是感染、精神紧张和应激事件、外伤、手术、妊娠、吸烟和某些药物作用等。

(3)免疫因素:研究表明,T细胞、B淋巴细胞、NK细胞等免疫细胞介导的免疫功能紊乱及细胞因子变化在银屑病发病过程中起着重要作用。银屑病患者外周血中B细胞数量显著减少,而皮损处B细胞浸润明显增加,或者活性异常,提示B细胞参与银屑病发病的过程。临床研究表明,银屑病患者外周血中NK细胞数量和活性均显著降低,治疗后数量虽有所上升,但仍显著低于正常水平,提示NK细胞活性下降可能与银屑病有关。

(4)感染因素:链球菌感染可能诱发点滴型银屑病,也可能加重斑块状银屑病患者的病情。研究表明扁桃体切除术可明显改善部分寻常型银屑病患者(尤其是点滴状银屑病患者)病情。国内学者报道人体感染腺病毒,使受累角质形成细胞处于活化状态,可能是银屑病反复发作、缠绵不愈的原因。金黄色葡萄球菌在银屑病发病中的作用不容否定,大约50%的银屑病患者皮肤可以检测到,且银屑病皮损处金黄色葡萄球菌的数量较正常皮肤更多。

(5)药物因素:研究表明很多药物能诱发或加剧银屑病,主要包括:β受体阻断药,血管紧张素转换酶抑制药,抗疟药,非甾体抗炎药,四环素类药物。有报道接种乙肝疫苗可诱发银屑病。

2. 中医学认识

(1)外邪侵袭:本病初期多由风寒或风热之邪侵及肌肤,造成营卫失和,气血不畅,阻于肌表,日久化热而生;或因湿热蕴结,外不能宣泄,内不能利导,郁于肌肤而发;或风寒、风热、湿热之邪日久化燥,气血耗伤,生风生燥,肌肤失养,瘀阻肌表而成。

(2)情志内伤:若情志抑郁化火,扰于营血,阻于肌肤亦发为本病。

(3)腥发之物:过食膏粱厚味、醇酒炙煿之品,使脾胃气机不畅,湿热内生,外发于肌肤而为病。

(4)脏腑功能失调:如先天禀赋不足,或他病致肝肾亏损,冲任失调,气血失和,则发为本病。

(5)毒邪侵袭:尤需强调的是毒邪在本病的发生中具有重要作用。其或由外邪郁而化毒,或情志内伤之内火、内热所化之毒,或脏腑功能失调所化生之毒,诸如寒毒、火毒、热毒、瘀毒等均可与其他致病因素相合而使病情顽固难愈,或愈后复发。

总之,本病以正气不足为本,外在邪气、情志内伤、饮食劳倦等为标。在发病过程中常常兼夹毒邪,而使病情顽固难愈或愈而复发。

二、临床表现

根据银屑病的临床特征,可分为寻常型、关节型、脓疱型及红皮病型,其中寻常型占97%以上,其他类型多由寻常型银屑病外用刺激性药物、系统使用糖皮质激素、免疫抑制药过程中突然停药及感染、精神压力等诱发。

1. 寻常型银屑病

初起皮损为红色丘疹或斑丘疹,逐渐扩展成为境界清楚的红色斑块,上覆厚层鳞屑,空气进入角化不全的角质层,由于反光作用而使鳞屑呈银白色,刮除成层鳞屑,犹如轻刮蜡滴(蜡滴现象),刮去银白色鳞屑可见淡红色发光半透明薄膜(薄膜现象),剥去薄膜可见点状出血(Auspitz征),后者由真皮乳头顶部迂曲扩张的毛细血管被刮破所致。蜡滴现象、薄膜现象与点状出血对银屑病有诊断价值。自觉不同程度瘙痒。皮损可发生于全身各处,但以四肢伸侧,特别是肘部、膝部和骶尾部最为常见,常呈对称性。面部皮损为点滴状浸润性红斑、丘疹或脂溢性皮炎样改变；头皮皮损为暗红色斑块或丘疹，上覆较厚的银白色鳞屑，境界清楚，常超出发际，头发呈束状（束状发）；腋下、乳房和腹股沟等皱褶部位皮损常由于多汗和摩擦，导致鳞屑减少并可出现糜烂、渗出及裂隙；少数损害可发生在唇、颊黏膜和龟头等处，颊黏膜损害为灰白色环状斑，龟头损害为境界清楚的暗红色斑块；甲受累多表现为"顶针状"凹陷。

寻常型银屑病根据病情发展可分为三期。

（1）进行期：旧皮损无消退，新皮损不断出现，皮损浸润炎症明显，周围可有红晕，鳞屑较厚，针刺、搔抓、手术等损伤可导致受损部位出现典型的银屑病皮损，称为同形反应或 Koebner 现象。

（2）静止期：皮损稳定，无新皮损出现，炎症较轻。

（3）退行期：皮损缩小或变平，炎症基本消退，遗留色素减退或色素沉着斑。

急性点滴状银屑病又称发疹性银屑病，常见于青年，发病前常有咽喉部的链球菌感染病史。起病急骤，数天可泛发全身，皮损为 0.3～0.5cm 大小的丘疹、斑丘疹，色泽潮红，覆以少许鳞屑，痒感程度不等。经适当治疗可在数周内消退，少数患者可转化为慢性病程。寻常型银屑病皮损较大、形如盘状或钱币状时称为盘状或钱币状银屑病；皮损不断扩大、融合，呈不规则地图状时，称为地图状银屑病；皮损鳞屑增厚变硬呈蛎壳状时称为蛎壳状银屑病（图 13-1）。

2. 关节病型银屑病

除皮损外可出现关节病变，后者常与皮损同时出现或先后出现，一般先有皮损，后出现关节症状。任何关节均可受累，包括肘膝的大关节，指、趾小关节、脊椎及骶髂关节。可表现为关节肿胀和疼痛，活动受限，严重时出现关节畸形，类似类风湿关节炎，但类风湿因子常阴性。X 线示软骨消失、骨质疏松、关节腔狭窄伴不同程度的关节侵蚀和软组织肿胀。病程慢性（图 13-2）。

3. 红皮病型银屑病

为全身皮肤弥漫性潮红、浸润肿胀并伴有大量糠状鳞屑，其间可有片状正常皮肤（皮岛），可伴有全身症状如发热、浅表淋巴结肿大等。病程较长，消退后可出现寻常型银屑病皮损，易复发（图 13-3）。

4. 脓疱型银屑病

分为泛发性和局限性两型。

（1）泛发性脓疱型银屑病：常急性发病，在寻常型银屑病皮损或无皮损的正常皮肤上迅速出现针尖至粟粒大小、淡黄色或黄白色的浅在性无菌性小脓疱，常密集分布，可融合形成片状脓湖，皮损可迅速发展至全身，伴有肿胀和疼痛感。常伴全身症状，出现寒战和高热，呈弛张热型。患者可有沟状舌，指、趾甲可肥厚浑浊。一般 1～2 周后脓疱干燥结痂，病情自然缓解，但可反复呈周期性发作；患者也可因继发感染，全身衰竭而死亡。

（2）局限性脓疱型银屑病：皮损局限于手掌及足跖，对称分布，掌部好发于大小鱼际，可扩展到掌心、手背和手指，跖部好发于跖中部及内侧。皮损为成批发生在红斑基础上的小脓包，1～2 周后脓疱破裂、结痂、脱屑，新脓疱又可在鳞屑下出现，时轻时重，经久不愈。甲常受累，可出现点状凹陷、横沟、纵嵴、甲浑浊、甲剥离及甲下积脓等（图 13-4）。

三、诊断依据

1. 寻常型银屑病

（1）进行期新疹不断出现，旧疹继续扩大，邻近皮损常相互融合；炎症明显，鳞屑厚积，自觉瘙痒;可出现同形反应(Koebner征)。稳定期病势停止发展,炎症减轻,鳞屑变薄。退行期皮疹逐渐缩小,消退,留下脱色斑或色素沉着斑。

(2)身体各部均可发生,好发于头皮,四肢,肘、膝伸侧和臀部,多为泛发,有时可长期局限于某一部位。

(3)基本损害为红色丘疹、斑丘疹,界清,上覆多层银白色鳞屑。将鳞屑刮去后呈硬脂样光泽,称为硬脂斑或蜡滴现象,其下有发亮薄膜称薄膜现象,去除薄膜后可见点状出血现象(Auspitz征)。皮损形态可表现为点滴状、钱币状、斑块状、地图状等。

(4)少数患者有黏膜病变,多见于龟头、口唇及颊黏膜。龟头皮损为边缘清楚的红色斑片,有薄层带光泽鳞屑。口唇可有单层银白色鳞屑。颊黏膜处表现为灰黄色和白色边缘的浸润性斑片。

(5)部分患者可有指、趾甲病变。初期甲板呈点状下凹,以后可甲板增厚,失去光泽,甲板与甲床分离等。

(6)组织病理示表皮角化不全,角质层内可有Munro微脓疡,棘层肥厚,其间有Kogoj海绵状微脓疡形成,表皮突规则地下伸,乳头呈棒状,内有弯曲而扩张的毛细血管。

2. **关节病型银屑病**

(1)伴寻常型或脓疱型或红皮病型银屑病的皮肤损害。

(2)关节病变为非对称性外周多关节炎,包括远端指间关节,可同时发生于大小关节,以手、腕、足关节多见,尤其以指、趾关节受累严重。

(3)临床表现与类风湿关节炎颇相似,但服用水杨酸盐类无效,关节红肿,但疼痛较轻,活动可受限,甚至关节僵直。可分轻、重二型,轻型者关节症状轻微,大都只在手足小关节发生红肿,或有变形,不伴全身症状;重型全身各大小关节均可受累,关节炎症显著,红肿、变形,功能受限,并伴有发热、贫血、血沉加快等全身症状,此型多与脓疱型或红皮病型银屑病伴发。

(4)病程中关节症状和银屑病症状多一致,当银屑病严重时,关节症状亦多严重,银屑病症状减轻时,关节症状减轻。

(5)本型常迁延不愈,治疗困难,伴发脓疱性银屑病者,预后更差。常伴指甲改变。可伴有高热、肝脾及淋巴结肿大、内脏淀粉样变、溃疡性结肠炎等。

(6)实验室检查,类风湿因子阴性,血清钙低于正常,血清中γ和α_2-球蛋白增高,IgG,IgM增高。

(7)X线检查,无普遍脱钙,有绒毛状骨膜炎,骨溶解位于1个或数个远端指关节,改变较明显,可有关节缩短,有刀削样改变。近端指关节则受累较少,可有轻度肥大改变。如与类风湿关节炎伴发,则可出现脱钙、关节腔狭窄、关节面侵蚀等症状,类风湿因子阳性。

3. **红皮病型银屑病**

(1)常因寻常型银屑病在急性期外用刺激性较强的药物诱发,或大量应用皮质类固醇激素治疗停药后反跳,亦可见于全身脓疱型银屑病后期。

(2)全身皮肤弥漫潮红、浸润,大量脱屑,其间常伴有小片正常皮岛。愈后常见小片寻常型银屑病样损害。

(3)掌跖角化,甲板肥厚,失去光泽。可伴随发热、畏寒、头痛、关节痛等全身症状。淋巴结肿大。

(4)组织病理同寻常型银屑病。

4．脓疱型银屑病

（1）发病前在其他三型银屑病治疗中常有应用皮质类固醇激素、水杨酸盐、抗癌药、碘剂、砷剂、青霉素、制霉菌素及日光照射史等诱因。

（2）发病急剧，全身症状严重，发作前有弛张性高热、关节痛、全身不适及局部烧灼感。

（3）皮损初发在急性炎性红斑基础上或原有银屑病皮损基础上，突发潮红，出现多数密集、针头至粟粒大小、无菌性浅表脓疱，附少量菲薄鳞屑，脓疱迅速增多成为大片脓湖状或成环形红斑状，脓疱于数日干涸脱屑，但其下又可再发新的脓疱。

（4）全身各处均可受累，但以四肢屈侧及皱襞多见。亦可先自掌跖发疹，以后延及全身。脓疱消退后可显示银屑病皮损。

（5）大多伴沟纹舌。甲下可出现积脓，指、趾甲可出现增厚、甲碎裂、分离、萎缩等。

（6）实验室检查，急性发病期末梢血白细胞明显增高，常伴有低钙血症，脓疱内容物细菌培养阴性。组织病理同掌跖脓疱型银屑病。

四、鉴别诊断

1．头皮脂溢性皮炎 但局限于其一部位而症状不典型者如头皮银屑病与头皮脂溢性皮炎鉴别。后者损害边缘不十分鲜明，基底浸润较轻，鳞屑少而薄，呈油腻性，带黄色，刮除后无点状出血。好发于头皮、胸、背、项及面部等部位，无束状发及 Auspitz 征，身体他部无银屑病损害。

2．玫瑰糠疹 好发于躯干及四肢近端，为多数椭圆形小斑片，其长轴沿肋骨及皮纹方向排列，鳞屑细小而薄。病程仅数周，消退后不易复发。

3．扁平苔藓 皮疹为紫红色的多角形扁平丘疹，密集成片状或带状，表面有蜡样光泽，可见网状纹理，鳞屑薄而紧贴，不易刮除，常有剧烈瘙痒。

4．毛发红糠疹 在斑片周围常能见到毛囊角化性丘疹，其损害表面覆盖密集的细小鳞屑，不易剥脱，掌跖部往往有角化过度。

5．甲癣 甲癣先自游离缘或侧缘发病，甲屑内可查到真菌，同时可伴有手足癣。

6．Reiter 综合征 又称尿道-眼-滑膜综合征或黏膜－皮肤－眼综合征。本病与银屑病有许多密切相关的联系。本病皮肤表现主要为蛎壳样银屑病样损害和脂溢性皮肤角化病，部分患者最终会发生典型的银屑病斑块；关节炎症状与银屑病性关节炎非常相似，而且也都有HLA-B27 阳性的背景；皮肤组织病理学改变特别是早期皮损的改变与脓疱性银屑病几无区别，但是 Reiter 综合征一般都有明确的诱因，如尿道感染、细菌性痢疾等，黏膜损害比较突出，在病理上炎症表现较重，真皮中可见到大量的中性粒细胞浸润，这些特点使多数学者认为 Reiter 综合征是一种需要与脓疱性银屑病相鉴别的独立疾病。

7．类风湿关节炎 二者都诱发小关节炎，但 PA 有银屑病皮损和特殊指甲病变、指（趾）炎、附着点炎，常侵犯远端指间关节，类风湿因子阴性，特殊的 X 线表现如笔帽样改变，部分患者有脊柱和骶髂关节病变，而类风湿关节炎为对称性小关节炎，以近端指间关节，掌指关节和腕关节受累多见，可有皮下结节，类风湿因子阳性，X 线以关节侵蚀性改变为主。

8．强直性脊柱炎 侵犯脊柱的关节炎型银屑病，脊柱和骶髂关节病变不对称可为"跳跃"式病变，发病常在年龄大的男性，症状较轻，有银屑病皮损和指甲改变。强直性脊柱炎发病的年龄较轻，无皮肤、指甲病变，脊柱、骶髂关节病变常呈对称性。

9. 骨关节炎　二者都侵蚀远端指间关节,但骨关节炎无银屑病皮损和指甲病变,可有赫伯登(Heberden)结节,布夏尔(Bouchard)结节,无关节炎型银屑病的典型 X 线改变,发病年龄多为 50 岁以上老年人。

五、中医特色治疗

(一)辨证治疗

1. 血热内蕴

主症:皮疹多呈点滴状,发展迅速,颜色鲜红,层层银屑,瘙痒剧烈,抓之血露;伴口干舌燥,咽喉疼痛,心烦易怒,大便干燥,小便黄赤;舌质红,苔薄黄,脉弦滑或数。

治法:清热凉血,解毒消斑。

方药:犀角地黄汤加减,犀角改羚羊角粉。

药物:羚羊角粉 30g,生地黄 20g,丹皮 15g,赤芍 10g。咽喉肿痛者,加板蓝根、山豆根、玄参各 10g;因感冒诱发者,加金银花、连翘各 20g;大便秘结者,加生大黄 8g。

2. 血虚风燥证

主症:病程较久,皮疹多呈斑片状,颜色淡红,鳞屑减少,干燥皲裂;自觉瘙痒,伴口咽干燥;舌质淡红,苔少,脉沉细。

治法:养血滋阴,润肤息风。

方药:当归饮子加减。

药物:当归、白芍各 30g,生地黄、白蒺藜各 20g,防风、荆芥各 10g,何首乌、黄芪、炙甘草各 15g。脾虚者,加白术、茯苓各 15g;风盛瘙痒明显者,加白鲜皮 20g,刺蒺藜 15g,全蝎 6g。

3. 气血淤滞证

主症:皮损反复不愈,皮疹多呈斑块状,鳞屑较厚,颜色暗红;舌质紫暗有瘀点、瘀斑,脉涩或细缓。

治法:活血化淤,解毒通络。

方药:桃红四物汤加减。

药物:桃仁 10g,熟地 20g,当归 15g,白芍 10g,红花 10g,川芎 6g。病程日久,反复不愈者,加土茯苓 30g,白花蛇舌草 30g,全蝎 6g,蜈蚣 3 条;皮损肥厚色暗者,加三棱、莪术各 10g;月经色暗、经前加重者,加益母草、泽兰各 15g。

4. 湿毒蕴阻证

主症:皮损多发生在腋窝、腹股沟等皱褶部位,红斑糜烂,痂屑黏厚,瘙痒剧烈;或掌跖红斑、脓疱、脱皮或伴关节酸痛、肿胀、下肢沉重;舌质红,苔黄腻,脉滑。

治法:清利湿热,解毒通络。

方药:萆薢渗湿汤。

药物:萆薢 20g,滑石 20g,生薏仁 30g,茯苓 15g,通草 10g,泽泻 15g,生甘草 6g。脓疱泛发者,加蒲公英 30g,紫花地丁 10g,半枝莲 20g;关节肿痛明显者,加羌活、独活、秦艽各 10g,忍冬藤 30g;瘙痒剧烈者加白鲜皮、地肤子各 30g。

5. 火毒炽盛证

主症:全身皮肤潮红、肿胀、灼热痒痛,大量脱皮,或有密集小脓疱;伴壮热、口渴、头痛、畏寒,大便干燥,小便黄赤;舌红绛,苔黄腻,脉弦滑数。

治法：清热泻火，凉血解毒。

方药：清瘟败毒饮。

药物：生石膏30g，生地黄20g，知母12g，水牛角30g，牡丹皮12g，赤芍10g，玄参15g，黄连10g，栀子10g，黄芩15g，连翘20g，桔梗6g，竹叶30g，甘草6g。寒战高热者，加生玳瑁30g；大量脱皮，口干唇燥者，加玄参20g、天花粉30g、石斛30g；大便秘结者，加生大黄8g。

(二)辨病治疗

1. 寻常型银屑病

(1)风热型：又称风热郁肤型，本型是机体内有蕴积之热，外感风热邪气，内不得疏泄，外不得宣透，郁积肌肤，出现红斑、丘疹等症状。多为夏季进行期银屑病，发病前多有感冒、咽炎、扁桃体炎等，有一定参考价值。皮损多为点滴状或片状，基底潮红、表面覆盖银白色鳞屑，苔薄黄、脉浮数。治疗原则疏风清热凉血，常用消风散加减。常用药：银花、连翘、桑叶、牛蒡子、板蓝根、北豆根、黄芩、槐花、凌霄花、丹皮、紫草、草河车、白鲜皮，又根据中医传统认识银屑病与风有关，虫类药长于驱风、搜风，常加入乌蛇、全蝎、蜈蚣、蝉衣。

(2)风寒型：多见于冬季发病的进行期银屑病，皮肤干燥脱屑，基底红，白屑迭起，苔薄白，脉浮紧。治疗原则：疏风散寒、活血和营，以桂枝汤加减治之。常用桂枝、麻黄、蝉衣、当归、赤芍等。

(3)湿热型：又名风湿血热型。少部分银屑病患者湿热内蕴、偶受外邪侵扰，或过食鱼腥、辛辣之品，助湿化热，内外风湿热邪搏结。多见于寻常型渗出性银屑病，发于肌肤，出现皮肤潮红、局部湿润或渗液、鳞屑少。皮损好发于皱褶部，如腋窝、乳房下部、腹股沟、会阴、肘窝，伴微痒。口干不渴、身热体倦，舌质红、苔黄根腻，脉滑数。本型病程较短，治疗原则：清热利湿，凉血解毒，应用萆薢渗湿汤、黄连解毒汤加减等。常用药物：龙胆草、黄芩、黄柏、苦参、茯苓、泽泻、苍术、萆薢、生地、丹皮、苡仁、土茯苓、草河车、北豆根、蒲公英、白鲜皮等。

(4)血热型：又名血热风盛型，相当于进行期银屑病。由于机体蕴热偏盛，时值青壮年，血气方刚之际或因性情急躁，心绪烦恼，心火内生；或因过食鱼腥、辛辣之品，伤及脾胃，郁而化热；或复感风热邪气，均可致使血热内盛，热盛生风化燥，外发肌肤。本型临床特征为初发或复发不久，皮疹发展迅速，呈点滴状、钱币状或混合状，红色或鲜红色丘疹，新疹不断出现，有同形反应，伴有心烦口渴、便秘溲赤，舌质红赤，脉弦滑。病程短，有精神及饮食因素、感冒、扁桃体炎及咽炎病史。治疗原则为清热解毒，凉血祛风，常用土茯苓汤加减，用药：土茯苓、白鲜皮、槐花、北豆根、草河车、黄药子。伴咽喉肿痛者，加连翘、银花；口渴尿赤者，加栀子、白茅根、生石膏；大便干结者，加生川军、大青叶；瘙痒剧烈者，加白芷、威灵仙，这种情况的治疗应以气分、卫分药物为主，一般主要靠内服法，适当配合温和的外用药，治疗期间应避免外受风寒侵扰，饮食以清淡为宜，忌食辛辣刺激食物，少用热水烫洗，不用刺激性药物。

(5)血虚型：又称血虚风燥型。本型常见于静止期或退行期因素体虚弱，气血不足，或由于初起血热病久耗伤营血，乃致阴虚血燥、肌肤失养。本型临床特点为：病程较长，患者体质虚弱，皮损较薄，多为斑片状或皮损泛发全身，色淡红或暗淡，覆有大量干燥银白色鳞屑，层层脱落，新皮疹较少出现；伴瘙痒或轻或重，面色无华，体倦肢乏，或头晕、少眠、食欲不振；舌质淡红，苔少或净，脉弦细或沉细。治疗原则养血活血，滋阴祛风，用三参汤化裁，药用生熟地、丹参、元参、桃仁、当归、麦冬、麻仁、北豆根。瘙痒重者加白鲜皮、威灵仙；血虚便秘者加肉苁蓉，倍用当归、元参；口渴便秘者加天花粉、白芍。

(6)血燥型：又名血燥阴伤型。本型常见于进行期或静止期，皮损呈大斑块状，鳞屑较多、基底鲜红或淡红，甚则干裂出血。本型又有血热化燥及血虚化燥之别。血热化燥者，因于平素血热内蕴、外受风热毒邪，外发肌肤，皮损呈大斑块状，触之灼手，甚则干裂出血，伴有疼痛、口燥咽干、便秘溲赤、舌红苔黄、脉弦数。治疗原则：清热凉血，滋阴润燥，用化斑汤加减。药用水牛角、生地、丹皮、赤芍、白鲜皮、土茯苓、元参、知母、生石膏。皮损干裂出血者加紫草、槐花；大便干燥者，加川军、芒硝；口渴思饮者，倍用生石膏、天花粉。血虚化燥者多由素秉血虚之体，外受风毒之邪，或血热风燥久病不已，化燥伤营所致，皮损为大斑块状，基底色淡，鳞屑不厚，时作瘙痒，舌淡苔净，脉弦细，治疗原则养血祛风，润燥止痒，用养血润肤饮加减，药用当归、丹参、生熟地、白鲜皮、桃仁、白芍、蝉衣、首乌，血虚便秘者加当归、肉苁蓉；口渴者加麦冬、天花粉；瘙痒者加皂刺、白鲜皮。

(7)血瘀型：本型常见于静止期银屑病。由于病程长，气血运行失畅，以致经脉阻塞、气血瘀结、肌肤失养。皮损硬厚，多为钱币状、大小不等的斑块状，少数为蛎壳状，色暗红或黯红，覆有较厚干燥银白色鳞屑，不易脱落，新皮疹较少出现，伴有不同程度瘙痒或不痒，口干不欲饮，一般全身症状不明显，舌质紫暗或暗红有瘀斑，苔薄白或薄黄，脉弦涩或沉涩。银屑病患者存在着微循环异常和血液流变学异常，引起血瘀的原因很多，有血热或血热久留因此在临床治疗过程中要进行辨证施治，分析是否为单纯的血瘀还是合并其他情况，如果是单纯的血瘀证，用活血化瘀、祛风止痒法，用当归尾、白蒺藜、桃仁、红花、赤芍、丹皮、白鲜皮。瘙痒不愈者加皂刺、王不留行；病久不愈者加莪术，血瘀甚者加鸡血藤、土茯苓、露蜂房。伴随其他情况要综合调理，如补气活血可用前方加四君子汤；如行气活血加柴胡疏肝饮；如养血活血重用当归，加熟地、首乌；滋阴活血润燥加熟地、黄芩、天花粉；平肝活血加生牡蛎、珍珠母、灵磁石、乌梅；血燥者加当归、首乌、玉竹、麦冬、沙参；热毒甚者加清热解毒的双花、连翘、大青叶、金银藤等。

2. 关节型银屑病

本型往往在寻常型银屑病久不愈之后，或反复发作、症状恶化时造成，除了有典型的银屑病的损害外，常伴有关节改变，全身大小关节均可受侵，但以小关节为主，甚者可引起关节肿胀变形，这属中医的痹症范围。关节型银屑病也常与脓疱型合并发生，多因外受湿热之邪，或内有湿邪，蕴热化毒，内不能疏泄，外不得透达，郁于肌肤腠理之间，缠绵难愈，一般分为如下两型。

(1)湿热久羁型：本型临床特点是关节红肿疼痛，屈伸不利，或伴有典型的银屑病的损害，或有脓疱型银屑病的皮损特点，伴舌红苔黄腻、大便不调、脉象濡数，治疗原则：清热化湿、解毒通络，代表方为宣痹汤，药用苡仁、滑石、防己、丝瓜络、白鲜皮、白术、茯苓。

(2)肝肾不足型：本型的临床特点是皮损色淡、鳞屑不多，除腰酸腿软，周身乏力外，多有关节变形，骨质破坏，舌淡脉细。治疗原则调补肝肾兼祛湿邪，代表方为健步虎潜丸，用药陈皮、锁阳、虎骨、熟地、山萸肉、龟板、伸筋草、鸡血藤；腰膝酸软者加狗脊、肉苁蓉；关节变形者加补骨脂、伸筋草。

3. 脓疱型银屑病

本型多见于中年人，偶见于小儿。可在发病的同时即起脓疱，针尖大小，成片集簇，可互相融合成片状，反复不已。多因外受湿热之邪或内有湿邪蕴久化热生毒，湿热毒邪外发肌肤而成。若病久不已，也可由湿热转为寒湿。

(1)湿热蕴毒型：本型的临床特点为皮损为针尖至粟米小黄色脓疱，起病急，集簇成片，基底色红,伴发热口渴,关节肿痛,损及甲板者,可有肥厚污浊,皮肤皱褶处湿烂脓痂,舌红苔腻,脉象濡数。治疗原则清热利湿,解毒凉血,代表方除湿胃苓汤加减,用药:苍术、黄柏、厚朴、陈皮、生甘草、银花、连翘、丹皮、赤芍、苡仁。高热不退者加生石膏、水牛角;胸脘痞闷、舌苔垢腻者加藿香、佩兰;大便不调者加白扁豆、厚朴花。

(2)脾虚湿盛型:本型的临床特点是皮损多在掌跖,基底淡红,上有针尖至粟米大小的脓疱,疱坚实,不易破溃,伴甲板变形,食不甘味,大便不调。治疗原则:健脾除湿、清解余毒,代表方为防己黄芪汤加减,药用防己、黄芪、白术、茯苓、白扁豆、银花、连翘、泽泻等。脾虚腹胀者加党参、厚朴;脓疱渗溢者加苡仁、冬瓜皮;食不甘味者加陈皮、鸡内金。

4. 红皮症型银屑病

本型多因寻常型银屑病治疗不当引起,或食入油腻海味、辛辣炙煿,使血热蕴毒,外发肌肤而成。这与卫气营血学说的热入营血有近似之处,但热入营血之发斑为血溢脉外,红斑压之不退,此种为气分之热波及营血,红斑触之灼手,压之可退。因此在治疗时,尤需注意"透热转气",即在清热凉血之时,务必加气分之药,以使营血之热外出。

本型的临床特点是周身皮肤弥漫性红色,触之灼手,上有鳞屑层层,伴有高热烦渴,便秘溲赤,舌质红绛,脉象细数,治疗原则:清气凉血、解毒化斑,处方:化斑解毒汤,药用生地、丹皮、赤芍、紫草、生石膏、连翘、银花、水牛角、元参、知母。便秘溲赤者加川军、麦冬;神昏谵语者加莲子心、栀子,送服安宫牛黄丸;口干喜饮者加麦冬、芒硝。若久病耗伤阴血或经治好转,皮损多呈淡红,脱屑层层、瘙痒时作,时气短乏力,舌淡脉细者,又当养阴益血、润肤祛风,可选用养阴益血饮加减,药用当归身、丹参、赤白芍、生地、白鲜皮、苦参、元参、地骨皮,大便秘结者用麻仁加肉苁蓉;口渴喜饮者加麦冬、石斛,午后低热者加地骨皮、知母。

(三)中成药

1. 郁金银屑片

成分:秦艽、当归、石菖蒲、黄柏、香附(醋制)、郁金(醋制)、莪术(醋制)、雄黄、马钱子粉、皂角刺、桃仁、红花、乳香(醋制)、硇砂(白)、玄明粉、大黄、土鳖虫、青黛、木鳖子(去壳砸碎)。

适应证:疏通气血,软坚消积,清热解毒,燥湿杀虫。用于银屑病。

用法用量:口服,一次3~6片,一日2~3次。在专科医生指导下应用。

2. 银屑灵

成分:苦参、甘草、白鲜皮、防风、土茯苓、蝉蜕、黄柏、生地黄、金银花、赤芍、连翘、当归。

适应证:清热燥湿,活血解毒。用于湿热蕴肤,郁滞不通所致的白疕,症见皮损呈红斑湿润、偶有浅表小脓疱,多发于四肢屈侧部位,银屑病见上述证候者。

用法用量:口服。一次33g,一日2次,或遵医嘱。孕妇禁用;忌食刺激性食物。

3. 紫丹银屑胶囊

成分:紫硇砂、决明子、附子(制)、干姜、桂枝、白术、白芍、黄芪、丹参、降香、淀粉。

适应证:养血祛风,润燥止痒。用于血虚风燥所致的银屑病。

用法用量:口服,一次4粒,一日3次。

4. 银屑灵膏

成分:苦参、甘草、白鲜皮、防风、土茯苓、蝉蜕、黄柏、地黄、连翘、当归。

适应证:清热燥湿,活血解毒。用于湿热蕴肤,郁滞不通所致的白疕,症见皮损呈红斑湿润、偶有浅表小脓疱,多发于四肢屈侧部位;银屑病见上述证候者。

用法用量:口服。一次 33g,一日 2 次。或遵医嘱。孕妇禁用;忌食刺激性食物。

5. 复方青黛胶囊

成分:马齿苋、土茯苓、白鲜皮、白芷、青黛、紫草、丹参、蒲公英、贯众、粉草薢、乌梅、五味子(酒)、山楂(焦)、建曲。

适应证:清热解毒,消斑化瘀,祛风止痒。用于血热挟淤,热毒炽盛证;进行期银屑病,玫瑰糠疹、药疹见上述证候者。

用法用量:口服,一次 4 粒,一日 3 次。

本品药性偏寒,脾胃虚寒、胃肠不适及体质虚弱者慎用。服药期间忌烟、酒及辛辣、油腻食物。目前尚无儿童及哺乳期妇女应用本品的研究资料,故应慎用。用药期间注意监测肝生化指标、血象及患者临床表现,若出现肝脏生化指标异常、白细胞减少、便血及严重腹痛、腹泻等,应立即停药,及时就医。

6. 消银片

成分:地黄,牡丹皮,赤芍,当归,苦参,金银花,玄参,牛蒡子,蝉蜕,白鲜皮,防风,大青叶,红花。

适应证:清热凉血,养血润燥,祛风止痒。用于银屑病血热、血虚风燥证,症见皮疹点滴状,基底鲜红色,表面覆有银白色鳞屑,或鳞屑较厚,瘙痒。

用法用量:口服,一次 5～7 片,一日 3 次,一个月为一个疗程。孕妇慎服或遵医嘱。

(四)针刺为主的疗法

针刺为主治疗银屑病取得了较好的疗效。电针后用梅花针叩打头部,后颈项、督脉、膀胱经 1、2 侧线以及四肢手足三阴、三阳经,叩打至皮肤微出血为度,疗效显著。梅花针叩刺膈俞、肾俞、血海、足三里、曲池穴位至中心处有出血点或微出血配中药洗剂,总有效率为 88%。采用圆利针针刺督脉为主治疗银屑病,疗效显著。

(五)刺络放血为主的疗法

三棱针点刺法:采用三棱针点刺后针刺曲池、四渎、阴陵泉、三阴交(均取双侧),或在大椎和曲池穴点刺放血加拔罐的方法治疗银屑病,6 个疗程后与单纯中药组疗效比较,治疗组明显优于对照组。

(六)中药熏洗法

中药熏洗包括全身熏蒸和局部熏洗,其适应证为寻常型银屑病,尤其以静止期血虚风燥者效果更佳。可应用徐长卿、蛇床子、苦参、花椒、败酱草、虎杖、马齿苋、丹参、苍术等熏洗方法,温度以 40℃左右为宜,时间平均为 30 分钟,以 6 天为 1 个疗程。也可应用中药自制配方:苦参、蛇床子、黄柏、苍术、苍耳子、玄参、丹参、白鲜皮、地肤子各 30g,冰片 15g,每日用中药药液浸泡 30 分钟后,外用 5% 硼酸油膏每日 1 次,总有效率为 80%。

(七)中药外涂法

中药外涂法就是应用中药制成的软膏或散剂外用治疗银屑病,治疗有效性越来越受到重视,也可在中药熏蒸(洗)后使用。有学者用化银散(主要成分黄芪、熟地、生地、当归、大青叶、红花等)熏洗治疗银屑病 39 例,总有效率为 94.9%。国内报道用镇银膏(由白鲜皮、黄连、知母、花椒、麻油组成)经传统工艺制成油膏制剂,涂药后随即用无毒聚乙烯塑料薄膜包封,每 5 天换药 1 次,治疗寻常型银屑病取得了很好的疗效。

(八)埋线治疗

患者俯卧,选择脊椎旁开4.5cm,自第7颈椎至第2骶椎分为5等份,两侧共10个埋线点,相当于大杼、心俞、胆俞、肾俞、膀胱俞等穴位;经常规消毒局麻后,将针芯抽出2cm,羊肠线塞入套管针的前端,以不露出为度;绷紧皮肤将针顺脊柱方向局麻处呈30°斜刺入皮肤达肌层,将针芯推至针管前端,以纱布按压住针眼处缓慢拔出穿刺针,消毒针口处,用创可贴粘贴。进行期腿部皮损较严重者可增加足三里穴,做直刺埋线。15天埋线1次,疗程视埋入羊肠线的吸收情况而定,一般2次为1个疗程,2次穿刺埋线均在同一部位。

(九)穴位注射

取穴:曲池、血海、大椎、足三里、合谷、三阴交。每次取2～3个穴位。穴位部皮肤常规消毒后进针,轻轻转动针头,得气后回抽无血注入654-2针剂5mg及维生素B_{12}0.5mg的混合液,每次每穴0.5～1ml,隔日1次。10次为1个疗程,疗程间休息3日。654-2具有解痉、调节微循环障碍的作用;维生素B_{12}具有营养神经的功能;刺激曲池、合谷穴能祛风、清热、解表邪;血海、足三里能养血行血;大椎穴宣肺卫、行营血;三阴交有调和气血的作用。

六、西医治疗

1. 系统用药

(1)甲氨蝶呤:是最早用于中、重度银屑病系统治疗的药物,可阻止快速增殖表皮细胞的DNA合成,抑制T、B淋巴细胞活性,减少细胞因子的分泌。一些回顾性的研究和历史用药经验均肯定其疗效,且相对安全。甲氨蝶呤开始治疗银屑病时应先用试验剂量,并检查血常规、肝功能、肾功能;治疗过程中根据患者情况可灵活调整剂量或改变给药途径,应特别注意剂量,推荐起始剂量为每周5～15mg,维持剂量为每周5～22.5mg。

(2)维A酸:主要作用有调节组织和细胞分化,调节细胞免疫及抗肿瘤。主要用于严重或对常规治疗抵抗的银屑病患者,对红皮病型和脓疱型银屑病患者疗效较好。常见的不良反应有致畸、皮肤及黏膜干燥、脱发、血脂增高、ALT升高甚至肝坏死等。其治疗银屑病应从小剂量(10～20mg/日)开始,逐渐加量,取得满意疗效后需减量维持。

(3)环孢素:环孢素适用于所有类型的银屑病。起始剂量为2.5～3mg/(kg·日),最大不超过5mg/(kg·日)。常见不良反应为明显的肾毒性、血压升高,电解质紊乱等,高昂的价格限制其临床推广。

(4)生物制剂:目前获美国FDA批准用于治疗中、重度斑块状银屑病成人患者。生物制剂有阿法赛特(Alefacept)、依法利珠(Efalizumab)和依那西普(Evanercep)。生物制剂在银屑病治疗中起效快、疗效较强,且无常规系统治疗的严重不良反应。通常在停药一段时间后,病情仍会复发,其昂贵的价格很大程度上也限制了其在临床上推广。

2. 局部用药

皮损面积小于体表面积3%的限局性银屑病,推荐单用外用药治疗。糖皮质激素、维生素D_3衍生物、他扎罗汀联合和序贯疗法常为临床一线治疗。

(1)糖皮质激素:糖皮质激素制剂在治疗银屑病中应用广泛,外用起效迅速,控制炎性反应和减轻瘙痒有明显作用,但长期使用可引起皮肤菲薄、毛细血管扩张、感染、色素沉着或色素减退等。大面积长期应用强效类固醇激素可致下丘脑-垂体-肾上腺轴抑制,停药后可诱发脓疱型或红皮型银屑病。

(2)维生素 D_3 衍生物：维生素 D_3 衍生物是治疗银屑病常用而有效的外用药之一，包括钙泊三醇、他卡西醇等。其通过抑制表皮细胞增殖、促进正常分化，从而发挥抗炎作用。维生素 D_3 衍生物与皮质激素局部序贯疗法治疗寻常型银屑病，可以取得较为满意的疗效及更小的不良反应。

(3)他扎罗汀：可与维 A 酸受体结合从而调节细胞基因的转录，其有效性和安全性已得到确认。有研究表明，用他扎罗汀治疗的银屑病患者对全部皮损的治愈率可达 $28\%\sim40\%$，靶损害的治愈率可达 $40\%\sim52\%$。他扎罗汀禁用于妊娠或准备妊娠的患者。

(4)他克莫司：他克莫司是钙调神经磷酸酶抑制药，可以阻断 T 淋巴细胞的活化和增殖，同时抑制炎性多种因子的产生及释放。他克莫司最常见的不良反应为局部刺激，但多为轻至中度，持续时间短，不影响继续用药，不会出现激素类样不良反应。目前，他克莫司被认为是治疗颜面部、会阴部银屑病的首选药物。

(5)吡硫鎓锌气雾剂：吡硫鎓锌气雾剂主要成分是 0.2% 吡硫鎓锌及 0.1% 甲基乙基硫酸钠，可以有效抑制表皮细胞的过度增殖，防止表皮角化不全和过度，缓解皮肤瘙痒。其对红斑及红丘疹的消退作用最强，起效快，喷雾式给药，避免涂抹药物对皮损的机械性刺激，使用方便，药物均匀吸收，适合于毛发部位。

3. 物理治疗

(1)长波紫外线联合补骨脂素（PUVA）：口服或外用 8-甲氧补骨脂或 5-甲氧补骨脂，2 小时后进行长波紫外线照射。研究表明：紫外线和 PUVA 治疗银屑病的基本机制是诱导 T 细胞亚群的凋亡。PUVA 短期治疗可出现皮肤瘙痒、红斑、烧灼、头痛等不良反应；长期治疗则有增加皮肤光损害和产生皱纹、色素沉着及皮肤癌变的风险。

(2)窄谱中波紫外线（NB-UVB）：有研究证实，NB-UVB 对银屑病的疗效机制在于诱导 T 细胞凋亡，减轻表皮的炎症反应。NB-UVB 治疗银屑病的剂量一般都根据最小红斑剂量（minimal erythematous dose，MED）而定，一般初始照射剂量定为 $50\%\sim70\%$MED，以后根据皮肤的反应递增。NB-UVB 短期不良反应有红斑、色素沉着、皮肤瘙痒、皮肤干燥、疼痛，长期的不良反应是光老化及可能致癌。

(3)光动力疗法（PDT）：目前治疗银屑病等皮肤疾病的相对新的一种方法。它与其他形式光疗相比，优势之一就是没有致癌的影响，一般是每周治疗 $1\sim3$ 次，治疗周期为 12 周。

4. 心理治疗

银屑病患者在这种反复发作的慢性病程中，易产生恐惧、焦虑、抑郁、烦恼和自卑等不良心理反应。国内报道皮肤科病房护理人员对银屑病患者进行心理干预后，患者的心理量表评分和住院总时间均明显缩短，经济负担也显著下降。有学者建议心理医生和临床医生共同进行行为干预，有助于银屑病的康复。

七、预防与护理

1. 本病的发作常与季节饮食有关，因此患者应慎起居、避风寒，防止感冒，注意劳逸结合，进行适当的体育锻炼。饮食应禁忌辛辣腥膻之品，少食油腻，忌烟酒，多食水果与蔬菜，保持大便通畅。

2. 银屑病的进行期皮疹增多、色泽鲜红、鳞屑多、瘙痒重，在此时如皮肤外伤，可于表皮剥蚀处不断发生新损害，此即为同形反应，因此患者不要搔抓，避免外伤，尽量不要注射、接种；不要接触致敏物质,减少其他物理及化学刺激,以免皮疹增多。鳞屑较多较厚时不宜强行撕扯,可采用外用药使之软化脱落。有条件者,可用糠浴、中药浴、矿泉浴等泡洗,以减少鳞屑,减轻瘙痒。患者可经常洗浴,但水温不宜过热,不要用热水烫洗,也不宜用香皂、肥皂等碱性洗涤剂。

3. 关节型银屑病患者要着重关节部位的护理,关节部位要注意保暖,对影响肢体活动者要配合针灸、按摩及理疗。

4. 红皮病型银屑病患者应多饮开水,食物以营养丰富的流食、半流食为主,衣被要柔软、以棉制品为宜,不要用手撕掉未脱落的皮屑,以防损伤新生上皮组织,发生感染。

5. 脓疱型银屑病患者要注意保持皮肤的干燥清洁,防止继发感染,不要全身洗浴,更不能用热水烫洗,滋水淋漓者,可用马齿苋、生地榆、野菊花、黄柏等煎汤,滤渣取汁,待凉后湿敷患处,用6~8层消毒纱布浸入药液中,拧至不滴水为度,敷于皮损处,热天应勤换,每次30分钟,每日2~4次。

6. 食疗

(1)赤小豆绿根粥:赤小豆、绿豆各30g,芦根10g,大米50g。将鲜芦根洗净,与二豆、大米煮为稀粥服食,每日早晚各食1次。可清热解毒,利湿润燥。

(2)二藤乌蛇汤:鸡血藤、首乌藤各30g,乌梢蛇1条,调料适量。将二药布包,乌蛇去皮、头、杂、洗净、切段、同置锅中,加清水适量煮至乌蛇熟后,去药包、放食盐、味精等调味服食。可疏风除湿,活络舒筋。

(3)地黄丹皮粥:生地、丹皮各15g,扁豆花10g,大米50g。将生地、丹皮水煎取汁,加大米煮为稀粥,待熟时调入扁豆花,每日1剂。可清热利湿、活血化瘀。

7. 心理调护

银屑病经久不好,病程缓慢,常反复发作,给大多数患者带来巨大的精神压力。银屑病患者要积极做好自我保健,不要有消极情绪,更不要自暴自弃。保持良好稳定的心理状态,学习有关的基本知识,消除心理阴影和忧虑情绪。用积极的态度去控制不利的环境因素,避免对银屑病的诱发加重。

(1)要培养自控能力:对于烦恼和不愉快承认其发生的合理性和必然性,不要杞人忧天,做到足够的心理承受力和思想准备,冷静地思考对策解决它。在日常生活中就要注意心理素质的培训和锻炼。

(2)不要急于根治银屑病:有一些不良从业者为了从患者身上赚取经济利益,故意夸大银屑病的严重性和危害,从而使患者更加困惑,背上沉重的心理负担。银屑病患者要多了解疾病常识,了解发病原因以及治疗原理,就不会轻信一些庸医所谓的祖传秘方。

(3)积极的生活态度:参加正常的工作和生活,放下心理包袱,不要因为患有银屑病就总把自己当成一个疑难病病人。多与朋友交往不仅有益于心理的健康和稳定,还能有效地淡化自己的"病人情结"。银屑病患者要劳逸结合,不要整天地熬夜加班,要养成良好的习惯,更有利病情的治疗。

八、经验体会及医案

1. 名老中医经验

(1)赵炳南把寻常型银屑病的治疗分为血热型和血燥型,对于血热型,以清热凉血活血为治疗法则,方用白疕一号(生槐花、赤芍、生地、白茅根、丹参、紫草、鸡血藤)方加减;对于血燥型,以养血润燥为治疗法则,方用白疕二号(土茯苓、鸡血藤、丹参、当归、威灵仙、山药、生地、蜂房)加减治疗。

(2)朱仁康临证中认为血热风燥证、血虚风燥证两型最为多见。血热风燥证以凉血清热解毒为治疗法则,方用克银一号方(土茯苓、草河车、丹皮、赤芍、大青叶、白鲜皮、生地、北豆根等)加减。血虚风燥证以养血活血、滋阴润燥为治疗法则,方用克银二号方(生地、丹皮、白芍、玄参、丹参、北豆根、苦参、麻仁)加减。

(3)金起凤将寻常型银屑病的治疗辨证为血热、湿热、血燥三个证型。血热证治以清热解毒、凉血活血,方用消银一号方(水牛角、土茯苓、赤芍、丹皮、白鲜皮、生地黄、板蓝根、银花、苦参)加减治疗;湿热证治以清热利湿、凉血解毒,方用消银二号(生地黄、土茯苓、龙胆草、炒栀子、苦参、银花、白鲜皮、泽泻、赤芍等)加减治疗。血燥证治以清热解毒、育阴润燥,方用消银三号方(生地黄、天花粉、玄参、白茅根、当归、丹参、蚤休、银花、白鲜皮、威灵仙等)加减治疗。

(4)张志礼将寻常型银屑病的治疗分为四型。血热证者方用凉血活血汤(板蓝根、白茅根、紫草根、茜草根、山豆根、土茯苓、大青叶、槐花、生地黄等)加减治疗;血燥证者方用养血解毒汤(鸡血藤、当归、天冬、麦冬、生地黄、丹参、赤芍、白鲜皮、土茯苓、板蓝根等)加减治疗;血瘀证者方用活血散瘀汤(土茯苓、三棱、莪术、桃仁、红花、丹参、鸡血藤、鬼箭羽、蛇舌草等)加减治疗;湿热证者方用自拟方(萆薢、土茯苓、车前子、泽泻、白术、生薏仁、芡实、丹皮等)加减治疗。

(5)周德瑛从脏腑论治银屑病。对于久治不愈者,皮损呈暗红色肥厚性斑块者,从肝论治,治以疏肝、活血、解毒,方用血府逐瘀汤加减;对于皮损颜色鲜红者,从心论治,治以清热、解毒、凉血,方用犀角地黄汤加减;对于病久不愈者,皮损色淡红者,从脾论治,治以益气、养血、解毒为主,方用参苓白术散加减;对于外感后发病者,皮损呈点滴状红斑,从肺论治,治以辛凉、透表、利咽为主,方用银翘散加减;对于中老年患者,病情缠绵不愈,皮损暗红干燥,从肾论治,治以补益肝肾为主,方用六味地黄丸加减。

(6)欧阳恒从毒论治银屑病。针对本病病因及发病过程中的临床体征与表现,从热、瘀、虚入手,治疗上分别予清热、化瘀、补虚之法,而毒邪则贯穿始终。

(7)徐宜厚将寻常型银屑病分为九型辨证治疗,分别为血热证(犀角地黄汤加减)、血燥证(养血润肤饮加减)、血瘀证(桃红四物汤加减)、风热证(消风散加减)、风寒证(桂枝汤加减)、湿热证(萆薢渗湿汤加减)、热毒证(五味消毒饮合黄连解毒汤加减)、肝肾不足证(麦味地黄丸加减)、冲任不调证(二仙汤加减),同时根据皮损部位的不同,强调引经药物的运用。

(8)李志平采用泻下通腑法治疗寻常型银屑病取得了较好的疗效,一般应用大、小承气汤辨证加减。但强调中病即止,泻下通腑法不可久用。

(9)张怀亮从中医"天人合一"角度认为银屑病发病可能与环境污染有关,主张在辨证论治的同时加用具有解毒功效的中药,比较常用的有土茯苓、黄芩、金银花、白茅根等。

2. 邹铭西治疗银屑病经验

(1)重视清热解毒利湿:现代医学认为银屑病的发病与细菌、病毒的感染有关,中医亦认为其为外感邪毒,蕴于肌腠所致。而现代药理研究表明清热解毒利湿的药物往往具有抗菌抗病毒的作用。此外,此类药物中尚有一些具有抗肿瘤,阻止细胞有丝分裂的作用,而银屑病正是一种表皮细胞过度增殖的疾病。据此在辨证论治的基础上使用半枝莲、鱼腥草、蛇舌草等药物治疗银屑病取得了良好的效果。

（2）酌情选用活血化瘀药：活血化瘀药可扩张血管，使毒邪走散，有时可加重病情，一般首选丹参，丹参性凉，作用较为平和，兼具免疫调节作用。尽量少用破血药，以防耗伤阴血。

（3）兼顾阴液：银屑病多毒邪为患，热毒易耗伤阴液，肌肤失于濡养，应加滋阴生津药以濡润肌肤。常用二至丸、枸杞、桑椹、乌梅、甘草等。

（4）坚持辨证与辨病相结合：在进行皮肤病的中西医结合研究时，应该根据西医诊断，结合现代先进科学技术，与中医的每一个证或证型结合起来，找出相互的关系，把局部微观结构的变化与整个机体功能上的改变结合起来。银屑病血瘀型存在肌肤甲错，关节不利，舌质偏紫或舌有瘀斑等血瘀指征，实验研究发现，微循环检查可见皮肤微血流障碍，常有全血黏度增高，皮肤病理示真皮乳头毛细血管扩张等血瘀指征，故在选方用药时应注重活血化瘀药的使用。银屑病以血热为其主要病机，牛、羊肉为热性发物，实验研究证明，银屑病皮疹中含有高于常人的花生四烯酸，故银屑病患者的饮食中要避免富含花生四烯酸的牛羊肉。现代研究表明，银屑病的发病与免疫有关，土茯苓、大青叶、蚤休、白花蛇舌草、紫草、板蓝根等有免疫抑制作用，黄芪、生地、沙参、石斛有免疫调节作用，银屑病早期是以活化的 CD4 浸润为主，故抑制 CD4 细胞活化的药物如 CyA 等对银屑病有较好的疗效。

（5）重型银屑病的治疗体会

①脓疱型银屑病。脓疱型银屑病病因主要为湿热毒邪困阻皮肤，临床表现为全身皮肤潮红，泛发小脓疱或形成脓湖，或伴有糜烂，浸渍渗液，以腋窝、腹股沟及四肢屈侧为甚，常伴有发热，舌红苔黄或黄腻，脉数或滑数。治宜清热解毒利湿，可用萆薢渗湿汤和五味消毒饮加减，常用药物有金银花、川萆薢、丹皮、黄柏、赤芍、土茯苓、鱼腥草、蒲公英、生地、玄参等。发病后期常伴有脾虚阴虚，宜在清余毒的同时佐加太子参、麦冬、山药、沙参、石斛、黄芪等补脾益气养阴之品。

②关节病型银屑病。关节病型银屑病是在银屑病的基础上伴有关节红肿热痛，或晨僵、变形、活动功能障碍，主要侵犯手足小关节，严重者膝、踝、脊柱等大关节亦可受累。中医辨证关节病型银屑病发病初期多为风湿热邪痹阻关节经络，后期常为肝肾不足，关节失养，气滞血瘀。治疗上发病初中期应以祛风燥湿、清热通络为主，可用四妙散加减治疗，常用药物有黄柏、苍术、川牛膝、苡仁、忍冬藤、桑枝、防风等。后期治宜补益肝肾，和营化瘀通络，可用独活寄生汤和桂枝汤加减治疗，常用药物有桑寄生、独活、秦艽、当归、熟地、白芍、丹参、威灵仙、鸡血藤、黄精等。

③红皮病型银屑病。红皮病型银屑病常由寻常型银屑病治疗不当或脓疱型银屑病演变而来，主要表现为全身皮肤潮红肿胀，大量脱屑，伴有发热等全身不适症状。中医辨证红皮病型银屑病多为血热火毒炽盛所致，发病后期又常为阴虚血热或气阴不足，余毒未清。在治疗上发病初中期应凉血清热、泻火解毒，可用犀角地黄汤合黄连解毒汤加减，常用药物有水牛角、生地、玄参、黄连、黄芩、丹皮、赤芍、银花、紫草、旱莲草等。若伴高热者加生玳瑁或加服安宫牛黄丸以通窍清热解毒，大便秘结者加大黄以通腑泻热。后期多为阴虚血热或气阴不足，治宜养阴清热或益气养阴，可用生脉饮加味。

总之，这三种重症银屑病在发病初中期均以邪气实为主，其中泛发性脓疱型银屑病主要为湿热毒邪困阻皮肤，关节型银屑病主要为风湿热壅阻关节经络，红皮病型银屑病主要为血热火毒炽盛。病情反复发作，邪热湿毒耗气伤阴，损伤脏腑，所以本病后期常表现为阴虚气虚或正虚邪恋，余毒未清。因此，治疗这三种重症银屑病发病初中期应以清热凉血、解毒利湿驱邪为主,中后期视病情发展,应注意养阴清热,或益气养阴,或补益肝肾,和营化瘀通络。

3. 黄尧洲治疗银屑病经验

(1)进行期凉血清热解毒:本期表现为短时间内新出现皮疹较多,皮损色鲜红,浸润明显,有同形反应,瘙痒较甚,口渴,溲黄,便干,舌红,苔黄,脉数。治宜凉血清热解毒,药用大青叶、板蓝根、石膏、连翘、蒲公英、鱼腥草等。

(2)静止期和退行期兼养血润燥、活血化瘀:静止期和退行期常无明显界限,表现为皮肤干燥粗糙,偶或无新发皮损,轻度瘙痒,旧有皮损消退较难,色黯红或黯淡,皮损范围顽固,久不见缩小,呈斑块状,局部肥厚,覆较厚鳞屑,舌黯红或见瘀点、瘀斑,脉细涩。治宜在清热基础上佐以养血润燥、活血化瘀,除清热药外,常加三棱、莪术、大黄、郁金、红花、川芎、当归等。因本病患者服药时间较长,且用药种类复杂,所以,黄教授选用此类兼有保护肝肾功能的中药。

(3)灵活应用镇心安神法与泻下法:对病程较长、皮损肥厚或粗糙、夜间瘙痒较重、搔抓难以自制、睡眠欠安、心情烦躁的患者,黄教授依据"诸痛痒疮皆属于心"及患者心阴耗伤、虚阳上亢、心神失养的表现,从心论治,于清热基础上配伍龙骨、磁石、代赭石、合欢皮、制远志等以镇心养心、宁心安神。对形体壮实,肌肉丰满,皮损色鲜红、面积较大,瘙痒剧烈,面红,口气较重,溲赤便干,舌红,苔黄腻等一派热象表现的患者,黄教授基于"热盛作痒",采用通里攻下、峻下热结法,方以大承气汤加减。

(4)健脾利湿,清热解毒为法治疗红皮病型银屑病:黄尧洲认为,红皮病型银屑病的治疗不应再施以过分攻伐之药物。应鼓舞人体自身阳气生长并佐以清热解毒之药,同时给外来邪气以出路为根本治疗原则。肾气为先天之本,补益肾气时间相对较长,同时该类药物多有滋腻之性,影响脾胃运化功能,故主要以健脾益胃为主,脾为后天之本,卫气生发之源,健脾以鼓舞卫气生发,抵御外邪。清热解毒之品以清气分之热和能透邪外出者为佳,防止过度使用苦寒药再次刺激疾病发展以及导致外邪内陷。引邪外出虽有汗、吐、下三法,但吐法以清肠胃之邪为主,且患者痛苦明显;汗法虽能直接清除肌表之邪,但本病发生时患者肌表血络受损,血液不能正常布达于此,汗出乏源,效果不佳。且患者肌肤处于炎症状态,汗出功能运转不利,故以渗利法为主。总结治则为健脾利湿,清热解毒。并形成了治疗本病的有效验方:茯苓皮、生薏苡仁、冬瓜皮、车前草、炒栀子、炒黄芩、连翘、忍冬藤。方取茯苓皮、生薏苡仁健脾渗湿,两者相须为用脾运自调,卫气得生;车前草归肾经,炒栀子归心经,冬瓜皮归脾经,三者均可清热凉血利湿,给邪气以出路;黄芩、连翘清气分之热,透营血分之热,防止邪气内陷,佐以清热解毒、疏风通络之忍冬藤,通利血脉。诸药合用,共奏清热解毒、健脾利湿之功。随症加减:身痒严重,难以安睡者,加生龙骨、石决明镇心安神;皮肤干燥脱屑者,加茜草炭、荆芥炭凉血止血,止血溢而治热灼;脾气不足,进食不佳者,加用炒神曲、焦三仙等加强健脾开胃之功;发热烦渴,气分燔灼者,加生石膏、知母,加强清热泻火之力。

4. 医案

医案 1　张贺,曲韵,姚春海,等.黄尧洲治疗寻常型银屑病经验[J].中国中医药信息杂志,2013,20(08):91.

患者,女,35 岁,2011 年 9 月 13 日初诊。2011 年 5 月初,患者发热伴咽痛 1 周后,胸腹部、大腿内侧出现点滴状红色皮疹,上覆银白色鳞屑,瘙痒。在当地医院诊为"银屑病",间断服用中药汤药、外用自制药膏(具体均不详)及照射长波紫外线,新发皮损逐渐增多,瘙痒加剧。刻诊:胸腹部、四肢泛发榆钱大小鲜红色斑疹,边缘清楚,上覆较厚白色鳞屑,部分融合成片,斑疹周围红晕,伴搔痕、血痂,刮去鳞屑可见筛状出血及蜡状薄膜,夜晚痒甚,睡眠差,口干咽痛,小便黄赤,大便数日一行;舌质红,苔薄黄,脉滑。西医诊断:寻常型银屑病。中医诊断:白疕,证属血热毒盛。治宜凉血清热解毒。方药:石膏30g,板蓝根15g,紫草12g,仙鹤草30g,蒲公英30g,连翘20g,黄芩炭20g。每日1剂,水煎服。服用上方1个月,口干咽痛改善,二便调,基本无新发皮疹,原有皮损鳞屑变薄,部分消退,余色素沉着,夜间瘙痒较重,心烦眠差,脾气急躁,舌红,苔薄黄,脉滑。守方加龙骨(先煎)45g,煅磁石(先煎)30g,煅代赭石(先煎)30g。继服用20剂后,无新发皮损,原有皮损大部分消退,伴较多色素沉着,基本无瘙痒,夜眠、心烦改善,无口干咽痛,舌红,苔薄黄。守方继服1月余,皮损消退,无瘙痒,仅余色素沉着,随访至今未复发。

医案2 宋世坤,王雄,付中学,等. 黄尧洲治疗红皮病型银屑病经验[J]. 山东中医杂志,2016,35(12):1051-1052.

患者,男,72岁,周身皮肤泛红发热3天,伴脱屑2天。银屑病病史10年,平素服用中药汤剂治疗,症状控制尚可,以躯干四肢分布数个约0.5cm直径的皮损伴有少量鳞屑为主要表现;类风湿关节炎病史20年,长期口服糖皮质激素8mg/日治疗类风湿关节炎。半月前关节肿痛情况加重,就诊于当地医院风湿科,加大激素剂量到20mg/日,治疗后症状好转。遂减激素剂量10mg/日,停药三日后出现皮损加重,遂门诊就诊。现症状:全身皮疹,仅鼻尖存在正常皮肤,皮损相互融合成片,上伴有少量鳞屑,瘙痒明显,皮温高,乏力,双下肢中度指凹性水肿,纳可,眠差,大便干,小便黄,舌红绛苔黄腻,脉数疾。西医诊断:红皮病型银屑病,中医诊断:白疕。治则:清热解毒,健脾利湿。方药:茯苓皮30g,生薏苡仁30g,冬瓜皮30g,车前草30g,炒栀子15g,炒黄芩15g,连翘25g,忍冬藤25g,生龙骨45g,煅牡蛎30g,地榆炭30g。水煎服,日1剂,共7剂。维持激素量10mg/日。二诊:皮损颜色变淡,以淡红色为主,周身脱屑明显,瘙痒减轻,皮温稍高,双下肢轻度指凹性水肿,乏力头晕好转,纳可,睡眠稍差,大便干,小便淡黄,舌红苔黄,脉滑。前方加荆芥炭25g,茜草炭25g,去炒黄芩,激素量维持同前。三诊:皮损基本好转,仍以发病前皮损为主,其余症状好转,只眠稍差。调整方药为寻常银屑病方:生龙骨45g,石决明30g,白花蛇舌草25g,蒲公英30g,猫爪草25g,大青叶15g。维持3周后减激素到8mg/日,患者类风湿关节炎症状未加重。继服中药3周,皮损稳定未加重。

按:初诊考虑该病属撤减激素过快而致银屑病加重,转化成红皮病型银屑病,属外来阳气消退过快,内生阳气不能与邪气势力相当而发病;患者一派湿热之象,热邪灼伤血络导致气血外溢,不能布达,而生皮肤泛红脱屑伴有痒感;血热扰心导致失眠;正邪交争剧烈,邪盛正不衰。故宜采用清热解毒、健脾利湿为法,并安心神,促睡眠,鼓舞正气生长。复诊患者症状减轻,但脱屑增多,下肢仍有浮肿,考虑血络灼伤明显,血溢脉外而导致血虚不荣,故采用凉血止血法。同时减少过于燥湿药物,防止耗血。三诊红皮病症状好转,故以治疗寻常型银屑病为主,因仍有睡眠不佳,以清热解毒配以镇心安神药稳定症状,为减少激素用量创造条件,防止激素使用时间过长导致内生阳气能力下降,并防止激素其他不良反应,改善其后。

医案3 张贺,曲韵,陈乐君,等. 黄尧洲运用中药治疗蛎壳状银屑病1例[J]. 河南中医杂志,2014,33(4):616.

患者,男,22岁,全身红疹及白屑3个月,于2012年4月24日就诊。患者3个月前感冒后,胸腹部起红斑疹,表面有白屑,至外院治疗口服中药(具体不详)、激素(具体不详)等,病情控制不佳。停药后病情发展迅速,皮损泛发全身,白屑增厚,遂来我科就诊。患者烦躁善怒,口干,便干,溲赤;舌质红苔黄,脉滑数。患者既往无其他疾病及家族遗传病史。检查:发育营养中等,一般体检无异常。皮肤科检查:头皮、躯干、四肢皮肤色鲜红,上密布甲盖至蚕豆大小乌褐色鳞屑痂,重叠堆积,状如蛎壳,伴散在抓痕血痂。鳞屑强行剥离后底面可见筛状出血点。头发呈束状。腹围鳞屑痂融合成大片。西医诊断:蛎壳状银屑病。中医诊断:白疕。治疗:中医辨证为热毒炽盛,治以清热解毒。予汤药口服,处方:猫爪草 15g,板蓝根 15g,生石膏 25g,连翘 20g,蒲公英 30g。30 剂,日 1 剂,水煎内服。后继续用此方加减治疗 1 个月余,共服药 74剂,症状改善明显,皮损接近正常皮色,仅余色素沉着,无鳞屑。至今患者病情稳定,仍在进一步随访中。

按:蛎壳状银屑病未见有统计资料,但有少量个案报道,治疗一般为内用抗肿瘤药物、免疫抑制药、糖皮质激素、维 A 酸类、维生素类药物等配合或单独外用糖皮质激素、维生素 D_3 类、免疫抑制药等。中医认为此病属"白疕""白壳疮""松皮癣"等范畴,尚无统一辨证分型。患者皮肤色鲜红,伴口干、便干、溲赤等,中医认为是热毒炽盛所致,黄尧洲教授予其清热解毒中药口服,2 个月余临床治愈,体现了中医优势。

第二节　玫瑰糠疹

玫瑰糠疹为一种急性炎症性皮肤病,典型皮损为覆有领圈状糠状鳞屑的玫瑰色斑疹,病程为自限性。其特点是:初发多在躯干部先出现玫瑰红色母斑,上有糠秕样鳞屑,继则分批出现较多、形态相仿而较小的子斑。中医文献早有记载,《外科秘录》称"风热疮";《外科正宗》称"风癣",如在《顽癣第七十六》中说:"风癣如云朵,皮肤娇嫩,抓之则起白屑。"

一、病因病机

1. 现代医学认识

病因尚未明确。因为本病有季节性发作,皮疹有自限性,很少复发,初起为前驱斑,又未发现任何确定的变态反应性物质引起本病,因此多数认为与病毒感染有关。研究结果提示玫瑰糠疹的发病与柯萨奇 B 组病毒感染有直接关系,此外,真菌、细菌感染或螺旋体等其他微生物的病原说法未被证实。也有人认为是某种感染的一种过敏反应或胃肠中毒的皮肤表现。

2. 中医学认识

过食辛辣炙煿,或情志抑郁化火,导致血分蕴热,热伤阴液而化燥生风,复感风热外邪,内外合邪,风热凝滞,郁闭肌肤,闭塞腠理而发病。《医宗金鉴》称"血疳",说:"此证由风热闭塞腠理而成,形如紫疥,痛痒时作,血燥多热。"

二、临床表现

本病多发于青年人或中年人,以春秋季多发。初起损害是在躯干或四肢出现直径 1～3cm大小的玫瑰色淡红斑,有细薄的鳞屑,称为前驱斑,数目 1～3 个。1～2 周以后躯干与四肢出现大小不等的红色斑片,常对称分布。开始于躯干,以后逐渐发展至四肢。斑片大小不一,可直径 0.2～1cm 大小,常呈椭圆形,斑片中间有细碎的鳞屑,而四周圈状边缘上有一层游离缘向内的薄弱鳞屑,斑片的长轴与肋骨或皮纹平行。可伴有不同程度的瘙痒。少数患者的皮损仅限于头颈部或四肢部位发生(图 13-5)。

有少数患者开始皮损为红色丘疹,可互相融合成斑片,这类患者常有剧痒,称为丘疹型玫瑰糠疹。

另有一类患者,发病急骤,无前驱斑,多在下腹部或大腿内侧出现大片红色斑片或斑丘疹,有剧痒,损害迅速扩至躯干与四肢,这些损害渐渐在中央部位出现结痂性损害,痂皮脱落而呈玫瑰糠疹样皮损,这类患者可能是自身敏感性反应所引起,故称之为玫瑰型自身敏感性皮炎。

三、诊断依据

好发于青年和中年人,以春秋季多见。

本病皮损最先在躯干或四肢近端某处出现,皮损为一个约如指盖或稍大的圆形或椭圆形的淡红色或黄红色鳞屑斑,称为原发斑或母斑,这种母斑易被患者忽视。母斑出现1~2周后,即在躯干及四肢近端出现多数与母斑相似而形状较小的红斑,称为子斑或继发斑。皮损或横或斜,椭圆,长轴与皮纹走行一致,中心略有细微皱纹,边界清楚,边缘不整,略似锯齿状,表面附有少量糠秕状细小鳞屑,多数孤立不相融合。子斑出现后,母斑颜色较为暗淡。斑疹颜色不一,自鲜红至褐色、褐黄或灰褐色不等。皮损好发于胸、背、腹、四肢近端、颈部,尤以胸部两侧多见,少数也可见于股上部,但颜面及小腿一般不发生,黏膜偶有累及。

患者有不同程度的瘙痒,部分患者初起可伴有周身不适,头痛、咽痛、轻度发热,颈或腋下瘰核肿大等全身症状。

本病预后良好,一般经4~6周可自然消退,皮肤恢复正常,不遗留任何痕迹;亦有迁延2~3个月,甚至更长一段时间才痊愈。愈后一般不复发。

四、鉴别诊断

1. **银屑病** 皮疹好发于四肢伸侧及时膝部,有银白色鳞屑,刮除鳞屑可见奥斯皮茨征(Auspitz征),早期皮疹冬季加重,夏季消退或减轻,病程长,易复发。

2. **脂溢性皮炎** 皮疹好发于头、面及胸部,头发部位皮疹可见油脂状鳞屑,可有脱发,躯干部位皮疹无特殊排列特征,也无前驱斑。

3. **花斑癣** 在躯干部位皮疹排列无特殊性,真菌性接镜检阳性。

4. **梅毒** 斑疹性梅毒损害大小一致,并很快变为淡棕色,无鳞屑或仅有少许鳞屑,有全身淋巴结肿大,血清反应阳性。

五、中医特色治疗

1. **辨证论治**

(1)内治法

①风热蕴肤证

证候:发病急骤,皮损呈圆形或椭圆形淡红斑片,中心有细微皱纹,表面有少量糠秕状鳞屑;伴心烦口渴,大便干,尿微黄;舌红,苔白或薄黄,脉浮数。

治法:疏风清热止痒。

方药:消风散加白僵蚕、紫荆皮。痒甚者,加白鲜皮、地肤子。

②风热血燥证

证候:皮疹为鲜红斑片或紫红,鳞屑较多,皮损范围大,瘙痒较剧,伴有抓痕、血痂等;舌红,苔少,脉弦数。

治法:清热凉血,养血润燥。

方药:凉血消风散加水牛角粉、牡丹皮。

（2）外治法

①用三黄洗剂外搽,或5%～10%的硫黄膏外涂,或2号癣药水外搽,每天3～4次。

②用苦参片30g,蛇床子30g,川椒12g,明矾12g,煎汤外洗患处。

2．其他疗法

针刺法:取穴合谷、曲池、大椎、肩髃、肩井、血海、足三里,宜泻法,留针10～15min,每日1次,10次为1疗程。

六、西医治疗

因为本病有自限性,故治疗的目的是为了减轻症状和缩短病程。

1．一般治疗 在急性期禁忌热水洗烫和肥皂外洗。禁用刺激性较强的外用药。临床上见到许多患者由于局部护理不当使病情加重,延长病程,或转变成自身敏感性皮炎。

2．抗组胺药物 可适当应用抗组胺药物,例如氯苯那敏、赛庚啶、特非那定及氯雷他定等,也可用维生素C。

3．紫外线照射 急性炎症期过去后,要是采用紫外线斑量照射能促进损害的消退。

4．外用药治疗 可采用炉甘石洗剂外涂。

七、预防与护理

1．保持心情舒畅,不食辛辣及鱼腥发物。

2．注意皮肤清洁卫生,忌用热水烫洗。

3．多饮水,保持大便通畅。

4．外用药物宜选低浓度为宜。

八、经验体会及医案

医案1 周宝宽．审证求因治疗玫瑰糠疹［J］．辽宁中医药大学学报,2012,14(2):16-17.

代某,男,26岁。2009年3月21日初诊。病史:身上起粉红色丘疹10天。10天前,后背起一块粉红色斑,椭圆形,约鸡蛋黄大小,不久,前胸、后背及四肢均出现皮疹,瘙痒。刻诊:前胸、后背、四肢均散在粉红色斑,椭圆形,大小不等,边界清楚,上覆细小鳞屑,瘙痒,心烦口渴,体温37.5℃ ;小便黄,大便干;舌红,苔薄黄,脉数。西医诊断:玫瑰糠疹。中医诊断:风热疮。辨证:风热蕴肤。治法:疏风清热,凉血止痒。方药:自拟疏风消疹汤。药用:荆芥10g,牛蒡子10g,蝉蜕10g,浮萍10g,连翘10g,金银花10g,生地黄10g,当归10g,生甘草5g。口服及外洗。二诊:上方用7剂,皮疹消退过半,痒止热退。上方又用7剂,皮疹完全消失。

按:此例属于血热之体,感受风邪,闭塞腠理,郁于肌肤。荆芥、牛蒡子、蝉蜕、浮萍疏风清热,止痒消疹;金银花、连翘清热解毒,疏散风热;生地黄滋阴凉血生津;当归养血活血;甘草解毒和中,调和诸药。全方共奏疏风清热,凉血止痒之功。临床治疗皮肤病多用疏散邪气之法,使邪去疹消,有时邪从腠理外泄的同时,皮损往往加重,患者认为病情加重,难以接受。笔者的经验是使用既可疏散邪气又不使皮损加重的方法,主要使邪从二便及皮肤排泄。疏散之品伍用通畅二便之药,或伍用清热解毒之品,清热解毒中药可使大便缓泻,使邪毒从大便中排出。

医案2 周宝宽. 审证求因治疗玫瑰糠疹 [J]. 辽宁中医药大学学报,2012,14(2):16-17.

陈某,女,37岁。2009年5月9日初诊。病史:全身起粉红色丘疹2周。自诉2周前腰部起1块椭圆形丘疹,继而,前胸、后背、四肢均出现玫瑰样丘疹。曾外涂过炉甘石洗剂,效果不明显。刻诊:前胸、后背、四肢散在玫瑰色丘疹,上覆少许糠秕样鳞屑,皮肤干燥,瘙痒较重,有抓痕;舌红,少苔,脉细数。西医诊断:玫瑰糠疹。中医诊断:风热疮。辨证:风热血燥。治法:养血润燥,祛风止痒。方药:自拟祛风润燥汤。药用:生地黄15g,玄参15g,当归10g,知母10g,天花粉10g,川芎10g,蝉蜕10g,刺蒺藜10g,蒲公英10g,炙甘草5g。口服及外洗。二诊:上方用7剂,疹消痒止。再用7剂,巩固疗效。

按:此例由血分蕴热,热伤阴液,化燥生风。方中生地黄、玄参清热凉血,养阴生津;知母、天花粉清热生津,滋阴润燥;川芎行气活血;当归养血活血;蝉蜕、刺蒺藜疏风止痒;蒲公英清热解毒;甘草调和诸药。全方共奏养血润燥,祛风止痒之功。本案因热而伤阴,因燥而生风,但仍夹风热之邪,因此,养血润燥,同时要疏风清热。而润燥之品,不但润血中之燥、皮肤之燥,同时也润脏腑之燥,如润肠通便的作用。

医案3 周宝宽. 审证求因治疗玫瑰糠疹 [J]. 辽宁中医药大学学报,2012,14(2):16-17.

刘某,男,29岁。2009年11月2日初诊。病史:皮肤起玫瑰色丘疹2个月。自诉2个月前,后背、臀部及双下肢均起玫瑰色丘疹,覆盖糠屑,在西医院诊为玫瑰糠疹。用过抗组胺药及多种外用药,均无明显效果,迁延至今。刻诊:前胸、后背、双下肢均有暗红色丘疹,有的浸润,多处有抓痕,甚至有苔藓样变趋势。神疲,食欲缺乏;舌质淡红,苔白腻,脉弦滑。西医诊断:玫瑰糠疹。中医诊断:风热疮。辨证:湿毒蕴结。治法:健脾利湿,解毒消疹。方药:自拟利湿解毒汤。药用:人参10g,白术10g,苍术10g,薏苡仁20g,木香10g,陈皮10g,泽泻20g,茯苓10g,连翘10g,金银花10g,蒲公英20g,大青叶10g,蝉蜕10g,刺蒺藜10g,炙甘草5g。口服及外洗。二诊:上方用7剂,皮疹大部分消退,痒减轻。上方继续口服及外洗。三诊:上方又用7剂,皮疹全部消失。再用7剂,巩固疗效。

按:一般玫瑰糠疹即使不治疗,4周左右也能好转,本例特殊顽固,使用中药前,已用西药治疗2个月,病情仍无好转,其因为湿与毒合邪,缠绵不愈,须用健脾利湿解毒中药方能奏效。方中人参补中益气;白术、苍术健脾补气燥湿;茯苓健脾利水渗湿;薏苡仁健脾利湿;泽泻利水渗湿,泄热;木香行脾胃之滞气;陈皮理气健脾,燥湿化痰;金银花、连翘、蒲公英、大青叶清热解毒;蝉蜕、刺蒺藜疏风止痒;甘草解毒和中,调和诸药。全方共奏健脾利湿,解毒消疹之功。大青叶清热解毒,凉血消斑之功尤为突出,善解心胃二经实火热毒,气血两清,若与葛根、连翘等药同用,表里同治。大凡毒热之证均可使用,内服外用均有显效。常用量为10～20g,一般不主张长期使用,其因为苦寒,易伤脾胃,又因毒性实验证明其长期应用可损害肝脏,使肝窦扩张瘀血、肝细胞普遍萎缩和肝细胞肿胀变性。

医案4 魏开健. 四紫汤加味治疗玫瑰糠疹70例[J]. 福建中医学院学报,1996,6(2):19.

张某,女,32岁。患者1周前腰部起一钱币状红斑,痛痒不显,未及时治疗,3日后皮肤斑疹较多,皮损呈圆形或椭圆形淡红斑片,以四肢近端为多见,皮损表面覆盖以细糠状鳞屑,皮损长轴多与皮纹一致,瘙痒剧烈,脱屑较多。伴心烦口渴,大便干结,尿微黄,苔薄黄,脉弦数,证属风热蕴肤,以四紫汤加味:紫草15g,紫浮萍9g,紫花地丁15g,紫天葵15g,蝉蜕6g,生石膏30g,徐长卿15g,上方用5剂后皮损消退近半,再服5剂告痊愈。随访2年,未见复发。

按：《医宗金鉴·外科心法要诀》认为本病为"风热闭塞腠理而成,形如紫疥,痛痒时作,血燥多热",故临床治疗多以凉血消风、清热解毒为治则。四紫汤中紫草味苦性寒,凉血活血,清热解毒消斑,为清血分之热而消斑之良药,紫浮萍味辛性寒,善祛风解表,兼能止痒发汗;紫地丁、紫天葵共达清热解毒之功。四药配伍凉血消风、清热解毒,止痒,实为治疗玫瑰糠疹之良方。如病程迁延日久,可酌情增加丹参、桃仁、红花等活血化瘀药,以增加疗效。

第三节　扁平苔藓

扁平苔藓是一种不明原因引起的累及皮肤、毛囊、甲、黏膜的慢性炎症性疾病,多发于中年人,特征性皮疹表现为紫红色多角形扁平丘疹和斑块,好发于手腕、前臂、下肢远端和骶骨前区,患者自觉瘙痒。部分患者皮疹与口服药物有关,如噻嗪类利尿药、抗疟药等。临床上本病包括很多类型,如线状、环形、肥厚性、萎缩性、大疱性、色素性、光线性和毛发扁平苔藓等。组织学表现为基底细胞液化变性和真皮浅中层淋巴细胞带状浸润。

一、病因病机

1. 现代医学认识

病因目前尚不清楚,精神因素、某些药物(如米帕林、奎尼丁、链霉素、青霉胺、别嘌醇和酮康唑等)、自身免疫性疾病(如白癜风、桥本甲状腺炎、溃疡性结肠炎、结缔组织病、移植物抗宿主反应及恶性肿瘤)等可能与本病的发生及加重有关。发病机制主要为细胞介导的免疫反应。

2. 中医学认识

扁平苔藓大致与中医紫癜风、口疳等相似,多由热毒和湿毒积聚,或气滞血瘀,气血失和,湿热循经上逆,熏蒸于口,或肝郁血虚,化火而致。

二、临床表现

好发于腕屈侧、前臂、小腿及大腿内侧。发病可以突然或隐匿。典型皮损为高起的紫红色扁平丘疹,粟粒至绿豆大小或更大,多角或圆形,境界清楚,表面有蜡样薄膜,可见白色光泽小点,细浅的网状白色条纹(Wickham纹),为特征性皮损,皮损可密集成片或融合成斑块,急性期时可出现同形反应(Koebner现象)。常伴瘙痒。常累及黏膜,口腔颊黏膜损害呈白色网状条纹,可融合、增大及出现糜烂;头皮损害可造成永久性脱发;甲受累可引起甲板增厚或变薄,出现纵嵴、纵沟或甲翼状胬肉,还可因进行性萎缩引起脱甲。病程慢性,可持续数周或数月,亦可数年内反复发作。根据发病情况、皮损形态与分布特点,临床上又可分为多种亚型,如急性泛发性扁平苔藓、慢性局限性扁平苔藓、色素型扁平苔藓、肥厚型扁平苔藓及大疱型扁平苔藓等(图13-6)。

三、诊断依据

病理表现具有特征性。表现为角化过度,颗粒层呈局灶性楔形增厚,棘层细胞不规则增厚,表皮突呈锯齿状,基底细胞液化变性,真皮上部淋巴细胞呈带状浸润,真皮乳头层可见胶样小体及嗜黑素细胞。根据典型皮损,结合组织病理表现不难诊断。

四、鉴别诊断

1. **银屑病**　皮疹好发于四肢伸侧及时膝部,有银白色鳞屑,刮除鳞屑可见奥斯皮茨征(Auspitz 征),早期皮疹冬季加重,夏季消退或减轻,病程长,易复发。

2. **脂溢性皮炎**　皮疹好发于头、面及胸部,头发部位皮疹可见油脂状鳞屑,可有脱发。

3. **花斑癣**　在躯干部位皮疹排列无特殊性,真菌性接镜检阳性。

4. **梅毒**　斑疹性梅毒损害大小一致,并很快变为淡棕色,无鳞屑或仅有少许鳞屑,有全身淋巴结肿大,血清反应阳性。

5. **丘疹型玫瑰糠疹**　好发于躯干四肢,变现为红色的丘疹或斑块,瘙痒剧烈。

6. **湿疹**　皮疹多呈对称性,多形性,瘙痒明显。

五、中医特色治疗

1. **内治法**

(1)证属脾胃湿热者,治以祛湿清热解毒(苍术、厚朴、陈皮、薏苡仁、黄柏、夏枯草、土茯苓、藿香、佩兰、生甘草)。

(2)证属肝经实火者,治以清肝泻火(龙胆草、黄芩、栀子、柴胡、当归、车前子、生地黄、泽泻、木通、甘草)。

(3)证属肝气郁结者,治以疏肝理气解郁(柴胡、当归、白芍、栀子、丹皮、茯苓、黄芩、川芎、香附、郁金、连翘、炙甘草)。

(4)证属血虚风燥者,治以滋阴养血、疏风润燥(当归、生地黄、白芍、熟地黄、麦冬、女贞子、枸杞子、白鲜皮、牛膝、香附、旱莲草)。

(5)证属阴虚内热者,治以滋阴清热(生地黄、熟地黄、丹皮、茯苓、泽泻、山药、山茱萸、黄柏、知母、栀子、麦冬、旱莲草、天花粉、石斛)。

(6)证属气血两虚者,治以益气养血(党参、黄芪、白术、茯苓、泽泻、当归、制黄精、白芍、熟地、何首乌、石斛)。

(7)证属气滞血瘀者,治以活血祛瘀(当归、桃仁、红花、川芎、赤芍、柴胡、香附、生地黄、玄参、陈皮、甘草)。

2. **外治法**　局部可用青黛、炉甘石、孩儿茶、冰片涂溃疡面;吴茱萸末醋调敷涌泉穴;可用金银花、玄参、生地黄煎水漱口。

3. **针灸治疗**　可起到辅助作用,取穴侠溪、中渚,耳针取神门、交感、皮质下及压痛点。

六、西医治疗

1. **外用药物治疗**　可用糖皮质激素软膏、0.1%维 A 酸软膏等,糜烂性口腔损害可用利多卡因漱口以缓解症状。

2. **内用药物治疗**　常用氯喹或羟氯喹;皮损泛发者可口服糖皮质激素(泼尼松 40～60mg/日)或维 A 酸类药物(主要为芳香维 A 酸),皮损减轻后逐渐减量;糖皮质激素不敏感或顽固患者,可用氨苯砜(50mg/日,连用 3 个月),也可酌情选用免疫抑制药或免疫调节药;抗组胺药可用于对症处理。

3. **物理治疗**　可采用 PUVA 治疗。

七、预防与护理

1. 长期的吸烟、喝酒、烫食、嗜酸辣和牙齿健康不良等都可能是导致扁平苔藓的因素。

2. 避免口腔内出现物理性的损伤，在治疗期间，如果患者的口腔出现其他的损伤，会造成病情的加重，对口腔扁平苔藓的治疗有不利的影响。

3. 注意饮食调节也是扁平苔藓注意事项之一。患者应多吃一些水果蔬菜，增加维生素的摄入，注意饮食营养的均衡搭配。

4. 在饮食上也应注意忌口，避免吃一些辛辣刺激的食品，少吃生葱、生蒜、海产品、牛羊肉等，应尽量避免对口腔黏膜的刺激，加快口腔扁平苔藓病人病情的好转。患者在治疗扁平苔藓的时候要慎重地选择治疗方法，了解扁平苔藓注意事项，多与自己的医师进行沟通，争取早日康复。

八、经验体会及医案

医案 1　周宝宽，周探．扁平苔藓外治验案［J］．辽宁中医药大学学报，2013，15（4）：36-37．

范某，男，32 岁。2010 年 4 月 9 日初诊。主诉：全身起扁平丘疹、发热 1 周。现病史：自诉 1 个月前，前臂内侧出现一块 1 元硬币大丘疹，未加重视，1 周前因感受外邪及嗜食辛辣，丘疹迅速向全身扩散，去某医院诊断为扁平苔藓，口服西替利嗪，外涂炉甘石洗剂，未见明显效果，现来门诊求治。诊见：四肢、腹部、后背可见多角形扁平丘疹，紫红色，丘疹中央轻度凹陷，边缘与正常皮嵴一致，境界清晰，表面光滑发亮，有蜡样光泽，瘙痒，发热，恶风；舌质红，苔薄黄，脉数。西医诊断：扁平苔藓。中医诊断：紫癜风。辨证：素体蕴热，热久生毒，外感风热，风热毒蕴结肌肤。治法：清热解毒，疏风消疹。方药：自拟疏风解毒消疹汤外洗。组成：防风、荆芥、蝉蜕、白鲜皮、金银花、连翘、栀子、大青叶、白花蛇舌草、土茯苓、刺蒺藜、土荆皮、白芍、当归、丹参、北沙参各 50 g，甘草 30 g。水煎洗浴，每日 2 次。交替使用疏风养血散，组成：蝉蜕、白鲜皮、土荆皮、菊花、桑叶、夏枯草、蒲公英、紫花地丁、苦参、天冬、麦冬、当归、何首乌、鸡血藤、蜈蚣、全蝎、甘草各 10 g。将上药粉为细末过筛备用。将适量细粉拌入丁酸氢化可的松乳膏内，每日外涂患处 2 次。二诊（2010 年 4 月 16 日）：上药用 7 天，皮疹大部分消退，痒止。守方又用 5 天痊愈。

按：素体蕴热，热久生毒，加之外感风热之邪，风热毒蕴结肌肤，肌肤失养，发为扁平苔藓。此型为急性播散型扁平苔藓，发展快，面积大，伴有发热及瘙痒。治宜清热解毒，疏风消疹。疏风解毒消疹汤中防风、荆芥祛风解表，透疹消疮，止痒；蝉蜕疏散风热，透疹止痒；白鲜皮清热燥湿，祛风解毒，止痒；金银花清热解毒，疏散风热；连翘清热解毒，消肿散结，疏散风热；栀子泻火除烦，清热利湿，凉血解毒；大青叶清热解毒，凉血消斑；白花蛇舌草清热解毒，利湿通淋；土茯苓解毒，除湿；刺蒺藜平肝疏肝，祛风止痒；土荆皮杀虫疗癣，祛湿止痒；白芍养血敛阴，平抑肝阳；当归补血活血；丹参活血；北沙参滋阴生津；甘草解毒，调和诸药。疏风养血散中蝉蜕疏散风热，透疹止痒；白鲜皮清热燥湿，祛风解毒，止痒；土荆皮杀虫疗癣，祛湿止痒；菊花疏散风热，平抑肝阳，清热解毒；桑叶疏散风热，清肺润燥；夏枯草清热泻火，散结消肿；蒲公英清热解毒，消肿散结；紫花地丁清热解毒，凉血消肿；苦参清热燥湿，杀虫止痒；天冬、麦冬养阴生津；当归补血活血；何首乌补益精血；鸡血藤行血补血，舒筋活络；蜈蚣、全蝎攻毒散结，搜风通络；甘草解毒,调和诸药。

医案 2　周宝宽,周探. 扁平苔藓外治验案［J］. 辽宁中医药大学学报,2013,15(4):36-37.

李某,男,38 岁。2010 年 5 月 18 日初诊。主诉:双侧小腿线条状皮疹 1 年。现病史:1 年前,发现左小腿伸侧长出 10cm 长线状皮疹,逐渐延长,久之,右侧小腿也长出线状皮疹,去某医科大学附属医院诊为扁平苔藓,给予 0.1％维 A 酸软膏外涂,缓解后停药,皮损逐渐增厚,现来门诊求治。诊见:双侧小腿伸侧均可见线状排列皮损,紫红色,左侧长约 16 cm,右侧长约 14 cm,肥厚,干燥,瘙痒剧烈;舌质黯,苔薄白,脉细涩。西医诊断:扁平苔藓。中医诊断:紫癜风。辨证:血虚风燥,毒瘀互结。治法:养血润燥,解毒化瘀,祛风消疹。方药:自拟养血润燥化瘀汤外洗。组成:当归、何首乌、龙眼肉、黑芝麻、白术、葛根、天花粉、北沙参、黄精、玉竹、白花蛇舌草、连翘、穿心莲、桃仁、红花、三棱、莪术、墨旱莲、女贞子、猫爪草、甘草各 10g。水煎外洗,每日 2 次,每次 30 分钟。交替使用养血润燥消疹酊。组成:当归、何首乌、龙眼肉、白芍、天冬、麦冬、党参、防风、刺蒺藜、蛇床子、白矾、甘草各 10 g,将上药用 75％乙醇浸 10 天过滤,每 100 ml 过滤液中加水杨酸 5g。每日外涂患处 2 次。二诊(2010 年 5 月 25 日):上药用 7 天,皮损渐薄,面积渐小,瘙痒明显减轻。守方继用。每天外涂 1 次疏风养血散(见前案)。三诊(2010 年 6 月 8 日):上方又用 14 天,只剩少许皮疹,痒止。守方又用 7 天痊愈。

按:扁平苔藓日久,气血亏虚,生风化燥,血供不畅生瘀,瘀久生毒,形成血虚风燥、毒瘀互结之扁平苔藓,皮损肥厚、粗糙、剧痒。治宜养血润燥,解毒化瘀,祛风消疹。养血润燥化瘀汤中当归补血活血;何首乌补益精血;龙眼肉补益心脾,养血安神;黑芝麻补肝肾,润燥;白术健脾补中;葛根解肌退热,生津止渴;天花粉清热泻火,生津止渴;北沙参、黄精、玉竹养阴生津,润燥;白花蛇舌草清热解毒;连翘清热解毒,消肿散结,疏散风热;穿心莲清热解毒,凉血,消肿;桃仁、红花活血化瘀;三棱、莪术破血行气,消积止痛;墨旱莲、女贞子滋补肝肾;猫爪草化痰散结,解毒消肿;甘草解毒,调和诸药。养血润燥消疹酊中当归补血活血;何首乌补益精血;龙眼肉补益心脾,养血安神;白芍养血敛阴;天冬、麦冬养阴生津,润燥;党参补脾肺气,补血,生津;防风祛风解表,止痒;刺蒺藜平肝疏肝,祛风止痒;蛇床子杀虫止痒;白矾解毒杀虫,止痒;甘草解毒,调和诸药。

医案 3　周宝宽,周探. 扁平苔藓外治验案［J］. 辽宁中医药大学学报,2013,15(4):36-37.

金某,女,37 岁。2010 年 5 月 26 日初诊。主诉:左前臂及口腔皮疹 2 年。现病史:2 年前患口腔溃疡,自购西瓜霜喷涂,无明显疗效,继而,左前臂出现紫红色多角形扁平丘疹,到市某医院做病理,诊断为扁平苔藓,给予泼尼松口服,有较好疗效,但停药反弹,现来门诊求治。诊见:左侧颊黏膜可见网状白色细纹、水疱、糜烂,左前臂可见 5 cm×6 cm 扁平丘疹,紫红色,放大镜下可见灰白色具有光泽的小点及浅细的网状条纹,性急易怒,胁痛,怒后皮损易加重;舌质紫黯,苔腻,脉弦滑。西医诊断:扁平苔藓。中医诊断:紫癜风。辨证:肝郁气滞,痰瘀互结。治法:疏肝理气,祛痰化瘀,祛风消疹。方药:自拟疏肝化瘀消疹汤。组成:柴胡、佛手、青皮、枳实、川楝子、白术、山慈菇、陈皮、制半夏、鸡血藤、丹参、姜黄、贯众、重楼、牛蒡子、蝉蜕、白芍、墨旱莲、女贞子、乌梅、甘草各 10g。水煎漱口,外洗患处及浴足,每日 2 次。外涂收敛散。药用:黄柏、青黛、赤石脂、滑石粉等量,粉碎过筛,水调敷患处或拌入尤卓尔膏内,每日涂 2 次。前臂皮肤外涂养血润燥消疹酊(见前案),每日 2 次。二诊(2010 年 6 月 2 日):上药用 7 天,口腔糜烂收敛,前臂丘疹渐消。守方继用。三诊(2010 年 6 月 16 日):上方又用 14 天,口腔颊黏膜处皮疹几近消失,前臂皮损回缩至拇指甲大小。守方又用14天,痊愈。

按:情志内伤,肝失疏泄,肝郁气滞,气滞血瘀,脾虚生痰,痰瘀互结,形成肝郁气滞、痰瘀互结之扁平苔藓。治宜疏肝理气,祛痰化瘀,疏风消疹。疏肝化瘀消疹汤中柴胡解表退热,疏肝解郁;佛手疏肝解郁,理气和中,燥湿化痰;青皮疏肝理气,散结止痛;枳实破气除痞,化痰消积;川楝子清肝火,泄郁热,行气止痛;白术健脾补中;山慈菇清热解毒,消痈散结;陈皮、半夏化痰;鸡血藤行血补血,舒筋活络;丹参活血祛瘀,凉血消痈,除烦安神;姜黄活血行气,通经止痛;贯众清热解毒,凉血止血,杀虫;重楼清热解毒,消肿止痛;牛蒡子疏散风热,解毒消肿;蝉蜕疏散风热,透疹;白芍养血敛阴;墨旱莲、女贞子滋补肝肾;乌梅生津,防燥伤阴;甘草解毒,调和诸药。收敛散中黄柏清热燥湿,泻火解毒,用于疮疡肿毒;青黛清热解毒,凉血消肿,外用善治火毒疮疡;赤石脂收湿敛疮生肌,治湿疮流水,外伤出血;滑石粉清热解毒,收湿敛疮。全方共奏清热解毒、收湿敛疮之功。可撒敷、水调、入膏。

医案4　周宝宽.扁平苔藓证治经验[J].辽宁中医药大学学报,2011,13(12):19-21.

方某,女,39岁。2008年5月9日初诊。病史:左小腿起紫红色丘疹1个月。自诉1个月前左小腿内侧起紫红色扁平丘疹伴瘙痒。曾用过药膏外涂,时轻时重。刻诊:左腿屈侧可见高起的紫红色扁平丘疹,境界清楚,表面有蜡样薄膜,皮损已融合成斑块,瘙痒;舌质红,苔薄白,脉数。西医诊断:扁平苔藓。中医诊断:紫癜风。辨证:风热相搏。治法:散风活血止痒。方药:消风散合四物汤加减。药用:牛蒡10g,荆芥10g,蝉蜕10g,金银花10g,知母10g,生地黄20g,川芎10g,白芍10g,当归10g,桃仁10g,栀子10g,生甘草5g,口服及湿敷。二诊:上方用7剂,丘疹渐消,无新起丘疹,瘙痒减轻,二便通调。上方继续口服及湿敷。三诊:上方又用14剂,疹消过半,痒止。上方去桃仁、知母、牛蒡子,继续口服及湿敷。四诊:上方又用21剂,皮疹基本消失,上方再用7剂,巩固疗效。

按:本例属于风热相搏,阻滞经络型扁平苔藓。腠理不密,卫气不固,风热之邪乘虚而入,内不得疏通,外不得解表,阻滞经络导致肌肤失养而形成风热相搏证,治宜疏风活血止痒,用消风散合四物汤加减。方中牛蒡子、荆芥、蝉蜕、金银花疏散风热,解毒止痒;知母清热泻火,滋阴润燥;栀子清泻三焦之火邪,又利湿解毒除烦;生地黄甘寒质润,苦寒清热,为清热凉血养阴生津之要药;当归甘温质润,补血,活血,可行经隧脉道之滞;白芍酸甘质柔,养血敛阴,与地、归相协则滋阴养血之功益著;川芎辛散温通,上行头目,下行血海,中开郁结,旁通络脉,与当归相伍则畅达血脉之力益彰;桃仁活血化瘀,增强四物汤功用;生甘草解毒和中,调和诸药。全方共奏疏风解表,清热解毒,养血活血之功。

医案5　周宝宽.扁平苔藓证治经验[J].辽宁中医药大学学报,2011,13(12):19-21.

陈某,男,29岁。2008年9月8日初诊。病史:左腕部及左小腿内侧起紫红色丘疹2年。自诉2年前左小腿内侧起紫红色扁平丘疹,不久,左腕也起紫红色扁平丘疹,瘙痒。刻诊:左掌横纹上部见2个拇指大小的扁平斑块,皮疹呈多角形,表面光滑,可见细浅的白色网状条纹,皮疹干燥,瘙痒剧烈;舌质淡,苔白,脉沉细。西医诊断:扁平苔藓。中医诊断:紫癜风。辨证:血虚风燥。治法:养血润燥,祛风止痒,活血软坚。方药:当归饮子加减。药用:当20g,熟地黄20g,川芎10g,白芍10g,三棱10g,莪术10g,刺蒺藜10g,防风10g,蝉蜕10g,黄芪20g,炙甘草5g,口服及外洗。二诊:上方用14剂,丘疹有所消退,瘙痒有所减轻,失眠。上方加炒枣仁20g,牡蛎30g,夜交藤15g,继续口服及外洗。三诊:上方又用14剂,丘疹明显消退,痒止,睡眠好,二便通。上方去三棱、莪术,加金银花10g,口服及外洗。上方又用21剂,痊愈。

按：本例为风热之邪，郁久化热，阻滞经络，肌肤失养形成血虚风燥证，治宜养血润燥，祛风止痒，活血软坚。方中当归补血，活血；熟地黄补血滋阴；川芎活血行气；白芍养血敛阴；黄芪补气；三棱、莪术活血散结；刺蒺藜、防风、蝉蜕疏风止痒；炙甘草调和诸药。全方共奏养血润燥，祛风止痒，活血软坚之功。

医案 6　周宝宽. 扁平苔藓证治经验 [J]. 辽宁中医药大学学报，2011，13（12）：19-21.

毛某，女，31 岁。2008 年 3 月 26 日初诊。病史：口唇糜烂及左下肢起紫红色扁平丘疹 2 年。自诉 2 年前左小腿起紫红色扁平丘疹，半年后口唇出现糜烂面，曾看西医，做病理后诊为扁平苔藓。用过西药，时好时坏。刻诊：左内踝上方可见 1.5cm×1.0cm 的皮损，由多角形丘疹融合而成，小丘疹可见细浅的白色网状条纹。下唇可见黄豆粒大小乳白色斑块，已糜烂；患者急躁易怒，两胁胀痛；舌红，苔白，脉弦。西医诊断：扁平苔藓。中医诊断：紫癜风。辨证：肝郁气滞，湿热火毒内生。治法：疏肝理气，清热利湿解毒。方药：丹栀逍遥散加减。药用：柴胡 5g，当归 10g，茯苓 10g，白芍 10g，白术 10g，牡丹皮 5g，栀子 5g，薄荷 3g，马齿苋 20g，蒲公英 10g，白鲜皮 10g，蝉蜕 10g，炙甘草 5g，口服及局部湿敷。二诊：上方用 14 剂后，糜烂面有收敛趋势，下肢皮损有所消退，口干。上方加玄参 15g，天花粉 10g，继续口服及湿敷。三诊：上方又用 14 剂，下唇糜烂面大部分收敛，下肢皮损消退过半，肝郁气滞症状基本消失，上方去栀子、马齿苋，继续口服及湿敷。四诊：上方又用 14 剂，皮疹基本消失，继续口服，巩固疗效。

按：肝为藏血之脏，主疏泄，喜条达而恶抑郁，即所谓“肝体阴而用阳”。脾主运化，为气血生化之源；若七情郁结，肝失条达，或情志不遂，阴血暗耗，或化源不足，肝体失养，皆可使肝气横逆。足厥阴肝经“布胁肋，循喉咙之后，上入颃颡，连目系，上出额，与督脉会于巅”，肝郁血虚，则胁痛目眩；肝郁化火，则口燥咽干。肝失疏泄，木不疏土，脾失健运，肝脾不调，统藏无能，则可致妇女月经不调；本方证病机为肝郁血虚，肝体失养；脾弱不运，生化乏源；木不疏土，土不荣水。方中柴胡疏肝解郁，以使肝气条达；白芍滋阴柔肝；当归养血活血，二味相合，养肝体以助肝用，兼制柴胡疏泄太过；白术、茯苓、甘草健脾益气，运化有权，营血生化有源；薄荷少许，助柴胡疏肝而散郁热；甘草调和药性，诸药相合，可使肝用得复，肝体得养，脾运得健，肝脾协调；牡丹皮清热凉血，活血散瘀；栀子清热泻火；马齿苋、蒲公英清热解毒；白鲜皮、蝉蜕疏风止痒。全方共奏疏肝理气，清热利湿解毒之功。

医案 7　周宝宽. 扁平苔藓证治经验 [J]. 辽宁中医药大学学报，2011，13（12）：19-21.

刘某，女，36 岁。2008 年 9 月 27 日初诊。病史：口腔糜烂 1 年。自诉 1 年前口腔不适，继而出现糜烂面，曾按口腔溃疡治疗，用过漱口药，后病理检查诊为扁平苔藓。刻诊：左颊黏膜可见 2cm×1.5cm 大小乳白色斑片，上有糜烂面，患者口干咽燥，头晕耳鸣，五心烦热；舌质红，少苔，脉细数。西医诊断：扁平苔藓。中医诊断：紫癜风。辨证：阴虚内热，虚火上炎。治法：补益肝肾，滋阴降火。方药：知柏地黄汤加减。药用：知母 15g，黄柏 10g，熟地黄 20g，山萸肉 10g，山药 20g，泽泻 10g，牡丹皮 10g，茯苓 10g，马齿苋 30g，金银花 10g，蒲公英 10g，白鲜皮 10g，防风 10g，蝉蜕 10g，生甘草 5g，水煎服及漱口。二诊：上方用 21 剂，糜烂面明显收敛，阴虚内热诸症减轻。上方去防风，加菊花 10g，继续口服及漱口。三诊：上方又用 14 剂，糜烂面完全收敛，苔藓面积明显缩小。上方去马齿苋、金银花、菊花，继续口服及漱口。四诊：上方又用 21 剂，临床治愈。

按：本例属于阴虚内热型扁平苔藓。阴虚内热，虚火上炎，循经熏蒸黏膜所致，除局部皮损外，尚有阴虚内热诸症，治宜补益肝肾，滋阴降火。方中重用熟地黄，味甘纯阴，主入肾经，长于滋阴补肾,填精益髓;山萸肉酸温,主入肝经,滋补肝肾;山药甘平,土入脾经,"健脾补虚,涩精固肾",补后天以充先天,不仅滋阴益肾,而且兼具养肝补脾之效。肾为水脏,肾元虚馁每致水浊内停,故又以泽泻利湿泄浊,并防熟地黄之滋腻恋邪;阴虚阳失所制,故以丹皮清泄相火,并制山茱萸之温;茯苓淡渗脾湿,既助泽泻以泄肾浊,又助山药之健运以充养后天之本。六药合用,三补三泻,以补为主;三阴并补,以补肾阴为主,且寓泻于补,补不碍邪,泻不伤正,为平补少阴的常用方剂。知母清热泻火,生津润燥;黄柏清热燥湿,泻火除蒸;马齿苋清热解毒,凉血消肿,收敛;金银花、蒲公英清热解毒,消痈散结;白鲜皮、防风、蝉蜕疏风止痒;甘草解毒和中,调和诸药。全方共奏补益肝肾,滋阴降火,清热解毒之功。

第四节 多形红斑

多形红斑又称渗出性多形红斑,是一种急性炎症性的皮肤病,皮损多形,包括红斑、丘疹、风团、水疱等,以靶形即虹膜状皮疹为特征性皮疹,可反复发作,易伴发黏膜损害。相当于中医的猫眼疮,古时又称"雁疮""寒疮"。本病首载于《诸病源候论·雁疮候》,言"此疮者,常在春秋二月八月,雁来时则发,雁去时便瘥。"《医宗金鉴·外科心法要诀·猫眼疮》载:"猫眼疮名取象形,痛痒不常无血脓,光芒闪烁如猫眼,脾经湿热外寒凝"。

一、病因病机

1. 中医认识

(1)阳气不足:《医宗金鉴·外科心法要诀·猫眼疮》载:"此证一名寒疮……由脾经久郁湿热,复被外寒凝结而成"。故阳气不振于内,寒邪外束于外,气血凝滞,发为本病。

(2)湿热内蕴:《疮疡经验全书·寒疮》中认为"此乃脾家湿热所化。"故脾胃损伤,湿浊内生,蕴久化热,湿热蕴阻肌肤,发为本病。

(3)风热相搏:血热内蕴,外感风邪,风热相搏,发为本病。

(4)气血凝滞:湿热内蕴,怫郁肌腠,阻塞脉络,郁久化热,可为瘀热;寒邪外束,气血凝涩,可为寒凝。二者均可表现为气血凝滞。

(5)药毒内攻:先天禀赋不耐或素体湿热内蕴,复感毒邪,热毒内蕴,燔灼营血,以致火毒炽盛,蕴结肌肤而发。

2. 西医认识

与感染、药物、接触物、内脏疾病等因素相关。其中,感染因素最为重要,尤其是单纯疱疹感染,有50%以上的患者在发病前有单纯疱疹感染史;其次为药物过敏,重症患者首先考虑药物因素,常见致敏药物包括解热镇痛类、青霉素类、非激素抗炎药、抗癫痫药等。

二、临床表现

多累及儿童、青年女性。春秋季节易发病,病程自限性,但常复发。常起病较急,前驱症状可有畏寒、发热、头痛、四肢乏力、关节及肌肉酸痛。皮损呈多形性,可有红斑、斑丘疹、丘疹、水疱、大疱、紫癜和风团等。根据皮损形态不同可将本病分为红斑-丘疹型、水疱-大疱型及重症型。特殊类型包括持久性多形红斑、复发性多形红斑、慢性口腔多形红斑。此外,还有重症多形红斑/中毒性表皮坏死松解性药疹(图13-7)。

1. 红斑-丘疹型

此型常见，约占病例的 80%。发病与单纯疱疹感染相关，症状较轻，临床表现如下。

(1)好发于面颈部和四肢远端伸侧皮肤。

(2)皮损主要为红斑，初为 0.5～1.0cm 大小圆形或椭圆形水肿性红斑，颜色鲜红，境界清楚，离心性向外扩大，1～2 天内直径可达 1～3cm，红斑中央略凹陷，其色较边缘略深。

(3)典型靶形损害由 3 带组成。内带为中央部位，略凹陷，颜色深，或为紫癜，严重时可出现水疱；中带为水肿性隆起，色淡；外带为淡红色斑，境界清楚。缺少任何一带均称不典型靶形损害。

(4)皮损有时可出现环状、多环状、弓形，融合后可成回状或地图状。

(5)轻度瘙痒或疼痛和灼热感。

(6)皮损经光照后可加重。可出现同形反应。

(7)黏膜损害较轻，常局限于口腔黏膜。

(8)皮损 2～4 周消退，可留有暂时性色素沉着。病情易反复。

2. 局限性水疱型

介于轻症和重症之间，临床表现如下。

(1)皮疹数目不多，局限于四肢末端部位。

(2)皮损以水疱为主，红斑中央有水疱或红斑为水疱所围绕。

(3)伴黏膜损害。

3. 重症型(erythema multiforme major,EMM)

(1)发病前有前驱症状，经 1～13 天后，突然发病。

(2)主要分布于四肢，常扩散至躯干。

(3)红斑数目多，有典型的靶形损害。

(4)黏膜损害严重，出现黏膜充血、水疱、糜烂、溃疡，可累及 2 个部位，常见口腔黏膜受累，眼部黏膜和肛门、外生殖器等部位黏膜亦可受累。

(5)伴发热、浅表淋巴结肿大等全身症状。

4. 持久性多形红斑(persistent)

指红斑一直保持初发状态，发展缓慢，可长久不变，病程达数月，对常规治疗有抵抗。

5. 复发性多形红斑(recurrent erythema multiforme)

皮损反复发作，病程持续多年，多数与单纯疱疹病毒感染相关。

6. 慢性口腔多形红斑

多形红斑局限于口腔，或以口腔黏膜损害为主，兼有皮损，常反复发作，口腔所有部位均可累及，常见于舌、齿龈、颊黏膜，表现不同程度红斑、糜烂和深在出血性大疱。尚可伴有其他部位黏膜损害。

7. 重症多形红斑/中毒性表皮坏死松解性药疹(Stevens-Johnson syndrome/toxic epidermal necrolysis,SJS/TEN)

SJS/TEN 是一种急性重症皮肤病，常由药物引起，其特点是广泛的上皮角质形成细胞凋亡和坏死，其临床特征为水疱、表皮剥脱和多部位黏膜炎，伴有系统功能紊乱。Stevens-Johnson 综合征(Stevens-Johnson syndrome,SJS)是一系统性疾病，除皮肤、黏膜病变外，可累及内脏，引起相应症状；中毒性表皮坏死松解症(toxic epidermal necrolysis,TEN)又称 Lyell 综合征(Lyell syndrome),和 SJS 是同一重症病谱中的两种不同表型,SJS 相对较轻,TEN 受累更为广泛。近年来,根据皮肤病变类型和表皮剥脱最大程度可进行以下分类:①SJS(表皮剥脱面积<10％体表面积,伴广泛的紫癜样斑点或非典型靶形红斑);②SJS-TEN(overlap SJS-TEN,表皮剥脱面积为 10％～30％体表面积,伴广泛的紫癜样斑点或非典型靶形红斑);③红斑性TEN(TEN with spots,表皮剥脱面积>30％体表面积,伴广泛的紫癜样斑点或非典型靶形红斑)④无红斑性 TEN(TEN without spots,表皮剥脱面积>30％体表面积,表皮大片剥脱,无紫癜样斑点或靶形红斑)。SJS/TEN 临床表现如下。

(1)前驱症状:非特异性上呼吸道感染,伴发热、乏力等,有时皮损出现前可能出现眼部炎症。

(2)皮肤表现:初发时皮肤疼痛,皮损突然出现,呈多形性。早期表现为非典型靶形红斑、紫癜样斑点,逐渐泛发全身,于发病后 5～7 天达到高峰,随后出现水疱和大疱,表皮广泛坏死剥脱,尼氏征阳性。

(3)皮损累及部位:通常最先受累部位是躯干上部、肢体近端和面部,逐渐扩散到其余躯干和肢体远端,掌跖部的皮损常显著。病情严重者可出现大面积融合性红斑。

(4)黏膜受累:黏膜损害广泛而严重。口腔黏膜最常见,可致张口困难,影响进食;口鼻黏膜可发生糜烂,表面出现灰白色假膜,疼痛明显;眼部球结膜损害可致畏光、流泪、疼痛,甚至失明;肛门、外生殖器、泌尿道损害,可致出血、疼痛;消化道黏膜损害可致腹泻、消化道大出血;下呼吸道黏膜损害可致呼吸道阻塞,甚至呼吸衰竭等严重并发症。

(5)内脏及系统损害:早期可出现急性肾损伤,常见肝脏轻度受损。可因感染出现败血症。

三、诊断要点

1. **根据临床表现可做出诊断** ①典型靶形皮损及单纯疱疹病毒感染可确诊;②皮损不典型且未发现单纯疱疹病毒感染时,组织病理有助于排除其他诊断。

2. **SJS 诊断标准** ①不规则的靶样皮疹;②尼氏征阳性;③累及至少 2 处黏膜;④发热;⑤组织活检符合 SJS。

3. **TEN 诊断标准** ①大疱或糜烂面积占总体表面积≥30％,或者累计 3 个独立的解剖区域≥30％;②在红斑基础上发生大疱;③皮疹发生在非曝光皮肤;④剥脱的皮肤面积>300mm²;⑤频繁累及黏膜;⑥皮疹发生 48 小时内出现触痛;⑦尼氏征阳性;⑧发热;⑨组织活检符合药物诱发 TEN。

四、鉴别诊断

本病应与离心性环状红斑、寻常性天疱疮、固定性药疹、冻疮等进行鉴别。

1. **离心性环状红斑** 为一种呈环状、离心性扩大的红斑性皮肤病缺乏典型靶形皮损,常无黏膜损害,慢性病程,周期性反复发作,预后良好。

2. **寻常性天疱疮** 皮损以大疱为主,无靶形皮损,尼氏征阳性。组织病理和直接免疫荧光检查可资鉴别。

3. **固定性药疹** 红斑孤立存在,好发于皮肤黏膜交界处,消退后遗留色素沉着,有服药史。

4. **冻疮** 多见于冬季,好发于肢体末端显露部位,黏膜无损害,红斑浸润显著,中心无虹膜样改变,自觉瘙痒,遇热尤甚。

5. 疱疹样皮炎 群集水疱,环形排列,剧烈瘙痒,无黏膜损害,多发于四肢、躯干,慢性病程。患者对碘过敏,以 25%～50% 碘化钾做斑贴试验,多数于 24 小时局部红肿并发生水疱。

6. 急性全身性发疹性脓疱病 药物引起的过敏反应,初期出现猩红热样皮损,迅速出现多数小脓疱,可出现水疱、紫癜、不典型靶形皮损,水疱尼氏征阳性,也可有黏膜损害。组织病理可资鉴别。

7. 二期梅毒 皮损为圆形或椭圆形,铜红色,孤立散在,血清梅毒反应阳性。

五、中医特色治疗

1. 内治法

(1)风寒阻络证

证候:每于冬季发病,红斑水肿,色暗红或紫红,发于颜面及手足时,形如冻疮;水肿明显,畏寒,遇冷加重,得热则减,小便清长;舌淡,苔白,脉沉紧。

治法:温经散寒,活血通络。

方药:当归四逆汤加减。畏寒肢冷明显者,加制附片、肉桂、伸筋草;关节疼痛者,加羌活、独活、秦艽、威灵仙;水肿明显者,加川防己、车前子、泽泻等;斑色紫暗者,加丹参、赤芍、泽兰等。

(2)风热蕴肤证

证候:以红斑、丘疹、小风团样损害为主,颜色鲜红;自觉瘙痒,可伴发热,咽干咽痛,关节酸痛,便干溲黄;舌红,苔薄黄,脉浮数。

治法:疏风清热,凉血解毒。

方药:消风散加减。红斑鲜红伴灼热者,加牡丹皮、紫草、茜草;水肿、水疱明显者,加车前草、白茅根;关节疼痛甚者,加秦艽、桑枝、鸡血藤;咽干咽痛者,加板蓝根、玄参、山豆根等。

(3)湿热蕴结证

证候:红斑水肿,色泽鲜红,伴见水疱或大疱,或口腔糜烂,外阴湿烂,自感痒痛;或发热头重,身倦乏力,纳呆呕恶,溲赤便秘,或黏滞不爽;舌红,苔黄腻,脉弦滑。

治法:清热利湿,解毒止痒。

方药:龙胆泻肝汤加减。伴脂水浸淫者加滑石、白茅根;恶心泛呕者,加半夏、竹茹;发热头重者,加藿香、佩兰;瘙痒甚者,加白鲜皮、白蒺藜。

(4)火毒炽盛证

证候:起病急骤,高热恶寒,头痛无力,全身泛发红斑、大疱、糜烂、瘀斑,口腔、二阴破溃糜烂;伴恶心呕吐,关节疼痛,大便秘结,小便黄赤;舌质红,苔黄,脉滑数。

治法:清热凉血,解毒利湿。

方药:清温败毒饮合导赤散加减。高热、口干唇燥者,加生玳瑁、天花粉;壮热不退者,加羚羊角粉 0.3g 冲服,用紫雪散 1g～2g 冲服;大便秘结者,加生大黄;恶心呕吐者,加姜半夏、竹茹。

2. 外治法

(1)红斑、丘疹明显者,可用三黄洗剂水煎湿敷患处,每日 3～4 次,并外搽黄连膏。

(2)水疱、渗出明显者,可用马齿苋 30g,黄柏 30g,地榆 30g,水煎凉敷患处,每次 20 分钟,每日 3～5 次。

（3）黏膜糜烂者，可用生肌散或锡类散外吹患处，每日 2～4 次；若口腔黏膜糜烂，可用蒲黄含漱，并用青吹口散外吹。

六、西医治疗

应积极寻找病因，疑为药物引起者应停用一切可疑致敏药物。轻症患者多在数周内自愈，仅需对症处理；重症患者往往可危及生命，需积极治疗。

1. 局部治疗

有渗出糜烂时可用 3％硼酸液或生理盐水湿敷，无糜烂处可外用单纯扑粉、硫黄炉甘石洗剂或糖皮质激素软膏，局部破溃者可外用 0.5％新霉素霜、莫匹罗星软膏等防止感染；口腔黏膜损害漱口后点涂制霉菌素甘油制剂，防止真菌感染；眼部黏膜损害应积极进行眼科护理，防止眼睑粘连和失明；肛门、尿道口及外生殖器部位可用 0.05％氯己定液清洁，感染时及时应用抗生素。若 SJS/TEN 患者表皮剥脱＞10％BSA，应立即转入有治疗 SJS/TEN 经验和设备的 ICU，对广泛的皮肤伤口进行护理管理；表皮剥脱＞30％BSA 的 TEN 患者应及时转院至烧伤中心。

2. 系统治疗

大部分多形红斑不需治疗，皮损可在 2 周左右自然消退。轻症患者口服抗组胺药有效。反复发作者可服用抗病毒类药物，如阿昔洛韦、泛昔洛韦等。重症患者应尽早给予足量糖皮质激素，如泼尼松 1.5～2.5mg/（kg・日）口服，或氢化可的松琥珀酸钠 200～300mg/日静滴，或甲基泼尼松龙 40～80mg/日静滴，病情控制后逐渐减量，同时给予支持疗法；合并感染时给予抗感染治疗。

目前尚无针对 SJS/TEN 明确有效的积极系统治疗方案，因其发病与免疫紊乱有关，最近的指南评估了满足纳入标准的三种药物：静脉滴注用免疫球蛋白（IVIG）、糖皮质激素和环孢素。适时进行必要的补液、镇痛和支持处理。

3. 预防

对合并疱疹病毒感染的多形红斑患者，可用阿昔洛韦治疗单纯疱疹，或预防其复发。剂量为阿昔洛韦 400mg，每日 2 次，连用 6 个月。

七、预防与护理

1. 寻找并去除致病因素，如及时控制感染，或停用可疑致敏药物。

2. 寒冷型者，需注意保暖，避免寒冷刺激。

3. 忌食辛辣腥发之物，忌烟酒。

4. 重症者，若皮肤大疱破溃、糜烂，应加强护理，皮损处及时换药，注意床上用品消毒、更换、防止感染。

八、经验体会及医案

1. 风寒袭表证——裘凝才经验

以防风、荆芥、白芷、藁本、羌活、甘草为基础方加减：皮损面颈部多者加川芎；上肢多者加桂枝；下肢多者加独活；四肢多者加桑枝；咽喉痛者加牛蒡子；食欲不振者加木瓜；失眠者加远志;疼痒者加蝉蜕;风寒者加肉桂、制附子。

2. 风寒袭表证——朱仁康医案 中医研究院广安门医院. 朱仁康临床经验集(皮肤外科)[M]. 北京:人民卫生出版社,1979:167-170.

王某,女,15岁,初诊:1973年11月29日。5年前冬季,面额部出现两片红斑,约经1个月后消退,后每年秋冬二季即复发,多发于颜面及手背部,有时每年发作2~3次。今年2月复发。查:双手背可见类圆形黯红色斑丘疹多片,如钱币大小,中心起疱;脉弦细,舌质淡,苔薄白。西医诊断为多形性红斑,中医诊断为猫眼疮。病机为风寒外袭,营卫不和。治则为升阳散风,和营活血。处方如下:升麻9g,羌活9g,白芷6g,防风9g,当归9g,红花9g,赤芍9g,连翘9g,甘草6g,5剂,水煎服。二诊(12月6日):手背红斑基本消退。胃纳欠佳。上方加陈皮9g,茯苓皮9g,水煎服。5剂后皮疹完全消退。后1年内复发2次,服上方后消退。

3. 寒湿阻络证——马拴全经验及医案 裴振锋,李伟,马拴全. 马拴全主任医师治疗寒湿性多形红斑经验撷菁[J]. 陕西中医药大学学报,2009,32(6):18-19.

常以桂枝加桂汤合当归补血汤加减内服外用,治疗寒湿性多形红斑,疗效颇佳。以桂枝、肉桂、白芍、赤芍、干姜、炙甘草、大枣、当归、黄芪为基础方,并在辨证施治的基础上加减,如双手发凉、暗紫、寒瘀重者加附子、丹参、桃仁、红花等,如双手肿胀、暗红,痒痛寒湿重者,重用干姜,外加羌活、独活、茯苓、防风、荆芥、威灵仙等药物。

何某,女,24岁,农民,初诊(2008年2月16日):患者每年冬春交际之季面部及双手部位出现暗红色斑丘疹、风团,伴有痛痒,形如冻疮,反复发作6年余,以双手为甚。每年发作则用抗生素及糖皮质激素,遗留浅淡黑色色素沉着斑,直至天气转暖后双手肤色恢复正常。现发作10余天,痛痒较甚,在基层医院治疗口服扑尔敏及强的松,效不显。故来就诊。查:可见双手背部、手指两侧、足背、踝部散在多个红斑、风团、水疱,有的呈典型的虹膜状,形似猫眼,手指关节按压痛明显;恶寒怕冷,下肢沉重,四肢欠温,纳差,乏困无力,小便清长;舌淡而暗,苔薄白,脉沉缓。中医诊断为猫眼疮(寒湿阻络证)。西医诊断为多形红斑。处方:桂枝10g,白芍10g,赤芍10g,干姜12g,炙甘草6g,大枣10枚,当归10g,黄芪30g,制附子(先煎)6g,羌活10g,独活10g,威灵仙10g,茯苓15g,荆芥10g,防风10g,桃仁9g,红花10g。7剂,水煎服,早晚2次分服。药渣再煎,待温后热敷浸泡于手足部。二诊:内服外用药7天后痛痒大减,红斑明显缩小变薄,水疱干瘪,已无渗出液。怕冷及乏力纳差感基本消失。下肢仍有沉重感。上方黄芪减为15g,干姜减为9g,去桃仁加怀牛膝15g,苍术10g。7剂,水煎服,并浸泡热敷后用樟脑膏外涂。三诊:下肢沉重感消失,皮疹已基本褪去。患者精神转佳。原方去制附子,再服7剂。四诊:皮疹已经完全消失,留有色素沉着。1年后随访,未再复发。

4. 风湿热证——朱仁康医案 中医研究院广安门医院. 朱仁康临床经验集(皮肤外科)[M]. 北京:人民卫生出版社,1979:167-170.

谭某,女,38岁,初诊(1972年3月13日):自1965年起在颌面、耳、项等处反复出现红斑水疱,无自觉症状。既往在外地某地区医院治疗,曾口服强的松、抗炎松、保泰松等药物,服药期间红斑消退,病情反复。查:前额3片类圆形指头大小鲜红及紫红色斑丘疹,中心有小水疱;舌质红,苔薄白腻,脉细滑。西医诊断为多形性红斑,中医诊断为红云风。病机为心经血热,脾经湿蕴,复受风邪。治则为凉血清热,健脾利湿。处方:生地30g,丹皮9g,赤芍9g,苍术9g,茯苓皮9g,木通3g,连翘9g,生甘草6g,4剂,水煎服。二诊(3月17日):额部红斑未消退,苔腻已化,脉如前,改拟通络和营。处方:当归9g,连翘9g,赤小豆9g,茯苓皮9g,大枣5枚,路路通

9g,4剂,水煎服。三诊(3月24日):前额红斑渐趋色淡,左颈皮损又较明显。前方加桂枝9g,服4剂。四诊(3月29日):前额红斑此退彼起,苔薄黄,脉滑数。治拟活血消风,清热解毒。处方如下:归尾9g,赤芍9g,红花9g,升麻9g,羌活6g,白芷6g,防风6g,银花9g,连翘9g,生甘草6g,7剂,水煎服。五诊(5月13日):隔月余来诊,称药后皮疹已完全消退,近4天又见复发。嘱仍服前方。服5剂消退而愈。后3年内间断复发,均服上方消退而愈。

5. 火毒炽盛证——医案举例　刘迪,王和平.中药汤剂治愈多形红斑型药疹1例[J].亚太传统医药,2016,12(19):97-98.

患者张某,男,因"周身泛发水肿性虹膜样红斑、丘疹、水疱,伴剧烈疼痛、瘙痒6天"收入本科。神志清,精神萎,扶入病房。入院前2个月因心脏病至当地医院心内科住院,给予静滴和口服某类药物,之后身上出现少许红斑、丘疹,伴瘙痒,未引起重视,自行停止口服药物,症状未减轻,瘙痒加重。入院前6天,患者周身出现蚕豆大小水肿性红斑、丘疹、水疱伴剧烈疼痛瘙痒,进行性加重。刻下:患者周身泛发蚕豆大小水肿性暗红斑、丘疹、水疱伴剧烈疼痛伴瘙痒。红斑呈椭圆形,中心颜色加深,为暗紫色,呈虹膜样。后背部红斑融合成片。双下肢肿胀明显,按压实验(+)。双足部散在多处蚕豆大小水疱,疱壁较厚,疱液清晰,伴剧烈疼痛,步行艰难。皮损累及口腔、眼、耳郭及耳道,口唇处水疱破裂结痂,舌部溃疡伴剧烈疼痛。眼部充血、白膜,视物不清。体温不高。既往糖尿病史16年,高血压病史4年,冠状动脉粥样硬化性心脏病3年,急性左心衰病史半年。嗜烟。中医诊查:饮食欠佳,睡眠极差,大便干,3日未行,小便黄,尿有余沥,舌红,苔黄腻,脉滑数。中医诊断:药毒病(湿毒蕴肤证);西医诊断:药物性皮炎(多形红斑型)。治疗方法:清热利湿,凉血解毒。具体药物:龙胆15g,泽泻15g,盐车前子15g,小通草15g,粉萆薢15g,土茯苓15g,苦参15g,白鲜皮15g,牡丹皮15g,赤芍15g,紫草15g,地榆15g,石膏30g,知母15g,白茅根40g,甘草15g。中药渍渍疗法:复方黄柏液,每日2次,每次20分钟,湿敷。口服及外用中成药:清热定宫丸3g,每日2次,口服;湿润烧伤膏5g,每日3次,外用。治疗期间患者皮肤逐渐脱皮,皮损颜色变淡,疼痛消失,病情好转,直至皮损消退出院。

6. 火毒炽盛证——医案举例　张妍,赵长胜,李春耕.清热解毒、益气养阴法辅助治疗中毒性表皮坏死松解症病机及证治探析[J].中国中医急症,2018,v.27;No.241(05):122-124.

患者,男性,23岁。2016年3月10日收入院。主诉:发热伴周身多发性红斑、水疱3天。现病史:患者10天前于外院诊断为脑外伤继发性癫痫,给予卡马西平0.1g口服,每日2次治疗。期间未服用其他药物,2天前躯干部开始出现皮肤瘙痒,次日前胸及后背出现弥漫性暗红色斑片。迅速扩展至全身伴有发热。否认既往食物、药物过敏史。入院检查:体温39.5℃,全身弥漫性暗红色斑片,散在分布水疱,部分水疱破溃,表皮脱落,创面色红渗出糜烂,Nikolsky征阳性。实验室检查示:外周血白细胞计数$2.6×10^9$/L,乳酸脱氢酶241U/L,天冬氨酸转氨酶124U/L,丙氨酸转氨酶198U/L,白蛋白28.3g/L。入院诊断:卡马西平过敏所致TEN。治疗:立即停用卡马西平,予甲泼尼龙、复方甘草酸苷注射液、人免疫球蛋白、注射用头孢哌酮舒巴坦钠等对症治疗。3月15日,患者表皮剥脱面积增大,水疱增多。考虑单纯西医常规治疗效果欠佳,拟辅以中药治疗。刻诊:周身红斑伴有表皮剥脱、创面色红糜烂渗出;气短懒言,口渴多饮;舌红而干,少苔,脉细数。辨证属血热炽盛,兼气阴两虚,治宜清热解毒,兼益气养阴。方用芩连栀子饮合黄芪桂枝汤五物加减:黄芩15g,黄连12g,栀子12g,甘草6g,生地黄15g,柴胡10g,牡丹皮15g,川芎12g,赤芍12g,白芍15g,升麻10g,黄芪12g,桂枝5g,当归12g,麦冬12g,五味子6g。水煎取300ml,早晚饭后分服,7剂,每日1剂。3月22日,发热明显缓解,未见新水疱,创面转为淡红色,渗出液明显减少,仍口渴多饮,舌略红而干,苔少,脉细略数。复查外周血白细胞、乳酸脱氢酶及肝功能恢复正常。考虑创面进入修复阶段,结合临床症状及舌脉,辨证为气阴两虚,兼邪热留恋。上方去牡丹皮、赤芍、麦冬,黄芩、黄连、栀子分别减量至6g、3g、10g,加玄参12g,大枣10g,生姜6g,黄芪、桂枝、五味子分别增量至25g、9g、10g,继服7剂。同时,甲泼尼龙逐渐减量。3月30日,药疹大部分消失,表皮大部分修复,考虑药已奏效,继服7剂。4月6日药疹全部消失,表皮修复,皮损处略有色素沉着,眼、口腔及生殖器皮肤与黏膜糜烂渗出处愈合,患者出院。

第14章

色素性皮肤病

第一节　白癜风

白癜风是一种常见的后天性色素脱失性皮肤黏膜疾病,肤色深的人群比肤色浅的患病率高,我国人群患病率为 0.1%～2%。其表现为皮肤变白,大小不同,形态各异的限局性色素脱失。

中医亦称之为"白驳风",中医文献中又有"白癜""斑白""斑驳"等名称。"白癜"之名,首见于隋·《诸病源候论·白癜候》,曰:"白癜者,面及颈项身体皮肤肉色变白,与肉色不同,也不痒痛,谓之白癜,此亦风邪搏于皮肤,血气不和所生也。"主张白癜风的病因病机为"风邪搏于皮肤,血气不和所生",对后世的影响很大。唐代,代表性的医学巨著《千金方》和《外台秘要》弥补了《诸病源候论》有症无方的不足,记载了当时治疗白癜风的各种药物和方法,除内服药以外,还有外敷的散剂、醋剂、膏剂、灸法等。清·《医林改错·卷上·通窍活血汤所治证目》中又有"白癜风血瘀于皮里"之说,并主张用通窍活血汤化裁治疗,为中医论治白癜风又开拓了新的途径。

白癜风的特点是:皮肤白斑可发生于任何部位,任何年龄,单侧或对称,大小不等,形态各异,边界清楚;亦可泛发全身。虽然白癜风不影响患者的身体健康和生理活动,但是由于本病的皮肤损害直接影响着人们的外观容貌,给患者带来了极大的精神压力和心理负担,对大部分患者的生活、学习、工作、社交等方面都带来了许多负面因素,从而影响了病人的生活质量。

一、病因病机

1. **风湿蕴热**　春主风,长夏主湿,风湿之邪搏于肌肤,致使肌肤经脉不通,气血运行不畅,久则气血失和,血不荣肤,肌肤失养而发病。由此而导致的白癜风多在春夏季节发病或者加重。

2. **气血失和**　多由七情内伤,情志不遂,过度的忧思悲恐,导致气机紊乱,气血失和,风邪乘虚而入,滞留于皮肤腠理,阻滞经脉,肤失所养,而蕴生白斑。

3. **气血两亏**　多因禀赋不耐,先天肾气不足,阴精亏乏,气血生化无源;或后天脾胃虚弱,水谷精微化生不足,营卫虚疏,卫外不固,邪入肌腠,化生白斑。

4. **气血瘀滞**　因跌打损伤,皮肤破损,伤及血脉,淤血阻滞;或暴怒伤肝,气机壅滞,经脉不通,血供受阻,脏腑经络功能活动失调;或久病失治,淤血阻络,新血不生,不能循经濡养肌肤,均可导致局部皮肤失养,酿成白斑。

5. 脾胃不足 脾胃共居中州,为后天之本,气血生化之源。若脾胃虚弱,气血生化乏源,肌肤络脉不充而失于荣养,则见皮肤发生白斑。

6. 肝肾不足 肾为先天之本而藏精,肝藏血,肝肾同源,精血互生。若肾虚精少,精不化血,导致肝血亏虚;或肝郁气滞,肝血不足,血不化精,均可导致皮肤络脉失于濡养,生成白斑。

二、临床表现

白癜风多后天发生,任何年龄均可发病,无明显性别差异。可发生于任何部位,但以暴露及摩擦损伤部位,如颜面部、颈部、手背、腕部、前臂及腰骶部等多见,口唇、阴唇、龟头、包皮内侧黏膜亦可累及,部分患者皮损沿神经节段单侧分布,少数患者泛发全身。皮损呈白色或乳白色斑点或斑片,逐渐扩大,边界清楚,周边色素常反见增加,患处毛发也可变白。患处皮肤光滑,无脱屑、萎缩等变化,有的皮损中心可出现色素岛状褐色斑点。病程慢性。大多数患者无任何自觉症状,极少数初发时局部可有轻度瘙痒或不适感,病情发展扩大后不再出现此症状。稳定期皮损停止发展,边缘可出现色素增加。一般无自觉症状。病程慢性迁延,有时可自行好转或消退;部分患者春末夏初病情发展加重,冬季缓解(图 14-1)。

三、诊断依据

1. 典型的皮损表现 呈形状不定的色素脱失斑,数目不等,大小不一,早期可见色素减退斑,边界不清,后期可见乳白色的色素脱失斑,单发或多发,白斑境界清楚,有的边缘部色素反而增加。白斑部毛发也可完全变白。

2. 实验室检查 患者血清中存在着多种自身抗体,包括抗甲状腺、抗胃壁细胞、抗肾上腺、抗平滑肌、抗心肌、抗血小板等抗体和抗核抗体,阳性率为 8.2%～50.0%。白癜风患者血清中抗黑素细胞表面蛋白抗体的发现对本病有重要意义。

3. 病理表现 白斑部表皮基底层黑素细胞减少或消失,表皮黑素颗粒缺乏。多巴染色阴性,表皮真皮交界处及真皮浅层有时可见到不同程度的单一核细胞浸润。

四、鉴别诊断

1. 单纯糠疹 皮损淡白或灰白,上覆少量灰白色糠状鳞屑,边界不清;多发在面部,其他部位很少累及;儿童多见。

2. 炎症后色素减退 有原发疾病病史,如湿疹、皮炎、单纯糠疹、银屑病、花斑癣等,色素减退局限在原发疾病皮损部位,一般为暂时性,能自行恢复。

3. 花斑癣 皮损淡白或紫白色,呈边界清楚的圆形或卵圆形,上覆细碎鳞屑,病变处毛发不变白色;皮损处镜检可找到真菌;多发在颈、躯干、双上肢。

4. 贫血痣 皮损淡白,以手摩擦局部,则周围皮肤发红,而白斑不红,多在躯干。

5. 无色素痣 出生或生后不久即发生,为色素减退斑,常单侧分布,持续终身不变。

五、中医特色治疗

1. 辨证论治

(1)风湿蕴热证

证候：白斑粉红，边界清楚，多见于面部及外露部位，可单发或多发，一般发病比较急，皮损发展较快，皮肤变白前常有瘙痒感；伴有头重、肢体困倦，口渴不欲饮；舌质红，苔白或黄腻，脉浮滑或滑数。

治法：清热利湿，活血散风。

方药：九味羌活汤加减。湿重胸满者去生地，加枳壳 10g，厚朴 15g；里热甚而烦渴者加石膏 30g，知母 15g。夜眠不安者加灵磁石 30g，夜交藤 30g。

（2）血热风燥证

证候：皮损表现为白斑色泽光亮，好发于头面部或身体的上半部，发病比较迅速，蔓延较快；伴有五心烦热、口干、失眠、头晕等证；舌质干红、苔少，脉细数。

治法：养血润燥，消风祛斑。

方药：当归饮子加减。盗汗者加旱莲草 15g，女贞子 15g；舌质暗者加丹参 10g，桃红各 10g。

（3）气血两虚证

证候：皮损表现为白斑颜色较淡，边缘模糊不清，发展缓慢；常伴有神疲乏力，面色无华，手足不温；舌质淡，苔薄，脉细无力。

治法：补益气血，疏散风邪。

方药：八珍汤加减。心悸失眠者加酸枣仁 30g，柏子仁 15g；胃弱纳差者加砂仁 6g，神曲 10g；动则气喘者加黄芪 20g。

（4）气血瘀滞证

证候：多有外伤，病史缠绵。白斑局限或泛发，边界清楚，局部可有刺痛；舌质紫暗或有瘀斑，瘀点，苔薄白，脉涩。

治法：活血化瘀，通经活络。

方药：通窍活血汤加减。跌打损伤后而发者，加乳香、没药；局部有刺痛者，加炙山甲、白芷；发于下肢者，加牛膝；病久者，加苏木、刺蒺藜、补骨脂。

（5）脾胃不足证

证候：皮损表现为白斑颜色萎黄，好发于面部及口唇，小儿多见，病情发展比较缓慢；伴有纳食减少，脘腹胀满，身倦乏力，面色萎黄；舌质淡，苔白，脉象虚弱。

治法：调和脾胃，益气养血，润肤消斑。

方药：参苓白术散加减。纳差食少者加焦三仙各 10g；失眠者加酸枣仁 30g，生龙骨 30g。

（6）肝肾不足证

证候：皮损表现为明显性脱色白斑，边界截然，颜色纯白，或局限于一处，或泛发于各处，脱色斑内毛发变白，病程较长，发展缓慢，治疗效果不显著，多有家族史；可伴有腰膝酸软，头晕耳鸣，两目干涩；舌质淡、苔薄，脉细弱无力。

治法：滋补肝肾，养血祛风。

方药：二至丸合二仙汤加减。月经不调者加益母草 15g，生地 15g；腰膝酸软者加枸杞子 15g，牛膝 15g；盗汗者加山茱萸 15g，煅龙牡各 30g。

（7）心肾不交证

证候：皮损多发生于一侧肢端，常沿着一定的神经区域分布。好发于青壮年，常突然发病，病程短而发展较快，发病前常有一定的神经精神因素；伴有心悸、失眠、健忘、腰膝酸软；舌质红,苔薄白,脉弦细。

治法:交通心肾,滋阴养血。

方药:六味地黄汤合黄连阿胶汤加减。夜眠不安加远志 10g,五味子 15g;神疲乏力者加党参 10g,白术 15g。

2. 单味中药对白癜风的治疗作用

(1)补骨脂:补骨脂含有补骨脂素和异构补骨脂素,属于呋喃香豆素类物质。此类物质能提高皮肤对紫外线的敏感性,抑制表皮中巯基,增加酪氨酸酶活性,刺激黑素细胞,使其恢复功能而再生色素。同时可配合日光照射 5～10 分钟,或紫外线照射 2～3 分钟,每日 1 次,更可以增加疗效。

(2)白芷:白芷总香豆素是中药杭白芷中提取的,含有欧前胡素(imperatorin)、异欧前胡素(iso-imperatorin)及氧化前胡素(oxypeuedanin)等线型呋喃香豆素类成分。将其成分提取,制成酊剂和膏剂,患者每日中午外用酊剂或软膏后,立即或隔 10～20 分钟后局部加日光照射,初次照射时间为 5 分钟,如无反应,逐次延长时间至 20～30 分钟为止。若初次照射后皮损出现红斑,则不必延长照射时间;如发现局部有丘疹、红肿、水疱者暂停应用,反应缓解或消退后继续治疗。

(3)无花果叶:将无花果叶提取液制成灭菌水溶液,每支 2ml,每毫升含生药 1g。用提取液肌注治疗白癜风,开始每次 2ml,每日 2 次;若无不良反应,加至 4ml,每日 2 次。

(4)麝香与麝香酮:麝香具有开窍、辟秽、活血、散结、通络及散瘀作用。测定白癜风患者血液流变学标,红细胞压积,全血黏度及全血还原黏度的测定结果均极明显地高于正常人。表明白癜风患者血液黏稠度增高,血液黏稠度的增高不利于血液的流动,形成了中医的血瘀症。麝香的主要成分是麝香酮,能够扩张局部血管。

(5)沙苑子:单味沙苑子生用为治疗白癜风的验方,但是临床未见相关治疗评价。以民间验方为基础,将生用沙苑子改为炒熟酒淬,取得较好疗效。

(6)鲜白头翁叶:白头翁是毛茛科多年生草本植物,常以根部入药,具有清热解毒、凉血治痢的功效。有人以鲜白头翁叶外贴治疗白癜风,取得了一定的疗效。以鲜白头翁叶捣碎取汁,以等量蒸馏水稀释,将白癜风皮损周围正常皮肤涂上凡士林保护,以脱脂棉浸上述药液于皮损上,并覆盖塑料薄膜,用胶布固定。斑贴时间 2～3 小时,儿童及面部薄嫩皮肤时间宜短,以揭除斑贴后,皮损变红为宜。次日红斑多发展为水疱,进行对症处理。每 2～4 周重复治疗 1 次,3 个月疗程结束。

3. 其他疗法

(1)针灸疗法:包括经穴、奇穴和阿是穴。在白癜风患者中,阿是穴指的就是患处白斑。陈德成根据辨证将白癜风分为 6 型,并以此选穴。风邪袭表取风门、风池、大椎、曲池、太溪、阴陵泉、阿是穴;湿热壅盛取合谷、足三里、天枢、丰隆、地机、阿是穴;寒凝经脉取关元、外关、命门、阳陵泉、阿是穴;肝郁气滞取期门、膻中、太冲、肺俞、阿是穴;肝肾不足取肝俞、肾俞、脾俞、三阴交、阿是穴;瘀血阻络取血海、膈俞、膻中、阿是穴。并且根据兼证进行辨证加减,体倦乏力、气血不足加血海、三阴交;食少纳呆加中脘、三阴交;大便黏滞不爽加天枢;腰痛连及下肢加环跳、肾俞;伴有少寐心烦加通里;经来后期伴血块加归来、气海、足三里;头晕耳鸣加风池、听宫;烦热盗汗加阴郄;病变在面加合谷;上肢加手三里、内关;下肢加委中、太溪。陈达灿等主张不论何种类型白癜风都应取曲池、阳陵泉、风池 3 穴,然后血虚型加血海、三阴交、肺俞;血瘀型加膈俞、膻中、肺俞、合谷;气血不和加血海、三阴交、足三里、曲池、风池。王砚宁等认为肝肾不足取穴为肝俞、肾俞、命门、太冲、太溪、三阴交;瘀血阻滞取三阴交、血海、行间、风市、膈俞。又白斑在头面部加合谷、风池;在腹部加中脘;在胸部加膻中;在上肢加曲池;在下肢加血海、三阴交。当时的北京中医学院,针灸治疗白癜风的取穴为:侠白、白癜风穴(中指末节掌侧横纹中点至中冲穴连线的下三分之一交点处)、风池、曲池、合谷、气海、血海、足三里、三阴交、肺俞、心俞、膈俞、肝俞、脾俞、胃俞、肾俞。

(2)自血疗法:皮损范围较小者,可用针管从静脉抽血后,立即注射到白斑下,使皮损处出现青紫时止,每周 2 次,10 次为 1 个疗程。

(3)耳穴

①心、肝、内分泌穴,用王不留行子贴压,使其有酸、麻、胀或发热感,每天按压 5 次,每次 5 分钟,一个疗程 15 天。

②双侧交感、内分泌、神门、肺为主穴,配肾上腺、腮腺、枕、膈等相应穴位。确定穴位后,用耳针埋刺,胶布固定,每天按压 3 次,每次 10 分钟,以增强刺激。夏天留针 5～6 天,冬、春季留针 10～15 天,间隔 2～3 天后再次治疗,每次选穴 2～3 个。

(4)皮肤针叩刺法:皮肤针叩刺法主要在阿是穴(白斑),通过叩刺皮部,可以调节脏腑经络功能,促进白斑复色。使用时在病灶区消毒后用梅花针叩刺局部至渐红或略有出血后,再搽上自制的外用中药,以此治疗 50 例,结果治愈 16 例,占 32％。

(5)三棱针刺法:三棱针古称"锋针",是用点刺穴位或浅表血络,放出少量血液,以防治疾病的一种方法,亦称刺络法,具有活血化瘀,疏通经络的作用。用锋针速刺白斑出血,辅以拔罐,促使出血,每周治疗 1 次,共治疗 4 次,白斑消失。

(6)刮痧:取 5 分硬币大的生穿山甲片,利用它的天然边缘刮白斑处,若在阳面从下向上,若在阴面从上向下,由轻到重连续刮 60 次,以发红为度,不能出血,刮完后涂抗生素软膏以防感染,每天 2 次。

(7)艾条灸:艾条熏灸患处及癜风穴(在中指第二节尖相当于现在的中魁穴部位)一圈一圈地逐渐缩小,以能够忍受为宜。若病灶多且散在分布的,可分批灸治。每次 30 分钟,灸至皮肤变深红或接近患者正常肤色最佳。每日 1～2 次,开始几次可将白斑灸至高度充血(粉红色)与正常肤色相同时可停灸(一般 4 周为 1 个疗程)

(8)发疱灸:发疱灸又名天灸或自灸,用于局限性、面积较小的皮损效果较好。可用斑蝥酊(斑蝥 50g,95％酒精浸泡 2 周后过滤去渣)涂于白斑处,令其自然干燥,日 2～3 次,局部发疱后停止涂药。水疱发起 1 天后,用消毒针刺破,令其自然干燥,结痂愈合。愈合后视其色素沉着情况可再行第 2 次涂药,发疱 3 次为 1 疗程,休息 2 周后行第 2 疗程。

(9)拔罐:根据皮损范围选择略大于皮损的火罐,消毒皮损区,皮损中央置锥形艾炷,燃至 1/2 长时置火罐,待艾炷自然熄灭后,留罐 30 分钟后去掉火罐,并将药液(大黄、薄荷、蝉蜕各 100g,补骨脂 50g,加水 500ml,煎开 10 分钟后过滤而成)涂于局部数次,每 3 天治疗 1 次,7 次为一个疗程。对于较大面积皮损可走罐治疗。

六、西医治疗

1. 糖皮质激素 局部外用糖皮质激素仅适用于小于体表面积 1％的小面积白斑,尤其以进展期的白癜风疗效为好,面部及黏膜部选弱效的,如 0.05％布地奈德霜,其他部位选中效至强效的,如 0.05％卤米松软膏。系统性糖皮质激素适用于进展期及泛发性白斑,尤其对应急状态下白斑迅速发展及伴发免疫性疾病者,推荐使用泼尼松 15mg/天,分 1～3 次服用,连服1.5～2 个月,见效后每 2～4 周递减 1 片,直至隔天服一片,维持 3～6 个月。

2. 光化学疗法　是光敏剂加长波紫外线照射治疗疾病的呋喃香豆素类药物是治疗白癜风常用的光敏剂,补骨脂素是这类药物的代表。目前可供选择的有 8-甲氧沙林、5-甲氧沙林及三氧沙林 3 种。

3. 光疗　光疗是治疗白癜风较为有效、简单、安全的一种治疗方法,常见的有窄谱紫外线、单频准分子激光及高能中波紫外线。

4. 手术　当患者药物疗法无效且属于稳定期的局限小面积白斑,可考虑内外科联合治疗,包括植皮术、细胞移植及皮肤磨削术 3 种治疗方法。

5. 遮盖疗法　用含有染料的化妆品涂擦在白斑处,使白斑处皮肤颜色接近正常皮肤颜色,适合因社交要求增加患者自信。

七、预防与护理

1. 适当的日光浴及理疗,要注意光的强度和时间,并在正常皮肤上搽避光剂或盖遮挡物,以免晒伤。

2. 避免滥用外擦药物,尤其是刺激性过强的药物,以防损伤肌肤。

3. 多吃一些含有酪氨酸及矿物质的食物,肉类、动物肝脏、蛋类、奶类、新鲜蔬菜,以及萝卜、茄子、冬笋、木耳、海带、豆类及豆制品、花生、黑芝麻、核桃、葡萄干及螺、蛤等贝壳类食物。

4. 生活要有规律,避免经常处于紧张和焦虑的精神状态之中,良好的精神状态对白癜风的预后具有积极的意义。目前医学上对该病尚无速治速愈令人十分满意的疗法,患者应予以充分理解,并要有充分的思想准备,应积极配合医生,树立信心,持之以恒,坚持治疗。

八、经验体会及医案

1. 经验体会

(1)采用取类比象的方法:在中医辨证论治的指导下,采用取类比象的方法,以药物的外观颜色反其皮损之色,即以"以色治色法"来指导临床用药。具体治疗,在调和气血、补益肝肾的大法下多选用紫色或紫红、紫黑色的药物,如紫草、紫苏、紫河车、紫背浮萍等,一则取其"赤入血",另则意欲以药之"黑"反其皮损之"白"。

(2)运用现代医学理论:由于白癜风是一种由免疫功能异常、微量元素缺乏等因素而导致的色素脱失性皮肤病,所以选择中药治疗白癜风的作用原理主要根据以下几方面进行筛选。一是能够调节免疫功能的药物;二是能够激活酪氨酸酶活性的药物;三是能够促进黑素细胞形成的药物;四是增强光敏感的药物;五是富含微量元素的药物;六是活血化瘀改善微循环药物。再结合不同病人的具体症状进行辨证论治,将会取得有的放矢的效果。

(3)注重心理治疗及精神调摄:白癜风虽不直接危害身体健康,但其发病后白斑成片,特别易发于面颈部及手部等暴露部位,严重影响美观,给患者造成极大的心理压力,故易导致性格孤僻,不愿参加社交活动,严重影响到患者的身心健康和生活质量。且常因治病心切而乱投医,这样不仅病情不能缓解,甚至会加重病情。因此,对于本病的心理治疗和精神调理显得尤为重要。黄尧洲教授一直重视该方面的治疗,在多年的临床治疗过程中总结出如下几点。

①耐心解释病情,积极取得患者的信任。大多本病患者都存在自信心不足,临床上可见患者低头不愿正视医生,声音低等现象,作为医务工作者应以平常心面对,既不歧视也不过于关切,应给患者提供本病的正确信息,告知患者本病目前在全世界范围内仍尚无根治办法,但本病并不直接危害身体健康,并且部分患者有自愈倾向。

②树立患者的信心,以及坚持治疗的决心和耐心。目前本病虽无根治的办法,但临床上屡见疗效满意的患者,本病疗程长,故需要患者树立信心。

③辅以重镇安神的药物治疗。本病患者大多精神负担重,睡眠差,如果长期得不到改善会加重病情,故辅以此类药物治疗以改善患者睡眠等状况。

2. 医案

(1)蔡瑞康医案1

选自:《世中联名老中医典型医案》

摘要:23岁女性患者,躯干四肢及面部色素脱失斑,躯干部尤重,融合成大斑片,边界清楚,面积约30%。脉细弦,舌红苔白腻。

医生:蔡瑞康

姓名:许某

性别:女

就诊时间:2008-09-14

节气:秋分前第9天

主诉:躯干四肢面部白斑17年。

现病史:患者17年前无诱因于躯干腹部出现白斑,当时未诊治,白斑逐步增大、增多,四肢亦出现白斑,近半年来白斑进一步加重,面部出现白斑,白斑扩大较快而就诊。

刻诊:躯干四肢及面部色素脱失斑,躯干部尤重,融合成大斑片,边界清楚,面积约30%;脉细弦,舌红苔白腻。

既往史:既往体健。

舌质:红

舌苔:白腻

脉象:细弦

专科检查:躯干四肢及面部色素脱失斑,躯干部尤重,融合成大斑片,边界清楚,面积约30%。

辅助检查:Wood灯下可见躯干四肢及面部瓷白色色素脱失斑,躯干部尤重,融合成大斑片,边界清楚,面积约30%,无色岛形成。

辨证分析:机体肝肾不足,气血失和,再加外风侵袭,则肌肤失于濡养发为白斑,舌红、苔薄白、脉弦细为肝肾不足之象。

中医诊断:白癜风

西医诊断:白癜风

中医证候:肝肾不足,气血不和

治则治法:补肝益肾,调和气血

方名:白驳汤

方剂组成:黄芪12g,党参9g,当归9g,白芍9g,女贞子9g,旱莲草9g,菟丝子9g,补骨脂

9g,沙苑子 9g,黑芝麻 9g,乌梅 6g,刺蒺藜 9g,浮萍 6g,苍耳子 6g,煅自然铜 9g,北沙参 9g,首乌 9g,枸杞 9g,黄精 9g,玉竹 9g,厚朴 6g,陈皮 6g,砂仁 6g,生甘草 6g。

用法:40 剂,每天 1 剂,水煎服。服 20 天停 10 天。

其他:①叶酸 2 片,每日 3 次;复合维生素 B 片 2 片,每日 3 次;甲钴胺胶囊 1 片,每日 3 次;亚硒酸钠片 1 片,每日 3 次;甘草锌胶囊 1 片,每日 3 次。以上药服 20 天停 10 天。

②左旋咪唑 2 片,每日 3 次,吃 3 天停 11 天。

③白斑霜 40g 外用,每日 2 次;曲安奈德霜 40g 外用,每晚 1 次。

④PUVA。

【二诊】

就诊时间:2008-12-24

舌质:红

舌苔:黄腻

辅助检查:Wood 灯白斑中心出现少量色素点。

辨证分析:同初诊。

中医诊断:同初诊

西医诊断:同初诊

中医证候:同初诊

治则治法:同初诊

方剂组成:中药加茯苓 9g,白术 9g。

用法:40 剂,每日 1 剂,水煎服。服 20 剂停 10 天。

其他:加用复方卡力孜然酊,外用,每日 2 次。

预后:有效,改善。

【三诊】

就诊时间:2009-02-25

舌质:红

舌苔:黄腻

辅助检查:Wood 灯查白斑明显缩小,白斑中心出现大量量色素点

辨证分析:同初诊。

中医诊断:同初诊

西医诊断:同初诊

中医证候:同初诊

治则治法:同初诊

方剂组成:补骨脂 9g,沙苑子 9g,菟丝子 9g,丹参 20g,煅自然铜 9g,首乌 9g,黑芝麻,9g,北沙参 9g 玉竹,9g,浮萍 6g,刺蒺藜 9g,生甘草 6g。

用法:40 剂,每日 1 剂,水煎服。服 20 剂停 10 天。

其他:同前

预后:显效,明显改善。

按:白癜风古称白驳风,多由肝肾不足、气血失和所致。治疗时主从滋补肝肾入手,根据患者舌脉进行相应加减。本案患者舌红,苔薄白,脉弦细,为肝肾阴精不足。治宜滋补肝肾,益气

养血为宜。

（2）蔡瑞康医案 2

选自：《世中联名老中医典型医案》

摘要：46 岁女性患者，腹部、面部四肢，白斑半年余广泛白斑，最近有扩展趋势。查体腹部，面部四肢，白斑半年余广泛白斑，对称分布，舌暗苔少，脉细。

医生：蔡瑞康

姓名：周某

性别：女

就诊时间：2008-09-24

节气：秋分后第 1 天

主诉：腹部、面部、四肢、白斑半年余。

现病史：腹部、面部、四肢白斑半年余，最近有扩展趋势。

刻诊：腹部、面部、四肢白斑半年余，广泛白斑，对称分布；舌暗苔少，脉细。

既往史：既往体健。

舌质：黯

舌苔：少

辨证分析：机体肝肾不足，气血失和，再加外风侵袭，则肌肤失于濡养发为白斑。舌暗苔少，为血瘀、胃气阴虚，脉细为气血不足。

中医诊断：白癜风

西医诊断：白癜风

中医证候：肝肾不足

治则治法：补肝益肾

方剂组成：黄芪 30g，党参 15g，茯苓 9g，白术 9g，女贞子 9g，旱莲草 9g，当归 9g，白芍 9g，煅自然铜 6g，乌梅 6g，刺蒺藜 9g，浮萍 6g，苍耳子 6g，沙苑子 9g，补骨脂 9g，菟丝子 9g，枸杞 9g，黄精 9g，首乌 9g，无柄灵芝 6g，生甘草 6g。

用法：40 剂，每日 1 剂，服 20 天停 10 天，水煎服。

其他：①叶酸 2 片，每日 3 次；复合维生素 2 片，每日 3 次；甲钴胺胶囊 1 片，每日 3 次；亚硒酸钠片 1 片，每日 3 次；甘草锌胶囊 1 片，每日 3 次。以上药服 20 天停 10 天。

②左旋咪唑 2 片，每日 3 次，吃 3 天停 11 天。

③PUVA。

④0.1％他克莫司软膏 10g，外用，每晚 1 次；他卡西醇 10g，外用，每晚 2 次。

【二诊】

就诊时间：2009-01-14

辨证分析：同初诊。

中医诊断：同初诊

西医诊断：同初诊

中医证候：同初诊

治则治法：同初诊

方剂组成：中药加北沙参 9g 黄精 9g。

用法:40 剂,每日 1 剂,水煎服。服 20 剂停 10 天。

其他:余药同前。

预后:有效,明显改善。

按:白癜风古称白驳风,多由肝肾不足、气血失和、脉络瘀阻所致。治疗时主从滋补肝肾入手,根据患者舌脉进行相应加减。本案患者病程较长,结合舌脉,可知兼有胃气阴虚,故在滋补肝肾基础上加入四君子、无柄灵芝健脾补气,北沙参等等滋补胃阴,枸杞、黄精、首乌、黑芝麻滋补肝肾之阴,补骨脂、菟丝子、沙苑子补肝肾之阳,刺蒺藜、浮萍、苍耳子疏风清热,煅自然铜含有多种铜、铁及多种微量元素,乌梅能增强免疫力,均为治疗白癜风的经验用药。

(3)欧阳恒医案 1

选自:《世中联名老中医典型医案》

摘要:2 年前发现下腹部长有绿豆大小黑痣样物,其周围可见一圈淡白色斑,会阴部散在性淡白斑,白斑大小固定,无扩散。素来手足欠温,大便溏稀,腰酸软,纳谷不香,寐而易醒。患者面色晦暗,表情淡漠,头发干枯不荣。专科检查:下腹部可见一绿豆大小痣样增生,其周围可见一圈淡白色斑,会阴部散在多块淡白斑,表面光滑无鳞屑。舌质淡红,苔薄白,脉沉细。

医生:欧阳恒

姓名:吴某

性别:女

就诊时间:1997-04-05

节气:清明

主诉:腹部和下身皮肤白斑 2 年。

现病史:2 年前发现下腹部长有绿豆大小黑痣样物,其周围可见一圈淡白色斑,会阴部散在性淡白斑,白斑大小固定,无扩散,因对隐私部位的顾虑,尚未接受系统治疗。

刻诊:手足欠温,大便溏稀,腰酸软,纳谷不香,寐而易醒。

既往史:慢性咽炎史。

婚育史:13 岁月经初潮,平素月经周期 28～30 天,经行 2～3 天,色淡红,量少,末次月经 1997 年 3 月 18 日,25 岁结婚,育有一女,体健。

体温:36.7℃

血压:120/70mmHg

呼吸:18 次/分钟

舌质:淡红

舌苔:薄白

脉象:沉细

专科检查:下腹部可见一绿豆大小痣样增生,其周围可见一圈淡白色斑,会阴部散在多块淡白斑,表面光滑无鳞屑。

辨证分析:《诸病源候论》:"白癜者,面及颈项身体皮肉色变白和与肉色不同,亦不痒痛,谓之白癜。"本例患者先天禀赋不足,肝肾亏虚,面色晦暗,头发干枯,腰酸软。先天之本不足,后天失肾阳温煦,脾阳虚则运化失司,水谷精微不能送达荣养气血,血不荣肤,肌肤失养,出现皮肤白斑。脾阳虚衰,患者纳谷不香,大便溏稀,夜寐欠安。本病治疗的重点在脾肾。

中医诊断:白癜风

西医诊断:白癜风

中医证候:脾肾阳虚

治则治法:温脾助肾

方名:肾气丸加减

方剂组成:熟地 15g,怀山 15g,枸杞子 15g,杜仲 15g,肉桂 3g,附片 10g,黑豆子 30g,山萸肉 10g,菟丝子 15g,党参 10g,生黄芪 15g,黑芝麻 30g。

用法:7 剂,每日 1 剂,水煎服。

其他:局部白斑处外涂紫铜消白酊,每日 2 次,避开外阴黏膜。

医嘱:①加强心理调摄,树立"五心":信心、决心、恒心、耐心、关心。②注意饮食调理,宜多吃"黑色食品"如黑豆、黑米、黑芝麻。③少吃含维生素 C 较多的食品,如西红柿、橘子、山楂、樱桃、草莓等。

【二诊】

就诊时间:1997-04-13

舌质:淡

舌苔:薄白

辨证分析:患者症状呈无明显缓解,但本病慢性,处方目的在于缓缓图之,欧老认为一般坚持服药三个月为一疗程。故嘱守方继续治疗。

中医诊断:白癜风

西医诊断:白癜风

中医证候:脾肾阳虚

治则治法:温脾助肾。

方剂组成:熟地 15g,怀山 15g,枸杞子 15g,杜仲 15g,肉桂 3g,附片 10g,黑豆子 30g,山萸肉 10g,菟丝子 15g,党参 10g,生黄芪 15g,黑芝麻 30g。

用法:140 剂,每日 1 剂,水煎服。

其他:局部白斑处涂紫铜消白酊,每日 2 次,避开外阴黏膜。

预后:无效,改善。

【三诊】

就诊时间:1997-08-30

舌质:淡红

舌苔:薄白

辨证分析:患者病情已愈,不需继续用药治疗。

医嘱:调情志,忌偏食,注意起居有节。

预后:痊愈,消失。

按语:①欧老认为白癜风是一种病因不确定疾病,中医药治疗具有优势,同时,情志和饮食的调摄也非常重要,对白癜风患者,欧老提出了"五心"的要求,即决心、信心、恒心、耐心、关心。

②白癜风为色素脱失性疾病,欧老采用"直观论治"理论中"以色治色"法,选用外观呈深色、黑色、紫色、红色的药材加入组方,以"黑"反其皮损之"白",从而达到"黑"消"白"的作用。

(4)欧阳恒医案 2

选自:《世中联名老中医典型医案》

摘要:患者自诉于5年前,唇角、眉梢无明显诱因出现白斑成米粒大小,后有所扩展,在当地医院诊断为"白癜风",治疗效果不佳。现食纳可,二便调,精神状态较差,面色红润,形体丰腴,动作自如,舌淡,苔薄白,脉弦细。专科检查:右唇角及右眉梢可见黄豆大小白斑,眉梢白斑处可见毛发发白。

医生:欧阳恒

姓名:刘某

性别:女

就诊时间:2009-09-29

节气:秋分后第6天

主诉:唇角、眉梢白斑5年余。

现病史:患者自诉于5年前,唇角、眉梢无明显诱因出现白斑成米粒大小,后有所扩展,在当地医院进行治疗效果不佳,遂至我院进行治疗。

刻诊:精神食纳可,二便调,精神状态较差。

既往史:既往体健。

婚育史:16岁初潮,周期28天,经行4天,经色经量正常,孕2产1。

体温:36.7℃

血压:116/77mmHg

呼吸:18次/分钟

舌质:淡

舌苔:薄白

脉象:弦细

专科检查:右唇角及右眉梢可见黄豆大小白斑,眉梢白斑处可见毛发发白。

辨证分析:《诸病源候论》谓"白癜者,面及颈项身体肉色变白,与肉色不同,亦不痛痒,谓之白癜……此病亦是风邪搏于皮肤,血气不和所生也……是肺风流注于皮肤之间,久而不去所致也。"女性患者以为外表美观的因素影响到心情,导致肝气不畅,气血不和,肝肾不足,治疗以调和气血,滋补肝肾为主。

中医诊断:白驳风

西医诊断:白癜风

中医证候:气血不和,肝肾不足

治则治法:调和气血,滋补肝肾

方名:紫铜消白片

方剂组成:铜绿、紫丹参、紫草、紫背浮萍、豨莶草、紫苏、紫河车、核桃、红花、郁金、鸡血藤、路路通。

其他:紫铜消白酊外擦,补骨脂注射液。

医嘱:多吃黑色食品,如黑芝麻、黑豆、黑木耳、黑枣适量,用7个枫球子煮水,取汁熬以上黑色食品成粥状,每日服用。少食富含维C的食物,树立信心。

【二诊】

就诊时间:2010-01-19

舌质:淡

舌苔：薄黄

辨证分析：辨证同前，治疗效果明显，沿用前方。

中医诊断：白驳风

西医诊断：白癜风

中医证候：气血不和，肝肾不足

治则治法：调和气血，滋补肝肾。

方名：紫铜消白片

方剂组成：铜绿、紫丹参、紫草、紫背浮萍、豨莶草、紫苏、紫河车、核桃、红花、郁金、鸡血藤、路路通。

其他：复方卡力孜然酊外擦。

预后：显效，明显改善。

第二节　黄　褐　斑

黧黑斑是指发生在面部的局限性褐色、皮肤色素改变的皮肤病，相当于西医的黄褐斑。其特点是对称分布，无自觉症状，日晒后加重。多发生于孕妇或经血不调的妇女，部分患者可伴有其他慢性病，涂擦不适当的化妆品及日光照晒，对黄褐斑的加重也有关系。

黄褐斑中医学称为"黧黑斑""肝斑"，认为"黧黑斑"是全身性疾病的一种局部反应，与阴阳、气血、脏腑、经络的失调有关。《医宗金鉴·外科心法要诀》载："原于忧思抑郁，血弱不华，火燥结滞而生于面上"，《诸病源候论》曰："五脏六腑十二经血，皆上于面。夫血之行俱荣表里，人或痰饮渍脏，或腠理受风，致气血不和，或涩或浊，不能荣于皮肤，故变生黑皮干"，《外科正宗》："黧黑斑者，水亏不能制火，血弱不能华肉，以致火燥结成斑黑，色枯不泽。朝服肾气丸以滋化源，早晚以玉容丸洗面斑上，日久渐退，兼戒忧思动火劳伤等件。"

中医药治疗黄褐斑主要通过调节机体阴阳、气血、脏腑、经络的平衡而达到整体调节的作用，具有较稳定的远期疗效。

一、病因病机

本病多与肝、脾、肾三脏关系密切，气血不能上荣于面为主要病机。

1. **肝郁气滞**　肝郁而气滞，气滞而血瘀，肝气不舒，急躁易怒，相火妄动，消灼肝肾精血，肾阴不足，肾水不上承，精血不足，脉络空虚进而瘀阻，肌肤失养而发为黄褐斑。

2. **肝肾不足**　因七情失调，长期抑郁，肝肾精血亏虚，精血不足，虚火上扰，燥热内结，水火不济，虚火上炎所致。

3. **脾虚湿蕴**　脾不健运，疾瘀内生，清不升，浊不降，浊气上犯，蕴结肌肤，发为斑。

4. **气滞血瘀**　中医学认为，"久病成瘀"。黄褐斑是一种慢性皮肤疾病，根据临床调查，多数患者均与气滞有关，尤其是某些慢性病患者，如结核、肿瘤、慢性肝病、肾病或妇科病患者，由于久病挟瘀，气血运行不畅，脉络瘀阻，或冲任失调，气血不和，导致气滞血瘀，脉络瘀阻，面部肌肤失养，而发为黄褐斑。

西医发病原因不十分明确。多数与内分泌失调有关，雌激素和孕激素在体内增多，刺激黑素细胞，分泌黑素和促进黑色素的沉着堆积，是主要原因。最常见的怀孕期间面部的"妊娠斑"，属于生理反应性雌激素水平增高所致；其次见于经常照射太阳光、月经不调和妇科疾病、慢性肝肾疾病、痹痛、结核病、慢性酒精中毒或服用避孕药的人，因雌激素相对增高，即症状性增高所致。

二、临床表现

男女均可发生，以女性多见。如发生于孕妇，多开始于 2～5 个月，分娩后逐渐消失，但也有不消退者；对称发生于颜面，尤以两颊、额部、鼻、唇及颏等处为多见；皮损为淡褐色至深褐色、淡黑色斑片，大小不等，形状各异，孤立散在或融合成片，边缘较明显，一般多呈蝴蝶状。无自觉症状，慢性经过（图 14-2）。

1. **按皮损发生部位区分**

(1)蝶形型：皮损主要分布在两侧面颊部，呈蝶形对称性分布。

(2)面上部型：皮损主要分布在前额、颞部、鼻部和颊部。

(3)面下部型：皮损主要分布在颊下部、口周。

(4)泛发型：皮损泛发在面部大部区域。

2. **按病因区分**

(1)特发型：无明显诱因者。

(2)继发型：因妊娠、绝经、口服避孕药、日光等原因引起者。

3. **根据 Wood 灯（紫外线灯）下色素深浅划分**

(1)表皮型：Wood 灯下色素程度加深，颜色更明显。

(2)真皮型：色素沉着斑不明显，光下颜色不明显加深。

(3)混合型：Wood 灯下两型表现均可看到。

(4)不确定型：由于黄褐斑皮损色素加深或呈黑色，光下常不能辨认。

三、诊断依据

1. 面部淡褐色至深褐色、界限清楚的斑片，通常对称性分布，无炎症表现及鳞屑。

2. 无明显自觉症状。

3. 女性多发，主要发生在青春期后。

4. 病情可有季节性，常夏重冬轻。

5. 排除其他疾病（如颧部褐青色痣、Riehl 黑变病及色素性光化性扁平苔藓等）引起的色素沉着。

6. 皮肤显示表皮中色素过度沉着，真皮中噬黑素细胞也有较多的色素，基底细胞层色素颗粒增多。

四、鉴别诊断

1. **雀斑**　皮疹分散而不融合，斑点较小；且夏重冬轻或消失；有家族史。

2. **Riehl 黑变病**　皮疹好发于额、颊和颈侧；除色斑外，还可见局限性毛细血管扩张及粉状鳞屑，使皮肤呈特征性"粉尘"外观。

3. **Civatte 皮肤异色病**　可见萎缩淡白点杂于色素青斑中呈网状分布。

4. **太田痣**　皮损为淡青色、深蓝色或蓝黑色斑片，大多数为单侧性，有的病人结膜、巩膜亦呈青蓝色,不难鉴别。

5. **黑子** 又名雀斑样痣,与光线照射无关。发病较雀斑更早,常在1—2岁开始发生,分布多不对称,无一定好发部位,色较深,与季节无关。

五、中医特色治疗

1. 内治法

(1)肝郁气滞证

证候:面部浅褐色斑片,面颊、眶周为著,境界清楚;兼烦躁易怒或抑郁,口干胁胀,乳房作胀,月经不调;舌质红苔薄白,脉弱。

治法:疏肝理气,活血消斑。

方药:逍遥散加减。伴口苦咽干,大便秘结者,加牡丹皮、栀子;月经不调者,加女贞子、香附;斑色深褐而面色晦暗者,加桃仁、红花、益母草;腹胀者加青皮6g,枳壳6g;大便溏者加苍术10g,厚朴6g。

(2)肝肾不足证

证候:斑色褐黑,面色晦暗;伴有头晕耳鸣,腰膝酸软,失眠健忘,五心烦热;舌红少苔,脉细。

治法:补益肝肾,滋阴降火。

方药:六味地黄丸加减。阴虚火旺明显者,加知母、黄柏;失眠多梦,加生龙牡、珍珠母;褐斑日久色深者,加丹参、白僵蚕;大便秘结加生大黄6g;便溏加炮姜炭10g;面浮痰多加白芥子6g,浙贝母15g;月经量少、腹痛加泽兰10g,益母草15g,仙茅6g;经量多加仙鹤草20g;腰酸加仙灵脾、巴戟天各10g。

(3)脾虚湿蕴证

证候:斑色灰褐,状如尘土附着;伴有疲乏无力,纳呆困倦,月经色淡,白带量多;舌淡胖边有齿痕,脉濡或细。

治法:健脾益气,祛湿消斑。

方药:参苓白术散加减。伴月经量少,色淡者,加当归、益母草;周身困倦加木瓜10g,伸筋草10g。

(4)气滞血瘀证

证候:斑色灰褐或黑褐;伴有慢性肝病或月经色暗,有血块,或痛经;舌暗红有瘀斑,脉涩。

治法:理气活血,化瘀消斑。

方药:桃红四物汤加减。胸胁胀痛者,加柴胡、郁金;痛经者,加香附、乌药、益母草;病程长者,加白僵蚕、白芷;情绪抑郁者加合欢皮20g,淮小麦30g,佛手10g。

2. 外治法

(1)古方玉容散涂面:是治疗黄褐斑的经典用药,《千金要方》中作"治面黑黯皮皱皱散方",《普济方》中名之"玉容散",为白附子、密陀僧、牡蛎、茯苓、川芎各60g组成。上方研磨成粉,每次约15g,用水调成糊状,搽搽面上,15～20分钟后用水洗面。早晚2次,连用90天。

(2)中药药膏:①中药参白膏(主要成分为生晒参、积雪草、白芷、白及)或中成药四百祛斑膏外涂,每日两次;②二子祛斑霜(白附子、白牵牛、杏仁、白僵蚕等组成,经水煮、醇提取后制成水包油型)擦于黄褐斑皮损处,每日2次,早晚使用,共用60天;③将人参、芦荟、珍珠末、丹参、桃仁、红花、白芷、白芍等各等份醇提后加基质制成祛斑霜,每日洁面后外擦,早、中、晚各 1 次,然后配合面部按摩,共用 60 天。

(3)中药面膜:患者平卧位,面部清洁后,在负离子热喷雾下借助自制中药祛斑膏面部按摩10～15 分钟后擦去膏体,将中药祛斑膏或自制面膜均匀涂于面部,留出双眼、鼻孔及嘴唇部,用脱脂棉将双眼、眉毛及口部敷盖,取石膏 200g 用 40℃温水拌成糊状后迅速从额部倒下直至覆盖整个面部,留出鼻孔,表面抹平后上覆塑料薄膜,任其凝固散热,保留 30 分钟后将膜取下,清除面部棉花及石膏。每周 1 次,共治疗 12 次。

可选用的面膜成分有:白丑、白芷、白及、白茯苓、白芍、当归等磨粉,提取其有效成分制成药膜;养颜祛斑面膜(岷当归 15g,白芷 20g,白及 20g,白茯苓 15g,白附子 20g,细辛 10g 等水煎醇提后加入基质,制成药膜;白僵蚕、红花、川芎、苏木、生地、熟地、桂枝、黄芪、冰片等研成细粉,用白蜜调制成面膜。

3. 其他疗法

(1)耳针:取穴神门、内生殖器、内分泌、肺、肝、脾、肾、耳尖及相应部位。操作:每次选用同侧耳穴 34 个,双侧交替使用,隔天 1 次,埋针 1 周 2 次。可采用埋针、压丸(籽)等方式。

(2)针刺法:取穴合谷、偏历、阿是穴、血海、三阴交。辅穴:肝俞、脾俞、肾俞。加减:前额双颊或目周、鼻周出现深浅不均的花斑,或颧部有点状和小片状的深褐色斑点,伴月经后期,经行腹痛,舌质暗,脉弦涩属肝郁者加太冲、行间;颜面如蒙尘土,晦滞不洁,双颧、口唇四周有深褐色的斑块,体胖,伴面肌松弛,大便溏泄,舌质淡,苔白腻,脉弦滑属脾虚者加足三里、丰隆;以前额、面颊、眉部有浅褐色斑点,边界清楚,伴失眠多梦,头晕,舌红少苔,脉细数属肝肾阴亏者加太冲、太溪、关元;两颊、颧部出现点状或片状黄褐色斑块,并见散在性红色皮疹,尤以下颌处为明显,伴有口苦胁痛,月经前期,舌质红,苔黄腻,脉弦数属肝胆湿热者加侠溪、行间。每次取5～6 穴,采用导气法,片状褐斑可用围刺,隔日 1 次。

(3)头针:取穴顶中线,顶旁线,额旁 2 线、3 线,可配合体针。采用纳气法,隔日 1 次。

(4)按摩疗法:洁面后温热喷雾 5 分钟后面部涂抹祛斑药物霜剂后,用双手沿面部经络循行路线按摩,并按压穴位,促进局部皮肤血液循环。

(5)穴位埋线:先消毒埋线穴位(双侧肝俞、肾俞、足三里、肺俞、脾俞)皮肤,再做局部浸润麻醉。将装有 0.5cm 长的"0"号医用羊肠线段的导管针刺入穴位约 1.5cm 深,肾俞、足三里穴采用直刺,其余穴位采用斜刺或者向脊柱侧斜刺。然后推针芯,羊肠线便埋入穴位,拔出导管针,针孔用创可贴敷盖,术毕。每月埋线一次,经 3～6 次埋线。

六、西医治疗

1. 全身治疗

(1)应用维生素 C 及其衍生物和谷胱甘肽:维生素 C 能阻止黑色素的氧化过程,抑制黑色素形成;谷胱甘肽作为抗氧化酶的辅酶或参与酶的作用,减少不饱和脂肪酸的抗氧化作用,消除自由基。两者可口服或静脉注射。

(2)沙棘冲剂:沙棘为胡颓子科、酸刺属植物,含有丰富的黄体酮类、维生素类、氨基酸、不饱和脂肪酸、有机酸及微量元素。每次 1 袋(15g),每日 3 次,有效率达 86.67%,远期效果也满意,未发现明显副作用。

2. 局部治疗

(1)氢醌:氢醌又名对苯二酚。它由苯胺氧化成苯醌,再经还原而成。氢醌治疗黄褐斑有效率70%以上。氢醌临床上主要用于黄褐斑和炎后色素沉着的治疗。医院制剂常用浓度为3%或4%。市场零售产品的浓度一般是2%或低于2%。一般低浓度时,不良反应少,但其效果稍差,起效时间也长,浓度高时,则结果相反。氢醌应用的局部不良反应有局部刺激性、接触性皮炎、色素减退斑。色素减退一般可以复色,但有时会持久存在,特别在高浓度时更易发生。氢醌外用时应局限于色斑。当它与皮质类固醇以及维A酸药物合用时,可以大大提高疗效和减少副作用。

(2)壬二酸:又名杜鹃花酸,它可选择作用于功能活跃的黑素细胞,对正常的黑素细胞影响较小。体外试验表明它能抑制酪氨酸酶活性,减少黑素的形成,并对黑素细胞的超微结构有损伤。该药治疗黄褐斑疗效显著,推荐度为20%,相当于4%的氢醌。每日外用1~2次,持续3~6个月以上,有效率达70%以上。个别患者会在外用部位发生轻微接触性皮炎。

(3)曲酸:又名麴酸,使用浓度一般为1%~3%,其脱色机制是酪氨酸酶含有金属铜离子,曲酸能与铜离子螯合,影响酪氨酸酶活性,从而减少黑素的合成。部分患者用药后有面部潮红和灼热,尤见于高浓度时。

(4)皮质类固醇:皮质类固醇可影响细胞因子和炎症介质的产生,也可能直接作用于黑素细胞影响黑素合成。一般推荐用0.1%曲安奈德、0.1%地塞米松等。皮质类固醇制剂治疗黄褐斑时应与氢醌和维A酸混合使用。

(5)全反式维A酸:调节黑素细胞功能,减少黑素体输入角质细胞,同时抑制酪氨酸酶活性,减少黑素形成。涂抹,每日两次。外用维A酸的副作用是刺激反应,如产生红斑和鳞屑。现仍不知维A酸是否会分泌到乳剂中而产生致畸作用,但制造商告诫,哺乳期妇女应慎用。

(6)熊果苷:酪氨酸酶活性抑制药,与全反式维A酸联用效果较好,外用3%熊果霜剂或洗剂,每日2次,有效率为71.4%。

(7)金属硫蛋白(MT):其分子量很小,对自由基有很强的清除能力。对黄褐斑患者来讲,外源性补充MT非常必要。它能够清除体内的自由基,防止脂质过氧化,使细胞尤其是细胞膜中的不饱和脂肪得以保护,从而起到保护细胞膜流动性,防止细胞衰老的作用,也能使丙二醛的产生减少,色素沉着减少。迄今为止,MT是清除自由基最强的蛋白质之一,它清除自由基的能力为SOD的1万倍以上,作为祛斑产品,有广泛的应用前景,是当今世界上较热门的研究课题。

(8)激光:Q开关或红宝石激光对浅肤色患者有效,只破坏色素颗粒或色素细胞,而邻近的正常细胞不被破坏,而使其损伤降至最低。铜气激光、氩激光都是利用类似于选择性光热分解的原理,以表皮黑色素为目标的激光,疗效不稳定。如设定更高的能量输出,则有产生色素减退、色素沉着和瘢痕的危险,且这些激光器价格都很高。

七、预防与护理

1. 孕妇应避免雀肉和豆酱同食 唐《外台秘要》曰:"又妊娠食雀肉并豆酱,令子满面黯黑子。"明《丹台玉案》曰:"雀肉同豆酱食。令儿面生黯黑子。"

2. 忌食斑鸠 清《外科证治全书》曰:"有好食斑鸠而致者,初面生黑斑数点,日久面俱黑。盖斑鸠常食半夏苗,以中其毒故也。"

3. **戒忧思、劳伤,保持心情愉悦** 明《外科正宗》曰:"兼戒忧思、动火、劳伤等。"清《外科大成》曰:"兼戒忧思方可。"清《外科心法要诀》曰:"戒忧思、劳伤,忌动火之物"。

4. **慎用口服避孕药物** 对易引起黄褐斑的患者应尽早改用其他避孕措施。如放节育环,使用避孕套,安全避孕法或体外排精等。因为由药物所致黄褐斑不因停药而消退。

5. **做好防晒措施** 外出或夏日接受阳光照射的患者,一定要使用遮光剂。也可使用防紫外线特殊伞遮挡。

6. **积极治疗内分泌系统疾病** 例如肢端肥大症,原发垂体改变的 Cushimg 病、Addison 病患者的肾上腺皮质功能减退、肾上腺性征异常综合征、异位 ACTH 综合征、甲亢等,性腺功能改变,可继发性地引起皮肤色素沉着,常见有黄褐斑及妊娠时的色素改变。

7. **选择使用优质化妆品** 避免重金属物质例如金、银、汞、砷、铋等对皮肤的损害。

八、经验体会及医案

1. 经验体会

(1)黄褐斑治从阳明:根据中医理论,人颜面部属阳明所主,面部与阳明的关系最为密切,面部的变化主要和阳明的病变和衰老有关,所以治阳明当为本病的主要治疗方法。常用治法有:①清阳明法,用于阳明热盛,方用白虎汤为主加减;②通阳明法,用于阳明腑气不通,方用调胃承气汤或茵陈蒿汤为主加减;③补阳明法,用于阳明津气亏乏,不能上荣于面者,方用竹叶石膏汤为主加减。用凉血活血法治疗本病,药用生地、赤芍、柴胡、枳壳、牛膝、桃仁各 10g,当归 9g,川芎、甘草各 8g,桔梗、红花各 6g,并随症加减。

(2)外治法:①祛风解表药为主,如荆芥穗、防风、天花粉、辛夷、羌活、独活、白芷、白扁豆、白细辛、白僵蚕、藁本、蔓荆子等。隋·《诸病源候论》曰:"若皮肤受风,外治则瘥,腑脏有饮,内疗方愈也",故外用药组方应以祛风解表药为主,如南宋·《女科百问》洗风散,明·《普济方》防风膏,清·《外科证治全书》玉容散,清·《疡医大全》玉容丸等方剂组成均以祛风解表药为主。②加以白色药物,如白芷、白蔹、白及、白僵蚕、白附子、天花粉、白牵牛、白细辛、白术、白莲蕊、白芍药、白扁豆、白茯苓、白丁香、白石脂等。本病临床主要表现为颜面部皮肤上如乌麻或雀卵色斑点,为达到美白、玉容的目的,"玉容散""玉容丸""洗风散""防风膏"等许多方剂中加用了白色药物以祛斑增白。③配以芳香、祛湿、养血药,如丁香、鸡舌香、零陵香、麝香、青木香、甘松香、檀香、商陆、独活、羌活、白扁豆、芍药、当归、葳蕤等。④以白蜜、鸡子白、白羊乳、麻油、白蜡、猪脂面脂等为基质调药外敷。

2. 医案

(1)陈彤云医案

选自:《世中联名老中医典型医案》

摘要:3 年前北戴河旅游,日晒后面部起淡黄色斑片,近 5 个月面积逐渐增大,颜色逐渐加深;曾间断外用"0.025%维生素 A 酸霜",效果不显;患者性情急躁,周身乏力,纳差;月经时有后错,大便溏。

医生:陈彤云

姓名:冯某

性别:女

就诊时间:2008-10-28

节气:霜降后第 5 天

主诉:面部色斑三年余,加重 5 个月。

现病史:3 年前北戴河旅游,日晒后面部起淡黄色斑片,近 5 个月面积逐渐增大,颜色逐渐加深;曾间断外用"0.025%维生素 A 酸霜",效果不显;患者性情急躁,周身乏力,纳差;月经时有后错,大便溏。

刻诊:双颧部可见黄褐色斑片,界限清楚,无浸润,破溃。

既往史:否认慢性病史及传染病史。

舌质:红

舌苔:苔白腻

脉象:脉滑

辨证分析:患者由于肝郁脾虚,导致气血不能上荣于面而致本病。肝郁气机不畅,则可见性情急躁,脾虚,四肢肌肉失养,则可见周身乏力,运化失职则可见纳差,大便溏;化生无源则可见月经后错。

中医诊断:黧黑斑

西医诊断:黄褐斑

中医证候:肝郁脾虚证

治则治法:舒肝健脾,活血消斑

方名:逍遥散

方剂组成:柴胡 10g,当归 10g,川芎 10g,白芍 10g,红花 10g,丹皮 10g,栀子 10g,白术 10g,茯苓 10g,山药 10g,青皮 6g,橘叶 10g。

用法:14 剂,每日 1 剂,水煎服。

医嘱:避光,调情志,慎起居。

【二诊】

就诊时间:2008-11-11

舌质:红

舌苔:苔白腻

辨证分析:肝郁脾虚证得以缓解。

中医诊断:黧黑斑

西医诊断:黄褐斑

中医证候:肝郁脾虚证

治则治法:舒肝健脾,活血消斑。

方名:逍遥散

方剂组成:柴胡 10g,当归 10g,川芎 10g,白芍 10g,红花 10g,丹皮 10g,薏米 30g,白术 10g,茯苓 10g,山药 10g,砂仁 5g,橘叶 10g。

用法:14 剂,每日 1 剂,水煎服。

医嘱:避光,调情志,慎起居。

预后:显效,明显改善。

按:本例患者由于肝郁脾虚,导致气血不能上荣于面而致本病。肝郁气机不畅,则可见性情急躁,脾虚,四肢肌肉失养。

（2）郭振球医案

选自：《世中联名老中医典型医案》

摘要：本案标题是补血活血疏风通络治疗黄褐斑。患者吴某于 2008 年 12 月 6 日初诊。主诉两颊黄褐色斑块一年；伴有脱发，月经量少，夹有血块，大便秘结，中医诊断为黧黑斑，西医诊断为黄褐斑，经以补血活血疏风通络治疗，结果有效。

医生：郭振球

姓名：吴某

性别：女

就诊时间：2008-12-06

节气：大雪前第 1 天

主诉：两颊黄褐色斑块一年。

现病史：患者无明显原因双面颊出现黄褐色斑块，逐渐加重，经予服中药治疗疗效不显。为进一步治疗，前来就诊。

刻诊：双面颊黄褐色斑块，成片成块，触之凸起碍手，伴有脱发，月经量少，夹有血块，大便秘结，甚者大便 7 日一行，夜寐不安，多盖被子则身痒。舌暗红，苔薄白，脉细弱。

既往史：无

舌质：暗红

舌苔：薄白

脉象：细弱

辨证分析：患者年及四十，"阳明脉衰"，平素不善养护，而致阴血不足。阴血不足，则见月经量少，夜寐不安；津枯不润，则见大便秘结，甚者大便 7 日一行；脉道涩滞，而致血瘀，沉积于面部，则见双面颊黄褐色斑块，成片成块，触之凸起碍手；"发为血之余"，血虚不能养发，则见脱发；血虚生风，则见皮肤瘙痒，容易过敏。舌脉均为血虚有瘀之象。

中医诊断：黧黑斑

西医诊断：黄褐斑

中医证候：血虚夹瘀

治则治法：补血活血，疏风通络

方名：四物汤，自拟方

方剂组成：熟地 15g，当归 15g，白芍 15g，川芎 5g，丹参 15g，鸡血藤 15g，蝉蜕 5g，白菊 10g，白芷 5g，合欢花 10g，酒大黄 5g，仙茅 10g。

用法：14 剂，每日 1 剂，水煎服。

医嘱：宜防晒，调情志。

【二诊】

就诊时间：2008-12-20

舌质：淡红

舌苔：转薄黄

辨证分析：服药后养血活血，血虚血瘀较前缓解，故见服药后黄褐斑淡化较多，脱发较前缓解，大便稍可。舌脉亦有好转之象。

中医诊断：黧黑斑

中医证候:血虚夹瘀

治则治法:补血活血,解毒化浊

方剂组成:生地 15g,当归 15g,白芍 15g,川芎 6g,佩兰 10g,银花 10g,连翘 15g,白芷 5g,薄荷 10g,酒大黄 3g。

医嘱:宜防晒,调情志。

预后:显效,明显改善。

按:黄褐斑俗称肝斑,属于中医学"黧黑斑""黧黑鼾黯"范畴。皮损为面部对称性黄褐色斑片。多因肾阴不足,水衰火旺,肾水不能上承;或因肝郁气结,郁久化热,灼伤阴血而发病。而本案症兼见脱发,月经量少,夹有血块,大便秘结,甚者大便 7 日一行,夜寐不安,故血虚是为本病之本。一诊中血虚血瘀较重,郭老选用养血活血之四物汤加用疏风通络之蝉蜕、白菊等;他指出加用合欢花取其调畅情志解郁之作用;一来安神,二来疏肝。因肝主藏血,疏肝利于化瘀,一药两用,用药巧妙而事半功倍,故效果显著。值得学习的是对于七日一行的严重便秘,郭老用酒大黄而非生大黄,是取其缓下之功,而防生大黄的烈性劫阴;二诊中针对身痒加用了净化血液之佩兰,芳香化浊之银花、连翘而致身痒;三诊中加用制首乌、紫桑椹、冬桑叶等养阴善后,终获全功。

【三诊】

就诊时间:2009-02-28

舌质:舌尖淡红

舌苔:薄黄

辨证分析:诸症皆有好转,守方治疗。

中医诊断:黧黑斑

中医证候:血虚夹瘀

治则治法:养阴活血,疏风解毒。

方剂组成:制首乌 10g,紫桑椹 15g,冬桑叶 10g,细生地 15g,白芍药 15g,连翘 10g,荆芥 10g,栀皮 5g,鸡血藤 10g。

医嘱:宜防晒,调情志。

预后:显效,明显改善。

(3)高体三医案

选自:《世中联名老中医典型医案》

摘要:本案是运用疏肝理脾行气活瘀治疗黧黑斑。患者关某于 2009 年 5 月 15 日初诊。主诉面部黄褐斑 20 余年,伴月经量少,中医诊断为黧黑斑(肝脾不和),西医诊断为黄褐斑,经以疏肝理脾、行气活瘀法治疗,结果痊愈。

医生:高体三

姓名:关某

性别:女

就诊时间:2009-05-15

节气:小满前第 6 天

主诉:面部黄褐斑 20 余年,伴月经量少。

现病史:因化妆品使用不当,日晒后颧骨及眉骨附近出现片状红斑,皮肤受损呈瘢痕状,多方医治无效故来诊。

刻诊:颧骨部片状色斑,平素急躁易怒,小便黄,食欲尚可,大便调,食辛辣食物后易上火。

既往史:2006年诊断为子宫肌瘤。

舌质:暗红

舌苔:白

脉象:弦缓

辨证分析:肝脾不和,气滞血瘀,肝木郁滞,土不培木,气机郁滞,血行不畅。

中医诊断:黧黑斑

西医诊断:黄褐斑

中医证候:肝脾不和

治则治法:疏肝理脾,行气活瘀

方名:温经汤

方剂组成:当归15g,赤白芍各15g,桂枝15g,吴茱萸6g,川芎20g,干姜6g,党参10g,炙甘草6g,阿胶10g,丹皮15g,生地20g,麦冬10g,炙麻黄6g,附子3g,细辛5g,竹叶15g,白芷10g,茯苓20g,白僵蚕10g,白蒺藜15g,白附子10g,白及10g。

用法:6剂,每日1剂,水煎服。

医嘱:忌辛辣,畅情志。

【二诊】

就诊时间:2009-05-22

舌质:暗红

舌苔:薄黄

辨证分析:肝脾不和,气滞血瘀,肝木郁滞,土不培木,气机郁滞,血行不畅。

中医诊断:黧黑斑

西医诊断:黄褐斑

中医证候:肝脾不和

治则治法:疏肝理脾,行气活瘀

方名:温经汤

方剂组成:当归15g,赤白芍各15g,桂枝15g,吴茱萸6g,川芎20g,干姜6g,党参10g,炙甘草6g,阿胶10g,丹皮15g,生地20g,麦冬10g,炙麻黄6g,附子3g,细辛5g,竹叶15g,白芷10g,茯苓20g,白僵蚕10g,白蒺藜15g,白附子10g,白及10g,柴胡15g,黄芩12g。

用法:6剂,每天1剂,水煎服。

医嘱:忌辛辣,畅情志。

预后:有效,改善。

【三诊】

就诊时间:2009-06-05

舌质:红

舌苔:薄黄

辨证分析:肝脾不和,气滞血瘀,肝木郁滞,土不培木,气机郁滞,血行不畅。

中医诊断:黧黑斑

西医诊断:黄褐斑

中医证候:肝脾不和

治则治法:疏肝理脾,行气活瘀

方名:温经汤

方剂组成:当归15g,赤白芍各15g,桂枝15g,吴茱萸6g,川芎20g,干姜10g,党参10g,炙甘草6g,阿胶10g,丹皮15g,生地20g,麦冬10g,炙麻黄6g,附子6g,细辛5g,竹叶15g,白芷10g,茯苓20g,白僵蚕10g,白蒺藜15g,白附子10g,白及10g,柴胡15g,黄芩12g,黄连15g。

用法:6剂,每日1剂,水煎服。

医嘱:忌辛辣,畅情志。

预后:有效,改善。

【四诊】

就诊时间:2009-06-12

舌质:红

舌苔:薄黄

辨证分析:肝脾不和,气滞血瘀,肝木郁滞,土不培木,气机郁滞,血行不畅。

中医诊断:鼾黑斑

西医诊断:黄褐斑

中医证候:肝脾不和

治则治法:疏肝理脾,行气活瘀

方名:温经汤

方剂组成:当归15g,赤白芍各15g,桂枝15g,吴茱萸6g,川芎20g,干姜10g,党参10g,炙甘草6g,阿胶10g,丹皮15g,生地20g,麦冬10g,炙麻黄6g,附子6g,细辛5g,竹叶15g,白芷10g,茯苓20g,白僵蚕10g,白蒺藜15g,白附子10g,白及10g,柴胡15g,黄芩12g,鳖甲15g。

用法:6剂,每日1剂,水煎服。

医嘱:忌辛辣,畅情志。

预后:有效,改善。

【五诊】

就诊时间:2009-06-19

舌质:暗

舌苔:薄黄

辨证分析:肝脾不和,气滞血瘀,肝木郁滞,土不培木,气机郁滞,血行不畅。

中医诊断:鼾黑斑

西医诊断:黄褐斑

中医证候:肝脾不和

治则治法:疏肝理脾,行气活瘀

方名:温经汤

方剂组成:当归15g,赤白芍各15g,桂枝15g,吴茱萸6g,川芎20g,干姜15g,党参10g,炙甘草6g,阿胶10g,丹皮15g,生地20g,麦冬10g,炙麻黄6g,附子6g,细辛5g,竹叶15g,白芷10g,茯苓20g,白僵蚕10g,白蒺藜15g,白附子10g,白及10g,柴胡15g,黄芩12g,鳖甲15g。

用法:6剂,每日1剂,水煎服。

医嘱:忌辛辣,畅情志。

预后:显效,明显改善。

【六诊】

就诊时间:2009-06-26

舌质:红

舌苔:黄

辨证分析:肝脾不和,气滞血瘀,肝木郁滞,土不培木,气机郁滞,血行不畅。

中医诊断:黧黑斑

西医诊断:黄褐斑

中医证候:肝脾不和

治则治法:疏肝理脾,行气活瘀。

方剂组成:当归15g,赤白芍各15g,桂枝15g,吴茱萸6g,川芎20g,干姜15g,党参10g,炙甘草6g,阿胶10g,丹皮15g,生地20g,麦冬10g,炙麻黄6g,附子9g,细辛5g,竹叶15g,白芷10g,茯苓20g,白僵蚕10g,白蒺藜15g,白附子10g,白及10g,柴胡15g,黄芩12g,鳖甲15g。

医嘱:避免日晒,不滥用化妆品。

注意劳逸结合,避免长期、过度的精神紧张。

预后:显效,明显改善。

按:黄褐斑多由情志抑郁,渐伤肝脾,肝郁化火,脾虚不能生化精微,以致血弱不华,火燥结滞淤于面部。女人以气血为本,气机通利,血气通达,则不瘀。本案患者因情志因素致肝失条达,气机郁结,郁久化火,灼伤阴血,血行不畅,可导致颜面气血失和;加之脾气虚弱,运化失健,不能化生精微,则气血不能润泽于颜面;同时肾阳不足,肾精亏虚等原因均可导致脏腑功能紊乱,气机紊乱,气血失和,气血郁结,不营荣于面,面部失去气血荣润,浊气停留,化热瘀滞,积郁面部,则褐斑形成。治以疏肝理脾,行气活瘀。方选温经汤为主方,取其具有温补肝脾,气血双补,行瘀活血之功。配麻黄附子细辛汤取其温散之力,温经、散寒、活血。同时配以七白散以养血活血、润白肌肤。如此以内养外,使肝脾调和,而达到祛斑之功。

(4)欧阳恒医案

选自:《世中联名老中医典型医案》

摘要:患者诉2年前颜面部出现黄褐色斑,无痒痛,日晒后加重。自己购买"祛斑霜"等外擦,无明显好转。自觉经前斑色加深。平日性格内向,忧郁寡断,烦躁易怒,月经不调,纳谷不香,经前乳房胀痛。有子宫肌瘤史、慢性胃炎史。专科检查:两颧部可见黄褐色斑片,境界不清,表面光洁无鳞屑。舌质黯红,苔白,脉弦。

医生:欧阳恒

姓名:王某

性别:女

就诊时间:1995-04-07

节气:谷雨前第14天

主诉:颜面部黄褐色斑片2年。

现病史:患者诉2年前颜面部出现黄褐色斑,无痒痛,日晒后加重。自己购买"祛斑霜"等外擦,无明显好转。自觉经前斑色加深。

刻诊:平日性格内向,忧郁寡断,烦躁易怒,月经不调,纳谷不香,经前乳房胀痛。

既往史:子宫肌瘤史、慢性胃炎史。

婚育史:13 岁月经初潮,平素月经周期 28 天,行经 3～6 天。末次月经 1995 年 03 月 29 日。月经量中,色黯红,月经不调。28 岁结婚,配偶体健。

体温:37.2℃

血压:120/70mmHg

呼吸:21 次/分钟

舌质:黯红

舌苔:白

脉象:弦

专科检查:两颧部可见黄褐色斑片,境界不清,表面光洁无鳞屑。

辨证分析:《外科证治全书·面部证治·面尘》中谓:"面尘面色如尘垢,日久煤黑,形枯不泽,或起大小黑斑,与皮肤向平。"本病患者平日性格内向,忧郁寡断,烦躁易怒,多由肝气郁结,忧思抑郁,肝失条达,郁久化热,灼伤阴血,致颜面失和而发病。肝气郁结,冲任气血不畅,故月经不调,肝经不利,故乳房胀痛,肝火乘脾,脾气受伐,故纳谷不香,脉象弦均为肝郁气滞表现。"气行则血行","血为气之母",故治疗上在治气的同时,还应兼顾气与血的关系,治以"疏肝解郁、活血润燥",丹栀逍遥散方中加益母草活血调经,选用白芷、白芍、白术、白僵蚕、白及"以色治色"。

中医诊断:黧黑斑

西医诊断:黄褐斑

中医证候:肝郁气滞血燥

治则治法:疏肝解郁,活血润燥

方名:丹栀逍遥散

方剂组成:柴胡 10g,白芍 10g,当归 30g,茯苓 15g,甘草 5g,栀子 10g,丹参 30g,香附 10g,益母草 15g,白芷 10g,白僵蚕 10g,白及 10g,牡丹皮 10g,白术 10g。

用法:14 剂,每日 1 剂,水煎服。

其他:外用:二白药膏外擦。

医嘱:嘱患者应顺应七情,忌忧思恼怒。加强营养,多食蔬菜水果,补充维生素 C,忌食辛辣、油腻之品。忌滥用化妆品类外擦,应避免日光暴晒。

【二诊】

就诊时间:1995-04-21

舌质:黯红

舌苔:白

辨证分析:一诊症状明显减轻,辨证仍属肝郁气滞血燥,按前方再服 1 个月。

中医诊断:黧黑斑

西医诊断:黄褐斑

中医证候:肝郁气滞血燥

治则治法:疏肝解郁,活血润燥

方剂组成:柴胡 10g,白芍 10g,当归 30g,茯苓 15g,甘草 5g,栀子 10g,丹参 30g,香附 10g,益母草 15g,白芷 10g,白僵蚕 10g,白及 10g,牡丹皮 10g,白术 10g。

用法:30 剂,每日 1 剂,水煎服。

其他:二白药膏外擦。

医嘱:嘱患者应顺应七情,忌忧思恼怒。加强营养,多食蔬菜水果,补充维生素 C,忌食辛辣、油腻之品。忌滥用化妆品类外擦,应避免日光暴晒。

预后:有效,改善。

【三诊】

就诊时间:1995-05-25

舌质:黯红

舌苔:薄白

辨证分析:患者颜面色素斑明显变淡,但心烦,经前乳房胀痛,仍属肝郁气滞血燥,守方治疗。方药采用蜜制成丸,加强润肺滋养作用。

中医诊断:黧黑斑

西医诊断:黄褐斑

中医证候:肝郁气滞血燥

治则治法:疏肝解郁,活血润燥

方名:丹栀逍遥散

方剂组成:柴胡 10g,白芍 10g,当归 30g,茯苓 15g,甘草 5g,栀子 10g,丹参 30g,香附 10g,益母草 15g,白芷 10g,白僵蚕 10g,白及 10g,牡丹皮 10g,白术 10g,守方制备成蜜丸,每丸重 10g,每天 2 次,备足 3 个月。

其他:二白药膏外擦。

医嘱:嘱患者应顺应七情,忌忧思恼怒。加强营养,多食蔬菜水果,补充维生素 C,忌食辛辣、油腻之品。忌滥用化妆品类外擦,应避免日光暴晒。

预后:显效,明显改善。

【四诊】

就诊时间:1995-10-10

舌质:淡红

舌苔:薄白

辨证分析:患者病情已愈,无须用药。

中医诊断:黧黑斑

西医诊断:黄褐斑

中医证候:肝郁气滞血燥

其他:龟鹿二仙膏调理,外用二白药膏。

医嘱:嘱患者应顺应七情,忌忧思恼怒。加强营养,多食蔬菜水果,补充维生素 C,忌食辛辣、油腻之品。忌滥用化妆品类外擦,应避免日光暴晒。

预后:痊愈,消失。

按:①《外科大成》:"黧黑斑多生女子之面,由血若不华,火燥结成,疑事不决所致。"欧老认为本病多因肝火郁热,灼伤阴血,颜面气血失和而成。

②根据欧老"以色治色法"理论,白色为肺之本色,肺本为金,肾主水,主色为黑色,"金水相生",在辨证论治的基础上选用白色药物,治疗皮肤黑色素加深疾病,多获临床佳效。常用药物如白术、白芷、白及、白蔹、白蒺藜、白僵蚕、白附子、白丁香类白色药物,都有美白肌肤的功效。

第三节 黑变病

Riehl 于 1917 年首次报道本病,因发现于战争年代,推测是由于战争环境下长期食用低劣质食品造成,故亦称为战争黑变病(war melanosis)。此外,患者通常有使用粗制化妆品史等,故本病又可能是一种光敏性炎症反应,与化妆品中的某些组分及营养因素有关。

本病可发于任何年龄,多见于中年以后的妇女,日晒后加剧,病程缓慢,皮损对称分布,中医文献中的"黧黑黯"与本病有近似之处。如清·《医宗金鉴·外科心法要诀·黧黑奸黯》曰:"初起色如尘垢,日久黑似煤形,枯暗不泽,大小不一,小者如粟粒赤豆,大者似莲子、芡实,或长,或斜,或圆,与皮肤相平。"根据辨证论治的原则,用中医中药治疗本病,可收到一定的效果。

一、病因病机

1. **肝郁气滞** 凡肝气郁结,情志不遂,则气机紊乱,血弱失华,气血不能荣润肌肤,则变生黑斑。

2. **命火虚衰** 凡房事过度,纵情恣欲,惊恐伤肾,或先天禀赋不足者,均可损及命门真阳。阳虚则水无所制,肾之本色显露于外;或命火不足,虚阳上浮,亦可出现黑变病。

3. **肾阴不足** 凡禀赋素若,房劳过度,损伤肾精,或热病伤灼真阴,则水亏火滞,外发为黑斑。故明·《外科正宗·卷四》曰:"水亏不能制火,血弱不能华肉,以致火燥结成黑斑,色枯不泽。"

二、临床表现

本病任何年龄均可发生,以中年女性多见,皮损以面、颈,特别是额、颞、颧部、耳后、颈的两侧和其他暴露部位最明显,口周与下颏部常不被侵犯,不累及黏膜,被覆部位偶可见色素沉着,但仅见于摩擦部位,如腋前线和脐部。损害初为局限在毛孔周围淡褐色至紫褐色斑,排列呈网点状,以后逐渐融合成大小不一的斑片,上覆微细的粉状鳞屑,呈特征性粉尘样外观。可伴有毛囊性角化过度。数年以后,上述皮损逐渐消退而被轻微凹陷的皮肤萎缩取代(图 14-3)。

三、诊断依据

1. **典型的症状** 在毛孔周围淡褐色至紫褐色斑,排列呈网点状,以后逐渐融合成大小不一的斑片,上覆微细的粉状鳞屑,呈特征性粉尘样外观。可伴有毛囊性角化过度。

2. **皮肤病理表现** 组织病理示基底层液化变性、真皮血管周围炎细胞浸润,噬黑素细胞内外有大量黑素颗粒。后期表皮常正常,炎症浸润消失。

3. **其他** 排除其他色素类疾病,方可诊断为黑变病。

四、鉴别诊断

1. **黧黑斑病** 面部为淡褐色至深褐色、淡黑色斑片,大小不等,形状各异,孤立散在或融合成片,边缘较明显,一般多呈蝴蝶状。无自觉症状,慢性经过。

2. 雀斑 浅褐或暗褐色斑点,较小,分布散在而不融合,常在儿童期发病,青少年女性多见,有家族史,夏季明显,冬季变淡或消失。

3. 太田痣 淡青色、深蓝色或蓝黑色斑片,大多为单侧性分布,患者的结膜、巩膜可呈青蓝色,多自幼发病,易于鉴别。

4. 颧部褐青色痣 蓝棕色斑片,直径1～5mm,圆形或不规则形,境界清楚。数个至数十个,通常为10～20个。对称分布于颧部、鼻侧、眼眶、前额等处,以30—40岁女性多见,黏膜不受累。

五、中医特色治疗

1. 内治法

(1)辨证论治

①肝郁气滞型

证候:黑色或黑褐色斑片,分布于前额、耳后、颜面、四肢等处;伴有胸胁满闷,烦躁易怒;舌红苔薄白,脉象弦滑。

治法:疏肝理气,活血消斑。

方药:逍遥散加减。食少纳差者,加神曲、陈皮;胸满胁痛者,加青皮、橘叶。

②命火虚衰证

证候:灰黑色斑片,分布于颜面、颈周、脐周、腰腹、腋下等处,皮损境界不清;伴有面色晦暗,恶寒肢冷,神情委顿,完谷不化,小溲清长;舌淡而胖,尺脉细弱。

治法:温肾助阳,引火归源法。

方药:金匮肾气丸或右归丸加减。伴虚冷便秘者,加肉苁蓉、巴戟天;腹冷喜按者,加煨姜、草蔻、肉蔻;伴阳虚水泛者,用真武汤加减。

③肾水不足证

证候:黑色或黑褐色斑片,分布于前额、颈侧、手背、前臂、脐部等处;伴眩晕耳鸣,失眠健忘,腰膝酸软,遗精早泄,五心烦热;舌红少苔,脉象细数。

治法:滋阴补肾,降火清斑法。

方药:六味地黄丸加减。伴阴虚火旺者,方选知柏地黄丸或大补阴丸加减。妇人经血不调者,加鸡血藤、丹参;夜寐不安者,加枣仁、夜交藤、合欢皮。

(2)中成药

①红花逍遥颗粒。用于肝气不舒所致的胸胁胀痛、颜面部黑斑。

②复方木尼孜其颗粒。用于内分泌紊乱引起的月经不调、痛经、颜面部黑斑。

2. 外治法

(1)可外涂玉磐散或外用玉容肥皂。

(2)云茯苓粉涂擦患处,每日2次。

(3)四白灭痕散:白芷、生白附子、白僵蚕、密陀僧各等份,研细末,每次用10g,清水调敷患处,每晚临睡前敷一次。

3. 单验方

(1)生牡蛎500g,研末蜜丸,每重10g,日服2丸。

（2）生半夏研细 10g，米醋调敷患处。

（3）白僵蚕 10g，研细水调，外涂患处。

4. 其他疗法

（1）针刺疗法

①肝郁气滞证。选取太冲、足三里、行间、丰隆、肝俞等穴，每次选用 2～4 穴，用泻法，留针 15～20 分钟。

②命火虚衰证。选取气海、关元、三阴交、肾俞、命门等穴，每次选用 2～3 穴，用补法，留针 15～20 分钟，必要时加艾灸。

③肾水不足证。选取肾俞、阴陵泉、绝骨、三阴交、太溪、血海等穴，每次选用 2～4 穴，用泻法，留针 15～20 分钟。

（2）耳针疗法

①肝郁气滞证。选取内分泌、肝、胆、面等区域。单耳埋针，双耳交替，每周 1 次。

②命火虚衰证。选取肾、内分泌、肾上腺、面颊、交感等区域。单耳埋针，双耳交替，每周 1 次。

③肾水不足证。选取内分泌、肾、面颊等区域。单耳埋针，双耳交替，每周 1 次。

六、西医治疗

避免接触可疑致敏物，减少日光照晒，补充维生素 A、B 族维生素和维生素 P，外用褪色剂，维 A 酸霜或酌情使用糖皮质激素。

七、预防与护理

1. 加强皮肤护理，避免日光暴晒。

2. 不滥用外用药物，避免引起刺激性皮炎。

3. 保持心情舒畅，坚持治疗。

八、经验体会及医案

医案 闫雨荷，吴小红．温阳活血化水法治疗面部 Riehl 黑变病临证心得[J]．北京中医药，2016，35(08)：762-764．

患者，女，28 岁，2013 年 2 月 21 日初诊。患者半年前无明显诱因面部出现灰黑色色素沉着，逐渐加重，扩展至全面部及颈项部，无痒痛等自觉症状，外院考虑为"黑变病"，中西医治疗无明显疗效。伴四末不温，月经稀少，时双下肢水肿。饮食、睡眠及大小便均可。舌淡红苔白，脉沉细。皮肤科情况：面颈部弥漫性灰褐色色素沉着斑，色如煤烟，深浅不一。西医诊断：Riehl 黑变病。中医诊断：黧黑斑。辨证：水亏不能涵木，兼脾虚肝郁，痰湿瘀血阻络证。治则：滋肾健脾疏肝，温阳活血利水。处方：金匮肾气丸合四君子汤加减，方药组成：生地 15g，熟地 15g，山药 15g，茯苓 10g，泽泻 10g，丹皮 10g，枸杞子 10g，女贞子 10g，青蒿 10g，党参 10g，白术 10g，炙甘草 10g，丹参 15g，益母草 15g，赤芍 15g，桂枝 10g，黑附子 6g。14 剂，水煎服。同时口服维生素 C 200mg，每日 3 次。

2013 年 3 月 23 日二诊：患者面部灰褐色斑片部分散开，颜色明显变淡，口干，饮食及大小便均可，睡眠不安；舌淡红苔薄白，脉沉细。上方加柴胡 10g，珍珠母 15g。30 剂。

2013年4月25日三诊,患者面部灰褐色斑片大部分消退,额头、两颊及下颌少量淡褐色斑片,口苦,饮食及大小便均可,睡眠多梦,月经已至,量少色淡,淋漓不尽;舌淡红苔薄白,脉沉细。病情基本痊愈。在二诊方基础上调整如下:生地15g,熟地15g,山药15g,茯苓10g,泽泻10g,丹皮10g,枸杞子10g,女贞子10g,青蒿10g,仙茅10g,山茱萸10g,仙灵脾10g,当归10g,赤芍10g,白芍10g,栀子6g,麻黄10g,杏仁9g,薏苡仁30g。30剂,水煎服。半年后电话随访,患者诉停药后病情稳定,未复发。

按:患者为青年女性,慢性病程,半年来多方诊治,治疗多以柴胡疏肝散合六味地黄汤加减治疗,效果不明显。仔细辨证,患者除肝脾肾亏,亦有阳虚水泛证候。肾气亏虚,蒸腾气化无力,气不化津,水湿痰浊易于蒙蔽清窍,则面若蒙尘;三焦水道失畅,则时有水泛肢肿。提示既往治疗忽视了阳虚水泛证候,故疗效不明显。将治则调整为滋肾健脾疏肝,兼温阳活血利水,以金匮肾气丸合四君子汤温肾健脾,用丹参、益母草、赤芍等活血养肝的同时,以青蒿、茯苓、泽泻利湿,桂枝、附子等振奋阳气,则水湿得化,如同太阳一升,阴霾之气皆散。再选党参、白术、薏苡仁、炙甘草等,镇守中焦,健脾利湿,防止水湿之气再涨。二诊时病情明显好转,继以温肾健脾利水兼疏肝活血为法,加柴胡引药上行,珍珠母镇静安神助眠。三诊时患者面部色斑基本消退,出现口苦、多梦、月经淋漓不尽等肝郁化火表现,中药以温肾健脾清肝,兼宣肺活血化水为法,去丹参、益母草、桂枝、附子等,酌加栀子清肝火,加山茱萸、仙茅、仙灵脾、枸杞子、女贞子等补肾益精,加当归、白芍等养肝,加麻黄、杏仁、薏苡仁、茯苓、白术、泽泻、青蒿等宣肺利水,健脾祛湿。继续巩固治疗。

第15章　毛发类疾病

第一节　雄激素性脱发

雄激素源性脱发又称"男性型脱发"或"早秃"，曾称为"脂溢性脱发"。中医称之为"发蛀脱发""蛀发癣"，临床上男女均可发病，但以20～30岁的男性较为多见。根据相关文献报道，在我国，男性患病率约为21.3%，女性患病率约为6.0%。该病多表现为头发油腻、多屑、有明显瘙痒感，额颞区及顶部渐进性脱发，继而形成高额，而枕区较少受累。雄激素源性脱发虽不影响身体健康，但却严重影响患者的心理健康和生活质量，如能及早诊治则可明显延缓脱发进展，改善患者的生活质量。

在清代以前，对本病论述不多，直到公元1740年王洪绪《外科证治全生集》始有蛀发癣病名的出现。嗣后清·《外科证治全书》才对其病因、症状和治疗做了比较系统而简要的叙述。《外科证治全书·蛀发癣》说："头上渐生秃斑，久则运开，干枯作痒。"

一、病因病机

1. **血热风燥**　血热太过，导致风胜则燥，进而耗伤阴血。阴血不能上潮巅顶，营养毛发，毛根干涸，故发焦脱落。正如金·《儒门事亲·目疾头风出血最急说八》所说："肝者木也，火多水少，木反不荣，火至于顶，炎上之甚。"

2. **脾胃湿热**　脾胃为后天之本，主运化。若脾气虚弱，姿食甘肥，更易伤脾损胃，致使湿热伤蒸巅顶，侵蚀发根白浆，引起头发黏腻而脱落。

3. **肝肾不足**　肝藏血，发为血之余，其荣在发。久病不愈，耗伤肝肾之精，则发无生长之源，而致脱发。

二、临床表现

多累及男性，常在20－30岁发病。男性最初表现为前额两侧头发变为纤细而稀疏，并逐渐向头顶延伸，额部发际向后退缩，头顶头发也可脱落；随着秃发的缓慢进展，前额变高形成"高额"，进而与顶部秃发区域融合，严重者仅枕部及两颞保留少量头发，脱发处皮肤光滑，可见纤细毳毛生长。女性病情较轻，多表现为头顶部头发稀疏，但前额发际线并不上移。一般无自觉症状或有微痒（图15-1）。

三、诊断依据

头部突然出现圆形、椭圆形或不规则形的脱发区，脱发区皮肤光滑，边缘的头发松动，容易拔出，拔出的发根近端萎缩，呈上粗下细的"感叹号"样，一般无自觉症状。

四、鉴别诊断

1. **白屑风**　常有脱屑、剧痒，脱发多于额角开始，延及前头及颅顶部。
2. **肥疮**　多见于儿童，有肥疮的典型症状，头皮上有萎缩性瘢痕，其上常有残发。
3. **白秃疮**　不完全秃光，有断发、鳞屑及痂。
4. **梅毒性脱发**　脱发区境界部明显，头发未完全脱落而且高低不齐，状如虫蛇，脱发常见于鬓部及枕部。

五、中医特色治疗

1. 内治法

（1）辨证论治

①血热风燥证

证候：头发干枯，均匀而稀疏脱落，搔之则白屑飞扬，自觉头部烘热，头皮瘙痒；舌红苔淡黄，脉细数。

治法：凉血消风，润燥护发。

方药：凉血消风散加减。常用药物如：生地黄、当归、白蒺藜、荆芥、蝉衣、羌活、苦参、桑叶、杭白菊等。

②脾胃湿热证

证候：平素有喜食肥甘厚味习惯者居多，头发潮湿，出油甚多，鳞屑油腻，舌红苔黄腻；脉濡数。

治法：健脾祛湿，清热护发。

方药：萆薢渗湿汤加减。常用药物如：萆薢、白术、泽泻、猪苓、熟地黄、何首乌、赤石脂、川芎、山楂、茵陈、薏苡仁等。

③肝肾不足证

证候：病程更久，头发常常大片而均匀脱落，伴有面色苍白，肢冷畏寒，头晕，腰膝酸软；舌淡苔少，脉沉细无力。

治法：滋补肝肾。

方药：七宝美髯丹加减。常用药物如：黄芪、党参、茯苓、女贞子、旱莲草、枸杞子、熟地、当归、菟丝子、炙远志。

（2）中成药

①龙胆泻肝丸。适用于脾胃湿热证，每次 6g，每日三次。

②祛风换肌丸。适用于血热风燥证，每次 6g，每日三次。

③六味地黄丸。适用于肝肾不足证，每次 8g，每日二次。

2. 外治法

（1）中药透骨草有除湿活血的功效，煎水外洗患处可使药力直接作用于病灶局部。具体用法是透骨草加水煎煮后取汁,待温度适宜时外洗头发。

(2)消风生发酊:鲜侧柏叶 350g,丹参、桂枝各 100g,干姜、葱白各 160g,生半夏 80g,蛇床子 40g,明矾 10g,加入 75％乙醇 2500ml 中浸泡 21 天,外擦脱发处,每日两次。

(3)用四白生发搽剂:白芥子 250g,白及、白芷各 150g,白鲜皮、蔓荆子、侧柏叶、益母草、女贞子、生山楂、猪苓各 200g,透骨草、辛夷花各 100g,粗粉碎后,加入 75％医用乙醇 2000ml,浸泡 2 周后过滤药液外用。

(4)侧柏叶酊:侧柏叶 50g,骨碎补 30g,蜜炙黄芪 30g,细辛 15g,丁香 15g,红花 20g,当归 15g,上药用 75％酒精或白酒 2L 浸泡于 5L 的玻璃瓶中 2 周,用手指蘸取药液外搽患处(或可用带喷头的小瓶子扒开头发直接喷于脱发区),边涂擦边按摩头皮 2～3 分钟,每日 2～3 次。

3. 针灸疗法

(1)耳针:选穴:心、内分泌、皮质下、神门、肝、脾、肾。四周为 1 个疗程,每次治疗 5 天,休息 2 天。

(2)针灸:主穴选百会、四神聪、头维、生发穴(风池与风府连线的中点),皮脂溢出过多,配上星;失眠,配安眠或翳风。

六、西医治疗

1. 非那雄胺用于男性患者。非那雄胺可抑制Ⅱ型 5α-还原酶。抑制睾酮还原为 DHT。使血循环和头皮中的 DHT 浓度降低,从而使萎缩的毛发恢复生长。每日 1mg 口服可使头皮和血清中的 DHT 降低约 70％。用法:口服,每日 1mg,一般服药 3 个月后毛发脱落减少,6～9 个月头发开始生长。连续服用 1～2 年达到较好疗效;如需维持疗效,须较长时间的维持治疗。用药 1 年后有效率达 65％～90％,对前额部脱发的有效率低于顶枕部。推荐至少治疗 1 年或更长,如治疗 1 年后仍无明显疗效,则建议停药。该药一般耐受良好,不良反应发生率低且较轻。个别患者可出现性欲减退、阳痿及射精减少,多数在服药过程中上述症状逐渐消失,如中止治疗则上述不良反应可在数天或数周后消退。偶见射精异常、乳房触痛和(或)肿大、过敏反应和睾丸疼痛。服用非那雄胺的男性,精液中不含或含微量非那雄胺,与妊娠妇女性接触没有导致男性胎儿畸形的危险。患者口服非那雄胺可缩小前列腺体积,降低血清中前列腺特异抗原,中老年患者在筛查前列腺癌时应将(PSA)数值加倍。近年来,欧美有用较大剂量(2～3mg/日)非那雄胺治疗女性 AGA 成功的报道。

2. 螺内酯用于女性患者。可减少肾上腺产生睾酮。同时对 DHT 和雄激素受体结合有温和的抑制作用。用法为 40～200mg/日,能使部分患者的症状得到一定改善。主要不良反应为月经紊乱、性欲降低、乳房胀痛,建议疗程至少 1 年,治疗中需注意查血钾浓度。

3. 米诺地尔外用。米诺地尔是能够促进毛发生长的有效外用药物,具体机制不明。临床上有 2％和 5％两种浓度剂量,一般男性推荐使用 5％浓度,女性推荐 2％浓度。用法为每日 2 次,每次 1ml,涂抹于脱发区域头皮。在使用最初 1～2 个月会出现休止期毛发脱落增加的现象,之后再使用则脱发不明显,坚持使用 6 个月后观察治疗效果。若治疗效果好,应继续使用以维持疗效;如效果不佳,建议停药。平均见效时间为 6～9 个月,有效率可达 50％～85％。该药耐受较好,不良反应发生率低且症状较轻,个别用药患者可能出现多毛症、刺激性和过敏性皮炎等,停药后即可消退。如果出现局部反复瘙痒和皮肤发红的过敏症状时,可以尝试更换使用不含丙二醇的米诺地尔,即国际上推荐的泡沫制剂,以减少或杜绝过敏不良反应。

七、预防与护理

1. 忌食肥甘厚味、辛辣、鱼腥动风之品。
2. 局部保持清洁、干燥,防止继发感染。
3. 对反复发作者应除去诱发因素。

八、经验体会及医案

1. 裘沛然医案

选自:《世中联名老中医典型医案》

医生:裘沛然

科室:中医内科

姓名:金某

性别:女

节气:清明

主诉:脱发半年。

现病史:头顶部头发稀少可数,头皮显露,日渐加甚已达半年;并伴有口渴喜饮,头晕偶见,耳鸣目糊,腰酸不舒,精神欠佳;苔薄白,质稍红,脉弦细。

既往史:否认疾病史,否认特殊药物使用史。

个人史:生于原籍,长期居住上海,否认疫水接触史,饮食清淡。

过敏史:否认过敏史。

婚育史:已婚已育。

家族史:否认家族传染病及遗传病史。

舌质:稍红

舌苔:薄白

脉象:细脉,弦脉

辨证分析:肾精不足,虚火上炎,精枯火盛则毛发失养而落。

中医诊断:油风

西医诊断:脂溢性脱发

治则治法:滋肾泻火

方剂组成:炙龟甲 18g,鹿角粉 3g,枸杞子 9g,仙茅 15g,仙灵脾 12g,菟丝子 12g,补骨脂 15g,生甘草 6g,全当归 9g,川石斛 12g,大熟地 24g,生黄芪 15g,生白术 15g,青防风 9g。

用法:7 剂,日一剂,水煎。

【二诊】

就诊时间:1974-04-12

病情变化:头发逐渐长出,色泽日渐加深。

舌质:淡

舌苔:薄白

脉象:弦脉

辨证分析:初诊辨证正确,效不更方。

方剂组成:炙龟甲 18g,鹿角粉 3g,枸杞子 9g,仙茅 15g,仙灵脾 12g,菟丝子 12g,补骨脂 15g,生甘草 6g,全当归 9g,川石斛 12g,大熟地 24g,生黄芪 15g,生白术 15g,青防风 9g。

用法:7 剂,日一剂,水煎。

【三诊】

就诊时间:1974-05-12

病情变化:精神转佳,脱发现象稍改善。

舌质:红

舌苔:薄白

脉象:弦脉

辨证分析:初诊辨证正确,效不更方。

方剂组成:制首乌 9g,炙龟甲 18g,鹿角粉 3g,枸杞子 9g,仙茅 15g,仙灵脾 12g,菟丝子 12g,补骨脂 15g,生甘草 6g,全当归 9g,川石斛 12g,大熟地 24g,生黄芪 15g,生白术 15g,青防风 9g。

用法:14 剂,日一剂,水煎。

按:裘老以龟鹿二仙膏为主方,滋补肝肾,配当归、熟地黄、石斛以增强补肾养血润燥之力,结合仙茅、仙灵脾、菟丝子、补骨脂以从阳中求阴,后配玉屏风散以益气固表,调整机体的免疫力。由此可见治病必求于本,治标往往只能见到短暂的收获,而不能取得满意的疗效。

2. **禤国维医案**

选自:《世中联名老中医典型医案》

摘要:患者杜某,女,32 岁,发现头部脱发伴头皮油腻 1 个月,见额角、头顶头发易脱落、稀疏,头皮油腻,微痒,伴有心烦、口苦、纳可,眠差,小便调,大便偏干;舌红,苔黄腻,脉细数。诊其为发蛀脱发(脂溢性脱发),证属肾阴不足,相火过旺,上熏头面,治以滋阴降火,养发生发,以自拟脂溢性脱发方加减,治疗 4 次,患者共服药 65 剂,诸证改善,显效。

医生:禤国维

姓名:杜某

性别:女

就诊时间:2008-10-13

节气:霜降前第 10 天

主诉:发现头部脱发伴头皮油腻 1 个月。

现病史:缘患者 1 个月前发现额角、头顶头发易脱落,头皮油腻,微痒,伴有心烦、口苦,曾服维生素、中药治疗,效果欠佳。平素工作紧张,作息欠规律。

刻诊:额角、头顶头发易脱落,头皮油腻,微痒;伴有心烦、口苦;纳可,眠差,小便调,大便偏干。

既往史:无特殊。

婚育史:平素月经正常。

脉搏:额角、头顶头发脱落、稀疏,头皮油腻。

舌质:红

舌苔:黄腻

脉象:细数

辨证分析:患者平素工作紧张,作息欠规律,"阳气者烦劳则张",相火易于偏亢,灼伤阴液则表现为大便干,舌红脉细数;阴虚不能制阳,相火上熏头面则出现额角、头顶头发脱落,头皮油腻,瘙痒,心烦,口苦,眠差,苔黄腻。故辨为肾阴不足,相火过旺,上熏头面。

中医诊断:发蛀脱发

西医诊断:脂溢性脱发

中医证候:肾阴不足,相火过旺,上熏头面

治则治法:滋阴降火,养发生发

方名:脂溢性脱发方

方剂组成:松针15g,蒲公英20g,女贞子20g,丹参(后下)20g,蔓荆子15g,桑椹子20g,旱莲草15g,侧柏叶15g,生地15g,茯苓20g,桑白皮15g,牡蛎(先煎)30g,布渣叶15g,桑寄生15g,甘草10g。

用法:每日1剂,水煎服。

其他:滋阴祛脂口服液,口服;祛脂生发酊外用;茶菊脂溢性外洗液外用。

医嘱:①饮食禁忌:少食甜食、油腻、难消化的食物。②注意休息,避免过度紧张和熬夜。③保持皮肤清洁。

【二诊】

就诊时间:2008-10-20

舌质:红

舌苔:黄腻

辨证分析:前方滋阴降火,阴液得滋,故大便变通畅,相火得涵,故头面油腻、心烦、口苦诸证好转;头发脱落为相火上炎,毛发失荣。

中医诊断:发蛀脱发

西医诊断:脂溢性脱发

中医证候:肾阴不足,相火过旺,上熏头面

治则治法:滋阴降火,养发生发

方剂组成:松针15g,蒲公英20g,女贞子20g,丹参(后下)20g,蔓荆子15g,桑椹子20g,旱莲草15g,侧柏叶15g,生地15g,茯苓20g,桑白皮15g,首乌15g,布渣叶15g,桑寄生15g,甘草10g。

其他:滋阴祛脂口服液,口服;祛脂生发酊外用;茶菊脂溢性外洗液外用。

预后:有效,改善。

【三诊】

就诊时间:2008-11-03

舌质:红

舌苔:微黄腻

辨证分析:脱发减少,油腻减轻,无明显心烦口苦为肾阴得充,阴能制阳,相火敛降;少许新发长出为毛发得以濡养。

中医诊断:发蛀脱发

西医诊断:脂溢性脱发

中医证候:肾阴不足,相火过旺,上熏头面

治则治法:滋阴降火,养发生发

方剂组成:松针30g,蒲公英20g,女贞子20g,丹参(后下)20g,蔓荆子15g,桑椹子30g,旱莲草15g,侧柏叶15g,生地15g,茯苓20g,桑白皮15g,首乌20g,布渣叶15g,桑寄生15g,白蒺藜15g,甘草10g。

其他:滋阴祛脂口服液,口服;祛脂生发酊外用;茶菊脂溢性外洗液外用。

预后:有效,改善。

【四诊】

就诊时间:2008-12-03

舌质:红

舌苔:微黄腻

辨证分析:无明显脱发、新发长出、头发干爽为肾阴充足,相火敛降,毛发得荣之象。

中医诊断:发蛀脱发

西医诊断:脂溢性脱发

中医证候:肾阴不足,相火过旺,上熏头面

治则治法:滋阴降火,养发生发

方剂组成:松针30g,蒲公英20g,女贞子20g,丹参(后下)20g,蔓荆子15g,桑椹子30g,旱莲草15g,侧柏叶15g,生地15g,茯苓20g,桑白皮15g,首乌20g,布渣叶15g,桑寄生15g,白蒺藜15g,甘草10g。

其他:滋阴祛脂口服液,口服;祛脂生发酊外用;茶菊脂溢性外洗液外用。

预后:显效,明显改善。

按:传统中医学认为脂溢性脱发主要由于素体血热,复感风邪,郁阻毛窍,影响毛发生长;或因嗜食肥甘厚腻、烟酒、辛辣致脾胃运化失调,湿热内生,上蒸头面,侵蚀发根而致毛发脱落。禤老则认为素体禀赋不足,思虑过度,劳伤肝肾,相火上灼而致毛发失荣也是导致脂溢性脱发的一个重要原因,本案患者平素工作紧张,作息欠规律,内经云:"阳气者烦劳则张",故患者相火易于浮亢,灼伤阴液则表现为大便干,舌红脉细数;阴虚不能制阳,相火上熏头面则出现额角、头顶头发脱落,头皮油腻,瘙痒,心烦,口苦,眠差,苔黄腻等,证属肾阴不足,相火过旺,上熏头面。禤老用自拟脂溢性脱发方加减,方中用生地、女贞子、旱莲草、桑寄生滋阴、益肾、凉血,使肾阴得滋、相火得降,以治其本;牡蛎潜阳;桑白皮、蒲公英清泻肺热而凉血;丹参、侧柏叶活血祛瘀;蔓荆子、白蒺藜祛风止痒;布渣叶化湿祛脂;松针、桑椹子、首乌养发荣发;茯苓、甘草健脾助诸药运转,使阴阳平,血热淤滞除,故显效迅速。

3. 欧阳恒医案

选自:《世中联名老中医典型医案》

摘要:患者于2002年4月,无明显诱因出现头发脱落现象,每当梳理头发时则见脱发数根,开始未予注意,最近2天,脱发增多,遂来求治。就诊时患者诉失眠健忘,纳差,神疲乏力。查:神清,表情淡漠,形体消瘦。专科检查:头发较稀疏,发质根细枯槁,头顶部脱落甚为显著,呈围城状,皮色油光,可见较多头皮屑。舌质淡,少苔,脉沉细。

医生:欧阳恒

姓名:陆某

性别:男

就诊时间:2002-07-08

节气:小暑

主诉:脱发 3 个月,脱落根数日趋增多。

现病史:患者于 2002 年 4 月,无明显诱因出现头发脱落现象,每当梳理头发时则见脱发数根,开始未予注意,最近 2 天,脱发增多,遂来求治。

刻诊:失眠健忘,纳差,神疲乏力。

既往史:腰椎骨质增生史。

婚育史:26 岁结婚,育有一子,配偶及儿子均体健。

体温:36.6℃

血压:140/75mmHg

呼吸:21 次/分钟

舌质:淡

舌苔:少苔

脉象:沉细

专科检查:头发较稀疏,发质根细枯槁,头顶部脱落甚为显著,呈围城状,皮色油光,可见较多头皮屑。

辨证分析:《外科证治全书》:"蛀发癣,头上渐生秃斑,久则运开,干枯作痒,阴虚热盛,剃头时风邪袭入肌腠,博聚不散,血气不潮而成"。患者形体消瘦,属阴虚之体,阴虚血燥,营血无以营养毛发,血燥津亏,清窍失养,出现失眠健忘,纳差,神疲乏力。本案从阴血亏虚,阴虚血燥论治。方以祛风换肌散和滋阴除湿汤加减,两方合用,取名为滋阴养血汤,方中加虎杖、山楂以滋阴健脾,消食祛脂。

中医诊断:发蛀脱发

西医诊断:脂溢性脱发

中医证候:阴虚血燥

治则治法:滋阴润燥,养血和营

方名:祛风换肌散和滋阴除湿汤加减,滋阴养血汤

方剂组成:全当归 12g,胡麻仁 10g,苍术 10g,石菖蒲 8g,苦参 15g,天花粉 15g,川芎 10g,威灵仙 10g,羌活 10g,山楂 15g,虎杖 15g,黄芩 10g,赤芍 10g,生地 15g,泽泻 10g,甘草 6g。

用法:10 剂,每日 1 剂,水煎服。

医嘱:饮食清淡,忌过食甜食及肥甘之品。

【二诊】

就诊时间:2002-07-20

舌质:淡

舌苔:薄白

辨证分析:患者目前失眠健忘,神疲乏力,在原治疗基础上改汤药蜜制成丸,加强补脾益肾功效。

中医诊断:发蛀脱发

西医诊断:脂溢性脱发

中医证候:阴虚血燥

治则治法:滋阴润燥,养血和营

方名:祛风换肌散和滋服除湿汤加减,滋阴养血汤

方剂组成:全当归 12g,胡麻仁 10g,苍术 10g,石菖蒲 8g,苦参 15g,天花粉 15g,川芎 10g,威灵仙 10g,羌活 10g,山楂 15g,虎杖 15g,黄芩 10g,赤芍 10g,生地 15g,泽泻 10g,甘草 6g,处方改制成蜜丸,一日一粒,一天一次。

医嘱:注意休息,忌辛辣甜食之品。

预后:显效,明显改善。

4. 高体三医案

选自《世中联名老中医典型医案》

摘要:本案是活血化瘀疏肝理气治疗脱发。患者练某于 2009 年 8 月 28 日初诊。主诉脱发 5 年余。中医诊断为脱发,西医诊断为 脂溢性脱发,经以高老诊治治疗,结果基本治愈。

医生:高体三

姓名:练某

性别:男

就诊时间:2009-08-28

节气:处暑后第 5 天

主诉:脱发 5 年余。

现病史:脱发 5 年多,发病前无明显诱因出现毛发逐渐变稀,诊为脂溢性脱发,曾使用章光 101 等多种育发产品,效果不佳,头发依然渐稀。就诊时巅顶处毛发稀疏,自诉手抚摸头发即有脱落,头皮发痒。

刻诊:巅顶处毛发稀疏,自诉手及头部即脱落,头皮发痒,头部油脂分泌旺盛。

既往史:既往体健。

婚育史:已婚三年,育一。

舌质:暗,体胖大,有齿痕

舌苔:苔白

脉象:脉弦缓

辨证分析:患者头部发痒,头部油脂分泌,湿热上蒸,则毛孔堵塞,发根失养而脱。湿热为其外在表现。脾虚生湿,木郁化热,其本在肝脾;患者肾精不足,若肾精充足,则虽湿热蕴蒸,发也不至于脱落。如《内经·六节藏象论篇》云:"肾者主蛰,封藏之本,精之处也;其华在发,其充在骨,为阴中之少阴。通于冬气。";脱发日久,血虚日久必致瘀。

中医诊断:脱发

西医诊断:脂溢性脱发

中医证候:肝脾肾功能失调

治则治法:养血活血,温补三阴

方名:血府逐瘀汤,自拟方

方剂组成:川芎 30g,当归 15g,生地 15g,桃仁 10g,红花 10g,赤白芍各 15g,炙甘草 10g,枳壳 10g,桔梗 10g,柴胡 15g,怀牛膝 15g,炙麻黄 6g,附子 3g,细辛 3g,桂枝 15g,茯苓 30g,党参 15g,干姜 6g,首乌 20g,旱莲草 15g。

用法:6 剂,每日 1 剂,水煎服。

医嘱:慎食辛辣凉食;畅情志;勿过劳。

【二诊】

就诊时间:2009-09-04

舌质:淡,齿痕。

舌苔:苔白

辨证分析:药已中病,效不更方。加入健脾祛湿之品。

中医诊断:脱发

西医诊断:脂溢性脱发

中医证候:肝脾肾功能失调

治则治法:养血活血,温补三阴。

方剂组成:川芎30g,当归15g,生地15g,桃仁10g,红花10g,赤白芍各15g,炙甘草10g,枳壳10g,桔梗10g,柴胡15g,怀牛膝15g,炙麻黄6g,附子6g,细辛3g,桂枝15g,茯苓30g,党参15g,干姜6g,首乌20g,旱莲草15g,泽泻20g,白术10g,生姜30g。

用法:24剂,每日1剂,水煎服。

医嘱:慎食辛辣凉食;畅情志;勿过劳。

预后:有效,改善。

【三诊】

就诊时间:2009-10-13

舌质:暗,齿痕

舌苔:苔薄黄

辨证分析:加大温经通脉力度,加入滋阴清热之品。

中医诊断:脱发

西医诊断:脂溢性脱发

中医证候:肝脾肾功能失调

治则治法:养血活血,温补三阴

方名:血府逐瘀汤,自拟方

方剂组成:川芎30g,当归15g,生地15g,桃仁10g,红花10g,赤白芍各20g,炙甘草10g,枳壳10g,桔梗10g,柴胡15g,怀牛膝15g,炙麻黄10g,附子10g,细辛3g,桂枝20g,茯苓30g,党参15g,干姜15g,首乌20g,旱莲草20g,泽泻20g,白术10g,黄芩15g,生姜30g。

用法:12剂,每日1剂,水煎服。

医嘱:慎食辛辣凉食;畅情志;勿过劳。

预后:显效,明显改善。

【四诊】

就诊时间:2009-10-27

舌质:舌体胖大,齿痕,暗红

舌苔:苔腻微黄

辨证分析:患者手心热,加入清肝热止汗之品。

中医诊断:脱发

西医诊断:脂溢性脱发

中医证候:肝脾肾功能失调

治则治法：养血活血，温补三阴

方名：血府逐瘀汤，自拟方

方剂组成：川芎30g，当归15g，生地20g，桃仁10g，红花10g，赤白芍各20g，炙甘草10g，枳壳10g，桔梗10g，柴胡15g，怀牛膝15g，炙麻黄10g，附子10g，细辛3g，桂枝20g，茯苓30g，党参15g，干姜15g，首乌20g，旱莲草20g，泽泻20g，白术10g，黄芩15g，丹皮15g，生姜30g。

用法：6剂，每日1剂，水煎服。

医嘱：慎食辛辣凉食；畅情志；勿过劳。

预后：显效，明显改善。

按："脱发"一证多由饮食肥甘厚味，精神压力过大，病后体虚等原因导致发失血养而脱落。而本案辨证有三点应注意，一是患者头部发痒，头部油脂分泌，湿热上蒸，则毛孔堵塞，发根失养而脱。湿热为其外在表现。脾虚生湿，木郁化热，其本在肝脾；二是患者肾精不足，若肾精充足，则虽湿热蕴蒸，发也不至于脱落，如《内经·六节藏象论篇》云："肾者主蛰，封藏之本，精之处也；其华在发，其充在骨，为阴中之少阴。通于冬气"；三是患者脱发日久，血虚日久必致瘀，故治宜养血活血，温补三阴。方选血府逐瘀汤，方中柴胡、黄芩、当归、生地，疏肝清热，养血润燥。桃仁、赤芍、红花入肝逐瘀活血，有温经通脉之功。血不得气不走，气不得血不行，川芎为血分之气药；枳壳擅长理气疏肝，二味合用，协本方活瘀理气，共有调和肝脾作用。桔梗归入肺经，可载药上行；牛膝归经肝肾，可引药下达。党参、干姜、茯苓、甘草，健脾益气祛湿，以资气血生化之源，生血养发。加入麻黄、附子、细辛，以加强温经通络力度。何首乌、旱莲草，滋补肝肾，养血益精。二诊加入白术、泽泻，健脾祛湿。三诊附子、干姜、桂枝加量，加大温经通脉力度。加入黄芩滋阴清热。四诊患者手心热，加入清肝热止汗之品。诸药合用湿热得清，瘀滞得活，三阴得调，脱发自愈。

第二节　斑　秃

斑秃是一种T细胞介导的自身免疫相关性疾病，临床表现为良性非瘢痕性秃发，多无自觉症状，可发生于全身任何被毛部位，严重者可进展至全秃和普秃。流行病学研究表明该病是一种多基因病，是环境遗传易感性等多种因素相互作用的结果。

中医学称斑秃为"油风"或"鬼剃头"，并认为本病发生多与肝肾亏损、气血虚弱、气滞血瘀、风热风燥有关。早在《内经》中就有"肾之合骨也，其荣发"，"肾气衰，则发堕齿槁"之论；《诸病源候论》认为斑秃之病因乃"风邪在于头，有偏虚处，则发脱落"；《医林改错》则说"皮里肉外血瘀，阻塞血路，新血不能养发，故发脱落"并认为，无病脱发亦是血瘀；《外科正宗》中有"油风乃血虚不能随气荣养肌肤，故毛发根空，脱落成片"，认为阴血虚少，无以濡养肌肤毛发，引起供血失调，导致毛发脱落。《外科证治全书·头部证治》："油风，又名鬼剃，俗称落发。头发干枯，同片脱落，皮红光亮，痒甚，由血燥有风所致。发为血之余，肾主发，脾主血，发落宜补脾肾，故妇人产后，脾肾大虚多患之"提出斑秃多由脾肾虚弱所致。

一、病因病机

1. 过食辛辣炙煿、醇甘厚味，或情志抑郁化火，损阴耗血，血热生风，风热上窜巅顶，毛发失于阴血濡养而突然脱落。

2. 跌仆损伤,瘀血阻络,血不畅达,清窍失养,发脱不生。

3. 久病致气血两虚,肝肾不足,精不化血,血不养发,肌腠失润,发无生长之源,毛根空虚而发落成片。

二、临床表现

斑秃常在无任何征兆的情况下骤然发生。第一个脱发区可以生在人体的任何部位,但好发于头部。在头皮,或眉毛胡须等处。据估计,人群中斑秃的发病率小于 0.1%;约有 95% 的斑秃患者病变仅局限于头皮。斑秃常表现为毛发部位出现独立的局限性的成片毛发脱落,圆形或椭圆形,边缘清晰,直径 1～2cm 或者更大。秃发区皮肤光滑,发亮,无显著萎缩,但仍有毛孔可见,损害周围毛发不易脱落,脱落的头发根部变细,毛球缩小,可形成惊叹号形状。若损害逐渐增大,数目增多,相邻的皮损区可互相融合成大小不等形状不规则的斑片。经过治疗,其开始恢复时,患部可见细软黄白色毳毛,逐渐变粗变黑,最终恢复正常。斑秃病程长,绝大多数可以恢复,少数病人可在痊愈后复发。

病情若继续发展,皮损可累及全头,以至头发全部脱落。此时,头皮仍可保持正常外观,是为全秃。严重的病例,除头发全脱落外,全身其他各处的毛发,包括眉毛、睫毛、胡须、腋毛、阴毛及全身体毛等,都会脱落,这种情况称为普秃。在男性斑秃患者中,约有 10% 的人可能发展成普秃(图 15-2)。

病人常无自觉症状,也因其突然而不知所措。部分患者可有头晕发痒腰痛耳鸣眼花等症状,医生检查时可发现少数早期患者在秃发区可以看见红斑与浮肿,毛囊口清楚可见。

1. 斑秃的分期 临床上,依病情的发展状况,斑秃可分为三期。

(1)进行期:毛发皮肤损害范围日渐扩大,在斑秃区周边外观正常的皮肤上,毛发疏松易脱落。

(2)静止期:一般经 3～4 个月,斑秃可停止发展,并可长期保持原状,秃发区周缘毛发附着相当坚固。

(3)恢复期:脱发区开始生长毛发。

2. 斑秃的分型 斑秃可分为四型。

Ⅰ型,遗传过敏性(10%):发病早,病程长,有 75% 发展为全秃。

Ⅱ型,自身免疫性(5%):常于 40 岁以后发病。

Ⅲ型,高血压前性(4%):青年成人发病,其双亲或双亲之一为高血压患者。病情迅速,全秃的发生率为 39%。

Ⅳ型,寻常型(83%):不属于Ⅰ～Ⅲ型者。发病于儿童后期或青年人,总病程常在 3 年内,单个斑秃可在 6 个月内长头发。6% 发生全秃。

三、诊断依据

1. 典型症状 头发突然成片迅速脱落,脱发区皮肤光滑,边缘的头发松动,容易拔出,拔出时可见发根近端萎缩,呈上粗下细的"感叹号"(!)样。脱发区呈圆形、椭圆形或不规则形。数目不等,大小不一,可相互连接成片,或头发全部脱光,而称全秃。严重者,眉毛、胡须、腋毛、阴毛甚至毳毛等全身毛发脱落,而称普秃。一般无自觉症状,多在无意中发现。常在过度劳累、睡眠不足、精神紧张或受刺激后发生。

2. 辅助检查

(1)机体免疫功能的检测：包括白细胞介素2及其受体水平测定T淋巴细胞及其亚群测定NK细胞水平测定等。

(2)头发微量元素检测（Cu、Fe、Ca、Zn、Mn、Pb）：头发是人体终末排泄器官，其微量元素含量的变化直接反映人体代谢的状况。研究表明，Cu、Zn等元素能调节机体免疫功能，从而影响斑秃的病程。

(3)内分泌检测：毛发的生长受内分泌直接或间接控制调节。如肾上腺皮质激素增多，可引起多毛症。睾酮能促进躯干四肢须部和阴部的毛发生长。甲状腺甲状旁腺脑下垂体等的功能亦在斑秃的病程中起着重要的作用。

(4)头疗皮肤微循环检测：微循环灌注在毛发的生长和再生过程中起着重要的作用。头发毛囊位于皮下组织上部，其下1/3由丰富的血管丛包绕，毛发的生长和再生依赖于对毛囊的足够营养。研究表明，斑秃皮损的血流量明显减少，直接导致患部毛细血管持久收缩，毛乳头供血障碍，发失营养而脱落。

(5)病理检查：早期可见发育不良的生长期毛发，毛囊下端有淋巴细胞炎性浸润。晚期可见毛囊的体积大大缩小，并向上移至真皮上部，通常其中不会有毛发，真皮乳头底下的结缔组织呈现血管周围变性。全秃和普秃者毛囊破坏严重。

四、鉴别诊断

根据突然发生，圆形或椭圆形脱发，脱发区头皮正常，不难诊断。须与下列疾病鉴别。

1. 白癣 不完全脱发，毛发多数折断，残留毛根不易被拔出，附有鳞屑，断发中易查到真菌。好发于儿童。

2. 梅毒性秃发 虽也呈斑状秃发，头发无瘢痕形成，但边缘不规则，呈虫蛀状。脱发区脱发也不完全，数目众多，好发于后侧。伴有其他梅毒症状，梅毒血清学检查阳性。

3. 假性斑秃 患处头皮萎缩，光滑而带有光泽，看不见毛囊开口，斑片边缘处无上粗下细的脱发。

4. 瘢痕性脱发 头发损伤或各种局部皮肤病以后，使头皮造成发囊破坏，并永远消失，瘢痕表面的毛囊口也不再存在，不能再生长头发。

5. 拔毛癣 这种病实际上是一种自身强迫性神经官能症，儿童多见，少数为成人。最常见的部位是头顶前方太阳穴边耳朵后面或随手容易伸到的地方。大片头发拔去后，很像斑秃，但边界不像斑秃圆形整齐，脱发区常留有拔断的头发或没有拔干净的头发。有的人会将眉毛眼睫毛拔去，成人还可将胡须腋毛阴毛拔去，造成没有瘢痕的毛发脱落。

6. 先天性秃发 是由于先天因素使病人完全没有毛发或毛发发育不良，稀少。患者还常常合并有其他先天性异常，主要是指甲牙齿骨骼的发育不正常。

7. 男性型脱发 又称雄激素性脱发，早秃以额部及头顶部由小到大逐渐脱发加重为特征，男性型脱发的进展比较缓慢。

五、中医特色治疗

1. 辨证治疗

中医学者认为斑秃是由于肝肾亏虚、精血不足，不能荣养肌肤，肌肤腠理功能失调，毛孔开泄失和,外邪易乘虚而入,毛发失去濡养,枯干而落所致,故在临床上将斑秃辨证分性为以下几种。

(1)肝肾不足

主症:病程日久,平素头发焦黄或花白,发病时呈大片均匀脱落,甚或全身毛发脱落;伴头昏,耳鸣,目眩,腰膝酸软;舌淡,苔薄,脉细。

治法:补肝益肾、填精益髓。

方药:七宝美髯丹加减。腰膝酸软者仙茅10g,仙灵脾15g;面色无华、头晕目眩者加熟地15g,白芍15g;月经不调者加益母草30g,生地15g。

(2)血虚风燥

主症:常伴有脱发病程缓慢,皮屑较多,瘙痒,头发细软;舌质淡,苔薄白,脉缓无力或浮。

治法:养血润燥、祛风止痒。

方药:当归饮子加减。瘙痒甚者加白鲜皮15g,地肤子15g;夜眠不安者加生龙骨30g,酸枣仁30g;大便干燥者加生大黄5g,麻子仁15g。

(3)气血两虚

主症:常伴有神疲乏力,头晕,面色苍白,舌质胖嫩,脉细。

治法:健脾益气、养血祛风。

方药:十全大补汤。心悸失眠者加酸枣仁30g,柏子仁15g;胃弱纳差者加焦三仙各10g,砂仁6g。

(4)心脾气虚

主症:常伴有情志不遂、头晕目眩、健忘恍惚、多梦失眠,舌质淡,苔薄白,脉细弱。

治法:补气养血安神。

方药:归脾汤加减。面色无华、头晕心悸者加熟地15g,阿胶10g;四肢不温者加艾叶炭15g,肉桂6g。

(5)气滞血瘀

主症:常伴有胸闷、头皮发麻、甚至胀痛;舌质紫暗有瘀斑,苔薄,脉弦。

治法:活血化瘀、祛风通络。

方药:通窍活血汤加减。气滞胸闷者加瓜蒌10g,薤白10g;夜寐不安加合欢皮30g,酸枣仁30g;月经不调者加益母草15g,香附10g。

2. 外治法

(1)旱莲草浸泡液(旱莲草20g,洗净放锅内蒸20分钟,冷却,置入玻璃容器内,用75%酒精200ml,密闭浸泡2周后外用)外擦患处,每日6～10次,以2周为一疗程,起效后继续用药1～2周。

(2)复方斑蝥酊(斑蝥、樟脑、紫荆皮、百部各10g,浸泡于黄酒中24小时后使用)分小面积外涂治疗斑秃20例,每日2～3次,使用2周。

(3)鲜毛姜(或生姜)切片,烤热后涂擦脱发区,每天数次,使用2周。

3. 其他治疗

(1)针灸治疗:主穴取百会、头维、生发穴(风池与风府连线中点),配翳明、上星、太阳、风池、鱼腰透丝竹空。手法:实证用泻法,虚证用补法。秃在额部加足三里三间;在头顶加行间、中封;在脑后部加后溪、申脉;在头侧加外关、阳陵泉,每次取3～5穴,每日或隔日1次。

(2)梅花针叩刺:以梅花针为主从落发区向斑秃区叩刺,至皮肤潮红为度,再行艾条温和灸,每日1次,能疏通局部经气,使毛囊周围小血管数目增加,促进血液循环,毛球细胞分裂活动增强;温和灸可升高局部皮肤的温度,使表皮、真皮组织变形,出现暂时性血管反应而改善末梢循环状态,有利于头发新生。

(3)按摩:头部用推按叩击手法,指压百会印堂风池肩三针内关曲池合谷足三里解溪三阴交涌泉等穴,每穴2～3分钟,以患者感觉全身发热酸麻胀感明显为止,每日1次,治疗1个月。

六、西医治疗

1. 外用药物疗法

(1)糖皮质激素:糖皮质激素治疗斑秃的外用方法有外涂和局部注射两种。局部外涂适于儿童和轻型患者,现临床证明仅外用糖皮质激素效果不佳,故局部外涂多作为其他方法的辅助疗法。局部注射糖皮质激素对成人局限性斑秃(皮损累及<头皮的50％)疗效较好,而对进展迅速、皮损面积广泛和病程较长的斑秃疗效甚微。该法是将糖皮质激素与1％普鲁卡因或2％利多卡因等量混合注射于斑秃区皮下,每周1次,一般4～8周后即可出现毛发再生。同部位重复注射则可避免。

(2)米诺地尔:外用可以刺激毛囊上皮细胞的增殖与分化,增加真皮乳头、外毛根鞘和毛周纤维细胞合成的数量,促进毳毛向终毛转化;还可促使血管生成,增加局部血液供应,同时开放钾通道,降低细胞内游离钙离子浓度,间接解除表皮生长因子对毛发生长的抑制作用。该法对病程超过10年的斑秃患者和全秃及普秃患者均无满意疗效,主要用于局限性斑秃。其外用浓度为2％～5％。其不良反应较少,偶见局部刺激反应、色素沉着等,停药后可自行缓解。

(3)二苯环丙烯酮(DPCP):DPCP要求第一周先用2％制剂小面积($2cm^2$)外涂致敏,第二周开始以最小浓度0.0001％外用并逐周提高其浓度,直至引起适度可耐受的接触性皮炎时维持浓度。常见不良反应为中度接触性皮炎、自身敏感性湿疹、色素沉着、减退或脱失,停药后多可自行恢复。

(4)地蒽酚(蒽林)地蒽酚有抗炎症和免疫抑制作用,可促进IL-10的产生和抑制TNF-A、IFN-C的表达。外用常用浓度为0.5％～1％。该法适用于儿童斑秃和范围广泛的斑秃。其平均起效时间为3个月。不良反应包括红斑、瘙痒症、脱屑和毛囊炎等。地蒽酚和米诺地尔联合应用治疗顽固性斑秃有较好疗效。

(5)他克莫司(FK506)他克莫司体内外应用均有较强且特异的免疫抑制和良好的抗炎作用。对斑秃小鼠模型的研究发现,他克莫司可显著抑制毛囊间的炎细胞浸润和T细胞介导的自身免疫反应,其临床疗效有待今后进一步评价。

2. 内用药物疗法

(1)糖皮质激素:系统性应用糖皮质激素治疗斑秃存在较多争议。自1975年来,很多学者使用糖皮质激素冲击疗法以将不良反应降到最低,但研究表明对头发的再生难以奏效,且复发率较高。故该法仅适用于一般治疗无效的全秃、普秃或进展迅速的斑秃,应严密随访。

(2)甘草酸:甘草酸的药理活性单位为甘草次酸,有类激素样作用且与糖皮质激素有协同作用。有学者以美能片(甘草酸制剂)治疗斑秃78例,治疗组痊愈率为45.45％,有效率达75％,显著高于对照组(23.53％,52.88％)。其不良反应较糖皮质激素少,偶可见浮肿、蛋白尿和多形红斑,停药后均可消退。

（3）环孢素 A：环孢素 A 能有效抑制 IL-2 的生成，减少 T 细胞的增殖与活化。器官移植及自身免疫性疾病患者口服环孢素 A 后出现多毛，提示此药具有促进毛发再生的作用。口服可见毛发再生明显，外用无效。该药使用剂量过大时易产生肾脏毒性及神经毒性，故不适于斑秃的长期治疗。

（4）柳氮磺吡啶：柳氮磺吡啶为水杨酸类抗炎药，能有效抑制炎细胞的趋化和细胞因子（如 IL-2）抗体的产生。临床治疗严重性斑秃有效率为 23%，其不良反应较少，多为胃肠道反应。鉴于其安全性较高，有学者认为可用于严重性斑秃的系统治疗。

（5）AS-101 AS-101：属于免疫调节剂。Shoha 等采用对照研究发现 AS-101 能明显抑制疾病组中 IFN-C、IL-2R、IL-5 的产生，证实了 AS-101 对斑秃的疗效。基于其对斑秃在细胞分子水平的免疫调节作用，在未来治疗中有可能发挥重要作用。

3. 物理及光化学疗法

（1）PUVA：PUVA 可能通过耗竭朗格汉斯细胞而抑制其对毛囊的局部免疫攻击，也可能是局部炎症反应刺激了毛发的生长。该法为口服或者外涂 8-甲氧补骨脂素（8-MOP）后用 UVA 照射。研究显示皮损处头发长出后 PUVA 的疗效也随之降低，可能与再生的头发阻碍了 PUVA 对皮肤的作用有关。其严重不良反应为潜在致癌性，故不适于长期治疗。

（2）308nm 氯化氙准分子激光：308nm 氯化氙准分子激光是一种新型的中波紫外线光源，其治疗机制与诱导 T 细胞凋亡有关。该方法对全秃和普秃无效，但对局限性斑秃很有效，且安全性高、耐受性较好，常见不良反应为红斑和色素沉着。

（3）超声促渗：治疗斑秃的外用药物虽然有效，但多因只有部分有效成分渗透入皮肤，因此疗效有限，而超声波可刺激角质层分解和促进表皮内分子的对流运动，能促进有效成分的经皮吸收。在药物使用前，先在皮损表面使用 25kHz 的低频超声波 10 分钟可明显增加疗效，且该方法不增加药物的不良反应。

4. 皮肤外科治疗

对于病程长达 10 年以上处于静止期且各种药物治疗无效的局限性斑秃患者，可行手术毛发移植。毛发移植的方法有多种，如游离移植法，带蒂移植法，毛囊单位移植法（自体或异体），这些方法均为顽固性斑秃的治疗带来希望。

七、预防与护理

1. 注意劳逸结合，保持心情舒畅，生活有规律，不经常熬夜，保证足够睡眠时间不要有过重的心理负担，避免烦躁、忧愁、动怒等情志因素。

2. 加强营养，饮食多样化，纠正偏食的不良习惯，注意增加各种维生素的摄入，不酗酒，少吃甜食及肥腻食物。

3. 注意头发卫生，加强头发护理，不用碱性强的肥皂洗发，少用电吹风吹烫头发。

八、经验体会及医案

1. 崔公让医案 1

选自：《世中联名老中医典型医案》

摘要：本案是中药内服配合外用生发酊治疗肝肾不足血虚发脱型斑秃验案。患者王某于 2006 年 11 月 4 日初诊。主诉：脱发三周。中医诊断：斑秃。西医诊断：普秃。经滋补肝肾，养血生发之药内服配合外用生发酊治疗后,未再脱发,症状得到了明显的控制和改善。

医生:崔公让

姓名:王某

就诊时间:2006-11-04

节气:立冬前第4天

主诉:脱发三周。

现病史:三周前早晨起床其母发现头脑后部头发片状脱落,在当地曾采用中药内服、中药外用没见有新发生长而来就诊。

刻诊:患者后枕部、颞部分别有四片头发脱落,大片约2.5cm×2.5cm,小片如同一元币大小。脱发区内有细软毳毛生长,自觉脱毛区内皮肤有轻度痒感。语音清无异常气味闻及;舌质红,苔薄白,脉细数。

既往史:既往体健。

舌质:淡

舌苔:苔薄白

专科检查:患者后枕部、颞部分别有四片头发脱落,大片约2.5cm×2.5cm,小片如同一元币大小。脱发区内有细软毳毛生长,自觉脱毛区内皮肤有轻度痒感。

辨证分析:患者自幼身体羸弱,先天肝肾不足,精血亏虚,不能滋养毛发,而发为血之余,肾之外候,复因腠理不固,风邪乘虚而入,致使血虚风胜,故症见"自觉脱毛区内皮肤有轻度痒感,于三周前,头发突然呈片状脱落,舌质红,苔薄白,脉细数。"证属肝肾不足,血虚发脱。

中医诊断:斑秃

西医诊断:普秃

中医证候:肝肾不足,血虚发脱

治则治法:滋补肝肾,养血生发

方名:四物汤加减

方剂组成:当归15g,芍药15g,熟地15g,川芎15g,首乌藤30g,女贞子30g,补骨脂20g,菟丝子15g,白蒺藜20g,天麻15g,甘草10g。

用法:20剂,每日1剂,水煎服。

其他:外涂生发酊,用毛笔或棉棒渗药液向皮损处涂抹,每日4次。(对酒精过敏者不可外用)

医嘱:避风寒,畅情致,适寒温。清淡饮食,勿过食辛辣。

【二诊】

就诊时间:2006-12-25

舌质:淡红

舌苔:苔薄白

辨证分析:遵医嘱内服中药,外涂生发酊,每日涂药4～6次,涂药后局部有微痒感。自涂药后第二周家长发现脱毛区已有新的毛发出现,现在原脱毛区已密布新毛,毛长有3～4mm,毛质较粗、硬,乌黑有光泽。舌脉同前。辨证同前,嘱其继续服用上方,按以上治疗方案不变继续用药。

中医诊断:斑秃

西医诊断:普秃

中医证候:肾肝不足,血虚脱发

治则治法:滋补肝肾,养血生发

方剂组成:当归15g,芍药15g,熟地15g,川芎15g,首乌藤30g,女贞子30g,补骨脂20g,菟丝子15g,白蒺藜20g,天麻15g,甘草10g。

其他:外涂生发酊,用毛笔或棉棒渗药液向皮损处涂抹,每日4次。(对酒精过敏者不可外用)

预后:痊愈,斑秃消失。

2. 崔公让医案2

选自:《世中联名老中医典型医案》

摘要:本案是清热养血健脾疏肝合自制生发酊治疗血热生风型斑秃。患者刘军以2006年8月5号初诊。主诉:脱发两个月。中医诊断:斑秃(血热生风)。西医诊断:普秃。以清热凉血,养血健脾,疏肝解郁之法并配以自制外用制剂生发酊进行治疗,症状得以明显改善,疗效良好。

医生:崔公让

姓名:刘某

就诊时间:2006-08-05

节气:立秋前第3天

主诉:脱发两个月。

现病史:两个月前,患者因为学年度期末考试,功课紧张,无意中发现头部枕区有毛发呈片状脱落,曾先后在校医院与其他上级医院治疗,内服胱胺酸、维生素片并外涂药物进行治疗,效果不佳,今来诊。

刻诊:患者头部枕区偏左有一块4cm×5cm的片状脱发区。夜寐欠安,神疲食少,舌质红,苔薄白,脉弦数。

既往史:既往体健。

舌质:红

舌苔:苔薄白

脉象:脉弦数

专科检查:头部枕区偏左有4cm×5cm的片状脱发区,脱发处皮肤光亮潮红,并见有散在的细软毳毛生长。

辨证分析:患者因为学年度期末考试,功课紧张,情致不畅,肝郁化火,损阴耗血,血热生风,风火相煽,循经上窜头部,上扰心神,毛发失于阴血濡养,肝木克伐脾土,脾胃虚弱。故症见"毛发成片脱落,脱发处皮肤光亮潮红。舌质红,苔薄白,脉弦数。"证属血热生风。

中医诊断:斑秃

西医诊断:普秃

中医证候:血热生风

治则治法:清热凉血,养血健脾,疏肝解郁

方名:丹栀逍遥散

方剂组成:当归15g,茯神20g,芍药15g,白术15g,柴胡9g,丹皮20g,栀子15g,天麻15g,

白蒺藜 15g,甘草 10g。

用法:20 剂,每日 1 剂,水煎服。

其他:外涂生发酊,用毛笔或棉棒渗药液向皮损处涂抹,每日四次。(对酒精过敏者不可外用)

医嘱:畅情致,避风寒,适寒温。清淡饮食,勿过食辛辣。

【二诊】

就诊时间:2006-08-29

舌质:淡红

舌苔:苔薄白

辨证分析:遵医嘱内服中药,外涂生发酊,每日涂药 4～6 次,涂药后局部有微痒感。自涂药后第二周发现脱毛区已有新生毛发出现,原头部枕区偏左的片状脱发区皮肤已经有浓密新生毛发覆盖,长约 5mm,发质硬,色黑,有光泽;舌质淡红,苔薄白,脉浮数。辨证同前。经过内服中药的治疗,风热之邪渐退,且病人睡眠及饮食均已经恢复,现全身情况良好,可以停用内服中药仅外涂生发酊即可。

中医诊断:斑秃

西医诊断:普秃

中医证候:血热生风

治则治法:祛风通络

方名:生发酊

方剂组成:骨碎补 30g,闹羊花 15g,赤霉素 200mg,75％酒精 1000ml,将骨碎补与闹羊花粉碎掺入酒精内,三天后加入赤霉素多次振荡后外用。

其他:外涂生发酊,用毛笔或棉棒渗药液向皮损处涂抹,每日 4 次。(对酒精过敏者不可外用)

医嘱:畅情致,避风寒,适寒温。清淡饮食,勿过食辛辣。

预后:痊愈,消失。

按:患者因情致不畅,肝郁化火,损阴耗血,血热生风,风火相煽,循经上窜头部,上扰心神,毛发失于阴血濡养。以祛风凉血,养血健脾,疏肝解郁为法,拟方丹栀逍遥散加减。方解:柴胡、当归、芍药养血柔肝疏肝,白术、茯神、甘草健脾益气安神,使气血生化有源,心神得安。后又加入少许薄荷,生姜疏散郁遏之气,透达肝经郁热,天麻、白蒺藜祛风平肝,诸药相合,可以使肝郁得舒,血虚得养,脾弱得复。"发为血之余",血充则毛发生长繁茂。二诊时,原头部枕区偏左的片状脱发区皮肤已经有浓密新生毛发覆盖,长约 5mm,发质硬,色黑,有光泽。舌质淡红,苔薄白,脉浮数。辨证同前。经过内服中药的治疗,风热之邪渐退,且病人睡眠及饮食均已经恢复,自己感觉全身情况良好,又考虑开学入校后,不方便内服中药,故停用内服中药仅外涂生发酊即可。虽然在现代药典里没有用赤霉素及闹羊花治疗斑秃的记载,但崔老师应用中医理论结合现代药理研究指出:闹羊花祛风通络,赤霉素是一种植物生长激素,可以促使毛发再生,酒精促使诸药物成分浸出。全方药物精炼,疗效明确,使用方便,安全为广大患者所接受。对斑秃的治疗,崔老师特别重视局部外用药物的应用,对于病情相对稳定或轻浅的病人,无须内服中药。但在临证中,可以视病人整体情况,而服用中药,并根据其具体症状灵活加减治疗。

3. 禤国维医案

选自:《世中联名老中医典型医案》

摘要:唐某,女,38 岁,以"发现左头顶部鸡蛋大小脱发 3 月余"就诊,诊其为油风(斑秃),证属肝肾不足,治以滋补肝肾,填精益发,方以六味地黄丸加减,治疗 5 次,患者共服药 82 剂,诸证改善,脱发恢复正常,痊愈。

医生:禤国维

姓名:唐某

性别:女

就诊时间:2008-12-25

节气:冬至后第 3 天

主诉:发现左头顶部鸡蛋大小脱发 3 月余。

现病史:3 月前理发时突然发现左头顶部一鸡蛋大小脱发区,边界清楚,伴头油增多,无瘙痒,未经特殊治疗。平素压力较大,休息欠佳。

刻诊:左头顶部一鸡蛋大小脱发区,伴头油增多;平素压力较大,休息欠佳,二便可;舌红,苔微黄,脉弦细。

既往史:无特殊

婚育史:月经规则

舌质:红

舌苔:微黄

脉象:弦细

专科检查:左头顶部一鸡蛋大小脱发区,边界清楚,头皮光亮,无萎缩,毛囊消失,头油增多。

辨证分析:中医认为肾主骨,其华在发,肝藏血,发为血之余,肝肾精血不足则发根不固而容易脱落而发为斑秃。患者平素肝肾不足,精血不能上荣,兼之相火上灼毛根故发为斑秃;头油增多、眠差为阴虚不能制阳,相火上炎之象;舌红苔微黄脉弦细为肝肾阴精不足之诊。证属肝肾不足。

中医诊断:油风

西医诊断:斑秃

中医证候:肝肾不足

治则治法:滋补肝肾,填精益发

方名:六味地黄丸

方剂组成:松针 15g,蒲公英 20g,熟地 15g,丹皮 15g,茯苓 15g,蕤仁肉 15g,泽泻 15g,淮山药 15g,白蒺藜 15g,牡蛎(先煎)30g,甘草 10g,菟丝子 15g,女贞子 15g,桑寄生 15g。

用法:10 剂,每日 1 剂,水煎服。

其他:滋阴祛脂口服液,口服,1 次 2 支,每日 3 次,连服 10 天;乌发生发酊,外用,1 瓶;茶菊脂溢性外洗液,外用,1 瓶。

医嘱:①少食甜食、油腻、难消化的食物;②注意休息,避免过度紧张和熬夜。

【二诊】

就诊时间:2009-01-05

舌质:稍红

舌苔:微黄

辨证分析:头油减少,眠好转为肾阴得滋,相火渐降;头皮微痒为阴液不足,虚风内生。

中医诊断:油风

西医诊断:斑秃

中医证候:肝肾不足

治则治法:滋补肝肾,填精益发

方名:六味地黄丸

方剂组成:松针 15g,蒲公英 20g,熟地 15g,丹皮 15g,茯苓 15g,蕤仁肉 15g,泽泻 15g,淮山药 15g,白蒺藜 15g,牡蛎(先煎)30g,甘草 10g,菟丝子 15g,女贞子 30g,桑寄生 15g,积雪草 15g,防风 15g。

其他:滋阴祛脂口服液,口服,1次2支,每日3次,连服30天;乌发生发酊,外用,1瓶;茶菊脂溢性外洗液,外用,1瓶。

预后:有效,改善。

【三诊】

就诊时间:2009-02-04

舌质:淡红

舌苔:白

辨证分析:头油明显减少,睡眠好转为相火敛降之象;脱发区见头发长出为肝肾之阴渐复,精血上荣;无头皮瘙痒为肝风渐息;舌淡红苔白脉细皆肝肾不足改善之诊。

中医诊断:油风

西医诊断:斑秃

中医证候:肝肾不足

治则治法:滋补肝肾,填精益发

方名:六味地黄丸

方剂组成:松针 15g,蒲公英 20g,熟地 15g,丹皮 15g,茯苓 15g,蕤仁肉 15g,泽泻 15g,淮山药 15g,白蒺藜 15g,甘草 10g,菟丝子 15g,女贞子 30g,桑寄生 15g,积雪草 15g,薄盖灵芝 15g,北芪 15g。

其他:滋阴祛脂口服液,口服,1次2支,每日3次,连服14天。茶菊脂溢性外洗液,外用,1瓶。

预后:显效,明显改善。

【四诊】

就诊时间:2009-02-18

舌质:淡红

舌苔:白

辨证分析:头发继续生长为肝肾精血得滋,上荣毛发。

中医诊断:油风

西医诊断:斑秃

中医证候:肝肾不足

治则治法:滋补肝肾,填精益发

方剂组成:松针15g,蒲公英20g,熟地15g,丹皮15g,茯苓15g,蕤仁肉15g,泽泻15g,淮山15g,白蒺藜15g,甘草10g,菟丝子15g,女贞子30g,桑寄生15g,积雪草15g,薄盖灵芝15g,北芪20g。

其他:滋阴祛脂口服液,口服,1次2支,每日3次,连服14天;乌发生发酊,外用,1瓶;茶菊脂溢性外洗液,外用,1瓶。

预后:显效,明显改善。

【五诊】

就诊时间:2009-03-04

舌质:淡红

舌苔:白微腻

辨证分析:脱发区头发基本恢复正常,头油不多,无头皮瘙痒,睡眠可为机体阴阳基本恢复正常,可予巩固治疗。

中医诊断:油风

西医诊断:斑秃

中医证候:肝肾不足

治则治法:滋补肝肾,填精益发

方名:六味地黄丸

方剂组成:松针15g,蒲公英20g,熟地15g,丹皮15g,茯苓15g,蕤仁肉15g,泽泻15g,淮山药15g,白蒺藜15g,甘草10g,菟丝子15g,女贞子30g,桑寄生15g,积雪草15g,薄盖灵芝15g,北芪20g。

其他:滋阴祛脂口服液,口服,1次2支,每日3次,连服14天;茶菊脂溢性外洗液,外用,1瓶。

预后:痊愈,消失。

按:中医认为肾主骨,其华在发,肝藏血,发为血之余,肝肾精血不足则发根不固,容易脱落,发为斑秃。患者平素肝肾不足,精血不能上荣,兼之相火上灼毛根故发为斑秃;头油增多、眠差为阴虚不能制阳,相火上炎之象;舌红苔微黄脉弦细为肝肾阴精不足之诊。证属肝肾不足。治以滋补肝肾,填精益发,用六味地黄丸加减,在六味滋补肝肾基础上,加减以菟丝子、女贞子、桑寄生以益肝肾,牡蛎潜虚阳,白蒺藜、防风祛风,松针、蒲公英、积雪草、北芪益发生长,甘草调和诸药,处方严谨。故患者坚持治疗后诸证缓解,头发日渐生长,终告全功。

褟老认为斑秃多因患者平素肝肾不足,肝肾阴虚则相火易上炎燔灼,水亏不能涵木则肝风易上扬,故治斑秃早期须注意滋补肝肾与清火息风并举,后期风火平息则注重益发生长,往往加北芪益气生发,逐渐加量,并以生地制北芪燥性,往往能使患者头发较快长出。

4. 褟国维医案

选自:《世中联名老中医典型医案》

摘要:患者发现斑片状脱发10天;伴精神萎靡,眩晕耳鸣,腰膝酸软,眠差多梦,二便调;舌红、苔少,脉细弦,查体见头部有多处大小不等脱发区,中医诊断为鬼剃头(肝肾不足)。西医诊断为斑秃,以滋补肝肾为法,用二至丸加减,治疗3个月后脱发区基本上长满毛发,肝肾不足明显改善,予上方继续调理。

医生:禤国维

姓名:林某

性别:男

就诊时间:2008-09-17

节气:秋分前第6天

主诉:头皮多处大小不等斑片状脱发10天。

现病史:近来自觉压力增大,睡眠差,多梦,有时甚至失眠,10天前发现左侧头部有一拇指甲大小脱发区,当时未予重视,后脱发斑增至3处,大小不等,伴精神萎靡,眩晕耳鸣,腰膝酸软,未经特殊治疗。

刻诊:头皮部有大小不等脱发区,精神萎靡,眩晕耳鸣,腰膝酸软,眠差多梦,二便调。

既往史:无特殊。

舌质:红

舌苔:少

脉象:弦细

专科检查:头部有多处大小不等脱发区,边界清晰,局部皮肤平滑光亮。拔发试验(++)。

辨证分析:发为血之余,肾之外候,肝肾不足精血不能上荣,故出现头发脱落;精神萎靡,眩晕耳鸣,腰膝酸软,眠差多梦,舌红、苔少、脉细数皆是肝肾不足之象。证属肝肾不足。

中医诊断:鬼剃头

西医诊断:斑秃

中医证候:肝肾不足

治则治法:滋补肝肾

方名:二至丸

方剂组成:蒲公英30g,丹皮15g,桑椹子15g,女贞子20g,旱莲草20g,益母草15g,牡蛎(先煎)30g,生地黄15g,菟丝子20g,夜交藤15g,生甘草10g,松针20g,北芪15g,茯苓20g,熟地15g,泽泻15g,薄盖灵芝15g。

用法:14剂,每日1剂,水煎服。

其他:固肾健脾口服液,口服,1次2支,每日3次。

医嘱:①少食甜食、油腻、难消化的食物;②注意休息,避免过度紧张和熬夜。

【二诊】

就诊时间:2008-10-10

舌质:红

舌苔:薄白

辨证分析:局部少量毛发长出为肝肾精血渐上荣的表现;精神好转,眩晕耳鸣、腰膝酸软减轻,睡眠改善为肝肾不足改善。

中医诊断:鬼剃头

西医诊断:斑秃

中医证候:肝肾不足

治则治法:滋补肝肾

方名:二至丸

方剂组成:蒲公英 30g,丹皮 15g,桑椹子 15g,女贞子 20g,旱莲草 20g,牡蛎(先煎)30g,生地黄 15g,菟丝子 20g,夜交藤 15g,生甘草 10g,松针 20g,北芪 20g,茯苓 20g,熟地 15g,薄盖灵芝 15g。

其他:固肾健脾口服液,口服,1 次 2 支,每日 3 次。

医嘱:①少食甜食、油腻、难消化的食物;②注意休息,避免过度紧张和熬夜;③保持皮肤清洁。

预后:显效,改善。

【三诊】

就诊时间:2008-11-26

舌质:红

舌苔:薄白

辨证分析:脱发区基本上长满毛发为肝肾精血恢复上荣;精神好转,无明显眩晕耳鸣、腰膝酸软,睡眠可为肝肾不足得到恢复。

中医诊断:鬼剃头

西医诊断:斑秃

中医证候:肝肾不足

治则治法:滋补肝肾

方名:二至丸

方剂组成:蒲公英 30g,丹皮 15g,桑椹子 15g,女贞子 20g,旱莲草 20g,益母草 15g,牡蛎(先煎)30g,生地黄 15g,菟丝子 20g,夜交藤 15g,生甘草 10g,松针 20g,北芪 25g,茯苓 20g,首乌 15g,薄盖灵芝 15g。

预后:显效,明显改善。

【四诊】

就诊时间:2008-12-17

舌质:红

舌苔:薄

辨证分析:脱发区基本上长满毛发为肝肾精血恢复上荣;精神好转,无明显眩晕耳鸣、腰膝酸软,睡眠可为肝肾不足得到恢复。继续巩固治疗。

中医诊断:鬼剃头

西医诊断:斑秃

中医证候:肝肾不足

治则治法:滋补肝肾

方名:二至丸

方剂组成:丹皮 15g,甘草 10g,淮山药 15g,北芪 30g,益智仁 15g,白蒺藜 20g,菟丝子 20g,薏仁 15g,桑寄生 15g,蒲公英 20g,牡蛎 30g,松针 20g,茯苓 20g,首乌 15g,薄盖灵芝 15g,女贞子 20g,旱莲草 20g。

预后:显效,消失。

按:中医学认为:精血同源,精血互生,精足则血旺。发为血之余,肾之外候,说明发虽由血滋养,但其生则根源于肾气,因此发的生长与脱发,润泽与枯槁,均与肾的精气盛衰有关,若肾精亏虚则发枯不荣甚至脱落。禤老用加味二至丸平补肝肾、养血生发,方中女贞子、旱莲草、桑椹子、菟丝子补肝肾、填精血、养发生发;丹皮凉血活血;夜交藤养血安神;牡蛎平肝潜阳;蒲公英据现代药理研究,其内含肌醇有促进毛发生长的作用;北芪有强壮作用,能增强机体抵抗力,现代药理表明其中含有多种游离氨基酸及微量元素,逐渐加大用量治疗;生甘草清热调和诸药,使精血之源充足,毛发得以濡养,故肾精足而发生。

第三节 白 发

白发俗称发白,是指部分或者全部毛发变白而言,临床上分先天禀赋不足和后天脏腑失调两种。先天禀赋不足的白发,除出现在白化病(俗称白羊人)中外,还可出现在某些遗传性综合征中;后天脏腑失调的白发、少年白发等,前者是衰老的一种表现,后者可能与遗传有关。

白发病名始出自隋·《诸病源候论》。以头发作为诊断疾病的有效手段,古人已有较深入的研究。《素问·上古天真论》曰:"女子七岁,肾气盛,齿更发长……六七,三阳脉衰于上,面皆焦,发始白"。"丈夫八岁,肾气实,发长齿更……五八,肾气衰,发坠齿槁,六八,阳气衰竭于上,面焦发枯。"提示了头发生长衰落与肾之精气盈亏密切关系。《千金方》全面归纳了心肺肝脾盛衰与头发变白、荣枯的关系。到了宋元时期,突破《内经》精气血的观点,多角度地论证头发变白的机制。隋·巢元方《诸病源候论》中说:"气血虚则肾气弱,肾气弱则骨髓枯竭,故发变白。"揭示了头发变白与气血盛衰的关系。《圣济总录》曰:"足少阳血气盛则发美。"指出头发变白与足少阳经的关系。朱丹溪以气血冲和论病理记载了发衰白者乃痰湿之故。《普济方》认为头发变白乃是血气虚少复感风邪之候,与足少阴、足三阳经相关。

一、病因病机

人的气血能上聚于头面,故《难经·第四十七难》有"人头者,诸阳之会"的说法。《内经》所说三阳脉衰于上而致白发,应视为人体渐进入老年阶段的正常生理现象。

1. **血热偏盛** 青壮年人,血气方刚,易于激动,致使水不涵木,肝旺血燥,血热偏盛,毛根失其濡养,故头发花白或早白。

2. **情志烦劳** 所思不遂,情志内伤,损及心脾,脾伤运化失职,气血生化无源,故形伤在外则为白发;神耗则精气内夺,故有烦劳内证的出现。唐·《千金翼方·生发黑发第八》说头发"忧愁早白"就是这个道理。

3. **精虚血弱** 肾藏五脏六腑之精。精虚不能化生阴血,阴血不足,导致毛发失去濡养,故头发早白。

二、临床表现

头发变白逐渐呈渐进性发展。初起时,头发花白,部分持续数年不再发展,部分继续发展,而完全变白。白发病变的部位,多数是从头顶或前额开始,逐渐蔓延扩大;亦有白发从两侧鬓角开始,向头顶和其他部位延伸者。极少数患者还会出现全身毛发相继变白的症状(图15-3)。

三、诊断依据

1. 典型的症状。

2. 青少年时期发病。

3. 无自觉症状。

4. 部分患者有明显家族史。

四、鉴别诊断

1. **白驳风**　在有白发的相应头皮也会变白,伴有其他皮肤的白斑。

2. **油风**　头发突然呈斑片状脱落,在逐渐恢复的过程中,初生白色毳毛,稀疏柔软,逐渐变黑、变粗,乃至恢复正常。

五、中医特色治疗

1. 内治法

（1）辨证论治

①血热偏盛证

证候:患者以青壮年多见,头发由焦黄逐渐变成早白,病程有的数年不再发展,有的迅速发展为全白;兼有烦躁易怒,咽干口渴,头部烘热,小便短赤,大便黏腻;舌红少苔,脉滑。

治法:凉血乌发。

方药:草还丹或女贞子膏。常用中药如地骨皮、生地黄、菟丝子、牛膝、远志、石菖蒲、女贞子、巨胜子等。若热盛化燥,伤阴耗液,加丹皮、天冬、麦冬、茺蔚子以清润之;若烦躁易怒,加生赭石、生磁石、珍珠母以重镇之。

②情志烦劳证

证候:情志不遂,或者烦劳太过,常常促使头发在较短时间内,迅速发白,甚至全部变白,病变多从两侧鬓角开始;伴有精神抑郁,纳谷不香,胁肋胀满,脘腹胀闷,口干咽燥;舌红,苔薄黄或微腻,脉弦数。

治法:疏肝解郁,佐以养心健脾。

方药:归脾汤、越鞠丸加减。常用中药如人参、茯神、白术、黄芪、当归、酸枣仁、龙眼肉、炙甘草、远志、木香、苍术、香附、川芎、神曲、炒栀子。若伴有失眠加合欢皮、郁金等。

③精虚血弱证

证候:患者多为四十岁以上的中老年人,白发循序渐进发展;伴有头昏眼花、视物不明、健忘、腰膝酸软、不耐劳作;舌淡红或伴有裂纹,苔少,脉象虚细弱。

治法:补肾益精。

方药:七宝美髯丹。常用中药如何首乌、茯苓、牛膝、当归、枸杞子、菟丝子、补骨脂等。若房劳损精加龟胶、巴戟天、肉苁蓉以填精补髓;若肝血不足加当归、炒白芍、五味子以养血柔肝。

（2）中成药

①首乌片。每次 5 片,每日 3 次,口服。

②六味地黄丸。每次 8g,每日 3 次,口服。

③桑葚膏。每次 20g,每日 3 次,口服。

④逍遥丸。每次 8g,每日 2 次,口服。

（3）常用乌发的中药

①黑芝麻。功效为补肝肾、润五脏、乌须发、驻容颜。《千金方》记载:"用黑芝麻九蒸九晒,

研末,蒸膏为丸服;扶桑丸以配伍嫩桑叶捣末蜜丸服,均有助容颜、乌须发之功效。"五黑方:黑芝麻、黑大豆、制首乌、黑米、核桃仁,研制成粉状,每日冲服,可乌发润发。芝麻枸杞饮:黑芝麻15g,枸杞15g,何首乌15g,菊花9g,水煎服,日一剂,善治肝肾阴虚之发白。②胡桃仁:功效为补肾固精、润肤悦容、生发乌发。《太平惠民和剂局方》青蛾丸:胡桃仁20个,补骨脂240g,蒜120g,杜仲500g,上为细末,蒜膏为丸,每服30丸,空腹温酒下,妇人淡醋汤下,可壮筋骨、乌须发。妇人妊娠期久服核桃仁可有助胎儿益智健脑、乌发润发,并可食补,是乌须发,治疗白发之要药。③桑葚:功效为补肝肾、乌须发、益精血。桑葚黑发丸:女贞子、旱莲草、桑葚子,炼蜜丸,每日适量,盐水送服,可起到补肝益肾、乌发明目作用。平素可在夏季采摘新鲜桑葚食用,亦可将桑葚酿酒,是一种非常美味的保健果酒,能补血强身、补肾乌发,妇人久食能美容养颜、延缓衰老。④牛膝:功效为怀牛膝善于补肝肾、强筋骨;川牛膝能活血化瘀、驻颜色。《御药院方》神仙六子丸:牛膝、地骨皮、熟地、菟丝子、小茴香、枸杞、川楝子、覆盆子、蛇床子、木瓜、何首乌、五味子,做丸剂,空腹食前温酒下,可补益气血、补肾益精、驻颜乌发。⑤黑大豆:功效为补肾填精、悦颜乌发、活血解毒,针对老人白发、面色无光泽者,效果较佳。现代药理研究黑大豆有雌激素样作用,故对于改善面色,有很好的作用。可将黑大豆蒸熟,每日食之,古代文献记载,亦有用醋煮黑大豆,促进水解,产生色素,从而达到乌发的目的。

2. 外治法

(1)外用方

①沐发方。桑白皮500g,侧柏叶500g,宣木瓜250g。煎汤外洗,2天1次,10次为一疗程。

②乌发方。用黑豆、五倍子各30g,桑叶159g,侧柏叶109g,煎煮30分钟,去淬,洗发泡头,适用于病程短、年龄较小的患者。

(2)中药药枕(川芎、桔梗、白薇、天麻、真本、肉桂、防风、当归、白芷、通草、细辛、人参、首乌、补骨脂各100g,冰片20g):改善局部血液循环,促进头发的发育,治疗青少年白发。

(3)针灸:主穴取风池、肝俞、足三里、肾俞。配穴取胆俞、支沟等。每日选2~4穴,施补法,留针20~30分钟,每日1次,10次为一疗程,功效为补益肝肾。

(4)艾灸疗法:关元、肾俞。气血亏损配脾俞、足三里;肾精不足配三阴交、涌泉。

(5)耳穴压豆疗法:脾、肾、皮质下、内分泌、肾上腺。气血亏损配脾、胃、交感、耳中;肾精不足配肝、脾。

(6)头穴透刺疗法:选取督脉经穴百会、后顶、神庭、上星、风府、哑门,足少阳经取双头临泣透当阳、风池、曲鬓。针刺手法采用速刺小捻转,间断平补平泻手法,20转/分钟,留针。

(7)推拿疗法:术者站立其后,先用拇指从印堂向上沿督脉逐穴按揉至大椎,用双手食指自睛明沿足太阳膀胱经逐穴按揉至风池,每穴按揉半分钟左右,然后术者站立在患者前面,双手五指交叉,从前向后轻轻梳理头发5~10次。俯卧位用手掌推擦双侧足太阳膀胱经第1侧线自大杼至肾俞各5~10遍,然后在心俞、肺俞、肝俞、脾俞、肾俞各点按半分钟左右。

六、西医治疗

西医对白发一般不予治疗,对青少年迅速白发的患者可给予生物制剂治疗,常用的生物制剂有 a-MSH、腺苷环磷酸(cAMP)、bFGF、内皮素-1(ET-1),对黑素细胞生长及黑素合成有明显促进作用。

七、预防与护理

1. 注意饮食营养，多食具有补肾乌发的食物，如黑芝麻、黑豆、黑米、核桃仁、桑葚、大枣等。

2. 注意养护头发，使用合适的洗发护发用品。

3. 保持充足的睡眠，保持心情舒畅。

4. 生活规律，避免操劳过度。

八、经验体会及医案

医案 朴联友，张学丽．按时取穴治疗白发[J]．中国农村医学，1991(08)：45.

赵某，男，55 岁，因脑血管病就医，患者 40 多岁时出现白发，渐而增多。就诊时头发花白，黑白发相间，以黑发居多，白发约占黑发的 1/4。采用按时取穴治疗 2 次后白发明显减少，治疗约 35 次时白发基本消失，黑发增多，新生的黑发粗且硬而告治愈。

笔者根据按时取穴法治疗白发，是缘于机体气血运行随时间的推移而有周期性变化的规律而选穴治病的一种方法。就诊病人年过半百，肝肾亏虚，气血运行不周，毛发失荣，则白发丛生。依据子午流注学说，即按照人体十二经脉阴阳表里，营卫气血的昼夜循环规律，利用特定时间的穴位开合来选穴治病，调理气血，补益肝肾，使气血畅达，毛发有所养由白变黑。治疗中体会到，年龄越小，体质越强者，疗效越好。

简要解释几种取穴方法。

1. **纳甲法** 是以井、荥、俞、经、合五输穴配合阴阳五行为基础，运用干支配合脏腑，干支计年计月计日计时，以推算经气流注盛衰开合，按时取穴的一种治疗方法。

2. **纳子法** 是以一天十二时辰配合脏腑按时开穴的一种方法。临床上有几种运用方法，最常用的是补母泻子法，我们采用的也是补母泻子法。纳甲法、纳子法均属于子午流注针法，完善于金元以后。窦汉卿著《标幽赋》中具体提出了"纳子法"，徐凤在"子午流注按时定穴歌"中具体提出了"纳甲法"。

3. **灵龟八法** 是运用古代哲学的九宫八卦学说，结合人体奇经八脉气血的会合，取其与奇经相通的八个经穴，按照日时干支的推演数字变化，采用相加、相除的方法，做出按时取穴的一种针刺法。

4. **飞腾八法** 是以八脉八穴为基础，以天干为主的按时开穴法。

纳甲法、纳子法、灵龟八法、飞腾八法均为按时开穴法，属古代时间医学的一部分。随着国际上时间医学和人体生物钟的研究热，我国对古代的时间医学也十分重视，多次召开了时间医学和生物学会议，并取得了明显进展。

治疗中一般选用纳甲法、纳子法。如患者因病穿脱衣服不方便或比较怕针怕痛时，我们选用灵龟八法或飞腾八法，因为这些穴位于腕踝关节上下，便于取穴，不疼痛，容易被接受。

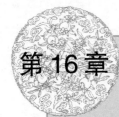

第16章

黏膜类皮肤病

第一节 唇 风

唇风是指因风热湿邪外侵,或脾胃视野内蕴,上蒸口唇所致。以口唇红肿、痛痒,日久破裂流水,或脱皮屑,或有嘴唇不时瞤动为主要表现的口腔疾病。本病相当于现代医学的"剥脱性唇炎"。

早在战国时期,《黄帝内经》就以"唇槁"描述"唇风"。明代《外科正宗》首次提出"唇风"病名,谓之:"唇风,阳明胃火上攻,其患下唇发痒作肿"。清代《疡医大全》记载:"凡下唇肿痛或生疮,名驴嘴风,上唇肿痛生疮,名鱼口风"。清代《医宗金鉴》揭示唇风病机:"此症多生于下唇,初起发痒色红肿,久裂流水火燎疼。由阳明胃经风火凝结而成"。古籍中亦有不少揭示了慢性唇炎与经络的联系。隋代《诸病源候论》就已探析本病与经脉循行之关联:"脾与胃合,胃为足阳明,其经脉起于鼻,环于唇,其之脉络脾,脾胃有热,气反于唇,则唇生疮而肿也"。宋代《圣济总录》云:"口疮者心脾有热,气冲上焦,重发口舌故作疮也"。明代《医学六要》:"上唇侠口,属手阳明大肠经;下唇侠口,属足阳明胃经"。

一、病因病机

1. **脾虚湿热** 脾阴亏虚,易伤脾气,运化失司,脾胃生湿,蕴久化热,耗伤气血阴液,形成唇部失于濡养。

2. **阴虚血燥** 禀赋不耐,阳明经风火上乘,耗伤阴血,血虚化燥,熏灼唇口所发。

二、临床表现

是以唇红缘持续性脱屑为特征的慢性、浅表性、炎症性疾病。皮疹常常开始于下唇的中部,而后逐渐扩展到整个下唇,或全唇,慢性红肿的唇部覆盖黄痂,痂皮不断脱落并形成光滑的表面,然后又形成新的痂皮,也可出现皲裂伴有烧灼感、触痛及瘙痒。常伴有脂溢性皮炎、皮脂腺异位症、牙槽脓肿等疾病,或为特应性体质,或有舔唇、咬甲的习惯,可因使用具有致敏性的生活用品、用具、食物或有吸烟等不良习惯和慢性刺激而引发,精神因素的作用也可以是促发原因。其损害多发生于唇红缘,特别是下唇唇红缘处可反复发生鳞屑、结痂性损害(图16-1)。

三、诊断依据

1. 好发部位为从下唇开始，逐渐扩大至上唇，嘴唇边界不清。

2. 皮损特点为初起唇部红肿、表面光亮；中期肿胀、破溃、渗液；后期结痂、干燥皲裂、反复脱屑、浸润肥厚。

3. 病程经过缓慢，可持续数月至数年不等。

四、鉴别诊断

（1）日光性唇炎：有急性和慢性两型。急性少见，多有强烈日光照射史，表现为下唇急性肿胀，充血，继而糜烂，表面有黄棕色血痂，可形成浅表溃疡，反复不愈的患者形成慢性光线性唇炎。慢性者与长期受紫外线照射、慢性刺激和吸烟等有关。口唇干燥、皲裂、结痂，常有灰白色变和萎缩，久者表面角化过度，唇红缘分界线丧失，最终可发展成疣状结节。

（2）接触性唇炎：是指唇部因接触外界化学物质而发生的局部刺激性或变应性反应。临床上反复发作，时轻时重为其特点。多表现为急性或慢性唇炎。急性期唇黏膜肿胀，水疱甚至糜烂结痂，轻者仅有局部脱屑。慢性者可见口唇浸润、肥厚、干燥、皲裂，可发展成白斑和疣状结节。

（3）口角炎：是口角的一种慢性、对称性炎症。常为原发性白念珠菌和（或）金黄色葡萄球菌感染，或在擦烂的基础上继发感染所致。临床上，可表现口角部位红斑、水肿、渗液、结痂、皲裂，长期口角炎可呈肉芽肿样改变。

（4）人工性唇炎：见于情绪不稳定的年轻女性。表现为唇部血痂、角化过度及表皮剥脱等。检查时，一般可发现患者有咬唇、舔唇等不同形式的怪癖。但在诊断时仍需排除其他原因所致的唇炎。

五、中医特色治疗

1. 内治法

（1）辨证论治

①脾胃湿热

证候：唇部红肿、糜烂或唇部干燥皲裂，自觉痒痛；晨起口有异味，口干喜冷，便秘尿赤；舌红苔黄厚腻，脉数有力。

治法：疏风清热，泻火通便。

方药：双解通圣散加减。常用药物如薄荷、桑叶、菊花、生栀子、黄芩、生石膏、当归、生地黄、桔梗、甘草等。若局部肿胀明显，加黄连、白鲜皮、银花；若糜烂流水者，加木通、车前子、薏苡仁。

②阴虚血燥

证候：口唇干燥皲裂、肥厚脱屑，唇缘不清，病程较长；伴有口干、烦热、小便黄赤；舌干少苔，脉细数。

治法：滋阴清热，养血润燥。

方药：麦味地黄丸合四物汤加减。常用药物如生地黄、川芎、当归、金银花、僵蚕、桔梗、甘草、蝉蜕、沙参、石斛等。若口唇干燥明显者，加玉竹、山药；若手心较热者，加地骨皮、龟甲、青蒿。

（2）中成药

①知柏地黄丸。每次 8g，每日 2 次，口服。

②六味地黄丸。每次 8g，每日 2 次，口服。

2. 外治法

（1）青黛滑石油：青黛 3g，滑石 3g，麻油调和，睡前外擦。具有清热生肌润肤的功效，适用于阴虚血燥形唇风。

（2）中药外敷：将金银花 15g，野菊花 9g，苦参 9g，丹参 12g，地肤子 12g，煎汤，待药汤转凉后，用清洁纱布湿敷于唇部 15 分钟，每日 2～3 次。适用于红肿糜烂性唇风。

3. 针灸疗法

（1）毫针刺法：脾胃湿热型取合谷、曲池、足三里、地仓、中脘为主穴，配梁丘、三阴交、支沟、大肠俞。平补平泻法，留针 20 分钟，每日一次。阴虚血燥型取肾俞、曲池、三阴交、足三里、阴陵泉、地仓为主穴，配血海、肝俞。平补平泻法，留针 20 分钟，每日一次。

（2）耳针：脾胃湿热型取口、胃、大肠、脾、内分泌、神门穴。阴虚血燥型取口、肝、肾、脾、神门、颊穴。每次选 5 穴，隔日一次。

六、西医治疗

普遍有效的治疗方法是去除能够发现的致病因素。局部使用糖皮质激素霜剂、钙调磷酸酶抑制药常常有效。当出现裂隙时，可以使用硝酸银或氧化锌软膏。伴有上皮瘤样增生者，可考虑外科手术、激光或冷冻治疗。

七、预防与护理

1. 禁止舔舐唇部，常用润唇膏涂擦唇部，防止口唇干燥、皲裂、脱屑。

2. 少食各种辛辣、肥甘厚味之品，多食水果蔬菜等。

3. 避免接触致敏物及风吹日晒。

八、经验体会及医案

1. 经验体会 吴闽枫，郭婉军，郭冬婕，等．慢性唇炎中医理论溯源及临床经验采撷[J]．中华中医药杂志，2019,34(01):187-189.

吴闽枫等在临床诊疗过程中，发现除了脾胃湿热以外，毒邪也是重要的因素，部分患者有明显的接触史。邪毒之物包括了外感毒邪及内伤毒邪。其中外感毒邪，主要有风毒、寒毒、暑毒、湿毒、燥毒、火毒。倘若体虚，正气亏虚，不能御敌于外，则毒邪犯脾，脾失健运，无以运化水谷，气血生化失司，则津液不能濡养口唇，则致唇部干裂、脱屑；或风毒、暑毒、燥毒、火毒等阳邪伤精耗气，致脾胃积热，热邪灼蒸口唇，致唇部红肿、糜烂、皲裂。内伤毒邪主要有肝郁气滞或过食肥甘辛辣所致的脾胃蕴热、胃火瘀毒。郁积之热，日久可耗伤机体之阴津、甚或化湿成毒，碍于脾胃之运化功能，或上攻于心，致使心脾胃三经皆失调，胃阴耗伤、脾气为损、心经积热，发为唇风。《灵枢·经脉》云："胃足阳明之脉……入上齿中，还出挟口，环唇"。口唇乃足阳明胃经循行经过所及，脾胃蕴结热邪，累及口唇则为唇风。唇风早期多为脾胃积热，后期多由热邪蕴久成瘀毒、难以消散。倘若病久迁延、病久入络，毒阻脉络，唇部表现为色素沉着，呈暗红，或兼夹紫色。

唇风之为病,毒邪不可不重视,解毒之法收效显著。在临床治疗上,笔者以清热解毒、缓急止痛为主要治则,方选三草油(紫草、茜草、生甘草)外敷,其中紫草、茜草可清热解毒、凉血活血,生甘草能清热解毒、缓急止痛,并调之以橄榄油养血润肤、润燥止痒,三草合用共奏清热解毒、缓急止痛之效。使用方法:紫草、茜草、生甘草各取30g,浸泡于250ml橄榄油中,充分浸泡2小时后,文火30分钟。待三草油冷却后,以清水擦拭清洁唇部,然后取适量涂敷于唇部患处,每日两次,每次20～30分钟。2周为1个疗程,一般2～4个疗程可见明显症情改善。可见,毒邪感染亦为唇风之一大重要病因,解毒之治法可取得满意疗效。

2. 医案

(1)颜德馨医案(《颜德馨临床经验辑要》,中国医药科技出版社,2000.1)

赵某,女,57岁。

病史:口唇肿大肥厚1年余,病理检查确诊为肉芽肿性唇炎,曾多方治疗无效,以致唇黏膜纤维化,患者因惧手术,故求诊于中医。

初诊:下唇肥厚肿大,呈外翻状,唇黏膜皮肤暗红干燥,触诊质硬,主诉口唇时有麻木感,每食辛辣刺激之品,症状加重,舌质暗红,舌苔薄白,脉象沉细,证属脾经湿热,气血瘀滞,治宜健脾化湿,活血化瘀,软坚散结。

方药:生黄芪30g,生牡蛎30g,生薏米30g,玄参30g,水红花子30g,生地10g,赤芍9g,当归9g,白术9g,穿山甲10g,夏枯草10g,茯苓15g,泽泻15g。

依法治疗3个月后,病情已见好转,口唇肿大程度减轻,质地变软。在原方基础上减泽泻、夏枯草,将生牡蛎加至50g,更入三棱、莪术、桃红各10g,泽兰15g,以加强化瘀通络之力。守方连服数月,口唇黏膜质地柔软,恢复如常人,追访2年余,迄今未复发。

按:肉芽肿性唇炎中医称之为"茧唇"。其病因病机:①脾经风热。脾开窍于口,其华在唇,脾受风热侵袭,营血不和,气血内滞,而生唇病。②脾运失司。水湿停滞于肌肤而肿胀。③饮食不节。过食辛辣油腻之品而生湿热。古人云:"诸湿肿满,皆属于脾,"可见唇肿与湿有关,其唇舌暗红乃是有瘀之证,治以健脾利湿,活血化瘀,软坚散结。方中以茯苓、白术、泽泻、生薏米健脾益胃,利水去湿,通皮间风水;当归、玄参活血消瘀,并重用牡蛎、夏枯草、水红花子及三棱、莪术之品,以加强软坚散结之力,使其血脉通顺,诸症乃除。

(2)干祖望医案

选自:《世中联名老中医典型医案》

医生:干祖望

科室:耳鼻喉科

姓名:李某

性别:男

主诉:上唇漫肿伴麻木、齿龈溃疡6年。

现病史:1999年开始无明显诱因无定时出现上唇为主的漫肿,伴麻木,轻度瘙痒,无疼痛及其他自觉症状。上齿龈常有溃疡,并有口臭(客观性)。

刻诊:上唇肿胀,轻度麻木、瘙痒,口腔破溃,时有心烦自恼。

既往史:既往健康。

个人史:生在辽宁盘锦市,未到外地。

过敏史:无特殊。

婚育史:未婚。

家族史:无特殊。

舌质:红

舌苔:薄白

脉象:弦脉

辨证分析:先治其标,再图其本。惜乎路途遥远,首诊主方,标本并取。药后复诊,可作定夺。

中医诊断:唇风

西医诊断:唇炎

治则治法:清热泻火息风

方剂组成:(先方)生石膏30g,知母10g,荆芥炭6g,银花10g,连翘6g,茅根10g,芦根30g,桑叶6g,防风6g。(后方)荆芥炭6g,羌活3g,独活3g,防风6g,当归10g,干地龙10g,蝉衣3g,乌梢蛇10g,豨莶草6g。

用法:21剂,每日一剂,水煎。

医嘱:忌辛辣刺激食物。

【二诊】

就诊时间:2005-06-11

病情变化:药进后痒止,麻木消失,漫肿退而未尽,溃疡愈合。但鼻腔干燥灼热,咽干喜饮,水温求冷,大便干结难解。

舌质:红

舌苔:舌薄白

脉象:细脉

辨证分析:风证久病,燥何能润

治则治法:仍拟清热润燥

方剂组成:荆芥炭6g,豨莶草6g,绿豆衣10g,盐水黄柏3g,白芍6g,知母10g,生石膏(先下)20g,当归10g,鸡血藤12g。

用法:30剂。

按:脾,其华在唇。唇风之证,宜健脾清热,活血祛风,常能获效。

(3)欧阳恒医案

选自《世中联名老中医典型医案》

摘要:患者素嗜烟酒,于1997年12月无明显诱因出现下唇肿胀,唇部干燥,灼热、疼痛,无明显季节性,时伴痂皮脱屑曾外用皮炎平,口服维生素 B_1,B_{12} 时能缓解,但反复未愈。自觉纳食无味,大便干结,口干欲饮,体倦乏力。沉默寡言,面色潮红,形体消瘦,口唇干枯皱裂,抽掣。专科检查:唇部稍肿呈黯红色,边缘不清,干燥脱屑,皲裂。舌质淡,苔薄黄,脉弦细数。

医生:欧阳恒

姓名:刘某

性别:男

就诊时间:1998-12-02

节气:大雪前第 5 天

主诉:下唇干裂脱屑 1 年。

现病史:患者素嗜烟酒,于 1997 年 12 月无明显诱因出现下唇肿胀,唇部干燥,灼热、疼痛,无明显季节性,时伴痂皮脱屑曾外用皮炎平,口服维生素 B_1、B_{12} 时能缓解,但反复未愈。

刻下症:患者纳食无味,大便干结,口干欲饮,体倦乏力。

既往史:慢性胆囊炎史。

婚育史:30 岁结婚,育有 1 子,儿子及配偶均体健。

体温:36.7℃

血压:120/75mmHg

呼吸:21 次/分钟

舌质:淡

舌苔:薄黄

脉象:弦细数

专科检查:唇部稍肿呈黯红色,边缘不清,干燥脱屑,皲裂。

辨证分析:《医宗金鉴·外科心法要诀》云:唇风"此证多生下唇,由阳明胃经风火凝结而成,初起发痒,色作红肿,日久破裂流水,疼如火燎,又似无皮,日久口唇瞤动不止"。本案或因嗜食辛辣饮酒,日久伤及脾胃阴津,导致燥热内扰,而脾与胃合足阳明之经,胃之脉也,其起于鼻,环于唇,其支脉入络脾,脾胃有风热邪气乘之,而肿发于唇。故发生唇部肿胀、干燥、甚至疼痛。阴虚血燥,无以制阳,热迫血溢,患者有牙龈出血症状。脾胃运化失司,水谷精微不能疏布五脏六腑各器官则纳食无味,体倦乏力。阴虚血热,口干欲饮,而水谷精微不能及时化生营血,甚至肠道津枯,大便干结。证属阴虚血燥。

中医诊断:唇风

西医诊断:慢性唇炎

中医证候:阴虚血燥

治则治法:清热生津,滋阴润燥

方名:滋唇饮,养胃增液汤,增液汤

方剂组成:生地黄 15g,当归 12g,竹茹 10g,石斛 10g,白芍 10g,乌梅 15g,沙参 15g,玉竹 10g,玄参 15g,麦冬 15g,甘草 6g。

用法:7 剂,每日 1 剂,水煎服。

其他:可适当外用保湿润肤霜剂。

医嘱:嘱其戒烟酒。应注意戒除用牙齿咬唇或用舌舐唇部之不良习惯。勿过食炙烤肥腻之品。干燥之秋冬季节,唇部可经常涂擦滋润油脂,防止燥裂。

【二诊】

就诊时间:1998-12-10

舌质:淡

舌苔:薄黄

辨证分析:一诊处方症状有所缓解,但阴虚血燥之证仍在,故效不更方,守方治疗。

中医诊断:唇风

西医诊断:慢性唇炎

中医证候:阴虚血燥

治则治法:清热生津,滋阴润燥

方名:滋唇饮+养胃增液汤+增液汤

方剂组成:生地黄 15g,当归 12g,竹茹 10g,石斛 10g,白芍 10g,乌梅 15g,沙参 15g,玉竹 10g,玄参 15g,麦冬 15g,甘草 6g。

用法:10 剂,每日 1 剂,水煎服。

其他:可适当外用保湿润肤霜剂。

预后:显效,明显改善。

【三诊】

就诊时间:1998-12-21

舌质:淡红

舌苔:薄白

辨证分析:患者经上诊治疗,热除津液渐复,疾病得愈。

其他:知柏地黄丸善后。

医嘱:嘱其戒烟酒,应注意戒除用牙齿咬唇或用舌舔唇部之不良习惯。勿过食炙烤肥腻之品。干燥之秋冬季节,唇部可经常涂擦滋润油脂,防止燥裂。

预后:痊愈,消失。

按:从经络辨证,脾胃二经环于唇,故唇部疾病多从脾胃论治。本案证属脾胃津伤,阴虚血燥,治以清热生津,滋阴润燥,方中生地、玄参、竹茹清热滋阴,石斛、玉竹、沙参、麦冬益胃养阴,乌梅酸、涩、平,归脾、肺经,既能收敛虚火,又能化生津液,治口渴,白芍补脾胃,《本草经疏》记载白芍:"手足太阴引经药,入肝、脾血分。"可调养心脾经血。血为气之母,生地、当归养血使气得以源源不断化生。

(4)禤国维医案

出处:《世中联名老中医典型医案》

摘要:郭某,女,19 岁,以"唇部红斑脱屑瘙痒 2 个月"就诊,诊见唇部红肿脱屑,伴胀痛、瘙痒,局部糜烂,纳可,眠差,二便调,舌红苔薄黄脉弦数。诊其为唇风(唇炎),证属风湿热蕴,治以疏风清热,利湿止痒,以皮肤解毒汤加减治疗 4 次,症状消失,痊愈。

医生:禤国维

姓名:郭某

性别:女

就诊时间:2009-05-14

节气:小满前第 7 天

主诉:唇部红斑脱屑瘙痒 2 个月。

现病史:患者 2 个月前无明显诱因唇部起红斑,伴瘙痒,曾外院就诊,诊断为"唇炎",给予药物治疗效果欠佳,现上述症状加重,出现脱屑、糜烂、肿痛。

刻诊:唇部红肿脱屑,伴胀痛、瘙痒,局部糜烂,纳可,眠差,二便调;舌红,苔薄黄,脉弦数。

既往史:无特殊。

婚育史:月经正常。

舌质:红

舌苔:薄黄

脉象:弦数

专科检查:唇部红肿脱屑,局部糜烂。

辨证分析:唇风是因风热湿邪外侵,或脾胃湿热上蕴,上蒸口唇所致。本案患者表现为唇部红肿脱屑,伴胀痛、瘙痒,局部糜烂,为风湿热邪蕴结所致,风行则痒,热蕴则红肿,湿盛则糜烂出水,舌红苔黄脉弦数亦为风湿热结的表现。证属风湿热蕴。

中医诊断:唇风

西医诊断:唇炎

中医证候:风湿热蕴

治则治法:疏风清热,利湿止痒

方名:皮肤解毒汤

方剂组成:乌梅15g,莪术10g,红条紫草15g,土茯苓20g,丹皮15g,徐长卿15g,防风15g,苏叶15g,鱼腥草15g,甘草10g,生地15g,白鲜皮15g,珍珠母(先煎)30g,地龙干15g,蝉蜕15g。

用法:7剂,每日1剂,水煎服。

其他:祛风止痒片口服;盐酸左西替利嗪片口服;消炎止痒霜外用;糠酸莫米松乳膏外用。

医嘱:①注意保持皮肤清洁,忌热水及肥皂等刺激性因素。②尽量避免穿纤维类衣物。③忌食辛辣、刺激、发物及易引起过敏的食物,如公鸡、鲤鱼、鲮鱼、虾、蟹、牛羊肉、榴梿、芒果、菠萝、鹅肉、鸭肉、竹笋等。

【二诊】

就诊时间:2009-05-21

舌质:红

舌苔:黄

辨证分析:唇部红斑肿胀稍减,糜烂结痂,瘙痒缓解为风湿热之邪减轻。

中医诊断:唇风

西医诊断:唇炎

中医证候:风湿热蕴

治则治法:疏风清热,利湿止痒

方剂组成:乌梅15g,莪术10g,红条紫草15g,土茯苓20g,丹皮15g,徐长卿15g,防风15g,苏叶15g,苦参15g,甘草10g,生地15g,白鲜皮15g,珍珠母(先煎)30g,地龙干15g,蝉蜕15g。

用法:7剂,每日1剂,水煎服。

其他:祛风止痒片口服;盐酸左西替利嗪片口服。

医嘱:同前。

预后:有效,改善。

【三诊】

就诊时间:2009-05-28

舌质:暗红

舌苔:微黄

辨证分析:唇部红肿明显好转,瘙痒缓解为风湿热逐渐散去。

中医诊断:唇风

西医诊断:唇炎

中医证候:风湿热蕴

治则治法:疏风清热,利湿止痒

方剂组成:乌梅15g,莪术10g,红条紫草15g,土茯苓20g,丹皮15g,徐长卿15g,防风15g,苏叶15g,苦参15g,甘草10g,生地15g,白鲜皮15g,珍珠母(先煎)30g,干地龙15g,蝉蜕15g。

用法:7剂,每日1剂,水煎服。

其他:祛风止痒片口服;盐酸左西替利嗪片口服。

医嘱:同前。

预后:显效,明显改善。

【四诊】

就诊时间:2009-06-04

舌质:暗红

舌苔:微白

辨证分析:唇部红斑肿胀消退,无明显瘙痒是风湿热邪解。

中医诊断:唇风

西医诊断:唇炎

中医证候:风湿热蕴

治则治法:疏风清热,利湿止痒。

方名:皮肤解毒汤

方剂组成:乌梅15g,莪术10g,红条紫草15g,茯苓20g,丹皮15g,徐长卿15g,防风15g,苏叶15g,苦参15g,甘草10g,生地15g,白鲜皮15g。

用法:7剂,每日1剂,水煎服。

其他:祛风止痒片口服。

医嘱:同前。

预后:痊愈,消失。

按:唇风是因风热湿邪外侵,或脾胃湿热上蕴,上蒸口唇所致。本案患者表现为唇部红肿脱屑,伴胀痛、瘙痒,局部糜烂,为风湿热邪蕴结所致,风行则痒,热蕴则红肿,湿盛则糜烂出水,舌红苔黄脉弦数亦为风湿热结的表现。证属风湿热蕴,治以疏风清热,利湿止痒,方用验方皮肤解毒汤,组方徐长卿、防风、苏叶、白鲜皮、干地龙、蝉蜕祛风止痒,珍珠母镇静安眠止痒,生地、丹皮、紫草清血分之热,鱼腥草泻气分泻热,土茯苓、苦参利湿解毒,莪术破结,甘草泻热缓急,诸药合调,使得风湿热各有出路,则肿胀可消,瘙痒可止。然虽风热湿邪上扰,亦因其人素体脾虚湿聚,风热之邪合而留之,故不可过于攻伐,症状缓解后当以健脾固本为治。

第二节　龟头包皮炎

龟头包皮炎表现为包皮溃疡,弥漫性潮红,包皮内侧及冠状沟处附有白色奶酪样斑片,红肿、瘙痒、疼痛、水疱甚至脓疱,或龟头红色丘疹、污垢增多,以致引起尿频、尿痛等,且症状反复缠绵难愈。

中医学称之为龟头肿痛，如清·《外科真诠》中记载："龟头肿痛，有因肝经湿热下注者，起肿红胀，宜内服加减泻肝汤。外用鳖头煅存性，取末两钱，合上片二分，乳匀，香油调刷。有因嫖妓娈童，沾染秽毒，其肿紫黯，上有黄衣，溺管必痛，小便淋沥，否则茎皮收紧，包住龟头，即成袖口疳疮，治法以散毒为主。"属于中医学疳疮的范畴。

一、病因病机

中医认为是因外淫邪毒败精，浊物凝结，素体肝经湿热，生湿化火，以致包皮、龟头肿痛溃烂、血水淋漓等。

二、临床表现

初起时局部潮湿，阴茎皮肤红胀，自觉阴茎头烧灼、瘙痒。将包皮翻开，可见阴茎头和包皮内面充血、糜烂，可发现浅表溃疡，有恶臭的脓性分泌物，常常伴有腹股沟淋巴结肿大和疼痛。一般无全身症状，严重者可有寒战、发热、大汗等症状（图16-2）。

三、诊断依据

1. 龟头和包皮充血水肿，局部灼热，发痒，疼痛，继而发生糜烂，溃疡。
2. 分泌物培养可查到相应病原体。

四、鉴别诊断

1. **硬下疳** 硬下疳是一期梅毒的表现。患者有不洁性交史，于阴茎冠状沟、包皮内侧缘、龟头等处，可见一个绿豆至黄豆大小的红色丘疹，触之如软骨样硬，继而糜烂、溃疡，局部无疼痛和瘙痒感，在糜烂面的分泌物中，暗视野检查可见梅毒螺旋体。

2. **软下疳** 软下疳为性传播疾病的一种。患者有不洁性交史，于包皮、冠状沟、阴茎头及系带两侧，出现红色炎性丘疹，迅速变为脓疱，疼痛剧烈，破裂后形成溃疡，革兰染色图片检查可发现杜克雷嗜血杆菌。

3. **阴茎癌** 最常发现于龟头、包皮内板及冠状沟处。初起为丘疹、溃疡，或如疣状，晚期呈菜花状，甚至糜烂、出血，分泌物有恶臭，组织病理学检查可发现癌细胞。

五、中医特色治疗

1. 内治法

（1）辨证论治

①肝经湿热证

证候：龟头、包皮红肿灼痛，渗流黄水，有腥臭味；口苦咽干，心烦易怒，小便短赤，大便秘结；舌质红，苔黄腻，脉弦数。

治法：清肝利湿，解毒消肿。

方药：龙胆泻肝汤。常用中药如龙胆草、黄芩、栀子、泽泻、木通、车前子、当归、生地黄、柴胡、生甘草等。

②肝经毒火证

证候:龟头包皮肿胀,色紫暗,皮肉腐坏,血水淋漓,尿道外口周围渗流黄白色脓液,有腥臭味,溃疡处疼痛剧烈;心中烦热,口渴饮冷,小便赤涩,大便秘结;舌质红,苔黄厚而干,脉弦滑数。

治法:清泄肝胆实火。

方药:当归芦荟丸。常用中药如大黄、黄柏、黄芩、黄连、栀子、龙胆草、青黛、当归、木香、甘草等。

③阴虚火毒证

证候:龟头肿痛,其色暗红,龟头溃烂,久不愈合;手足心热,盗汗,口干,小便短少;舌质红,少苔,脉弦细数。

治法:滋阴清热解毒。

方药:解毒养阴汤。常用中药如山茱萸、枸杞子、玄参、石斛、菟丝子、南沙参、北沙参、生地黄炭、金银花、泽泻、黄柏、苦参等。

(2)中成药

①复方穿心莲片。口服,每次4片,每日3次。

②牛黄解毒丸。口服,每次3片,每日3次。

③知柏地黄丸。口服,每次9g,每日3次。

④杞菊地黄丸。口服,每次9g,每日3次。

2. 外治法

(1)马齿苋30g,芒硝30g,九里光30g。水煎浸洗患部,每日2~3次。适用于黄水淋漓,有腥臭味者。

(2)枯矾散:枯矾60g,冰片10g。水煎外洗,继之外用蜂蜜纱布外贴,或康复新液外搽。适用于龟头溃烂,久不愈合者。

六、西医治疗

凡病因明确者,应针对致病因素进行对应处理。若干燥脱屑为主者,涂糖皮质激素油膏;若糜烂渗出为主者,用高锰酸钾溶液湿敷。溃疡面每天换药,并做物理治疗;感染明显伴有发热和淋巴结肿大者,可全身应用抗生素。

七、预防与护理

1. 注意个人卫生,勤洗澡,勤更换内裤和清洗外阴,防止污垢留存。

2. 积极治疗包皮过长,可行包皮环切术。

3. 患病期间,忌食辛辣油腻食物,内裤要清洁松软,避免摩擦刺激患处。

4. 局部用药要适当,切忌使用刺激性或腐蚀性药物。

八、经验体会及医案

1. 经验体会

(1)案例1 王世晶.苦柏汤外洗治疗龟头包皮炎[A].中国中西医结合学会男科专业委员会.第十一次全国中西医结合男科学术大会暨重庆市中西医结合学会2016年男科学术大会论文集[C].中国中西医结合学会男科专业委员会:中国中西医结合学会,2016:1.

王世晶用苦柏汤外洗治疗龟头包皮炎 39 例,有效率可达 98%。药物组成:苦参、黄柏、百部、地榆、五倍子、黄芩、地肤子等,一剂水煎至 200ml 均两次浸泡龟头包皮,每次 10 分钟,自然晾干,1 日 1 次,一周为一疗程。

(2)案例 2　程华焱,康丽娟. 龟头包皮炎治验一则[J]. 浙江中医杂志,2015,50(01):37.

徐某,男,45 岁,2013 年 11 月 15 日就诊。龟头包皮红肿痒痛 1 年余,经多次中西医结合治疗,症状时好时复发。专科检查:患者包皮过长,龟头及包皮内板红肿,局部潮湿,秽臭,有散在红色小丘疹,冠状沟局部浸润糜烂、瘙痒、疼痛,触之疼痛加剧,少量渗血,伴心绪烦乱,不能安睡,大便黏滞,小便黄赤;舌红、苔黄腻,脉滑数。否认不洁性交史。实验室检查:血尿常规未见明显异常,梅毒螺旋体抗体快速血浆反应素试验(RPR)、梅毒密螺旋体血凝试验(TPHA)均阴性。西医诊断为包皮龟头炎,中医诊断为疳疮,湿毒蕴结。治宜清热解毒、渗湿化浊、祛风止痒。五味消毒饮加减:金银花、野菊花、蒲公英、紫花地丁、天葵子各 15g,薏苡仁 30g,荆芥、防风、蝉衣、柴胡、甘草各 6g。5 剂。上方水煎 3 次,前 2 次各煎汁 150ml,混匀,分为两等份,早晚分服。第 3 煎煎汁约 300ml,纱布过滤,放凉后浸泡龟头 5 分钟左右,日 2 次,连用 5 日。1 周后电话随访告愈,1 个月后电话随访未复发。

按:龟头炎是指阴茎头黏膜的炎症,临床上常与包皮炎同时存在,故称为龟头包皮炎,是龟头与包皮的浅表性炎症。属中医学袖口疳、阴头疮、阴头风范畴。因坐卧湿地,或性交不洁,或接触某些物质,使毒邪侵及包皮和龟头所致;或因包皮过长或包茎,败精浊物残留凝结引起;或饮食不洁,内生湿热;或情志不遂,气郁化火,房事过度,相火扰动,火热酿毒,下注阴茎而成。先天禀赋不足是基础,湿、热、毒邪,内侵肝脉,下绕阴器以致脉络瘀阻,而皮肤红肿、渗液;若湿热郁久,热盛肉腐,则局部溃烂化脓。本例患者为包皮过长,长期不洗,败精浊物残留凝结,加之饮食肥甘厚味,湿热毒邪瘀滞于阴茎肌腠之间而发为本病,治宜清热解毒、渗湿化浊、祛风止痒,予五味消毒饮加减治疗。本方出自清代吴谦等编撰的《医宗金鉴·外科心法要诀》一书,为外科治疗疮痈疖肿的良方。方中金银花最善清热解毒;蒲公英为清热解毒、消痈散结之佳品,主治内外热毒疮痈诸证,与紫花地丁相配,善清血分之热结;野菊花入肝经,专清肝经之火;天葵子清热解毒、消肿止痛、善除三焦之火。另加薏苡仁健脾渗湿、清热消痈;荆芥、防风、蝉衣取之明代医学家陈实功的《外科正宗》消风散之意,具有祛风止痒之功;《医林绳墨》曰:"阴茎之病,亦从乎肝治",故予柴胡疏肝散引药直达肝经;甘草调和诸药。在口服基础上采用局部浸泡外洗,直接作用于病灶,使湿毒直接清除,增强了疗效,促进疮疡病愈。

2. 医案

选自:《蒲辅周医案》

邹××,男,62 岁,1960 年 6 月 28 日往诊。患者龟头肿起水疱已十余日,有 2 个溃疡,经内服外治,肿溃未消,腹股沟淋巴结亦肿大;脉洪数有力,舌红、苔黄腻,小便黄,大便正常。其人体壮实,善饮酒,喜水果,属酒火水湿郁蒸,湿热注入下焦。以清热利湿为治。

处方:龙胆草(酒炒)7.5g,黄芩(酒炒)7.5g,焦栀子 7.5g,泽泻 10g,赤小豆 15g,木通 7.5g,山茵陈 15g,豆卷 15g,甘草梢 10g,黄柏(盐水炒)7.5g,川草薢 10g。

复诊:诸证如前,饮食和大小便俱正常,黄苔略减,脉势稍缓,原方去黄芩加银花藤 20g,土茯苓 25g,水煎温服。

三诊:龟头溃疡渐愈,肿消,黄腻苔再减,脉右缓和,左关微弦数,继以清利湿热为治。

处方:土茯苓 25g,银花藤 15g,炒黄柏 5g,泽泻 10g,山茵陈 15g,炒栀子 7.5g,川草薢 15g,

蒲公英(布包)15g,甘草梢5g,豆黄卷15g,白通草5g。

服后肿消溃平而愈。

按:此证由湿热盛于中而注于下,前阴为宗筋所主,厥阴所司,连少腹,故腹股沟淋巴亦肿大,厥阴、少阳同司相火,湿热蕴聚成毒,故用苦寒直折之法,相火不炽而肝胆得治,湿热得清,何患其肿不消,其溃不平。

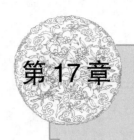

第17章

附属器疾病

第一节 痤 疮

痤疮是一种常见的毛囊皮脂腺的慢性炎症性皮肤病,属中医肺风粉刺范畴。初发者多由肺经风热、湿热内蕴,肺胃热邪上熏头面而致,久者痰瘀互结而出现结节、囊肿甚至瘢痕。近年来,由于生活节奏加快,压力增大,肝郁在本病的发病中起到了越来越多的作用。

一、病因病机

1.《医宗金鉴·肺风粉刺》曰:"此症由肺经血热而成。每发于面鼻,起碎疙瘩,形如黍屑,色赤肿痛,破出白粉汁,日久皆成白屑,形如黍米白屑。宜内服枇杷清肺饮,外敷颠倒散,缓缓自收功也。"故肺经风热可发为本病。

2.《洞天奥旨·粉花疮》中亦记载"粉花疮生于人面,此疮妇女居多,盖纹面感冒寒风,以致血热不活,遂生粉刺,湿热两停也。"故湿热蕴结可发为本病。

3.《素问·生气通气论》云:"劳汗当风,寒薄为皶,郁乃痤"。王冰指出:"阳气发泄,寒水制之,热怫内余,郁于皮里,脂液遂凝,畜于玄府,依空渗涸,皶刺长于皮中,形如米,或如针,久者上黑,长一分,余色白黄而瘥于玄府之中,俗曰粉刺,解表已。"故气血感寒凉而郁塞可发为本病。

4. 情志不遂,忧思恼怒伤肝,肝失疏泄,气机不畅,日久则气血瘀滞,郁久化火,郁于颜面而发病。故肝经郁热可发为本病。

二、寻常型与特殊类型痤疮的临床表现

1. 寻常型痤疮(acne vulgaris)

(1)临床表现:皮损初起为与毛囊一致的圆锥形丘疹,包括皮脂淤积于皮脂腺开口处形成白头粉刺或黑头粉刺,白头粉刺(闭合性粉刺)中可挑挤出白色豆渣样物质;黑头粉刺(开放性粉刺)内含脂栓,由皮脂氧化所致;病情稍重时形成炎性丘疹,顶端可有小脓疱;炎症继续发展,可形成大小不等的暗红色结节或囊肿,后者挤压时有波动感,经久不愈可形成脓肿,破溃后常形成窦道和瘢痕(图17-1)。

(2)国际改良分级法:临床上根据病情的严重程度,目前常采用国际改良分级法将寻常型痤疮(acne vulgaris)分为Ⅰ~Ⅳ级。

Ⅰ级(轻度):以粉刺为主,少量丘疹和脓疱,总病灶数少于 30 个。

Ⅱ级(中度):有粉刺,中等数量的丘疹和脓疱,总病灶数在 31～50 个之间。

Ⅲ级(重度):大量丘疹和脓疱,偶见大的炎性皮损,分布广泛,总病灶数在 51～100 个之间,结节少于 3 个。

Ⅳ级(重度):结节性、囊肿性或聚合性痤疮,伴疼痛并形成囊肿,总病灶数多于 100 个,结节或囊肿多于 3 个。

2. 特殊类型的痤疮

(1)高雄激素性痤疮(hyperandrogen acne):指多囊卵巢综合征性痤疮、月经前加重性痤疮、迟发性痤疮或持久性痤疮。临床表现为面部皮脂分泌过多,皮肤粗糙,毛孔粗大,以炎症性丘疹为主,常伴结节、囊肿、破溃及瘢痕形成。患者血清睾酮明显增高,雌二醇和黄体生成素明显降低,对痤疮的常规治疗通常无效。

(2)聚合性痤疮(acne conglobata):多见于中青年男性,病变常位于面、后颈、肩、胸、背部,同时也可见于大腿等部位。可见大量黑头粉刺、丘疹、结节,以囊肿性皮损为主,囊肿多呈聚合状,通过深在的窦道相连形成较大的脓肿,破溃后流出浓稠的脓、血混合性分泌物,可形成瘘管,愈后遗留萎缩性瘢痕或瘢痕疙瘩。全身症状轻微,偶见低热和关节痛。病情顽固,持续多年。

(3)坏死性痤疮(acne necrotica):又称坏死性粟粒性痤疮(acne miliaris necrotica)或痘疮样痤疮(acne varioliformis),皮损为褐红色、成簇的毛囊性丘疹和脓疱,常形成脐凹状并迅速坏死,伴黏着性出血性痂皮,脱落后留下点状瘢痕,反复发作形成网状瘢痕。

(4)暴发性痤疮(acne fulminant,AF)及其变种:AF 的临床特点为:①急性发作,皮损多为严重的炎性丘疹及结节囊肿样痤疮,有剧烈的炎症反应,疼痛明显,易出现糜烂、溃疡;②常伴有多关节性关节疼痛(好发于胸骨和胸锁关节)、发热(体温高达 39℃以上)、倦怠、食欲不振、肌肉疼痛及头痛等全身症状;③白细胞增多、血沉加快、C 反应蛋白增加;④疼痛部位的骨 X线片可发现骨溶解性损害或骨扫描可发现摄入量增加。本病预后良好,局部留有色沉或浅表性瘢痕。近年来认为 AF 的变种包括无全身症状性暴发性痤疮(acne fulminans without systemic symptoms,AF-WOSS)、异维甲酸引起的全身性暴发性痤疮(isotretinoin-induced acne fulminans with systemic symptoms,IIAF-SS)、异维甲酸引起的无全身症状性暴发性痤疮(isotretinoin-induced acne fulminans without systemic symptoms,IIAF-WOSS)。

(5)反常性痤疮(acne inversa,AI):又名化脓性汗腺,是一种单基因遗传病。既往将聚合性痤疮、化脓性汗腺炎、头部脓肿性穿凿性毛囊炎称为毛囊闭锁三联征(follicular occlusion triad),近年来提出用 AI 代替毛囊闭锁三联征、化脓性汗腺炎等病名。临床表现为全身反复出现丘疹、脓疱、结节、囊肿,毛囊皮脂腺和大汗腺丰富的部位,如腋窝、腹股沟、肛门、外生殖器、臀部等较为严重,且伴溃疡、窦道、瘘管的形成,疼痛明显。新皮损不断发生发展,很难自然缓解,长期迁延不愈。

(6)化妆品痤疮(acne cosmetica):由于选择和使用可导致痤疮的化妆品而引起,多由于化妆品中的某些成分堵塞皮脂腺导管所致,皮损多表现为闭合性粉刺和脓疱,去除化妆品的接触性因素后,皮损可自行消退。

(7)机械性痤疮(acne mechanica):由于机械性因素,如压迫、摩擦、牵拉等刺激和慢性轻微创伤,使局部皮肤角化过度,角质阻塞毛囊口,形成毛囊口角栓或小的角质囊肿。特点为只发生于机械性因素直接作用的部位。

(8)青春期前痤疮(preadolescent acne)：可分为新生儿、婴儿和儿童三个阶段。新生儿痤疮发生在出生后数天至4周内，婴儿期痤疮发生在出生4周后(包括由新生儿期迁延而来者)，儿童期痤疮发生在2岁后(包括由婴儿期迁延而来者)。新生儿、婴儿期痤疮与母体血液中激素有关，儿童期痤疮多与激素有关。青春期前痤疮通常不需治疗。

(9)其他：此外还有夏季痤疮(acne aestivalis)、表皮剥脱性痤疮(excoriated acne)、热带痤疮(tropical acne)等。

三、诊断要点

1. 好发于面颊、额部，其次是胸部、背部及肩部等皮脂溢出部位。
2. 典型临床表现。
3. 患者一般无自觉症状，可有轻微瘙痒，炎症明显时可有疼痛。
4. 病程慢性，时轻时重，多数至青春期后逐渐缓解，少数患者至中年方愈，可遗留色素沉着、肥厚性或萎缩性瘢痕。

四、鉴别诊断

本病应与酒渣鼻、颜面播散性粟粒性狼疮、痤疮样皮疹、职业性痤疮等进行鉴别。

1. **酒渣鼻** 多见于中年人，皮疹只发生在面部，以中央部(鼻尖、鼻周)多见，局部常伴有毛细胞血管扩张。

2. **颜面播散性粟粒性狼疮** 好发于成年人，多分布于下眼睑及鼻周，皮损主要为半球形丘疹或小结节，呈暗红色或褐色，典型的皮损用玻片按压可见苹果酱色小点，皮损在下眼睑往往融合成堤状。损害与毛囊不一致。

3. **痤疮样皮疹**(acneiform eruptions) 属于药疹的范畴，指因口服或外用药物导致的痤疮样皮损。最常见的是口服或外用糖皮质激素所致的皮疹，服用含有溴、碘、环孢素、异烟肼、锂制剂等均可引起痤疮样发疹。典型的皮损是指炎症性丘疹而不是粉刺，少见黑头粉刺，皮损分布以躯干上部和上臂为主，也可见于面部。

4. **职业性痤疮**(occupational acne) 指在所从事的职业劳动中接触矿油类或某些含氯的氯代烃类所引起的痤疮样损害，如焦馏油、机器油、石油、石蜡、氯萘等化合物。常见的有油痤疮和氯痤疮。特点为好发于接触部位的皮肤，以及眼的下方，颧部及耳郭周围，亦可累及躯干等其他部位，同时工作的人员往往都发生相同的损害。

五、中医特色治疗

本文主要针对寻常型痤疮的治疗，以皮疹辨证结合整体辨证，中医内、外治结合为原则，同时应注意不同的年龄阶段其辨证有所侧重。青春期痤疮，多从肺、胃论治；女性青春期后痤疮患者，多从肝、肾论治；久治不愈者，多存在本虚标实，应注意补泻兼施。在辨证施治基础上联合合适的外治方法可以加快皮疹消退，减少后遗瘢痕的形成。

1. **辨证论治**

(1)肺经风热证：相当于轻中度痤疮(Ⅰ和Ⅱ级)，皮损以黑头(或白头)粉刺和红色丘疹为主，偶见脓疱，可伴有轻度痒、痛感；或见颜面肤色潮红，口干咽燥，小便黄，大便秘结；舌尖红，苔薄黄,脉浮数或弦滑。治宜疏风清肺,方用枇杷清肺饮加减。常用药物如黄芩、桑白皮、枇杷叶、银花、蒲公英、连翘、生甘草等。

(2)湿热蕴结证:相当于中度痤疮(Ⅲ级),皮疹以丘疹、脓疱、结节为主,皮疹红肿疼痛;或伴有口臭,便秘,尿黄;舌红,苔黄腻,脉滑数。治宜清热利湿,方用茵陈蒿汤、泻黄散加减治疗。常用药物如茵陈、焦栀子、黄芩、金银花、连翘、赤芍、生山楂、薏苡仁、鸡内金、枳实等。若表现为脘腹胀满,大便稀溏,舌淡,苔白腻等以脾虚湿蕴为主者,上方酌减茵陈、焦栀子,加苍术、茯苓、陈皮等。

(3)痰瘀结聚证:相当于重度痤疮(Ⅳ级),皮疹以结节和囊肿为主,色暗红或紫,或有疼痛;舌暗红,苔黄或腻,脉滑。治宜化瘀散结,清热解毒,方用仙方活命饮加减。常用药物如醋山甲、天花粉、乳香、没药、白芷、赤芍、浙贝母、防风、皂角刺、当归、陈皮、金银花、草决明、牛蒡子、甘草等。

(4)冲任不调证:相当于有高雄激素水平表现的女性痤疮。皮损往往于月经前加重,好发于中青年女性。月经前面部皮疹发病或加重,皮损以粉刺、丘疹为主,或有结节,色暗红;或伴烦躁易怒,胸胁胀痛,月经先后不定期,血块等;舌质暗或有瘀点,苔黄,脉弦细。治宜调理冲任,方用丹栀逍遥散加减。常用药物如焦栀子、丹皮、柴胡、当归、赤芍、黄芩、陈皮、金银花、连翘、白术、茯苓、甘草。若肝郁化火伤阴,以阴虚内热为主要表现者,上方去柴胡、焦栀子,加女贞子、旱莲草等。

2. 中成药

(1)肺经风热证,治疗以疏风清肺为主,可辅以清肺胃实热、通利二便等。面部以少量丘疹粉刺为主,无明显次症者,可首选银翘解毒丸;若兼有肺胃热盛的次症,如体质壮实、面部皮脂溢出明显、舌苔黄厚、口气重或大便干结、便秘等,可选用防风通圣丸。

(2)湿热蕴结证,治宜清热燥湿,泻火解毒,消肿止痛。临床表现可有脾胃湿热、胃火炽盛或肝胆湿热某一症候特征,宜辨证选用不同的清热利湿解毒类药物。面部以炎性丘疹、脓疱为主,无明显次症者,可首选金花消痤丸;若出现少量结节、囊肿者,可选用一清胶囊。其中以口周多红疹、脓疱,辨为胃火炽盛者,宜选用一清胶囊;若兼有肝胆湿热的次症,如舌质红、舌苔黄、口干口苦或心烦多梦等症状者,可选用消痤丸;若皮疹色红兼有血热血瘀症候者,可选用美诺平颗粒。

(3)痰瘀互结证,治宜化痰散结、活血祛瘀为主。若皮损以囊肿为主,色黯或紫,经久不退,可选用大黄䗪虫丸、血府逐瘀胶囊或桂枝茯苓丸;皮损以面部结节囊肿为主要表现,若无其他明显次症者,可首选皮肤病血毒丸;若皮损处炎症反应剧烈,邻近淋巴结肿大,可选清热凉血重剂,如复方珍珠暗疮片。

(4)冲任不调证,治宜调摄冲任,辅以滋补肝肾之阴,清虚热。若中青年女性迟发性痤疮,皮损表现为粉刺、丘疹、结节,颜色暗红,分布以颊部为主,同时伴有腰膝酸软、眩晕耳鸣、五心烦热等肾阴虚症状,宜用六味地黄丸;若中年女性痤疮患者伴有潮热、自汗、心烦和失眠等更年期症状,排除肝肾阴虚等次症,可辨证选用功劳去火片;若月经前面部皮损明显增多、月经后减少或减轻,皮损部位与男性须疮的发疹部位相似,以丘疹、脓疱结节为主,宜用逍遥丸和丹参酮胶囊;若患者有心烦易怒、情绪急躁、胃口差、情绪紧张等次症,则更适宜选用逍遥丸;若兼有口干便秘者,可加润燥止痒胶囊。

(5)痤疮治疗后期,以色素沉着或浅表瘢痕为主,可联合积雪苷片内服,促进创伤愈合,色素沉着消退和减少继发瘢痕形成。

(6)中成药

①银翘解毒丸

组成:金银花、连翘、薄荷、荆芥、淡豆豉、牛蒡子(炒)、桔梗、淡竹叶、甘草等。

功效:疏风解表、清热解毒。

适应证:肺经风热证痤疮。

用法用量:口服。每次 1 丸,每日 2～3 次,以芦根汤或温开水送服。

②防风通圣颗粒(丸)

组成:防风、荆芥、麻黄、薄荷、生石膏、桔梗、连翘、黄芩、大黄、芒硝、栀子、当归、川芎、白芍、白术、甘草。

功效:解表通里,宣肺清热。

适应证:肺经风热证及湿热蕴结证痤疮。

用法用量:口服每次 3g,每日 2 次。

不良反应:大便稀溏。运动员慎用,儿童、哺乳期妇女、年老体弱者应在医师指导下服用。

③金花消痤丸

组成:(炒)黄芩、黄连、黄柏、(炒)栀子、大黄、金银花、桔梗、薄荷、甘草。

功效:清热泻火,解毒消肿。

适应证:湿热蕴结证中偏热盛的痤疮。

用法用量:每次 4g,每日 3 次。

不良反应:胃脘不适,食欲减少,或大便溏软。

④一清胶囊

组成:大黄、黄芩、黄连。

功效:清热泻火解毒。

适应证:湿热蕴结中偏热证的痤疮。

用法用量:口服每次 2 粒,每日 3 次。

不良反应:偶见皮疹、恶心、腹泻、腹痛。

⑤消痤丸

组成:龙胆草、大青叶、玄参、野菊花、黄芩、金银花、蒲公英、淡竹叶、夏枯草、紫草、竹茹、生石膏、石斛、麦冬、升麻、柴胡。

功效:清热利湿、解毒散结。

适应证:湿热蕴结所致的痤疮。

用法用量:口服,一次 1 袋,一日 3 次。

⑥美诺平颗粒

组成:白花蛇舌草、金银花、连翘、赤芍、牡丹皮、黄芩、桑白皮、石膏、丹参、皂角刺、防风、地黄、甘草。

功效:清热解毒、活血散瘀。

适应证:肺热血瘀所致的痤疮。

用法用量:开水冲服,一次 6g,一日 3 次。

⑦大黄䗪虫丸

组成:熟大黄、土鳖虫、水蛭、虻虫、蛴螬、干漆(煅)、桃仁、苦杏仁、黄芩、地黄、白芍、甘草。

功效:活血破瘀,通经消癥。

适应证:血瘀证痤疮。

用法用量:口服每次 3g,每日 1～2 次。

不良反应:皮肤过敏反应。

⑧皮肤病血毒丸

组成:茜草、桃仁、荆芥穗(炭)、蛇蜕(酒炙)、赤芍、当归、白茅根、地肤子、苍耳子(炒)、地黄、连翘、金银花、苦地丁、土茯苓、黄柏、皂角刺、桔梗、益母草、苦杏仁(去皮炒)、防风、赤茯苓、白芍、蝉蜕、牛蒡子(炒)、牡丹皮、白鲜皮、熟地黄、大黄(酒炒)、忍冬藤、紫草、土贝母、川芎(酒炙)、甘草、白芷、天葵子、紫荆皮、鸡血藤、浮萍、红花。

功效:清血解毒,消肿止痒。

适应证:湿热血郁所致痤疮。

用法用量:口服。一次 20 粒,一日 2 次。

⑨复方珍珠暗疮片

组成:金银花、蒲公英、黄芩、黄柏、猪胆粉、地黄、玄参、水牛角浓缩粉、山羊角、当归尾、赤芍、酒大黄、川木通、珍珠层粉、北沙参。辅料为:羧甲基淀粉钠、淀粉、硬脂酸镁、薄膜包衣剂。

功效:清热解毒,凉血消斑。

适应证:血热蕴阻肌肤所致的痤疮。

用法用量:口服每次 4 片,每日 3 次。

不良反应:偶见皮疹,腹泻。

⑩西黄胶囊(丸)

组成:人工牛黄、人工麝香、乳香(制)、没药(制)。

功效:解毒散结、消肿止痛。

适应证:痰瘀结聚证及热毒壅盛证痤疮,尤其适用于皮疹以结节、囊肿为主伴疼痛者。

用法用量:口服,胶囊每次 4～8 粒;丸剂每次 3 g,每日 2 次。

不良反应:尚不明确。

⑪丹栀逍遥丸

组成:牡丹皮、栀子(炒焦)、柴胡(酒制)、白芍(酒炒)、当归、白术(土炒)、茯苓、薄荷、炙甘草。

功效:疏肝解郁,清热调经。

适应证:冲任不调证中辨为肝郁化热证痤疮。

用法用量:口服,每次 6～9 g,每日 3 次。

不良反应:皮肤过敏反应。

⑫丹参酮胶囊

组成:丹参乙醇提取物。

功效:抗菌消炎。具有广谱抗菌消炎作用,能够杀灭痤疮丙酸杆菌等,可抑制皮脂分泌,且具有温和的雌激素样活性,有抗雄激素样作用。

适应证:冲任不调证痤疮。

用法用量:口服,每次 4 粒,每日 3～4 次。

不良反应:偶见皮肤过敏反应,停药后即可恢复正常。

⑬积雪苷片

组成:积雪苷、积雪草总苷。

功效:促进创伤愈合作用。

适应证:外伤、手术创伤、烧伤、瘢痕疙瘩及硬皮病。

用法用量:口服。1次2片,1日3次;用于治疗瘢痕疙瘩及硬皮病时,1次2～4片,1日3次。

3. 药物外治

(1)姜黄消痤搽剂

组成:姜黄、重楼、杠板归、一枝黄花、土荆芥、绞股蓝、珊瑚姜。辅料为聚山梨酯-80、乙醇。

功效:清热祛湿,活血消痤。

适应证:炎性丘疹、脓疱。

用法用量:用棉签蘸取本品涂患处,每日2～3次。

不良反应:本品对破损的痤疮病人有短暂轻微的刺痛感。皮肤破溃处禁用。

(2)玫芦消痤膏

组成:鲜芦荟汁、玫瑰花、苦参、杠板归、冰片、薄荷素油。辅料为硬脂酸、十八醇、甘油、单甘酯、聚山梨酯-80。

功效:清热燥湿,杀虫止痒。

适应证:炎性丘疹、脓疱。

用法用量:将患处用温水清洗干净后涂抹适量,每日3～4次。

不良反应:皮肤过敏反应。

(3)如意金黄散

组成:姜黄、大黄、黄柏、苍术、厚朴、陈皮、甘草、生天南星、白芷、天花粉。

功效:清热散结,消肿止痛。

适应证:色红、质硬伴疼痛的丘疹或结节。

用法用量:适量如意金黄散以蜂蜜或茶调成糊状,涂于皮损及周围。每日1次。

(4)龙珠软膏

组成:人工麝香、硼砂、炉甘石(煅)、硇砂、冰片、人工牛黄、珍珠(制)、琥珀。辅料为:黄凡士林、羊毛脂、液状石蜡。

功效:清热解毒,消肿止痛。

适应证:炎性丘疹、结节和囊肿,质硬伴疼痛者。

用法用量:取适量膏药涂抹患处或摊于纱布上贴患处,每日1次,溃前涂药宜厚,溃后宜薄。

不良反应:局部出现皮疹等过敏反应。

(5)积雪苷霜软膏

组成:积雪草总苷

功效:抑制瘢痕,促进创伤愈合。

适应证:痤疮后瘢痕及红斑。

用法用量:外涂每日3～4次。

不良反应：偶有用药局部的瘙痒和刺激反应。

4. 非药物外治

（1）中药面膜疗法

功效：清热解毒、化瘀消斑。

适应证：粉刺、炎性丘疹、脓疱、结节。

方法：以炎性皮疹及粉刺为主者选择黄芩、大黄、黄连、连翘等清热解毒类，以暗红斑为主选用桃仁、赤芍、冬瓜仁等凉血化瘀类研末，用蜂蜜调配，涂于面部，待药膜干燥后取下。或在中药上敷医用石膏，待石膏冷却后取下面模，清洗面部。一般1周治疗1次。治疗后可出现一过性面部红斑及灼热感。

（2）火针疗法

功效：散结排脓。

适应证：炎性丘疹、脓疱、结节、脓肿和大的粉刺。

方法：常规消毒后，用烧红的火针快速点刺皮疹，稍加挤压，将皮损中脓栓、脓血清除干净。一般1周治疗1次。术后24小时保持皮损处干燥。

（3）耳部放血

功效：清热泻火。

适应证：炎性丘疹、脓疱、结节、囊肿。

方法：采用耳背割治放血或耳尖点刺放血，以表皮渗血为度。一般1周治疗1次。术后24小时保持皮损处干燥。

六、西医治疗

1. 分级治疗与联合治疗

（1）Ⅰ级治疗：主要采用局部治疗。首选外用维A酸类药物，必要时可加用过氧化苯甲酰或水杨酸等以提高疗效。一些具有角质剥脱、溶解粉刺、抑制皮脂分泌和抗菌等作用的功效性护肤品也可作为辅助治疗手段，同时可以采用粉刺去除术等物理疗法。

（2）Ⅱ级治疗：通常在外用维A酸类药物治疗的基础上，联合过氧化苯甲酰或其他外用抗菌药物。为避免局部不良反应，维A酸联合过氧化苯甲酰治疗时，可隔日使用一种药物或两种药物早、晚交替使用，局部治疗效果不佳者可增加使用口服抗生素，或加上蓝光照射、果酸疗法等物理治疗方法。

（3）Ⅲ级治疗：这类患者常采用联合治疗，其中系统使用抗生素是基础治疗的方法之一，要保证足够的疗程。推荐口服抗生素，外用维A酸类药物、过氧化苯甲酰或其他抗菌药物。对有适应证并有避孕要求的女性患者可选择抗雄激素药物治疗，个别女性患者可考虑口服抗雄激素药物联合抗生素治疗。其他治疗方法（如红、蓝光及光动力疗法等）也可联合应用，效果不佳者可单独口服异维A酸治疗，也可同时外用过氧化苯甲酰。对系统应用抗生素超过2个月者，加用过氧化苯甲酰这类不引起细菌耐药的抗菌剂很有必要，可防止和减少耐药性的产生。

（4）Ⅳ级治疗：口服异维A酸是一线治疗方法。对炎性丘疹和脓疱较多者，也可先采用系统应用抗生素和外用过氧化苯甲酰联合治疗，待炎症改善后改用口服异维A酸治疗，目前无循证医学证据支持口服异维A酸联合抗生素治疗。也可同时使用上述Ⅲ级痤疮治疗方案和本指南中介绍的各种联合治疗的方法。

（5）维持治疗：外用维 A 酸是痤疮维持治疗的一线首选药物。外用维 A 酸可以阻止微粉刺的形成，从而防止粉刺和炎性皮损的发生。目前还没有任何已知的药物在维持治疗的疗效和安全性方面优于外用维 A 酸。对有轻度炎性皮损需要抗菌药物治疗的，可考虑联合外用过氧化苯甲酰。除此之外，一些经过临床功效验证的抗粉刺类医学护肤品也可用于辅助维持治疗。目前临床试验的疗程多为 3～4 个月，在预防复发和减轻症状方面取得了明显疗效，停止治疗后症状很快复发，提示更长时间的治疗是有益的，但目前无更长疗程治疗的循证医学资料。

2. 局部治疗常用药物

（1）外用维 A 酸类药物

可选药物：第一代维 A 酸类药物，如 0.025%～0.1%全反式维 A 酸霜或凝胶和异维 A 酸凝胶、第三代维 A 酸类药物如 0.1%阿达帕林凝胶。

使用特点：阿达帕林在耐受性和安全性上优于全反式维 A 酸和异维 A 酸，对非炎症性皮损疗效优于全反式维 A 酸。有国外指南推荐 0.1%阿达帕林＋2.5%过氧化苯甲酰（BPO）复方制剂用于中度至极重度炎症性痤疮的治疗，因刺激性较强，建议在联合使用前先分开试用观察。

用法用量：低浓度或小范围使用。每晚 1 次。避光。

不良反应：轻度皮肤刺激反应，如局部红斑、脱屑，出现紧绷和烧灼感，随着使用时间延长可逐渐消失。

（2）过氧化苯甲酰

可选药物：2.5%、5%和 10%不同浓度的洗剂、乳剂或凝胶。有国外指南推荐 2.5%过氧化苯甲酰（BPO）用于轻中度炎症性痤疮的治疗。

使用特点：炎性痤疮的首选外用抗菌药物之一。

用法用量：敏感性皮肤从低浓度及小范围开始试用。

不良反应：少数敏感皮肤会出现轻度刺激反应。

（3）外用抗生素

可选药物：红霉素、林可霉素及其衍生物克林霉素、氯霉素或氯洁霉素等，浓度为 1%～2%。

使用特点：1%氯林可霉素磷酸酯溶液系不含油脂和乙醇的水溶性乳液，适用于皮肤干燥和敏感的痤疮患者；外用夫西地酸乳膏对痤疮丙酸杆菌有较好的杀灭作用及抗炎活性，且与其他抗生素无交叉耐药性。此外，有国外指南推荐 1%克林霉素（CLDM）＋3%过氧化苯甲酰（BPO）复方制剂用于中重度炎症性痤疮的治疗；1.2%克林霉素磷酸酯＋2.5%过氧化苯甲酰复方凝胶（Acanya™）用于治疗 12 岁以上的寻常型痤疮患者，为目前 FDA 批准的唯一过氧化苯甲酰与抗菌药物的复方制剂，可用于非炎性痤疮、炎性痤疮的治疗。

用法用量：见相关说明书。

不良反应：轻度皮肤刺激反应。

（4）二硫化硒

可选药物：2.5%二硫化硒洗剂。

使用特点：可抑制真菌、寄生虫及细菌，降低皮肤游离脂肪酸含量。

用法用量：洁肤后，将药液略加稀释均匀地涂布于脂溢显著的部位，3～5 分钟后清洗。

不良反应：可能出现接触性皮炎，可能导致头皮干燥甚至头发脱色等。

3. 系统治疗常用药物

(1)维 A 酸类药物

可选药物:异维 A 酸胶丸、维 A 酸软胶囊。

使用特点:目前最有效的抗痤疮药物,具有显著抑制皮脂腺脂质分泌、调节毛囊皮脂腺导管角化、改善毛囊厌氧环境并减少痤疮丙酸杆菌的繁殖、抗炎和预防瘢痕形成等作用。

用法用量:小剂量 0.25mg/(kg · 日)和 1mg/(kg · 日)临床疗效相似,因此推荐从 0.25~0.5mg/(kg · 日)剂量开始。累积剂量的大小与痤疮复发显著相关,因此推荐累积剂量以 60mg/kg 为目标,痤疮基本消退并无新发疹出现后可将药物剂量逐渐减少至停药。疗程视皮损消退的情况及药物服用剂量而定,6~8 周为一疗程。停药后 8 周以上,且皮损持续存在或出现重度结节性痤疮复发,则可考虑进行第二个疗程治疗。

不良反应:产生类似于维生素 A 过多症的不良反应,停药后绝大多数可以恢复,严重不良反应少见或罕见。最常见的不良反应主要是皮肤黏膜干燥,特别是口唇干燥。较少见可引起肌肉骨骼疼痛、血脂升高、肝酶异常及眼睛受累等(通常发生在治疗最初的 2 个月)。

注意事项:肥胖、血脂异常和肝病患者慎用;12 岁以下儿童尽量不用;已经存在抑郁症状或有抑郁症的患者不宜使用。女性患者应在治疗前 1 个月,治疗期间及治疗后 3 个月内严格避孕。

(2)抗生素类药物

可选药物:首选四环素类如多西环素、米诺环素等,不能使用时可考虑选择大环内酯类如红霉素、阿奇霉素、克拉霉素等,其他如磺胺甲噁唑-甲氧苄啶(复方新诺明)也可酌情使用。

使用特点:口服四环素耐药的患者,通常对多西环素也会产生耐药,但米诺环素对这类患者多数仍有效。无论是外用或口服抗生素,均可能引起痤疮丙酸杆菌及非痤疮丙酸杆菌耐药,故应避免选择克拉霉素、罗红霉素、左氧氟沙星等目前全身感染常用的抗生素治疗痤疮。联合外用过氧化苯甲酰可减少痤疮丙酸杆菌耐药性产生。

用法用量:通常米诺环素和多西环素的剂量为 100~200 mg/日(通常 100 mg/日),可以 1~2 次口服;四环素 1.0g/日,分 2 次空腹口服;红霉素 1.0g/日,分 2 次口服。疗程均为 6~8 周。

注意事项:①避免单独使用,特别是长期局部外用;②治疗开始要足量,一旦有效不宜减量维持;③治疗后 2~3 周无疗效时要及时停用或换用其他抗生素,并注意患者的依从性;④要保证足够的疗程,避免间断使用;⑤不可无原则地加大剂量或延长疗程,更不可以作为维持治疗甚至预防复发的措施。

不良反应:较常见的胃肠道反应、药疹、肝损害、光敏反应、前庭受累(如头昏、眩晕)和良性颅内压增高症(如头痛等)。罕见的不良反应有狼疮样综合征(特别是应用米诺环素时)。对长期饮酒、乙型肝炎、光敏胜皮炎等患者宜慎用或禁用。孕妇、哺乳期妇女和 16 岁以下的儿童,不宜用四环素类药物,可考虑使用大环内酯类抗生素。

(3)激素

①抗雄激素

避孕药

可选药物:炔雌醇环丙孕酮(每片含醋酸环丙孕酮 2 mg＋炔雌醇 35 μg)、雌二醇屈螺酮。

使用特点:经期的第 1 天开始服药有利于减少子宫出血;使用含屈螺酮的避孕药会减少雌

激素导致水钠潴留的概率。

用法用量：炔雌醇环丙孕酮在月经周期的第 1 天开始每天服用 1 片，连用 21 天。停药 7 天，再次月经后重复用药 21 天。口服避孕药的起效时间需要 2～3 个月，通常疗程大于 6 个月，一般要求皮损完全控制后再巩固 1～2 个月再停药，停药过早会增加复发的概率。

注意事项：绝对禁忌证包括妊娠、静脉血栓或心脏病病史、年龄大于 35 岁且吸烟者。相对禁忌证包括高血压、糖尿病、偏头痛、哺乳期妇女、乳腺癌及肝癌患者。尽量避免用于深静脉血栓和心脑血管疾病发生或倾向发生者，以及肥胖、高脂血症、高血压、偏头痛等患者。服药期间要注意防晒以减少黄褐斑的发生。

不良反应：少量子宫出血、乳房胀痛、恶心、体重增加、深静脉血栓及出现黄褐斑等。

螺内酯

药物作用：可抑制肾上腺产生雄激素、明显抑制皮脂腺细胞增生、减少皮脂分泌、减少皮肤表面细菌。

用法用量：口服，每日 1～2 mg/kg，疗程为 3～6 个月。

注意事项：孕妇禁用。男性忌用。

不良反应：月经不调（发生概率与剂量呈正相关）、恶心、嗜睡、疲劳、头昏、头痛和高钾血症。

②糖皮质激素

使用特点：疗程短、较高剂量的糖皮质激素可控制重度痤疮患者的炎症。

用法用量：①暴发性痤疮：泼尼松 20～30 mg/日，可分 2～3 次口服，持续 4～6 周后逐渐减量，并开始联合或更换为异维 A 酸；②聚合性痤疮：泼尼松 20～30 mg/日，持续 2～3 周，于 6 周内逐渐减量至停药；③生理剂量：泼尼松 5 mg 或地塞米松 0.75mg，每晚服用，可抑制肾上腺皮质和卵巢产生雄激素前体。对于经前期痤疮患者，每次月经前 7～10 天开始服用泼尼松至月经来潮为止。

注意事项：避免长期大剂量使用。

不良反应：激素性痤疮或毛囊炎。

七、预防与护理

1. 生活规律，避免熬夜。

2. 痤疮患者应避免吃高糖、高脂、奶制品及辛辣刺激食物，忌烟酒，少饮碳酸类饮料，多吃新鲜的蔬菜和水果。

3. 避免长时间日晒，尽量不用粉质类化妆品。

4. 注意心理疏导，帮助患者减轻、消除精神紧张、焦虑、抑郁等不良情绪。

5. 保持消化道通畅。

八、经验体会及医案

1. 消、托、补

在辨证的基础上，应加用疮疡不同阶段消、托、补的原则治疗，以提高疗效。痤疮初起，为红色丘疹，表面坚硬者可在辨证治疗的基础上加用夏枯草、蒲公英等软坚散结的药物使之消散；痤疮日久，呈脓疱、脓肿不易破溃者，在辨证基础上加用白芷、穿山甲、皂角刺等促进其破溃排脓；痤疮破溃后，疮口不易愈合者，当重用黄芪托疮生肌，再加用活血化瘀的桃仁、红花、丹参等，使创面早日愈合，不留瘢痕及色素沉着。

2. 仙方活命饮加减

本方为疡门开手攻毒第一方，针对一切疮疡风、火、毒、瘀、痰而设。方中由三类药组成：金银花、生甘草属于清热解毒类；当归、赤芍、乳香、没药活血和营，散瘀消痛，属于活血化瘀类；防风、陈皮、白芷、穿山甲、皂角、天花粉、浙贝母理气行滞，散结化痰，属于消肿止痛类；更加酒煎服，使药性速达病处。

本方加减如下：①若肺经热盛，症见日晒受风加重，红疹成片，瘙痒或红肿热痛，伴口渴心烦，小便短赤，舌质红，脉浮滑数，可重用金银花，加连翘、白蒺藜、石膏等轻清上浮之品以加强清热疏风、解毒消疮之功；②若中焦湿热，症见疮大根红，脓疱明显，环口鼻而生，伴多食易饥或口苦黏，舌红苔厚腻者，加黄芩、黄连；③若肝肾亏损，冲任失调，虚火上炎，症见痤疮反复发作，根暗有结，甚则连接成片，好发于下颌、耳前面部，伴腰膝酸软，心烦失眠，舌淡红苔少，脉沉细，偏于阴虚内热者，可加生地黄、牡丹皮、黄柏，偏于上热下寒者，可加附子、肉桂，偏于月经失调者，可合用桃红四物汤。

3. 陈彤云经验

陈彤云教授将痤疮辨证为五型，并自拟治疗痤疮基本方清热祛湿、解毒散结、活血化瘀，组成为茵陈、黄连、黄柏、野菊花、连翘、虎杖、土茯苓、丹参、当归、川芎。

(1)肺经热盛证：证见面部、胸、背等皮脂溢出部位多发粟米大小丘疹、粉刺、小脓疱，面部"T形区"皮脂分泌旺盛，偏风热者皮损轻微瘙痒，偏血热者皮损痒痛且密集分布，均可伴有口干咽燥、便干溲黄、舌质红、苔黄、脉浮数或滑数。偏风热者加用枇杷清肺饮，可加用白鲜皮、桑叶、菊花。偏血热者加用清热解毒凉血类药物，如鱼腥草、北豆根、黄芩、百部疏风清热解毒；草决明清肠中积热以利肺气宣降；大青叶、赤芍、生地榆、丹皮凉血清热。

(2)脾虚湿蕴证：证见面色㿠白，头皮、面部油脂分泌较多，皮疹色淡红或与皮色相同，自觉症状不明显，病程缠绵难愈，轻者仅口唇周围皮损多见；多伴有倦怠乏力，口淡无味，或脘腹胀满，大便黏滞不爽或秘结不畅；舌质淡红，舌体胖大，苔腻，脉滑数。

本证在基础方上合健脾除湿类药物，如薏苡仁、茯苓、生枳壳、荷叶、藿香、佩兰、焦三仙等；若湿浊中阻，伴纳呆、呕恶或腹胀，可加槟榔、蔻仁、砂仁等芳香化湿；若湿滞大肠，伴大便黏滞不爽，可加大腹皮、枳实等行气利湿；若脾气不足，伴气虚便秘，可加大生白术健脾益气通腑；若脾虚湿蕴，白带量多清稀，可加芡实、山药。

(3)胃肠湿热证：证见头、面皮脂溢出明显，或油腻光亮，皮疹泛发面部胸背，多种皮疹并存，集中于口周、颊部，红肿疼痛。患者体质壮实，伴口臭、溲黄、便秘、舌红，苔黄腻，脉滑数。本证在基础方上合黄连解毒汤或防风通圣丸加减，六腑以通为顺，故侧重清理胃肠积滞。平素喜肉食者，常加焦山楂、鸡内金；喜淀粉类者，加焦神曲、莱菔子；兼腹胀、嗳气吞酸者，加莱菔子、焦槟榔、厚朴消食除胀，降气化痰。此外，脓疱多者，可加蒲公英、紫花地丁等；皮脂溢出多者，加生侧柏叶、生山楂。

(4)冲任不调证：本证偏肝经郁热者，证见月经前皮损加重，平素易急躁不安，伴面红、易怒、失眠，或月经前后不定期等症状，舌质暗红，苔黄，脉弦滑；本证偏肾阴亏虚者，证见皮疹以结节为主，色暗，好发于下颏及颈部，可伴发黄褐斑，可兼有面色晦暗、眶周色黑，可伴乏力头晕、腰酸膝软，舌暗红或光红少苔，脉沉细。偏肝经郁热者在基础方上合丹栀逍遥散加减。若心经有火,伴口疮,舌尖红、小便黄者,加灯心草、竹叶、黄连;若肝郁气滞,经前皮疹加重者,可加柴胡、郁金、香附;若月经前乳房明显胀痛,可加川楝子、元胡、王不留行、青皮;若肝郁化热,可重用生栀子、丹皮;若兼气滞血瘀,可加玫瑰花、月季花、三七粉;若血分有热,月经提前伴经色鲜红,可加炒槐花、秦皮、赤芍、椿根皮;若脾不统血,月经提前,量少色淡,可加党参、茯苓、白术。偏肾阴亏虚者在基础方上合二至丸或六味地黄丸加减。月经量少可加红花、当归;结节明显者可加浙贝母、僵蚕等祛痰通络,三棱、莪术、生牡蛎等软坚散结,大黄、泽兰、益母草等活血化瘀。

(5)痰湿蕴结证:证见皮疹以囊肿为主,或质硬疼痛,或质软如囊,日久相互融合,结成条索状囊肿,皮疹泛发于面部,甚或前胸、肩背等皮脂溢出多部位,伴纳呆,便溏,舌质淡,有齿痕,苔白腻或黄腻,脉濡或滑。本证在基础方上合二陈汤或海藻玉壶汤加减。若皮脂溢出较多,加荷叶、茯苓;若便秘,加芒硝、枳实、瓜蒌;若有瘀阻,结节多发,舌质暗有瘀斑,可加三棱、莪术、鬼箭羽;若瘀阻较重,结节暗红伴舌下络脉青紫,可加水蛭、大黄、泽兰、益母草,或加服大黄䗪虫丸。

4. 姚春海经验

(1)肺经风热证:本证以枇杷清肺饮为基础方。若皮损瘙痒,可加蝉衣、蒺藜;若闭口粉刺、小丘疹较多,可加连翘、白芷、陈皮、夏枯草,或外用维 A 酸类药物;若油脂分泌较多,可加生山楂、侧柏叶;若皮损色红伴痒痛,可加当归、苦参。心肺同居上焦,皮损影响美观,患者往往伴心烦,可加栀子、淡豆豉。

(2)肺胃湿热证:本证以葛根芩连汤为基础方。湿热在表可合用麻黄连轺赤小豆汤;湿热在里可合用茵陈蒿汤。若面部分泌过多,可加茵陈、白花蛇舌草,或合用丹参酮胶囊;若有结节、少量囊肿,可加白芷、皂角刺、蚕沙;若皮损色红伴疼痛,可加用当归、苦参、土贝母、赤小豆,并外用消炎药膏,口服丹参酮胶囊;若血分有热,皮损色红,疼痛明显,伴舌红、脉数,可加生地榆、黄芩炭、黄连炭,并口服抗生素类药物;若面部遗留毛细血管扩张明显,可加凌霄花、槐花、红花。

(3)肝郁脾虚证:本证以逍遥散为基础方。若肝郁明显,心情不畅,可合用四逆散或加用玫瑰、香附、合欢花;若肝郁化火,情绪急躁,舌尖红,可用丹栀逍遥散,或加用忍冬藤、桂枝、丹参助郁结消散;若月经量少,可合用当归芍药散或加用益母草、川芎、泽兰;若脾虚湿蕴,面色萎黄,易浮肿,可合用柴归汤(小柴胡加当归芍药散)。

(4)痰湿瘀滞证:本证以桃红四物合二陈汤为基础方。若面部较多丘疹、结节、囊肿,油脂分泌旺盛,合用葛根芩连汤和当归贝母苦参丸的同时,服用异维 A 酸胶丸可明显改善症状;若皮损色红疼痛,可合用连翘漏芦汤;若皮损色暗,遗留瘢痕,可合用桂枝茯苓丸,外用积雪苷软膏;若痰凝瘀血为气血津液所化,或因日久津亏阴伤,或因药物不良反应,而致皮肤干燥脱屑,口唇干燥,可加用玄参、北沙参、二至丸。

(5)寒凝证:若阳虚寒凝,证见结节囊肿色紫暗,不易破溃,伴面色晦暗,畏寒肢冷,舌暗淡,苔薄,可以阳和汤加薏苡附子败酱散为基础方;若阳郁寒凝,手足易凉,易便秘,可加用大黄附子汤;若寒凝血虚,月经后期,量少色黯,伴痛经,可以当归四逆汤为基础方;若寒凝血郁,月经色黯有血块,舌淡黯有瘀点,可以桂枝茯苓丸或少腹逐瘀汤为基础方;若虚阳上浮,面色及皮损色红,伴油脂分泌,患者消瘦,畏寒,可以潜阳封髓丹为基础方。

(6)寒热错杂证:若上焦郁热,下焦虚寒,气血凝滞者,可以温经汤为基础方;若肝经郁热,脾胃虚寒者,可以柴胡桂枝干姜汤为基础方;若肺经郁热,脾胃虚寒者,可以黄连汤或半夏泻心汤为基础方。

第二节　脂溢性皮炎

脂溢性皮炎又称脂溢性湿疹,系发生于皮脂溢出较多部位的一种慢性丘疹鳞屑性、浅表炎症性皮肤病。好发于头面及胸背等皮脂腺丰富区,可伴有不同程度瘙痒。中医根据症状命名为面游风、白屑风等。

《外科正宗》曰:"白屑风多生于头、面、耳、项、发中,初起微痒,久则渐生白屑,叠叠飞起,脱而又生。此皆起于热体当风,风热所化。"其特点是:头发、皮肤多脂发亮,油腻,瘙痒,迭起白屑,脱去又生。患者以青壮年为多,乳儿期也有发生。

一、病因病机

1.《医学入门》中首先提及:"头生白屑,肺之证也。肺主皮毛,故因风热而头皮燥痒,生白屑",《医宗金鉴·外科心法要诀·白屑风》中也指出白屑风因"风邪侵入毛孔,郁久燥血,肌肤失养化成燥证也",故肺经风热可发为本病。

2.《医宗金鉴·外科心法要诀·面游风》中指出面游风"生于面上,初起面目浮肿,痒若虫行,肌肤干燥,时起白屑。项后极痒,热湿甚者津黄水,风燥甚者津血,痛楚难堪。由平素血燥,过食辛辣厚味,以致阳明胃经湿热,受风而成"。故脾胃湿热,感受风邪可发为本病。

3. 此外,风热之邪外袭,郁久耗伤阴血,阴伤血燥;或平素血燥之体,复感风热之邪,血虚生风,风热燥邪蕴阻肌肤,均可导致肌肤失于濡养,发为本病。

二、临床表现

1. 发病部位往往局限,初发于头部,常自头部开始向下蔓延,重者向面部、耳后、腋窝、胸部、肩胛间、脐窝、外阴、腹股沟等处发展。

2. 皮损初起为毛囊性丘疹,逐渐扩大融合,形成暗红或黄红色斑片,境界清楚,被覆油腻鳞屑或痂皮,可出现渗出、结痂、糜烂,呈湿疹样表现。典型皮损为油腻性鳞屑性黄红色斑片。

(1)干性型(非炎症性):皮损为大小不一的斑片,基底微红,上有片状白色糠秕状鳞屑,在头皮部可堆叠很厚,头皮瘙痒剧烈,梳头或搔抓时头屑易于脱落,而呈白屑纷飞,毛发干枯,伴有脱发。

(2)湿性型(炎症性):皮脂分泌旺盛,皮损红斑、糜烂、流滋,有油腻性痂屑,常有臭味。在耳后和鼻部可有皲裂,眉毛因搔抓折断而稀疏。初起头皮毛发油腻,或头屑多,瘙痒,继而头发细软、脱落、秃顶。

3. 临床表现:与发病部位、病情轻重、发病年龄相关。

(1)成人脂溢性皮炎

①头部。头皮损害主要有两种类型。鳞屑型表现为非炎症性皮损,常呈红斑或红色毛囊丘疹,伴轻重不等的糠秕状脱屑(又称干燥性糠疹),头发干燥、细软、稀疏或脱落。结痂型表现为炎症性皮损,为典型红斑及油腻性鳞屑,头皮厚积片状、黏着油腻性黄色或棕色痂,痂下炎症明显,间有糜烂渗出,可累及多个皮脂溢出区(图17-2)。

②面部。面部皮损常由头皮蔓延而来，以前额、眼睑、鼻唇沟为重，表现为黄红色、油腻性鳞屑性厚痂。眼睑受累呈睑缘炎表现，睑缘由细小鳞屑覆盖；鼻唇沟及鼻翼多表现为黄红色油腻性斑片；男性胡须部位除典型皮损外，常伴发毛囊炎；耳部受累者可累及耳后皱襞、耳郭和外耳道，常伴有耳后皱襞处红斑、肿胀、皲裂。脂溢性外耳道炎常见于老年人（图17-3）。

③躯干部。好发于胸前部和肩胛之间，皮损多为淡红色圆形、椭圆形斑片，境界清楚，毗邻者倾向融合形成环形、多环形或地图状等，表面覆有油腻性细碎鳞屑，有时表面可有轻度渗出。累及皱襞部（如乳房下、腋窝、外生殖器、大腿内侧、腹股沟等）者多为肥胖中年人，皮损类似体癣，易继发念珠菌感染（图17-4）。

④脂溢性红皮病。病情严重者皮损泛发全身，皮肤呈弥漫性潮红和显著脱屑。

（2）婴儿脂溢性皮炎：常于出生后2～10周发病，好发于头皮、面部、鼻唇沟、眉区、耳周及皱褶部位，表现为红色斑片伴油腻性细小鳞屑，易结成淡黄色痂，头皮可局部或全部覆有厚痂，甚者伴糜烂、渗出。病情有自限性，常于3～8周内逐渐减轻、痊愈，持久不愈应考虑到特应性皮炎的可能。可继发细菌或念珠菌感染（图17-5）。

（3）脱屑性红皮病：又称Leiner病。表现为婴儿脂溢性皮炎突然发展，导致全身红斑、脱屑，重者伴贫血、吐泻、继发细菌感染（图17-6）。

4. 伴有不同程度的瘙痒。

5. 慢性经过，可反复发作，可急性发作。

三、诊断要点

1. 好发于成年人及新生儿。

2. 好发于头皮、面部、胸背部等部位，重者可泛发全身。

3. 皮损为大小不等的黄红色斑片，上覆油腻性鳞屑结痂。

4. 临床变化多样，进展缓慢，反复发作，新生儿有自愈倾向。

5. 自觉有不同程度瘙痒。

四、鉴别诊断

1. **头部银屑病**　皮损为鲜红色丘疹、斑块，上覆银白色鳞屑，无油腻感，搔抓后红斑上有点状出血（Auspitz征阳性），发于头皮可见束状发，但不脱发。

2. **玫瑰糠疹**　常先有母斑，后继发出疹，玫瑰红色，皮损长轴与皮纹一致，表面有糠状鳞屑，好发于躯干与四肢近端。

3. **湿疹**　湿疹皮损呈多形性，对称分布，表面常渗出，瘙痒剧烈。慢性湿疹病变境界清，无油腻性鳞屑，皮肤粗糙肥厚，易成苔藓样变。

4. **头癣**　多见于儿童，头部有灰白色鳞屑斑片，境界清楚，其上有长短不齐的断发，发根有白色菌鞘，直接镜检可见菌丝或孢子。

5. **盘状红斑狼疮**　最常发生于头皮、面部、耳部及唇部。典型表现为境界清楚的盘状红斑、斑块，表面附着性鳞屑，剥离鳞屑可见其背面有毛囊样角栓，外周色素沉着，中央色素减退，轻度萎缩，愈后可产生萎缩性瘢痕，发生于头皮、眉毛处可导致不可逆的瘢痕性脱发。

6. **石棉状糠疹**　曾被称为石棉状癣，因头部鳞屑堆积成的厚痂酷似石棉而得名。主要临床表现为毛发鞘（头皮近端酷似石棉的白色鞘状物包绕）、糠状鳞屑（头发根部和头皮由白色糠状鳞屑堆积黏附而成的大片厚痂)、毛囊口棘状隆起(成白色石棉状,紧紧包绕头皮根部)。

五、中医特色治疗

1. 内治法

(1)辨证论治

①风热血燥证

证候:多发于头面部,为淡红色斑片,干燥、脱屑、瘙痒,受风加重,或头皮瘙痒,头屑多,毛发干枯脱落;伴口干口渴,大便干燥,舌质偏红,苔薄白,脉细数。

治法:祛风清热,养血润燥。

方药:消风散合当归饮子加减。皮损颜色较红者,加牡丹皮、金银花、青蒿;瘙痒较重者,加白鲜皮、刺蒺藜;皮损干燥明显者,加玄参、麦冬、天花粉。

②肠胃湿热证

证候:皮损为潮红斑片,有油腻性痂屑,甚至糜烂、渗出;伴口苦,口黏,脘腹痞满,小便短赤,大便臭秽;舌质红,苔黄腻,脉滑数。

治法:健脾除湿,清热止痒。

方药:平胃散合茵陈蒿汤加减。糜烂渗出较甚者,加土茯苓、苦参、马齿苋;热盛者,加桑白皮、黄芩。

(2)中成药的使用

①龙胆泄肝丸:每次6~9g,每日2次。适用于湿热内蕴型脂溢性皮炎。

②防风通圣丸:每次6~9g,每日2次。适用于湿热内蕴型及血虚生风型脂溢性皮炎。

③天麻首乌片:每次5片,每日3次。适用于血虚生风型脂溢性皮炎。

④当归浸膏片:每次4片,每日3次。适用于阴虚血燥型脂溢性皮炎。

⑤二至丸:每次6g,每日2次。适用于阴虚血燥型及肝肾阴虚型脂溢性皮炎。

2. 外治法

(1)干性发于头皮者,用白屑风酊外搽,每天3次;干性发于面部者,用痤疮洗剂外搽,每天2次。

(2)湿性皮损有少量渗出者,可用马齿苋、黄柏、大青叶、龙葵等各30g,或单味30g,煎汤,放凉后外洗或湿敷患处,每次30分钟,每日2~3次,湿敷期间,外搽青黛膏。皮损油腻者可用脂溢洗方(苍耳子30g,苦参15g,王不留行30g,明矾9g)煎水洗头,每次15分钟,每日2次,间隔3日;或用透骨草洗剂(透骨草30g,侧柏叶30g,皂角15g,白矾15g),加水2000ml煎煮沸20分钟,滤过后加硼砂15g,碳酸氢钠30g,放温后洗头。

六、西医治疗

1. 局部治疗 以溶解脂肪、角质剥脱、消炎杀菌、止痒为原则。常用药物有硫黄、间苯二酚、咪唑类、水杨酸等。按不同部位、不同皮损选用不同的剂型。头皮皮损可选用2%酮康唑溶液外洗(每周2次);皮损面积不大,且为红斑、鳞屑性者,可选用弱至中效糖皮质激素霜剂或含糖皮质激素的混合制剂(如复方咪康唑霜、复方益康唑霜等);皮损有渗出、糜烂者,可先用0.1%~0.2%呋喃西林溶液、0.5%~1%碘伏、0.1%~0.5%依沙吖啶溶液或1:5000的高锰酸钾湿敷,然后外用氧化锌油或糊剂。

2. **系统治疗** 一般可口服 B 族维生素(维生素 B_2、B_6 片等)和锌制剂,瘙痒剧烈时,可服用抗组胺药;炎症反应明显时,口服四环素或红霉素抗炎;泛发性皮损伴真菌感染时口服抗真菌药。

七、预防与护理

1. 忌食荤腥、油腻,少食甘甜、辛辣,以及浓茶、咖啡、酒等,多食水果、蔬菜。
2. 生活规律,睡眠充足,保持大便通畅。
3. 避免各种机械性刺激(如搔抓等),不用刺激性强的肥皂洗涤。

八、经验体会及医案

1.《外科正宗》对白屑风的论治

(1)内治

《外科正宗·白屑风第八十四篇》中指出:"白屑风 …… 风热所化,治当消风散。当归、生地、荆芥、防风、蝉蜕、胡麻、苦参、苍术、知母、牛蒡子、石膏各一钱,甘草、木通各五钱,水二盅,煎八分,食远服。"

现代临床仍应用消风散,以疏风为主,辅以清热除湿:痒自风来,止痒必先疏风,故用荆芥、防风、牛蒡子、蝉蜕疏风透表,祛在表风邪;苍术散风除湿;苦参清热燥湿;木通渗利湿热;石膏、知母清热泻火;又因风邪侵淫血脉,损伤阴血,配以当归、生地、胡麻养血活血,滋阴润燥,寓有"治风先治血,血行风自灭"之意;生甘草清热解毒并调和诸药,全方共奏疏风养血,清热除湿之效。

此外篇中又指出"治白屑风及紫白癜风、顽风顽癣、湿热疮疥、一切诸疮、瘙痒无度、日久不绝、愈之又发,宜服祛风换肌丸。威灵仙、石菖蒲、何首乌、苦参、牛膝、苍术、大胡麻、天花粉各等份,甘草、川芎、当归减半,上为末,新安酒泛丸绿豆大,每服三钱,白汤送下。"

(2)外治

《外科正宗·白屑风第八十四篇》中"白屑风 …… 面以玉肌散擦洗;次以当归膏润之。发中作痒有脂水者,宜翠云散搽之自愈。"《外科正宗·雀斑第八十二篇》中"玉肌散治一切风湿、雀斑、酒刺、白屑风皮肤作痒者并效。"

翠云散:铜绿、胆矾各五钱(15g),轻粉、石膏(煅)各一两(30g),研极细末,湿疮干掺;干疮(如本病)公猪胆汁调点,3 日点 3 次,其疮自干而愈。

玉肌散:绿豆半升(200g),滑石、白芷、白附子各二钱(6g),共为细末,每用三匙,早晚洗面时调洗患部。

2. 朱仁康经验

脂溢性皮炎在治疗上应分为湿重和风重两种。其中风重又分为血热风燥和血虚风燥。湿重则溢水,风重则干燥脱屑瘙痒重。

湿重者,治以清热利湿,方用生地 30g,蒲公英 9g,黄芩 9g,茯苓 9g,泽泻 9g,木通 6g,车前子(包)9g,六一散(包)9g,丹皮 9g,赤芍 9g。

血热风燥者,治当清热凉血,消风润燥,选用丹皮、生地、赤芍以凉血,知母、生石膏清肌热,荆芥、蝉衣、白蒺藜以消风,当归、麻仁、甘草以润燥,苦参、白鲜皮以止痒。

血虚风燥者,治当养血润燥,消风止痒,选用熟地、当归、丹参、白芍、首乌、麦冬养血滋阴;

枳壳、麻仁、甘草以润燥,白蒺藜、白鲜皮以消风止痒。

3. **李元文经验** 以苍术、白术、薏苡仁、茯苓、陈皮、半夏、枳壳、山楂、枇杷叶、侧柏叶、白花蛇舌草为基础方。方中以苍术、薏苡仁为主药,辅以茯苓、白术、陈皮、半夏、枳壳,利水行气共化湿;枇杷叶、侧柏叶清泻肺热;白花蛇舌草清热解毒;山楂消食祛脂。临证之时随证、症加减:皮损发于头面部者,多配伍轻清上浮之品,引药上行,使药到病所,可用升麻、葛根等;脾虚者,予黄芪、党参益气健脾;血虚风燥者,予当归、川芎、丹参养阴润燥;头发细软、甚至脱落者,配伍女贞子、墨旱莲滋补肝肾以生发;皮疹潮红重者,予赤芍、牡丹皮清热凉血;皮疹瘙痒较重者,配伍苦参、地肤子燥湿止痒等。

4. **姚春海经验** 常以麻黄连轺赤小豆汤为基本方,组成为生麻黄 6～10g,连翘 12～20g,赤小豆 15～30g,炒苦杏仁 10g,桑白皮 12g 或败酱草 15g,生姜 10g,大枣 10g,生甘草或炙甘草 6g。红斑明显者,加用板蓝根、紫草、大青叶等凉血消斑;湿热较盛,油脂分泌旺盛,油腻鳞屑较多者,常合用麻杏苡甘汤和二陈汤,或加用茵陈、生地榆、白花蛇舌草、皂角刺、蚕沙;瘙痒明显者加用苦参、地肤子、白鲜皮;脾虚湿盛,热象不明显者,常合用苓桂术甘汤或健脾除湿汤;病程日久,郁结难解者可合用四逆散,或当归贝母苦参丸;日久伤阴者可加用首乌藤、鸡血藤养血通络,祛风止痒;日久皮损干燥、脱屑者加用玄参、麦冬、天花粉等滋阴润肤;病情后期红斑未完全消退者,加用玫瑰花、凌霄花、红花凉血活血散瘀。

5. **论治以养阴为主,佐以清热和营**

基础方为生地、玄参、麦冬、女贞子、天花粉为养阴主药,酌加黄芩、桑白皮、白花蛇舌草、生米仁清肺热兼化肠胃之湿,佐以赤芍,丹皮、丹参和营凉血。

皮损油脂分泌过多者,加生山楂、茶树根;面部皮肤瘙痒者,加防风、苦参片、白鲜皮;湿热较甚者,加厚朴、黄连;皮损同时有丘疹发出者,加桃仁、益母草;便秘者,加生大黄、生首乌、火麻仁、郁李仁;皮损在经期加重者,加入肉苁蓉、山萸肉调理冲任。

在用药上尤其重视女贞子、天花粉的应用。女贞子善补肝肾阴,滋而不腻,养阴而活血;天花粉养阴清热力专,对于火热,亢盛者尤适,二者养阴而清热,使阴液复而阳亢得平。现代药理研究证明,养阴药物生地、玄参、麦冬、天花粉、女贞子等具有提高机体免疫功能,调节能量代谢,提高机体抗病能力的作用。女贞子、天花粉、白花蛇舌草有类似雌性激素的作用,而脂溢性皮炎的发病,内分泌紊乱、雄性激素水平偏高是其发病原因之一,加用此类药物,推测可降低雄性激素水平,从而调整内分泌功能,使病情好转。丹参、生山楂、茶树根、白花蛇舌草均有减少和抑制皮脂腺分泌过盛的作用。

6. **禤国维经验**

脂溢性脱发,中医称之为"发蛀脱发""蛀发癣"等,是一种表现为头皮皮肤油腻、脱屑,额顶部头发脱落的慢性皮肤病,临床多见于中青年男性,相当于西医"雄激素源性脱发"的范畴。

禤老认为该病的主要病机在于肾中阴阳平衡失调,肾阴亏虚,加之湿热毒邪内蕴,上蒸头部所致,故以二至丸加味,自创禤氏生发汤,主要组成为:女贞子 30g,旱莲草 20g,桑椹 20g,松针 15g,蒲公英 20g,丹参(后下)20g,桑叶 15g,土茯苓 15g,侧柏叶 15g,布渣叶 15g,甘草 5g。临床上可根据患者的具体情况来进行加减,瘙痒较甚,舌苔黄腻者可加白鲜皮、黄柏等;睡眠欠佳、心烦者可加合欢皮、茯神;饮食不节、嗜食辛辣肥甘致使胃热腑实者可加大黄、枳实通腑泻热;女性患者伴有经前乳房胀痛、痛经者可加益母草、柴胡、香附等。

禤老常用于本病的外治法可分为 3 个方面。

其一是药物外治法：头皮油脂较多、瘙痒较甚者，脂溢性外洗液 S(广东省中医院院内制剂)洗头，金粟兰酊(又称九节茶，备干药 20 g，浸泡于 75 ％酒精 1 个月，备用)搽头；对于油脂较少、轻微瘙痒的患者用脂溢性外洗液 B(广东省中医院院内制剂)洗头，合用乌发生发酊(川芎、三七、红花、西洋参、黄芪、丹参、川椒等浸泡于 75 ％酒精)搽头。

其二是针灸疗法：丹参穴位注射、梅花针头皮叩刺结合 TDP 神灯照射。前者可刺激穴位，起到健脾、补益，改善免疫功能的作用；后者可刺激毛囊、促进局部血液循环，温热效应可杀菌消炎。

其三是保健疗法：用双手指腹垂直轻轻敲击头皮，用力均匀，节律一致，既可以起到舒缓作用，又能刺激毛囊，可作为辅助保健治疗。

第三节　多汗症

多汗症(hyperidrosis)是指正常生活环境和条件下，机体局部或全身皮肤分泌汗液过多，超过维持生理性体温调节和内环境稳态所需而出现的过量排汗。《素问·阴阳别论》中认为："阳加于阴谓之汗"，《景岳全书·汗证》进一步阐述说："汗发于阴而出于阳，此其根本则由阴中之营气，而其启闭则由阳中之卫气。"由此可见，汗是由阳气蒸化津液而成，在卫气的作用下，经腠理汗孔的开启而出。汗出异常，属中医的汗证，包括自汗、盗汗、大汗、战汗、脱汗、黄汗等。

一、病因病机

汗为心之液，《素问·经脉别论》有"惊而夺精，汗出于心……疾走恐惧，汗出于肝"之说。肾主五液，脾胃为津液化生之源，故汗出异常与五藏相关。

1. **内热熏蒸**　阳热亢盛，蒸化过度，可致汗出过多。

2. **卫气不固**　《景岳全书·汗证》曰："人但知热能致汗，而不知寒亦能致汗。所谓寒者，非曰外寒，正以阳气内虚，则寒生于中，而阴中无阳，阴中无阳则阴无所主，而汗随气泄。"故先天不足，阳气偏虚，腠理不固，津液外溢可发为本病。

3. **营卫不和**　感受外邪，伤其卫气，卫气因而失其固护之性，"阳强而不能密"，不能固护营阴，致使营阴不能内守而外泄，以致汗出。

4. **气阴两虚**　气虚不能摄津，阴虚生内热，迫津外泄，气阴两虚，则可见汗出涔涔而不止。

5. **脾虚湿蕴**　《张氏医通·杂方》曰："脾胃湿蒸，停于四肢，则手足多汗。"故脾胃湿热，蕴蒸肌肤，迫津外泄可发为本病。《医宗金鉴·伤寒心法要诀》曰："若中寒胃阳土虚，脾不约束，津液横溢四肢，尤以阴盛淫雨滂沱，故汗出而冷也。"故寒湿相合可发为本病。

6. **气血瘀阻**　《医林改错·血府逐瘀汤所治症目》中的"醒后出汗"与《张氏医通·杂方》中"夏月只半身汗出"，均因气血运行不畅所致，故气血瘀阻，津液不行，外溢皮肤可发为本病。

7. **肾虚湿滞**　《素问·灵兰秘典论》曰："膀胱者，州都之官，精液藏焉，气化则能出矣。"肾与膀胱相表里，肾虚而致膀胱气化失职，不能分清别浊，水湿留滞于下焦，返逆于肺，而为汗液。

8. **肾阴亏虚**　肾阴不足，阴虚生内热，蕴蒸津液，迫津外泄，而见骨蒸潮热、盗汗等。

二、临床表现

1. **局限型多汗**　好发于掌跖、腋下、腹股沟、会阴部，其次为前额、鼻尖和胸部，其中以掌跖多汗最为常见。汗液异常增多,甚至可沿掌跖或腋毛滴下,由于汗液太多来不及蒸发,掌跖和腋窝皮肤可浸渍发白。多汗可呈短暂性或持续性,情绪波动时更明显,无明显季节区别。可有家族史,无性别差异。局限型多汗症多为特发性(原发性),即无汗腺的病理改变或汗腺增生,小部分亦可能继发于其他疾病,如中枢或外周神经系统的病变或肿瘤。

患者常伴有末梢血液循环功能障碍,如手足皮肤湿冷、青紫或苍白、易患冻疮等;足部多汗者常可伴有特殊臭味,并易继发细菌和真菌感染;腋窝部及阴部多汗时可同时伴有臭汗症;腋窝多汗系小汗腺分泌增多所致者通常无异味;前额、鼻尖和胸部的多汗往往与刺激性食物有关,又称为味觉性多汗症。

2. 全身性多汗 全身性多汗症通常是由于其他基础疾病导致的,如中枢神经系统,包括脑皮质、基底神经节、脊髓或周围神经等损害,表现为全身广泛性出汗。内分泌失调和激素紊乱,如甲状腺功能亢进、垂体功能亢进、肢端肥大症、糖尿病、低血糖、妊娠、绝经期均可引发全身性多汗。

三、诊断标准

1. 局部的、可见的、大量出汗,持续 6 个月或以上。

2. 无明显的继发因素。

3. 同时满足以下 2 种或以上的特征:①双侧相对对称;②发病年龄小于 25 岁;③家族史阳性;④睡眠时停止出汗;⑤每周至少发作 1 次;⑥影响日常活动。

四、鉴别诊断

1. 自汗、盗汗 指阴阳失调,腠理不固而致汗液外泄失常的病症。其中,不因外界环境因素的影响,而白昼时汗出,动辄益甚者,称为自汗;寐中汗出,醒来自止者,称为盗汗,亦称为寝汗。

2. 大汗 多见于热入阳明,特别是阳明经证阶段,为里热炽盛,迫津外泄所致。

3. 战汗 主要出现在急性热病过程中,表现为突然恶寒战栗、全身汗出、发热、口渴、烦躁不安,为邪正交争的征象。若汗出之后,热退脉静,气息调畅为正气拒邪,病势好转,与阴阳失调营卫不和之自汗、盗汗迥然有别。

4. 脱汗 表现为大汗淋漓、汗出如珠,常同时出现声低息微,精神疲惫,四肢厥冷,脉微欲绝或散大无力,多在疾病危重时出现,为病势急的征象,故脱汗又称为绝汗,其汗出的情况及病情的程度均较自汗、盗汗为重。

五、中医特色治疗

1. 辨证论治

(1)内热熏蒸

临床表现:身热,多汗,脉洪大,或进食时头汗出者,属胃热上蒸;情绪紧张,心烦则汗出尤甚,舌尖红赤者,属心火妄动;急躁易怒,汗出突然,胸闷胁痛,口苦目眩者,属肝郁化火。

治法:胃热上蒸者清泄阳明;心火妄动者清心降火;肝郁化火者清泻肝火。

方药:胃热上蒸者白虎汤加减;心火妄动者清心莲子饮加减;肝郁化火者当归龙荟丸加减。

(2)气虚不固

临床表现:少气懒言,声音低微,神疲乏力,易感冒,活动后加剧,面色白,少华,苔薄白,脉浮虚。若伴畏寒,肢冷,舌质淡,属禀赋不足,阳气虚弱;若乏力,静而汗出,动则益甚,时心悸,夜眠不实,舌淡苔白,脉沉细,属心脾气虚,心阳不足。

治法:益气固表止汗;心阳不足者振奋心阳,补益心脾。

方药:玉屏风散加减;心阳不足者用桂枝龙骨牡蛎汤加减。

(3)营卫不和

临床表现:汗出恶风,易局部出汗,易患感冒,周身酸楚,舌质淡,苔薄白或白腻,脉浮缓或浮弱。也可见半身及半侧面部汗出,时交替出现,无明显肢麻及面部不仁,饮食二便正常。

治法:调和营卫

方药:桂枝汤加减。

(4)气阴两虚型

临床表现:汗出溱溱,面色萎黄,神疲乏力,口干纳差,舌淡少津,苔薄白,脉细数。

治法:益气养阴,固涩敛汗。

方药:生脉饮加减。

(5)脾虚湿阻

临床表现:面色㿠白,倦怠乏力,纳少,脘腹胀满,舌淡胖有齿印,苔白润或厚腻,脉细缓。若周身蒸蒸汗出,汗黏,面赤烘热,烦躁,伴四肢沉重或有关节疼痛,小便色黄短少,舌淡红或红,苔黄腻,脉弦滑或沉缓,属湿热内蕴。

治法:健脾化湿,益气固表;湿热内蕴者清热利湿。

方药:健脾化湿汤加减;湿热内蕴者茵陈五苓散加减。

(6)气血瘀阻

临床表现:身体或左或右,或上或下,汗出如雨,多见于年高体弱或偏瘫,属虚证;若局部汗出如雨,时轻时重,属实证。

治法:虚证益气活血,实证理气活血。

方药:补阳还五汤加减。

(7)肾虚湿滞

临床表现:半身、全身或局部汗出,心烦,身微热,口稍渴,小便短少,神疲乏力,恶风怕冷,舌质略红少津,苔白薄,脉沉细。

治法:滋养肾阴,利水渗湿。

方药:知柏地黄丸加减。

(8)肾阴亏虚

临床表现:静坐或活动时忽而头面及胸背大汗如雨,下肢少汗,伴口咽干燥,五心烦热,盗汗,腰膝酸软,小便黄少,舌红少津,少苔或无苔,脉细数。若性格急躁易怒,舌淡红或红绛,少苔或苔白干少津,脉来弦细或时数时缓,属肝郁血虚。本病以更年期妇女多见。

治法:滋养肾阴,固涩敛汗;肝郁血虚者养血舒肝,健脾安神。

方药:麦味地黄丸加减;肝郁血虚者甘麦大枣汤合逍遥散加减。

2. 外治

(1)全身多汗:五倍子研细末,温水调成糊状,临睡敷脐上,上盖纱布,胶布固定,晨起除去,每日1次。

(2)局部多汗:可选用苍术、葛根水煎外洗;或麻黄根、牡蛎各20g,龙骨、赤石脂各15g,共研细末,置纱布袋内,扑于多汗处。

3. 针灸疗法

取鱼际、复溜、合谷,用补法,每日 1 次,连针 3～5 次。

六、西医治疗

根据不同病因给予相应治疗,积极治疗原发病。

1. 外用药物治疗

以注意清洁、保持干燥、接近正常出汗湿度为原则。可外用收敛剂,如 5％明矾溶液、20％～25％氯化铝溶液、0.5％醋酸氯溶液等。使用次数过多可导致局部干燥、轻度皲裂或严重刺激现象。

2. 内用药物治疗

多选用不同时效的镇静药,小剂量给药(大剂量时易出现催眠作用),如长效的苯巴比妥 15～30mg,每日 2 次;中效的异戊巴比妥 30～50mg,每日 2 次;短效的司可巴比妥 30～50mg,每日 3 次。亦可选用小剂量抗焦虑药物,如地西泮、羟嗪、多塞平等。抗胆碱能药物如阿托品、颠茄、普鲁本辛等需大剂量内服,本方具有抑制汗液分泌的作用,且时效短,并引起难以耐受的不良反应,已日趋淘汰。

3. 物理治疗

用自来水进行离子透入疗法(iontophoresis)对某些手足多汗症患者有效。浅层 X 线照射可抑制汗腺的分泌,仅适用于其他治疗失败的严重的掌跖多汗症患者。

4. 肉毒杆菌 A 毒素(BTX-A)局部注射

用于治疗多汗症干扰正常生活的患者。通常根据碘-淀粉试验测定的出汗范围及出汗严重程度,决定注射的点数及总剂量。每个注射区域(如单侧腋窝、单侧手掌)使用 50U 肉毒素,每次治疗的总用量不超过 200U,以腋下区域为例,常用的单点注射剂量为 2～5U(0.1～0.2 ml,根据稀释程度不同),平均每侧 10～25 个注射点。注射后 2～4 天出汗减少、腋下异味减轻,疗效可维持 6～9 个月甚至更长。

5. 外科手术

选择性手术切除第 2 至第 4 对胸交感神经节,对手掌、腋窝、胸部及面部多汗症均有明显效果,但不适用于足跖多汗症患者。由于手术切除胸部交感神经会导致永久性无汗,且易发生其他部位的代偿多汗,故应慎重。

仅腋下多汗者,可选择性切除腋下分泌最活跃的汗腺部分,手术成功的关键是术前准确地确定出汗最多的部位和面积。本法疗效肯定。

七、预防与护理

1. 避免精神紧张及情绪激动。
2. 保持皮肤清洁,足跖多汗者应勤换袜子、穿透气及吸水性好的鞋。

八、经验体会及医案

1. 问诊思辨

患者多汗可从几方面进行分析问诊,首先从性别及年龄上判断,患者是否处于更年期前后,此为营卫气血失调,腠理不固所致。再望其面色,诊其形态是否为久病气虚之体,此为气虚肺气不固,卫外失司为病;或症见患者面色少华,劳累耗神过度,夜不得寐,此为心脾气虚,血不养神,汗精外泄。再问及患者近来是否感染热病,乃伏邪潜藏,蕴蓄血分所为,或近日感受虚邪贼风,汗孔失合。追问患者汗出规律,安静时汗出,为内有蕴热,蒸液外泄;活动后汗出为气虚不能敛津;汗出无明显规律,时发时止多为气血阴阳失调为病。尚有病患以半身或半侧面部汗出者,此为阴阳之气不相顺接,经脉中风之征。治疗上当详辨病因给予对证施治。

2.《伤寒论》对于汗证的治疗

(1)内热熏蒸

第219条"若自汗出者,白虎汤主之",第26条"服桂枝汤,大汗出后,大烦渴不解,脉洪大者,白虎加人参汤主之"。前者为里热盛迫津外泄后者为表邪入里化热,津伤较为严重,气伤也较明显,故用白虎加人参汤,使津复汗止。

第228条"阳明病下之,其外有热,手足温,不结胸,心中懊,饥不能食,但头汗出者,栀子豉汤主之"。则阐述伤寒余热未尽,邪热留扰胸膈,胸膈中邪,热郁于上,发为头汗。

第208条"手足戢然汗出者,此大便已硬也,大承气汤主之。"第220条"但发潮热,手足汗出,大便难谵语者,下之则愈,宜大承气汤。"手足汗出多是阳明燥屎内结的主症之一,故投大承气汤则愈。

(2)卫气不固

第20条"太阳病,发汗遂漏不止,其人恶风,小便难,四肢微急,难以屈伸者,桂枝加附子汤主之。"

(3)营卫不和

第53条"病常自汗出者,此为荣气和,荣气和者,外不谐,以卫气不共荣气谐和故尔,以荣行脉中,卫行脉外。复发其汗,荣卫和则愈,宜桂枝汤。"

(4)脾胃虚寒

第191条"阳明病,若中寒者,不能食,小便不利,手足戢然汗出,此欲作痼疾,必大便初硬后溏"。此证为胃中虚冷,阳气不固,非理中、真武而不能取效。

3. 通利州都法治疗多汗症

《素问·经脉别论》:"饮入于胃,游溢精气,上输于脾。脾气散精于肝,上归于肺,通调水道,下输膀胱。"《素问·灵兰秘典论》"膀胱者,州都之官,津液藏焉,气化则能出矣。"按人体的水液代谢规律,本病关键在于膀胱气化无权,不能分清别浊,水津输布不循常道,反逆于肺,外泄皮肤腠理,而为汗液。故有医家根据通利州都法组方治疗本病,以五苓散加减,基本方如下:茯苓20g,薏苡仁15g,泽泻15g,猪苓12g,白术12g,黄柏10g,知母10g,木通10g,紫苏子10g,葶苈子10g,桂枝5g,临床疗效满意。

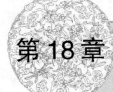

第18章 其他类皮肤病

第一节　结节性红斑

结节性红斑是发生于真皮血管和皮下脂肪层的炎症性皮肤病。起病急,基本损害为红斑、结节,好发于双侧小腿伸侧上1/3,不发生溃疡,经3~6周消退,不留瘢痕和萎缩。结节性红斑一般属于中医学"瓜藤缠"范畴。《医宗金鉴·外科心法要诀》云:"此证生于腿胫,流行不定,或发一二处,疮顶形似牛眼,根脚漫肿……若绕胫而发,即名瓜藤缠。"

一、病因病机

1. 现代医学病因及发病机制

多见于女性。病因尚不十分清楚,一般认为系细菌、病毒、真菌感染,结核或药物所致的血管迟发性过敏反应。亦可见于某些免疫异常性疾病(如结节病、溃疡性结肠炎及白塞病等),瘤型麻风反应的结节性红斑是一种免疫复合物性血管炎,因此结节性红斑可被视为一种综合征或是一种对各种诱因的特异性反应。

2. 中医病因病机

多因素体血分有热,外感湿邪,湿与热结,或脾虚失运,水湿内生,湿郁化热,湿热下注,气滞血瘀,瘀阻经络而发;或体虚之人,气血不足,卫外不固,寒湿之邪乘虚外袭,客于肌肤腠理,流于经络,气血瘀滞,寒湿凝结而发。

二、临床表现

1. 多见于女性,男女发病之比为1:6.7。大多数病例发病年龄在20—40岁。

2. 春秋季好发。

3. 皮肤损害典型皮损为双小腿伸侧上1/3处对称发生的疼痛性、核桃大小的红斑,触之为结节,局部皮温高,皮肤紧张,周围水肿,自觉疼痛和压痛。在疾病发展过程中,皮损颜色逐渐由鲜红色变为紫红色,最后变为黄色。结节持续几天或几星期,多不发生溃疡,慢慢消退,消退后可遗留暂时性的色素沉着。皮损很少侵及大腿、上臂伸侧、面及颈部(图18-1)。

4. 系统症状发病初期有低热,少数可高至38~39℃。全身不适,伴有肌肉痛及关节痛,但多轻微。

5. 结节性红斑的亚型

（1）游走性结节性红斑（亚急性结节性游走性脂肪炎，游走性脂膜炎）：在老年人多见，平均年龄为50岁。与典型的结节性红斑相似，但由于皮损中央消退后周围又出现新的结节，呈游走性。皮损可持续数月至数年，症状较轻。可有复发。不留瘢痕。皮损多不对称，单侧发生，只分布于下肢。以女性多见（男女之比约1∶9）。

（2）慢性结节性红斑：本型的命名尚有争议。多发于妇女小腿，通常结节炎症轻微，有轻度压痛，很少变为急性炎症，亦不发生溃疡，病程常常超过数月或数年。虽然多发生于小腿前侧，但也可发生于腓肠肌部、大腿及臀部。

三、诊断依据

1. **常规症状**　发病前可有咽痛、发热、乏力及肌肉关节疼痛等前驱症状。皮损多突然出现，表现为蚕豆或更大的皮下结节，多隆起于皮面，压痛明显，数目不定，结节不融合，不破溃，表面皮肤初为鲜红色，渐转为暗红色，2～3周消退，不留萎缩痕。有时新、旧皮损并存。皮损好发于小腿伸侧，偶可累及四肢及躯干。

2. **血常规**　白细胞总数增高；血沉增高；抗链球菌溶血素"O"升高。

3. **组织病理检查**　病变主要为脂肪间隔脂膜炎，脂肪间隔内小血管内膜增生，血管周围有淋巴细胞及中粒细胞性浸润，可见嗜酸性粒细胞，血管壁增厚、管腔闭塞。晚期显示脂肪间隔纤维化增厚。

四、鉴别诊断

1. **结节性血管炎**　多见于双足背及侧缘和小腿下1/3，表现为豆大的皮下结节，多呈线状和串珠样排列，可有压痛，有的表面皮肤红斑不明显。组织病理学显示主要的病理变化在于白细胞碎裂性血管炎，有时伴有皮下脂膜炎的改变。

2. **变应性皮肤血管炎**　典型者皮损呈多形性，表现为红斑、丘疹、风团、紫癜、血疱、出血性大疱、结节、溃疡等损害，病理改变以血管壁的纤维素样坏死，中性粒细胞浸润与核碎裂为特征。

3. **硬红斑**　双小腿屈侧指头大小质硬、紫红或暗红的结节，病程持久，可破溃形成溃疡，愈后可留有色素沉着性瘢痕。

4. **胫前黏液性水肿**　胫前黏液性水肿在结节型进展期时表现为红斑、结节，但无自觉疼痛和压痛。组织病理表现为血管周围炎和真皮黏蛋白沉积所致的黏液性水肿。可与结节性红斑鉴别。

五、中医特色治疗

1. **辨证论治**

（1）血热毒盛证

证候：皮损处色红、结节大小不一，疼痛较明显，局部皮温略有升高；口干舌燥、喜冷饮，大便秘结、小便黄赤，手足心热，或心烦易怒，舌质红，可见瘀点、瘀斑，苔薄黄或黄腻。

治法：凉血活血，解毒消斑。

方药：凉血解毒汤加减。生地30g，玄参30g，丹皮30g，地榆15g，当归15g，土茯苓15g，黄柏15g，苦参15g，金银花15g，赤芍15g，丹参15g，川牛膝15g。

临证加减:局部疼痛明显者加乳香 6g,没药 15g;便秘者加生首乌 15g,生大黄 10g。

(2)血瘀阻络证

证候:皮损暗红,结节质地较硬,压之疼痛,反复缠绵不愈;口不渴,大便正常;舌质暗,苔白或白腻,脉濡滑。

治法:清热利湿,活血祛瘀,通络散结。

方药:化瘀散结汤加减。紫草 15g,茜草 15g,板蓝根 30g,忍冬藤 30g,白花蛇舌草 30g,防己 10g,黄柏 10g,夏枯草 10g,赤芍 15g,丹参 15g。

临证加减:结节难消伴发热者加土贝母、柴胡、金银花;下肢肿加车前子、泽泻;反复发作去板蓝根加黄芪、茯苓、薏苡仁、白芥子。

(3)寒湿入络证

证候:皮损暗红,反复缠绵不愈;伴有关节痛,遇寒加重,肢冷,口不渴,大便不干;舌淡,苔白或白腻,脉沉缓或迟。

治法:散寒祛湿,化瘀通络。

方药:阳和汤加减。熟地 30g,肉桂 3g,麻黄 6g,鹿角胶 9g,白芥子 6g,姜炭 2g,生甘草 6g。

临证加减:关节疼痛者加秦艽 10g,威灵仙 10g;下肢肿加车前子、泽泻;结节紫暗难消加皂角刺、鸡血藤。

2. 外治法

(1)皮下结节较大,红肿疼痛者,外敷金黄膏、四黄膏或玉露膏。

(2)皮下结节色暗红,红肿不明显者,外敷冲和膏。

(3)蒲公英、丹参、紫草各 30g,荆芥、丹皮、当归各 20g,煎汤外洗。

3. 针刺法 主穴取足三里、三阴交、昆仑、阳陵泉,实证用泻法,虚证用补法。隔日 1 次。

六、西医治疗

1. 注意休息,重者应住院治疗补充多种维生素。

2. 采用抗生素控制感染,如青霉素每日 800 万 U,分次静脉滴注,或头孢曲松每日 3.0g,静脉滴注,如过敏则采用林可霉素每日 1.8g 静脉滴注,连续 5~7 天。

3. 对症止痛:吲哚美辛 25mg,每日 3 次。

4. 抗过敏:泼尼松每日 30~40mg,能较好地控制症状,稳定病情,发热及关节痛亦可得到改善,皮疹停止发展,病情稳定后可逐渐减至维持量。

5. 免疫抑制药:感染控制后结节消退不显著者,加用雷公藤总苷 20mg,每日 3 次。

七、预防与护理

1. **调起居** 预防感冒,保持皮肤清洁,避免皮肤感染。皮损反复发生者,避免长时间站立,抬高患肢,注意保暖,避风寒、潮湿。

2. **调饮食** 结节性红斑以湿热证最为常见,故忌食腥发动风助湿之物,宜食清淡性凉利湿之物,忌辛辣刺激、肥甘厚味之品。

3. **调情志** 保证良好的休息与充足的睡眠,消除焦虑、悲观等不良情绪。

4. **食疗方**

(1)赤小豆粥

原料:赤小豆 30g,粳米 15g,少量白糖。

制作:先煮赤小豆至熟,再加入粳米煮粥加糖。

(2)防风薏米粥

原料:防风 10g,薏米 10g。

制作:上 2 味水煮至熟,每日 1 次,连服 1 周。

(3)杭芍桃仁粥

原料:杭白芍 20g,桃仁 15g,粳米 60g。

制作:将杭白芍水煎取液,约 500ml;再将桃仁洗净去尖,捣烂如泥,加水研汁去渣,加上 2 味汁液与粳米同煮为粥,即可食用。

八、经验体会及医案

医案 1 杨素清,苗钱森,王玉玺.当代中医皮肤科临床家丛书.北京:中国医药科技出版社,2014:166-167.

患者,女,37 岁,汉族,无业人员,黑龙江省富锦市人。初诊日期:2012 年 1 月 13 日。

病史:患者 2 个月前,四肢散见红斑、结节,伴关节红肿疼痛,活动受限,局部压痛明显,于某三甲医院诊断为"结节性红斑",给予解热镇痛类药物治疗,疗效不显。

刻诊:四肢伸侧散在淡红斑、结节,质硬,最大硬结直径约 3cm,皮疹高出皮肤表面,边界清楚,散在孤立,未见融合,局部压痛,无发热,伴怕冷怕热,手足心凉,倦怠乏力,大便溏稀,小便清长,舌质淡红,苔薄白,脉沉滑。

中医诊断:瓜藤缠。

西医诊断:结节性红斑。

中医辨证:素体虚弱,气血不足,营卫失和,卫不外固,寒湿侵袭,营不内守,血行瘀滞,流注经络,客于肌肤。

治则:养血和营,散寒除湿,软坚散结。

方药:香附 15g,当归 15g,红花 10g,王不留行 15g,忍冬藤 60g,虎杖 30g,丹参 30g,羌活 10g,防风 10g,川芎 10g,赤芍 15g,桂枝 15g,茯苓 20g,细辛 5g(先煎)、生地黄 10g,牛膝 15g,白术 15g,焦三仙各 10g,独活 15g,甘草 6g。7 剂。水煎服,每日 1 剂,早晚饭后 30 分钟温服。

二诊:2012 年 1 月 20 日。患者症状大减,结节消退,关节已不痛,伴眼痒干涩,大便偏稀。继服前方加败酱草 30g,菊花 20g。服 7 剂。

三诊:2012 年 1 月 27 日。症状基本消失,诸症皆消。

继服前方 7 剂,巩固疗效。

医案 2 杨素清,苗钱森,王玉玺.当代中医皮肤科临床家丛书.北京:中国医药科技出版社,2014:166-167.

患者,女,31 岁,汉族,个体(销售纺织品),黑龙江省哈尔滨市人。初诊日期:2012 年 1 月 25 日。

病史:患者 5 天前于食用海鲜之品后,出现发热恶寒,倦怠乏力等不适之症,而后于四肢可见红斑、结节,伴疼痛明显。

刻诊:四肢鲜红色红斑、结节,高出皮面,大小不一,边界清楚,自觉疼痛,压之更甚,伴发热 38℃以上,血常规示白细胞数 10.51×10^9/L,抗"O"及结核菌素试验均为正常,红细胞沉降率

34mm/小时,乏力体痛,手足心热,心烦不寐,食欲不振,便秘溲赤,舌质红,苔黄腻,脉滑微数。

中医诊断:瓜藤缠。

西医诊断:结节性红斑。

中医辨证:血分热盛,外感湿邪,湿热交阻,化瘀成痰,阻滞经络,发于肌肤。

治则:清热利湿,化痰散瘀,通络止痛。

方药:土茯苓40g,黄柏15g,苍术15g,白花蛇舌草30g,半枝莲15g,虎杖30g,生薏苡仁30g,生地黄15g,牡丹皮10g,赤芍15g,白茅根30g,黄连10g,连翘15g,金银花20g,栀子10g,鬼箭羽30g,紫草15g,玄参15g,牡蛎(先煎)30g,鸡血藤30g,川牛膝15g,木瓜30g,甘草10g。7剂,水煎服,每日1剂,早晚饭后30分钟温服。

二诊:2012年2月2日。患者症状减轻明显,结节颜色变淡,质地变软,身热退。

继服前方加夏枯草30g。服7剂。

三诊:2012年2月9日。上肢皮疹已不明显,下肢结节扪及不到,但遗有色素沉着。

方药:桂枝10g,茯苓15g,赤芍15g,桃仁10g,牡丹皮10g,怀牛膝15g,忍冬藤60g,鸡血藤30g,服7剂。

第二节 环状肉芽肿

环状肉芽肿(granuloma annulare,GA)是一种病因未明发生于真皮或皮下组织的非感染性炎症性皮肤病。以环状丘疹、结节、斑块损害为特征,在人群中的发病率大约为0.03%,任何年龄均可发病,以儿童和青年多见,女性高于男性,约为男性的2.3倍。

一、病因病机

1. 现代医学病因及发病机制 病因不明,可能与以下因素有关。

(1)遗传:少数病人有家族史。研究发现GA与HLA-A29、HLA-A31、HLA-B14、HLA-B15、HLA-B35、HLA-Bw35有关联。

(2)感染:曾认为GA是一种结核疹,结核菌素皮试后可诱发本病。有报道GA可发生在HV感染患者带状疱疹皮损消退部位。并有接种乙肝疫苗后发生泛发性环状肉芽肿的病例报道。在某些患者中还发现EB病毒感染。

(3)免疫:由于皮损内存在许多活化的辅助T细胞,故本病涉及细胞介导的免疫反应。播散性环状肉芽肿患者检出抗核抗体、抗促甲状腺激素受体抗体及免疫复合物。可能的抗原包括病毒、变性的胶原和弹力纤维,以及节肢动物、昆虫唾液抗原或其带入的感染物。

(4)血管炎:半数患者皮损部位血管壁内发现IgM和补体C3沉积,血管周围有时可见白细胞碎裂性血管炎,故推测GA的发病机制为免疫球蛋白介导的血管炎。

(5)其他:GA患者皮损中骨桥蛋白(OPN)、基质金属蛋白酶(MMP-12)表达增多,可能与其发病有关。少数患者可在昆虫叮咬、日光暴露、创伤、PUVA和刺激后发生。

2. 中医病因病机 中医古籍文献未见有关本病的论述。中医理论认为本病乃因先天禀赋不耐,外感湿邪热毒,湿热蕴结,搏于气血,流窜经脉,络道阻塞气血凝滞而致。

二、临床表现

环状肉芽肿的临床分型有局限型、泛发型、穿通型、皮下型、丘疹型、线状、毛囊脓疱性皮疹、斑片状皮疹。

1. **局限型环状肉芽肿**　主要发生于青年。损害开始为肤色丘疹，逐渐向周围扩展，形成中央消退边缘略隆起的环形局限性斑块，损害常发生于手指及手侧、手背、足背和踝部。本型大部分可在 2 年内消退(图 18-2)。

2. **泛发型(播散性)环状肉芽肿**　主要发生于中年以上的女性。损害较多而泛发，约 15％GA 有 10 个以上的皮肤损害，表现为 1～2mm 丘疹，散布或融合成环形斑块，直径一般小于5cm，数周或数月内可呈离心性扩大，损害的不平衡发展或一侧消退可使环形变成弓形，对称分布，颜色呈淡紫色或肤色，偶呈蜡样或粉红色等。损害常累及颈部、躯干部和上肢近端。面、掌、跖及黏膜受累罕见。

3. **穿通型环状肉芽肿**　损害常为丘疹，逐渐发展为中央伴脐凹，中心能挤出黏液样液体，好发于手部。有学者发现 30％此型患者伴发糖尿病。

4. **皮下型或(皮下结节型)环状肉芽肿**　常见于儿童，临床表现类似于类风湿结节，为孤立或多发性发生于深部真皮结节，质地坚实，皮肤色，偶可出现中央坏死和溃疡。但不伴发关节炎和类风湿因子阳性。好发于掌、小腿、臀、指、趾和头皮。

5. **皮肤和软组织破坏型环状肉芽肿**　累及真皮和深部软组织的广泛性肉芽肿，使受累肢体出现实性水肿进行性组织破坏、瘢痕、挛缩畸形和功能障碍。

6. **巨大型环状肉芽肿**　为单个、巨大的浸润性环状斑块。多发生于躯干部。

三、诊断依据

1. 好发于儿童及青年人。

2. 皮损特点典型皮损表现为肤色或淡红色环形丘疹或由小丘疹、小结节组成的环形损害。

3. 皮损部位多见于四肢，发生于手背和前臂者约为 60％，足背和下肢约为 20％，躯干仅占 5％，黏膜通常不受累。

4. 病程呈慢性经过，有自限性，大多在 2 年内自然消退，不留痕迹。本病复发率较高，约40％病例可在原处复发，但复发的皮损消退较快。

5. 一般无异常感觉，少数有轻度瘙痒。

6. 真皮内出现单个或数个结缔组织渐进性坏死灶，周围有淋巴细胞、组织细胞呈栅栏状排列。

四、鉴别诊断

1. **环状扁平苔藓**　皮损最常见于龟头，损害数目少，丘疹上覆细薄鳞屑或有光滑发亮的蜡样薄膜，还可见 Wickham 纹，自觉瘙痒。组织病理有表皮基底细胞液化变性、真皮浅中层见致密的淋巴细胞和组织细胞呈带状浸润。

2. **结节病**　结节病属全身性疾病，几乎可侵犯全身任何器官或组织，其中以肺、淋巴结和皮肤最易受累。除了伴有斑疹、丘疹、结节等多形性损害，还可有高钙血症、高尿酸血症及肺部异常影像改变。组织病理具有较特征性的上皮样细胞肉芽肿组织像,Kveim 试验阳性,血管紧张素转化酶可常升高,有别于环状肉芽肿。

五、中医特色治疗

1. 辨证论治

(1)风热内蕴证

临床表现:皮疹数目多,为小而光滑的硬质扁平丘疹或结节,呈淡红色;伴心烦口燥;舌红,苔薄,脉浮。

治法:疏风清热,解毒消疹。

方药:消风散。当归10g,生地黄15g,防风15g,蝉蜕10g,知母15g,苦参10g,胡麻仁20g,荆芥15g,苍术15g,牛蒡子15g,石膏20g,甘草10g,木通10g。

加减:若皮疹较硬者,可加海藻、穿山甲以增软坚散结之力;若心烦甚者,可加黄连、灯心草以增清心除烦之功;若大便秘结者,可加大黄、芒硝以泻火解毒。

(2)气血瘀滞证

临床表现:皮疹紫红,浸润较深,似持久环状红斑或环状扁平苔藓;舌质暗红,或边有瘀点,脉涩。

治法:活血行气,祛瘀通络。

方药:身痛逐瘀汤。秦艽15g,川芎10g,桃仁10g,红花10g,羌活10g,没药10g,当归10g,五灵脂10g,香附10g,牛膝10g,地龙5g。

加减:大便秘结者,加生大黄(后下)通腑泄热;浸润深者,加赤芍、牡丹皮凉血清热;发于面部者,加菊花、白芷清热消肿。

2. 外治法

(1)用15%硫黄膏或黄连膏,取少许敷于患处。硫黄膏配制之法为硫黄5~10g,凡士林90~95g。将硫黄研细末,与凡士林调匀即成,黄连膏配制方法为黄连9g,当归15g,黄柏9g,生地黄30g,姜黄9g,麻油360g,白蜡120g。上药除白蜡外,入麻油内浸1天后,用文火熬至药枯,去渣滤清,再加入白蜡文火徐徐收膏。

(2)有溃烂者,用青黛膏。青黛散75g,凡士林适量。先将凡士林熔化冷却,再将药粉徐徐掺入即成,外涂,3次/日。

3. 中成药

(1)小金丹。每次1丸,重者2丸,用陈酒送服。取汗。

(2)梅花点舌丹。每次10丸,每天3次;舌下含服。

(3)血府逐瘀胶囊。每粒0.4g,每次6粒,每天2次,温开水送服。

六、西医治疗

虽然本病常为自限性,但治疗方法仍有不少,旨在促进消退。少数患者可在活检后皮损减轻消退。

1. 局部治疗

患处可选用冷冻、激光、手术切除、小剂量重组人 γ 干扰素皮损内注射、糖皮质激素封包或皮损内注射等,其中以局部注射的疗效最佳。

2. 全身治疗

（1）治疗药物：维生素 E、烟酰胺、碘化钾、水杨酸盐、氯磺丙舒、磺胺类药物、甲状腺素、阿司匹林、双嘧达莫、氨苯砜抗疟药、苯丁酸氮芥和糖皮质激素均有一定的疗效。

（2）氨苯砜：100mg/日，4～8 周，对局限性或泛发性 GA 有效，大多数病例能改善或至少能控制皮损，但不能治愈。

（3）异维 A 酸：有文献报道异维 A 酸 0.75mg/(kg·日)治疗难治性 GA 常可取得满意疗效，且毒副作用较轻微。不过仍然必须注意其副作用。

（4）羟氯喹：3mg/(kg·日)，4～6 周可使部分病人皮损消退。

（5）糖皮质激素：部分进展较快者可选择口服泼尼松 20～30mg/日，联合外用药物治疗有一定疗效。

（6）环孢素：6mg/(kg·日)，30 天后部分皮损变平，减量为 3mg/(kg·日)，3 个月部分患者治愈。

（7）抗生素：可用阿莫西林 250mg，每日 3 次；或环丙沙星 500mg，每日 3 次，2 周；或克拉霉素 500mg，每日 3 次，疗程 1 个月，对部分病人有效。

3. 光化学疗法

有学者采用 PUVA 局部治疗 GA，取得满意疗效。

七、预防与护理

1. 环状肉芽肿病例及相关研究显示环状肉芽肿与恶性肿瘤之间尚无确定的关系，但临床上有不典型环状肉芽肿损害，而病理类似环状肉芽肿的老年患者，应检查是否伴有潜在性的恶性淋巴瘤的存在。

2. 泼尼松停药后疾病常常复发，且长期服用可引起高血压、糖尿病溃疡等不良反应，故应慎用。

八、经验体会及医案

朱仁康朱氏治疗环状肉芽肿方选：马尾连 9g，黄芩 9g，牡丹皮 9g，赤芍 9g，重楼 9g，金银花 9g，连翘 9g，生甘草 6g。水煎服。

第三节　颜面播散性粟粒狼疮

颜面播散性粟粒性狼疮又被称为颜面粟粒性狼疮、毛囊性粟粒性狼疮、粟粒狼疮样结核症或颜面播散性粟粒性结核病。以颜面部对称性红色结节为特征。颜面播散性粟粒性狼疮是一种发生于颜面的慢性丘疹性皮肤病。本病在古医籍中目前尚未找到相应的病名，现代中医称之为"颜面雀啄形血风疮""面豆疡"等。

一、病因病机

1. 现代医学病因及发病机制　过去认为本病系一种经血行播散的皮肤结核，是寻常狼疮的一种变型或结核疹，但无确切的结核证据，组织学虽有结核样改变，但结核菌素试验经常阴性。病损中亦找不到结核杆菌，抗结核治疗无效，故近来认为本病与结核无关，真正病因尚未确定,某些细胞免疫检查显示异常。

2. **中医病因病机** 中医认为本病多由于素体虚弱,气血不足,外毒侵入,痰浊凝滞而成。机体素虚,外邪进入体内,使脾运受阻,湿聚为痰,阻碍气机,血运不畅,久而为瘀。素体虚弱,气血不足,肺肾阴虚,阴虚生内热,内热化火,灼津为痰,痰热交阻,阻滞经脉,结块遂成。

二、临床表现

本病好发于成年人面部,特别是眼睑、鼻附近和颊部。损害为粟粒大至绿豆大小之结节,对称地发生于颜面,特别是眼睑、颊部及鼻两侧等处,少数病例偶可发生于颈、肩及四肢。结节略高于皮面而形成半球形或略带扁平,质柔软,淡红色或淡褐色,日久呈红褐色或略带紫红色。结节表面光滑呈半透明状,用玻片压诊可呈苹果酱色。结节分批出现,孤立散在,有的集簇发生,数目不定,可达数十个之多。有的两三个互相融合,无任何自觉症状。少数结节可以破溃而覆以痂皮。病程慢性,结节经数月或数年才渐渐消失,留有萎缩性凹陷性瘢痕。发生于颈部的结节,可发展到黄豆大或樱桃大,表面正常皮色或淡黄色,很像多发性皮脂腺囊肿(图18-3)。

三、诊断依据

1. 皮损好发于眼睑、颊部及鼻附近。多见于青年人。
2. 基本损害为直径1～2mm孤立散在或相互融合的结节,皮疹呈淡红、紫红或淡褐色。质软,光滑半透明状。玻片压诊呈苹果酱色具有特征性。
3. 无自觉症状。
4. 发病较急,经过缓慢,2～3年后可自愈。有萎缩性瘢痕。
5. 组织病理学检查有助于诊断。

四、鉴别诊断

1. **寻常痤疮** 有多种形态的皮疹,面部除有丘疹脓疱、结节及囊肿外,常有黑头粉刺。面部皮脂分泌旺盛。病理改变为毛囊口角质栓塞。毛囊上皮增生,无结核样浸润。
2. **酒渣鼻** 面部除红丘疹外,鼻尖及颊部潮红,充血明显,有毛细血管扩张,毛囊口扩大,晚期有鼻赘。常伴皮脂溢出。病理改变为皮脂腺常肥大,无干酪样坏死。
3. **汗腺囊瘤** 为鼻及眼睑部正常颜色的多数小圆形丘疹,夏季较突起,凉爽时部分或完全消失,刺破时有少量汗液排出。病理改变为真皮内有不规则的卵圆形汗腺管囊肿,无结核样浸润。

五、中医特色治疗

1. **辨证论治**

根据颜面播散性粟粒性狼疮的病因病机,本病中医治疗总则为化痰消瘀,益气养血,滋阴降火。在治疗方法上内治、外治相结合,以内治为主。

(1)痰瘀凝聚证

证候:颜面可见粟粒大至绿豆大小之结节,呈红色或皮肤色,质地较实,全身症状不明显;舌苔白腻或有瘀斑,脉滑或弦细。

治法:化痰消瘀,理气通络。

方药:海藻玉壶汤加减。海藻 10g,昆布 10g,半夏 10g,贝母 6g,青皮 6g,陈皮 6g,当归 10g,川芎 6g,连翘 15g,牛膝 12g,赤芍 15g,桃仁 10g,红花 6g,枳壳 12g。水煎服,每日 1 剂,分 2 次口服。加减:有脾虚者加白术 6g,淮山药 10g,炒薏苡仁 10g。

(2)气血两虚证

证候:颜面有粟粒大至绿豆大小之结节;全身症状可有面色苍白,食欲不振,气短懒言,四肢无力,头晕目眩等;舌淡苔薄,脉沉细无力。

治法:益气养血,温化寒痰。

方药:八珍汤加减。

党参 15g,白术 6g,茯苓 12g,熟地黄 20g,白芍 15g,半夏 10g,陈皮 6g,当归 10g,川芎 6g,升麻 6g,白芥子 10g,甘草 6g。水煎服,每日 1 剂,分 2 次口服。

(3)阴虚血热证

主证:颜面有粟粒大至绿豆大小之结节;全身症状可有手足心热,口干咽燥;舌红少苔,脉细数或滑细。

治法:滋阴清热,消痰软坚。

方药:知柏地黄汤加减。

熟地黄 20g,山药 12g,山茱萸 10g,茯苓 10g,泽泻 10g,丹皮 15g,知母 12g,黄柏 6g,贝母 6g,半夏 10g,牡蛎(先煎)20g,鳖甲(先煎)10g。水煎服,每日 1 剂,分 2 次口服。加减:口干咽燥加花粉 15g,麦冬 12g。

2. 外治法

(1)鲜山药、蓖麻仁各 30g,捣烂成糊状敷于患处,每日 1 次。溃疡期可用生肌膏外敷。

(2)山豆根 30g,五味子 30g,共研粉末调油外敷。

3. 中成药

(1)知柏地黄丸。1 丸,每日 2 次,口服。

(2)散结灵(袋)。4 片,每日 2 次。

(3)内消瘰疬丸(袋)。6g,每日 2 次。

(4)人参健脾丸(袋)。6g,每日 2 次。

(5)人参养荣丸。一丸,每日 2 次。

(6)秦艽丸。一丸,每日 2 次。

4. 挑刺疗法

后背项至尾骨、脊柱外一寸点刺。

六、西医治疗

抗结核药物,如异烟肼和链霉素治疗通常无效,皮质类固醇制剂可使症状暂时减轻。可选用氯喹、氨苯砜及维 A 酸类药物治疗,氯喹,0.125g,每日 2 次;氨苯砜,25mg,每日 2 次,逐渐加量至 100mg;维胺酯胶囊,25mg,每日 3 次,口服。

七、预防与护理

1. 讲究卫生,养成良好的生活习惯。

2. 忌食辛辣煎炸食物。

3. 锻炼身体,增强体质,提高抗病能力。

八、经验体会及医案

医案 1 中医研究院广安门医院,朱仁康临床经验集(皮肤外科)[M].北京:人民卫生出版社,1979,10(01),62-63.

患者,男,40岁,初诊日期:1977年1月30日。主诉:脸上长疮已3个月。现病史:面部起粟米大红色皮疹,逐渐增多,经某医院做活检,诊断为粟粒性狼疮。先后用异烟肼、链霉素,内服中药散结灵,活血消炎丸,内消瘰疬丸等,未见改善,而且仍在增多。大暗红色丘疹,多至百个以上,无自觉症状。用玻片按压时可见黄褐色小结节。两手掌侧面有几个豌豆大小结节,身体健壮。胸透正常。脉细滑。舌尖红起刺,苔薄黄。西医诊断:颜面播散性粟粒性狼疮。中医辨证:阴虚火升,痰瘀交结。治则:滋阴清热,活血软坚。方用:生地15g,丹皮9g,茯苓9g,泽泻9个,山药9g,当归9g,丹参9g,茜草9g,红花9g,生甘草6g,五剂。二诊(2月4日)症如前,上方加炒三棱9g,七剂。三诊(2月11日)丘疹较平,自觉有好转,近日大便干,脉滑,舌红苔黄腻,宗前方去山药,加大青叶15g,七剂。四诊(2月18日)颜面丘疹逐渐变浅变淡,上方加黄芩9g,七剂。五诊(2月25日)面部丘疹继续变平色淡,部分消退,有明显好转。以后从前方增减,继续服药。六诊(5月6日)复诊时面部丘疹明显消退,改拟丸方:丹皮60g,茯苓60g,泽泻60g,地骨皮60g,红花30g,茜草30g,甘草30g,炒三棱30g,大青叶60g,黄芩60g,陈皮30g研末炼蜜为丸,每丸9g,每日服1丸,以竟前功。

医案 2 杨素清,苗钱森,王玉玺.当代中医皮肤科临床家丛书[M].北京:中国医药科技出版社,2014,10:206.

患者,女,40岁,汉族,保洁员,黑龙江省绥化市望奎县人。初诊日期:2012年8月24日。病史:患者因颜面对称性红色结节4个月余,伴轻度瘙痒,在当地医院诊断为痤疮,给予外用抗炎治疗无效,病情扩展至鼻部,质地坚硬,遂前往哈市某三甲医院诊治,经皮肤病理确诊为"颜面播散性粟粒性狼疮"。刻诊:颜面额、鼻、双颧部对称性红色结节,质地坚硬,伴毛细血管扩张,局部充血明显,面部皮肤灼热,轻度瘙痒,伴手足心热,饮食欠佳,大便秘结,小便黄,舌质淡红,苔腻,脉沉滑。中医诊断:流皮漏。西医诊断:颜面播散性粟粒性狼疮。中医辨证:肺胃热盛,上蒸肌肤,湿灼成痰,血滞为瘀,痰瘀交阻,凝结首面。治则:清热凉血,化痰散结。方药:生地黄15g,牡丹皮10g,赤芍15g,玄参15g,生牡蛎(先煎)30g,连翘20g,夏枯草30g,生百部15g,黄芩15g,生石膏(先煎)15g,知母10g,白茅根20g,木鳖子5g,蜈蚣2条,全蝎6g,甘草6g。7剂,水煎服,每日1剂,早晚饭后30分钟温服。外用吡美莫司乳膏,每日早晚2次涂于患处。二诊:2012年9月5日,患者颜面部结节变平,肿胀见消,大便略干,痰多苔腻。继服前方加半夏15g,白芥子15g,茯苓20g,浙贝母20g。服14剂。三诊:2012年9月24日,颜面皮疹基本消退,充血肿胀消失,诸症好转。继服前方7剂,巩固疗效。

彩 图

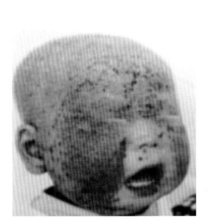

彩图 1-1 疱疹性湿疹

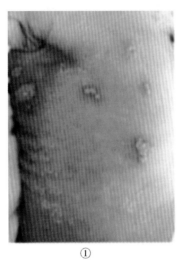

①

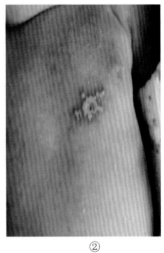

②

彩图 1-2 播散性单纯疱疹

注:同一患儿腋下及前胸部位单纯疱疹

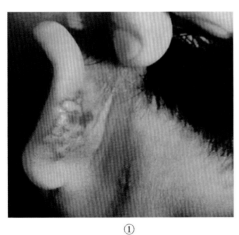

①

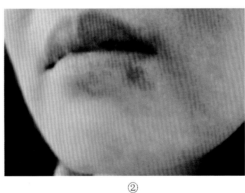

②

彩图 1-3 颜面疱疹

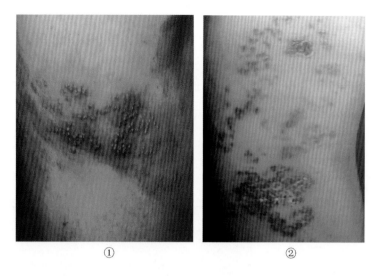

①　　　　　　　　　　②

彩图 1-4　带状疱疹

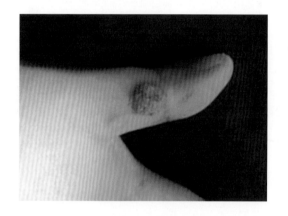

彩图 1-5　疣目

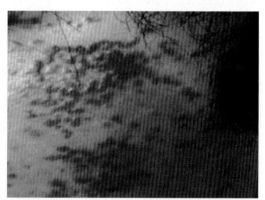

彩图 1-6　扁瘊

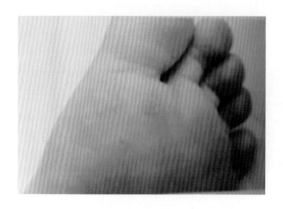

彩图 1-7　跖疣

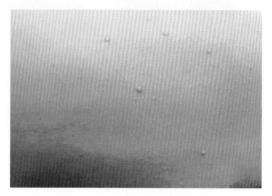

彩图 1-8　鼠乳

3. 锻炼身体,增强体质,提高抗病能力。

八、经验体会及医案

医案1 中医研究院广安门医院,朱仁康临床经验集(皮肤外科)[M].北京:人民卫生出版社,1979,10(01),62-63.

患者,男,40岁,初诊日期:1977年1月30日。主诉:脸上长疮已3个月。现病史:面部起粟米大红色皮疹,逐渐增多,经某医院做活检,诊断为粟粒性狼疮。先后用异烟肼、链霉素,内服中药散结灵,活血消炎丸,内消瘰疬丸等,未见改善,而且仍在增多。大暗红色丘疹,多至百个以上,无自觉症状。用玻片按压时可见黄褐色小结节。两手掌侧面有几个豌豆大小结节,身体健壮。胸透正常。脉细滑。舌尖红起刺,苔薄黄。西医诊断:颜面播散性粟粒性狼疮。中医辨证:阴虚火升,痰瘀交结。治则:滋阴清热,活血软坚。方用:生地15g,丹皮9g,茯苓9g,泽泻9个,山药9g,当归9g,丹参9g,茜草9g,红花9g,生甘草6g,五剂。二诊(2月4日)症如前,上方加炒三棱9g,七剂。三诊(2月11日)丘疹较平,自觉有好转,近日大便干,脉滑,舌红苔黄腻,宗前方去山药,加大青叶15g,七剂。四诊(2月18日)颜面丘疹逐渐变浅变淡,上方加黄芩9g,七剂。五诊(2月25日)面部丘疹继续变平色淡,部分消退,有明显好转。以后从前方增减,继续服药。六诊(5月6日)复诊时面部丘疹明显消退,改拟丸方:丹皮60g,茯苓60g,泽泻60g,地骨皮60g,红花30g,茜草30g,甘草30g,炒三棱30g,大青叶60g,黄芩60g,陈皮30g研末炼蜜为丸,每丸9g,每日服1丸,以竟前功。

医案2 杨素清,苗钱森,王玉玺.当代中医皮肤科临床家丛书[M].北京:中国医药科技出版社,2014,10:206.

患者,女,40岁,汉族,保洁员,黑龙江省绥化市望奎县人。初诊日期:2012年8月24日。病史:患者因颜面对称性红色结节4个月余,伴轻度瘙痒,在当地医院诊断为痤疮,给予外用抗炎治疗无效,病情扩展至鼻部,质地坚硬,遂前往哈市某三甲医院诊治,经皮肤病理确诊为"颜面播散性粟粒性狼疮"。刻诊:颜面额、鼻、双颧部对称性红色结节,质地坚硬,伴毛细血管扩张,局部充血明显,面部皮肤灼热,轻度瘙痒,伴手足心热,饮食欠佳,大便秘结,小便黄,舌质淡红,苔腻,脉沉滑。中医诊断:流皮漏。西医诊断:颜面播散性粟粒性狼疮。中医辨证:肺胃热盛,上蒸肌肤,湿灼成痰,血滞为瘀,痰瘀交阻,凝结首面。治则:清热凉血,化痰散结。方药:生地黄15g,牡丹皮10g,赤芍15g,玄参15g,生牡蛎(先煎)30g,连翘20g,夏枯草30g,生百部15g,黄芩15g,生石膏(先煎)15g,知母10g,白茅根20g,木鳖子5g,蜈蚣2条,全蝎6g,甘草6g。7剂,水煎服,每日1剂,早晚饭后30分钟温服。外用吡美莫司乳膏,每日早晚2次涂于患处。二诊:2012年9月5日,患者颜面部结节变平,肿胀见消,大便略干,痰多苔腻。继服前方加半夏15g,白芥子15g,茯苓20g,浙贝母20g。服14剂。三诊:2012年9月24日,颜面皮疹基本消退,充血肿胀消失,诸症好转。继服前方7剂,巩固疗效。

彩　图

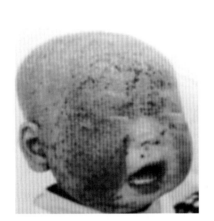

彩图 1-1　疱疹性湿疹

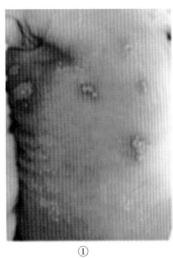

①

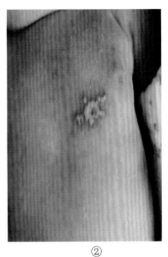

②

彩图 1-2　播散性单纯疱疹

注:同一患儿腋下及前胸部位单纯疱疹

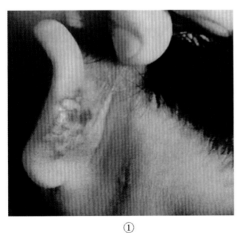

①

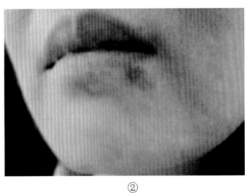

②

彩图 1-3　颜面疱疹

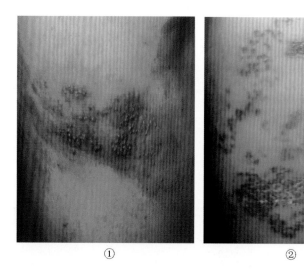

①　　　　　　　　　　　　②

彩图 1-4　带状疱疹

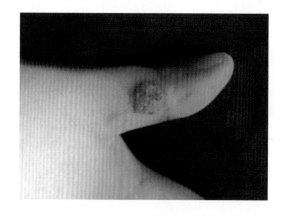

彩图 1-5　疣目

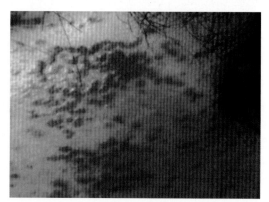

彩图 1-6　扁瘊

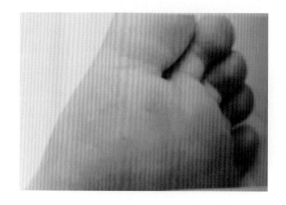

彩图 1-7　跖疣

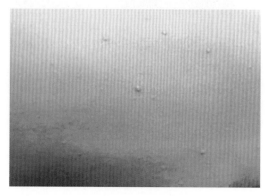

彩图 1-8　鼠乳

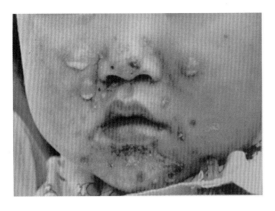

彩图 2-1　深脓疱疮

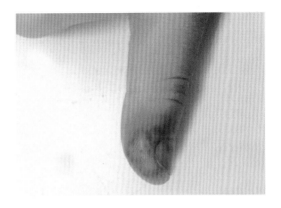

彩图 2-2　蛇眼疔

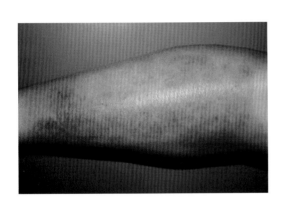

彩图 2-3　丹毒

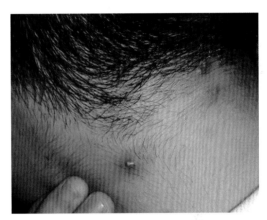

彩图 2-4　疖

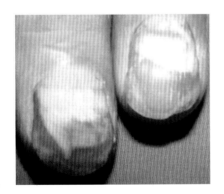

彩图 3-1　浅表白斑型甲真菌病

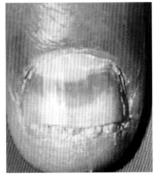

彩图 3-2　远端侧位甲下型
　　　　　甲真菌病

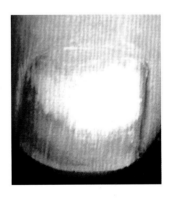

彩图 3-3　近端甲下型甲真菌
　　　　　病

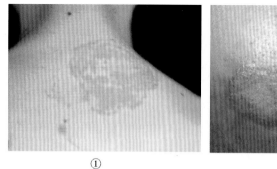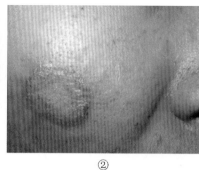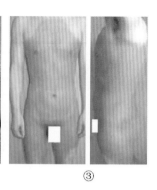

①　　　　　　　　　　②　　　　　　　　　　③

彩图 3-4　体癣

①体癣；②面部体癣；③泛发性体癣

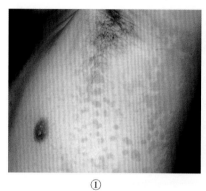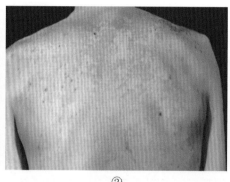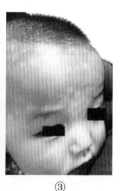

①　　　　　　　　　　②　　　　　　　　　　③

彩图 3-5　花斑糠疹

注：①侧胸部花斑糠疹；②后背部花斑糠疹；③面部花斑糠疹

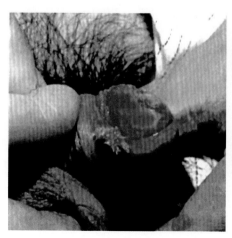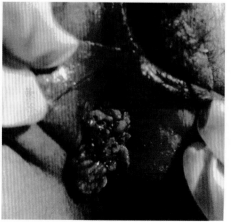

彩图 4-1　尖锐湿疣

注：图片来源于《中国临床皮肤病学（2 版）》

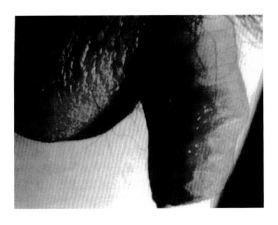

彩图 4-2　生殖器疱疹

注:图片来源于《中国临床皮肤病学(2 版)》

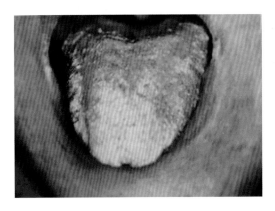

彩图 4-3　艾滋病伴白念珠菌感染

注:图片来源于《中国临床皮肤病学(2 版)》

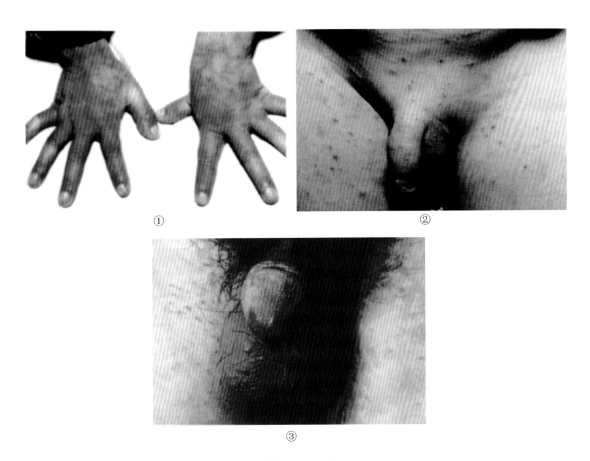

①　　　　　　　　　　　②

③

彩图 5-1　疥疮

注:①水疱;②结节;③隧道

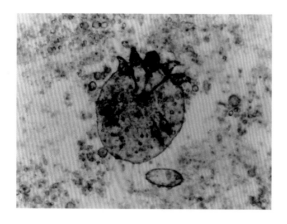

彩图 5-2　疥螨

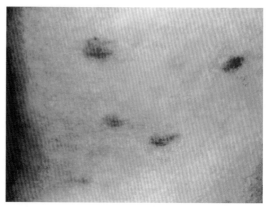

彩图 5-3　蠓虫皮炎

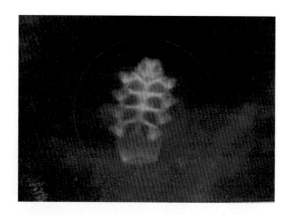

彩图 5-4　螨虫

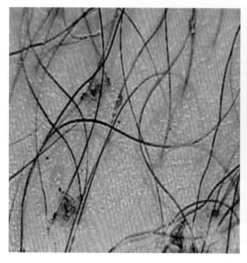

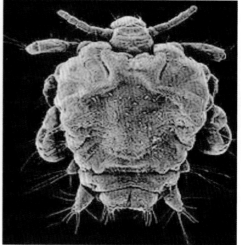

彩图 5-5　阴虱

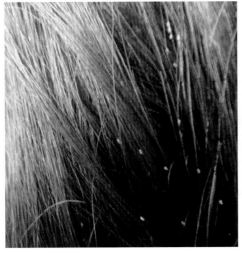

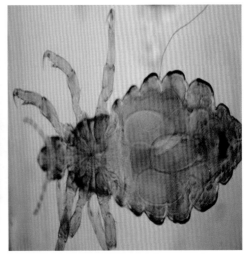

彩图 5-5 （续）

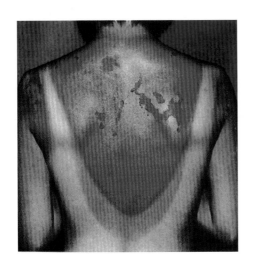

彩图 6-1 日光性皮炎

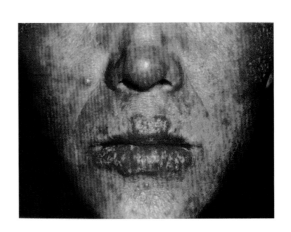

彩图 6-2 多形性日光疹

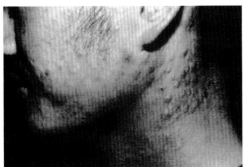

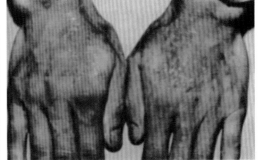

彩图 6-3 慢性光化性皮炎

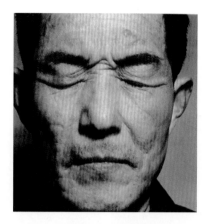

彩图 6-3 （续）

彩图 6-4 深痱

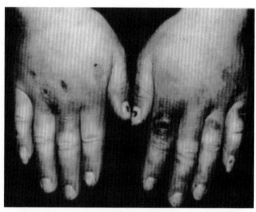

彩图 6-5 冻疮

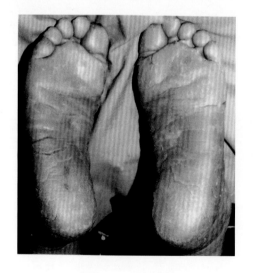

彩图 6-6 手足皲裂

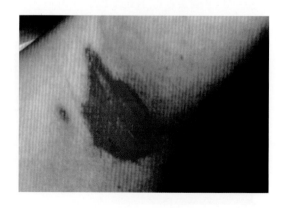

彩图 6-7 褶烂

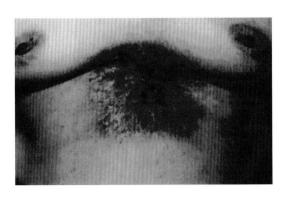

彩图 6-8　放射性皮炎

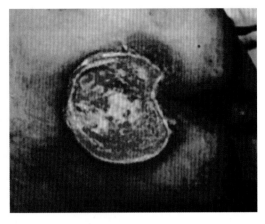

彩图 6-9　压疮

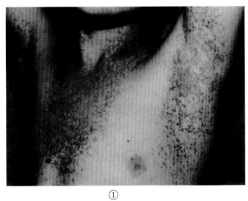

①

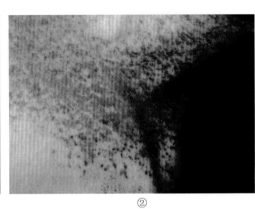

②

彩图 7-1　毛囊角化病

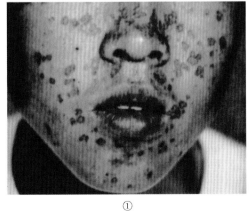

①

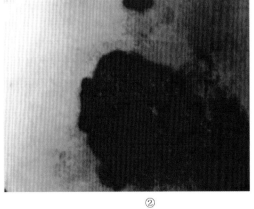

②

彩图 7-2　汗孔角化症

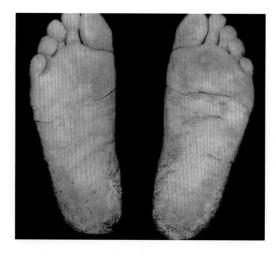

彩图 7-3　掌跖角皮症

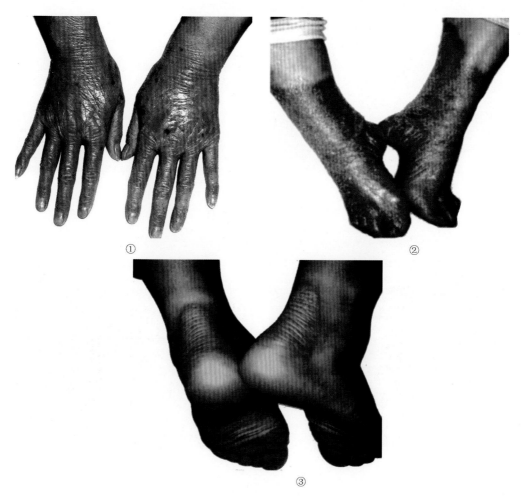

彩图 7-4　进行性对称性红斑角皮症

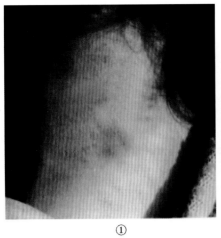

①

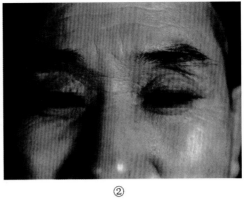

②

彩图 8-1　慢性单纯性苔藓

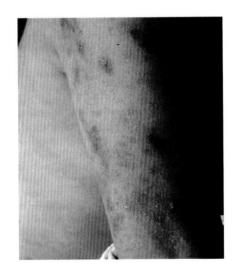

彩图 8-2　皮肤瘙痒症

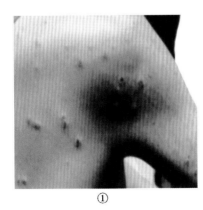

①

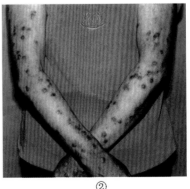

②

彩图 8-3　结节性痒疹

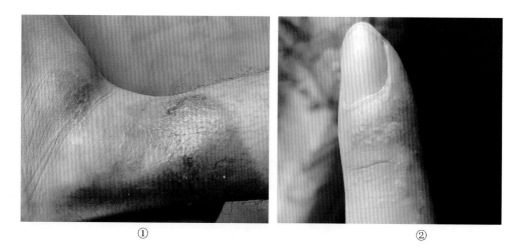

①   ②

彩图 9-1　急性湿疹

彩图 9-2　亚急性湿疹

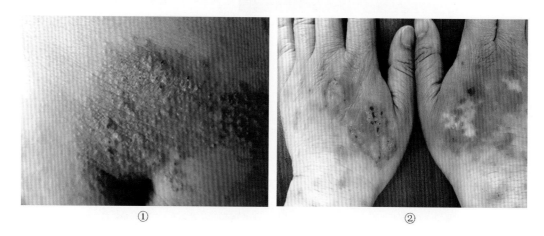

①   ②

彩图 9-3　慢性湿疹

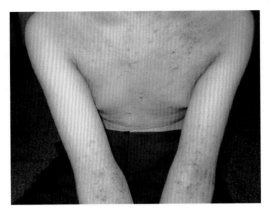

彩图 9-4 特应性皮炎

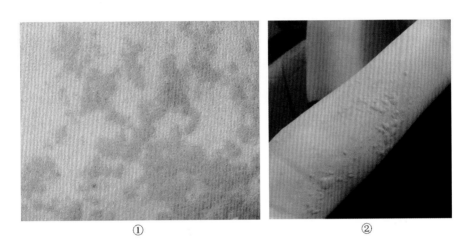

① ②

彩图 9-5 荨麻疹分类及荨麻疹症状

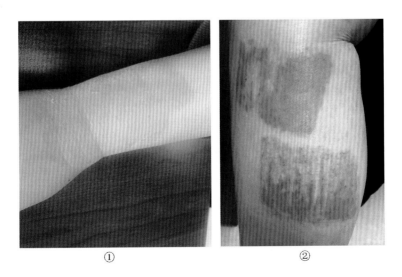

① ②

彩图 9-6 接触性皮炎

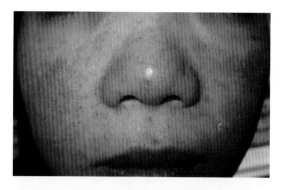

彩图 9-7 激素依赖性皮炎

①   ②

彩图 10-1 盘状红蝴蝶疮

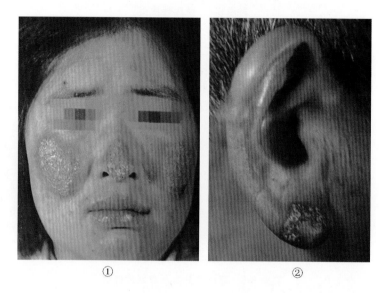

①   ②

彩图 10-2 系统性红蝴蝶疮

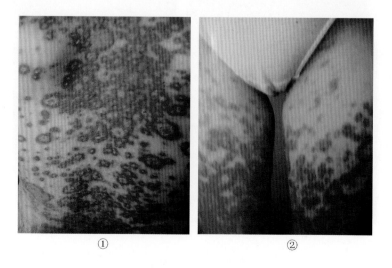

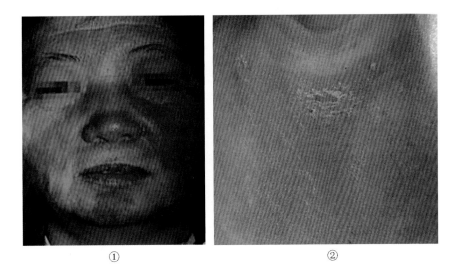

①　　　　　　　　　　　　　　　②

彩图 10-3　双上眼睑紫红色水肿性红斑

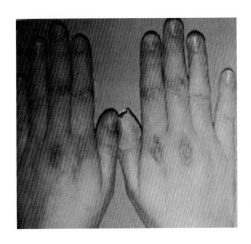

彩图 10-4　Gottron 丘疹

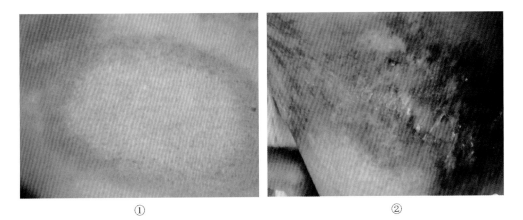

①　　　　　　　　　　　　　　　②

彩图 10-5　斑状硬皮病

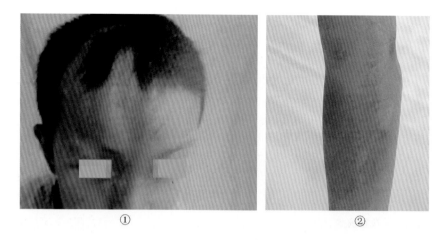

①   ②

彩图 10-6　线状硬皮病

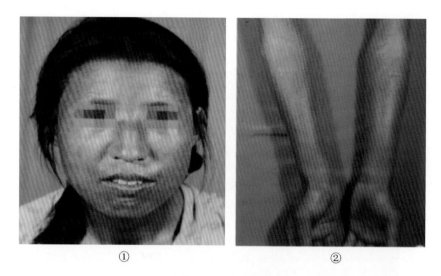

①   ②

彩图 10-7　系统性硬皮病

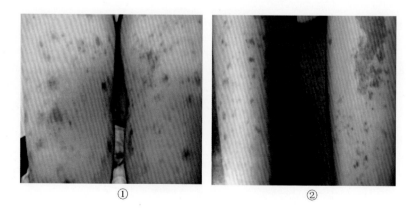

①   ②

彩图 11-1　变应性皮肤血管炎

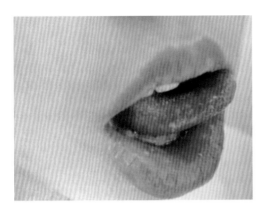

彩图 11-2　白塞病的口腔溃疡

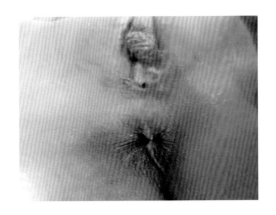

彩图 11-3　白塞病的生殖器溃疡

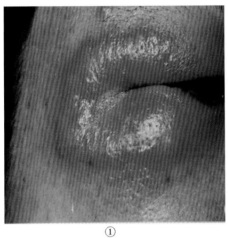

①

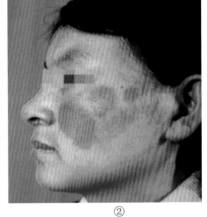

②

彩图 11-4　急性发热性嗜中性皮病

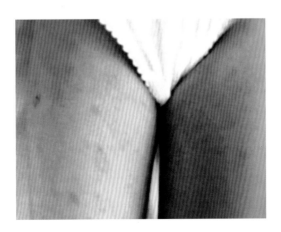

彩图 12-1　进行性色素性紫癜性皮病

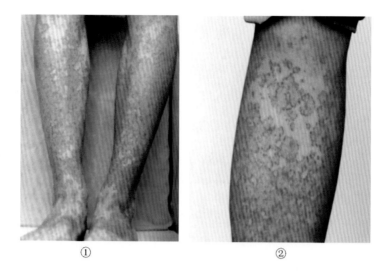

①   ②

彩图 12-2　毛细血管扩张性环状紫癜

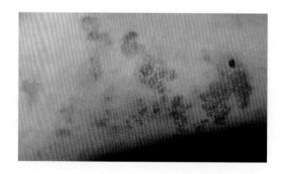

彩图 12-3　色素性紫癜性苔藓样皮炎

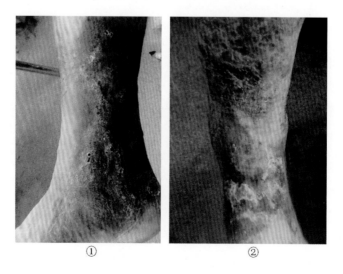

①   ②

彩图 12-4　静脉曲张综合征

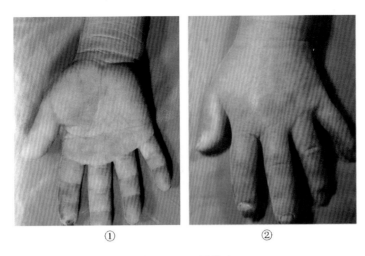

①　　　　　　　　②

彩图 12-5　雷诺病

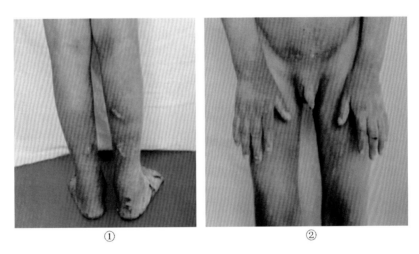

①　　　　　　　　②

彩图 12-6　红斑肢痛症

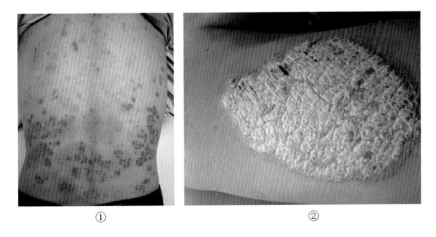

①　　　　　　　　②

彩图 13-1　寻常型银屑病

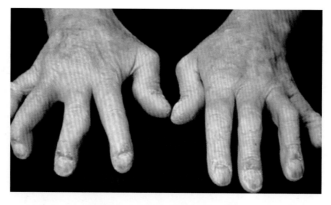

彩图 13-2　关节病型银屑病

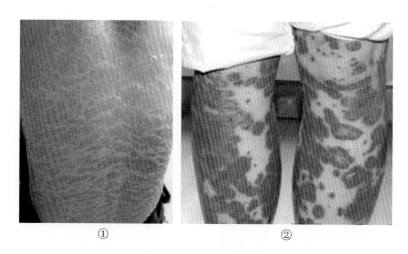

①　　　　　　　　②

彩图 13-3　红皮病型银屑病

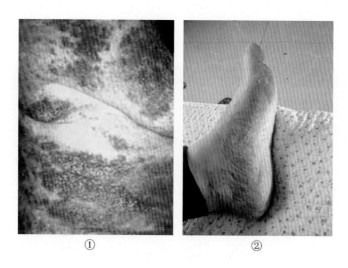

①　　　　　　　　②

彩图 13-4　脓疱型银屑病
①泛发性；②局限性

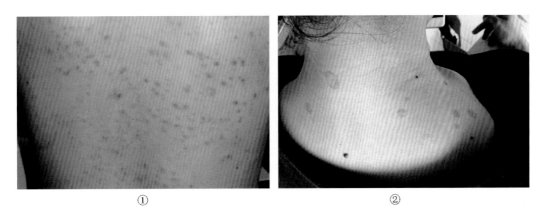

①

②

彩图 13-5　玫瑰糠疹

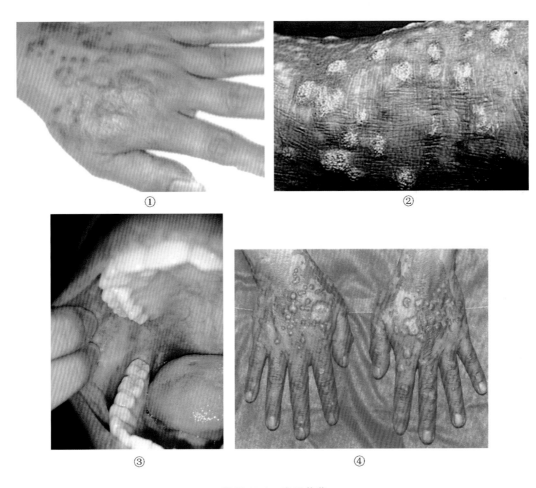

①

②

③

④

彩图 13-6　扁平苔藓

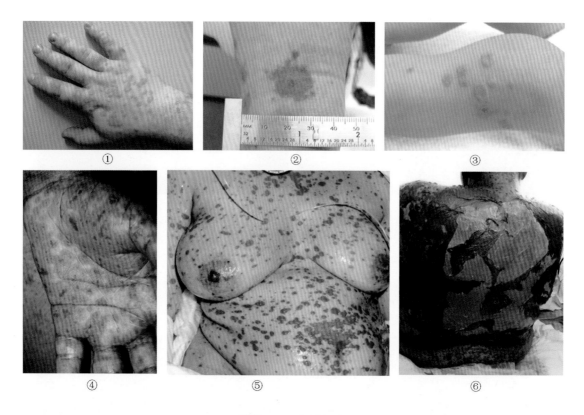

①　　　　　②　　　　　③

④　　　　　⑤　　　　　⑥

彩图 13-7　多形红斑

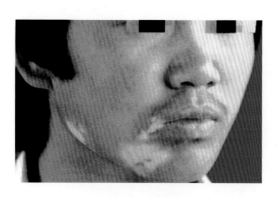

彩图 14-1　白癜风

注:图片来源于《中国临床皮肤病学(第 2 版)》

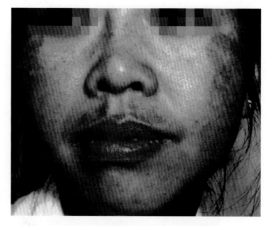

彩图 14-2　黄褐斑

注:图片来源于《中国临床皮肤病学(第 2 版)》

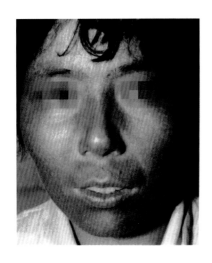

彩图 14-3　黑变病
注:图片来源于《中国临床皮肤病学(第 2 版)》

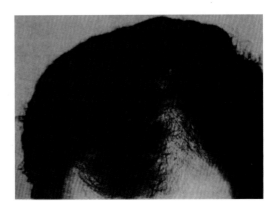

彩图 15-1　雄激素性脱发
注:图片来源于《中国临床皮肤病学(第 2 版)》

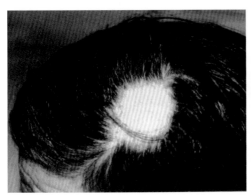
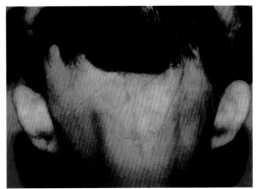

彩图 15-2　斑秃
注:图片来源于《中国临床皮肤病学(第 2 版)》

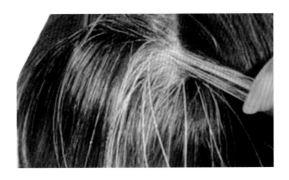

彩图 15-3　白发

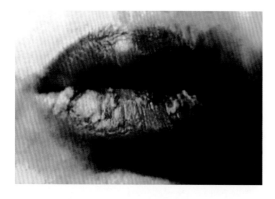

彩图 16-1　唇风

注:图片来源于《中国临床皮肤病学(第 2 版)》

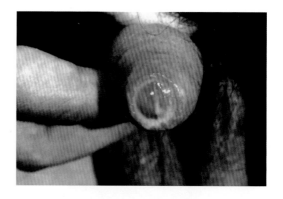

彩图 16-2　龟头包皮炎

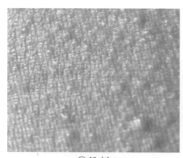

①粉刺

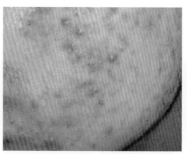

②丘疹、脓疱

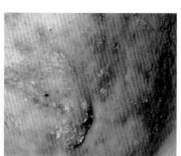

③囊肿

彩图 17-1　痤疮

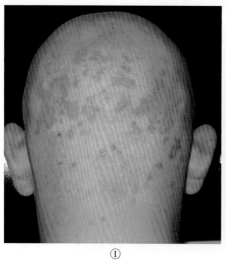

①

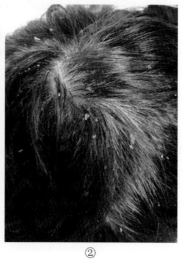

②

彩图 17-2　头皮脂溢性皮炎

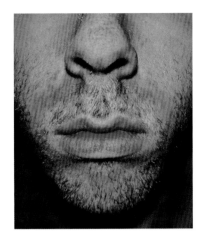

彩图 17-3　面部脂溢性皮炎

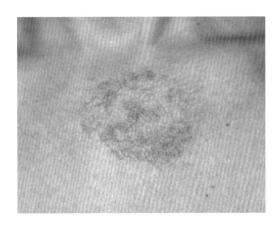

彩图 17-4　躯干脂溢性皮炎

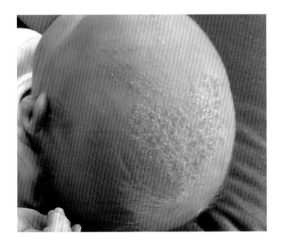

彩图 17-5　婴儿脂溢性皮炎

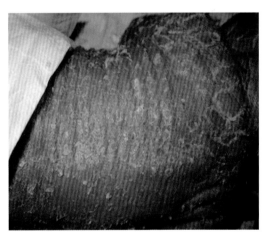

彩图 17-6　脱屑性红皮病

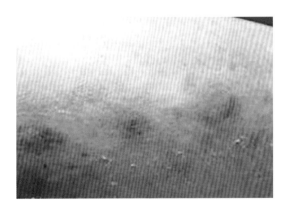

彩图 18-1　结节性红斑

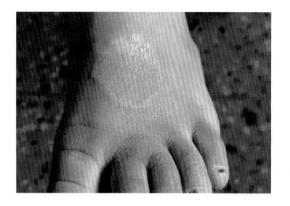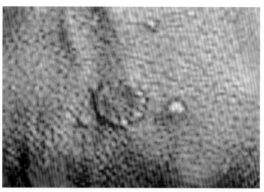

彩图 18-2 局限型环状肉芽肿

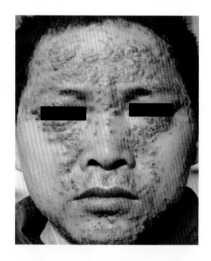

彩图 18-3 颜面播散性粟粒狼疮